ROTINAS EM
TERAPIA INTENSIVA PEDIÁTRICA

CB021348

Blucher

ROTINAS EM
TERAPIA INTENSIVA PEDIÁTRICA

Ana Paula de Carvalho Panzeri Carlotti
Fabio Carmona
(ORGANIZADORES)

Rotinas em terapia intensiva pediátrica

© 2015 Ana Paula de Carvalho Panzeri Carlotti e Fabio Carmona (organizadores)

Editora Edgard Blücher Ltda.

Blucher

Rua Pedroso Alvarenga, 1245, 4° andar

04531-934 – São Paulo – SP – Brasil

Tel 55 11 3078-5366

contato@blucher.com.br

www.blucher.com.br

FICHA CATALOGRÁFICA

Carlotti, Ana Paula de Carvalho Panzeri

Rotinas em terapia intensiva pediátrica /Ana Paula de Carvalho Panzeri Carlotti, Fabio Carmona (orgs.). – São Paulo: Blucher, 2015.

488 p. : il.

Bibliografia
ISBN 978-85-212-0915-7

1. Tratamento intensivo pediátrico   2. Emergências pediátricas   I. Título

15-0515   CDD 618.920028

Índice para catálogo sistemático:
1. Tratamento intensivo pediátrico

CONTEÚDO

CAPÍTULO 1
RITMOS DE COLAPSO OU PARADA CARDÍACA

Alessandra Kimie Matsuno

DEFINIÇÃO

Ritmo de colapso, parada cardiorrespiratória ou simplesmente parada cardíaca é a situação clínica caracterizada pela interrupção da circulação do sangue em decorrência da ausência ou da ineficácia da atividade mecânica cardíaca.

APRESENTAÇÃO DA PARADA CARDÍACA

De acordo com a etiologia, pode ser de dois tipos:

- *Parada cardíaca hipóxica*: é o mecanismo fisiopatológico mais comum na criança e ocorre como evento terminal de hipoxemia, hipóxia tecidual progressiva e acidose, secundárias a insuficiência respiratória e/ou choque circulatório. Os ritmos mais comuns são a assistolia e a atividade elétrica sem pulso (AESP).

- *Parada cardíaca súbita*: geralmente associada a arritmias cardíacas, mais especificamente a fibrilação ventricular (FV) e a taquicardia ventricular (TV) sem pulso. As causas mais comuns incluem cardiopatias congênitas, cirurgia cardíaca, distúrbios eletrolíticos graves, miocardiopatias, miocardites, coronariopatias, síndrome do QT longo, intoxicações, choque elétrico, acidentes por submersão e trauma cardíaco.

O paciente em parada cardíaca se apresenta com apneia ou respiração agônica, sem pulsos centrais detectáveis e não responsivo (inconsciente). A monitorização do ritmo cardíaco não é mandatória para o reconhecimento clínico da parada cardíaca, mas é indispensável para direcionar a terapêutica mais adequada ao ritmo de colapso apresentado.

IDENTIFICAÇÃO DOS RITMOS DE COLAPSO AO ELETRO-CARDIOGRAMA (ECG)

- *Assistolia:* é a ausência de atividade elétrica detectável pelo ECG, representada por uma linha reta (Figura 1.1). O diagnóstico de parada cardíaca deve ser confirmado clinicamente para descartar artefato ou eletrodos mal fixados.

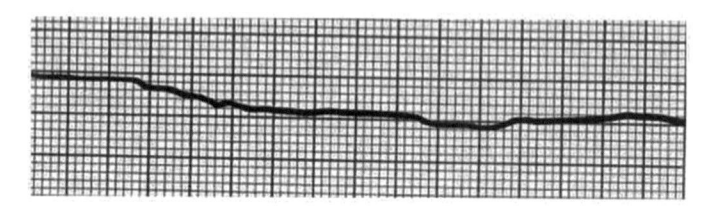

Figura 1.1   Assistolia.

- *Atividade elétrica sem pulso (AESP):* é qualquer atividade elétrica organizada observada ao monitor cardíaco ou ao ECG em paciente sem pulso central palpável; essa definição exclui FV, TV sem pulso e assistolia. Pode associar-se a outros achados no ECG, como complexo QRS normal ou alargado, onda T com baixa ou alta amplitude, intervalo PR e QT prolongados e bloqueio atrioventricular total. Em geral, quando o QRS é normal (estreito), a AESP pode ter sido causada por problemas agudos e potencialmente reversíveis, como hipovolemia, hemorragia, embolia pulmonar maciça, pneumotórax hipertensivo ou tamponamento cardíaco. Por outro lado, a AESP com ritmo lento e complexos QRS largos é observada em processos menos agudos, como hipóxia tecidual e acidose.

- *Fibrilação ventricular (FV):* é qualquer atividade elétrica não organizada observada ao monitor cardíaco ou ECG em paciente com diagnóstico clínico de parada cardíaca (Figura 1.2). Os pacientes que apresentam FV ou TV sem pulso como ritmo de colapso inicial têm taxa de sobrevivência maior do que aqueles com assistolia e AESP. Se houver demora no reconhecimento da FV, ela pode evoluir para fibrilação de baixa voltagem, que apresenta um pior prognóstico (Figura 1.3).

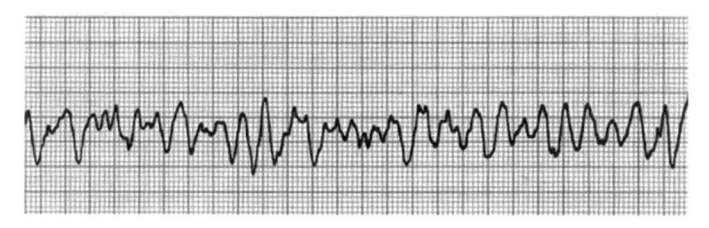

Figura 1.2 Fibrilação ventricular de alta voltagem.

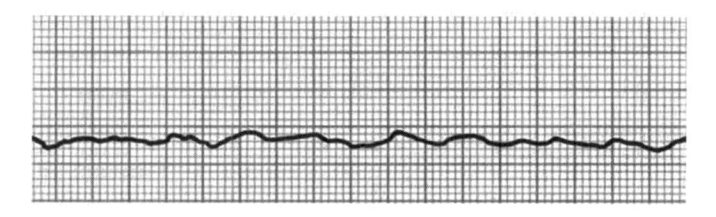

Figura 1.3 Fibrilação ventricular com atividade elétrica reduzida ou de baixa voltagem.

- *Taquicardia ventricular (TV) sem pulso*: caracteriza-se por complexos QRS organizados e alargados em paciente com diagnóstico clínico de parada cardíaca. Ao ECG, apresenta-se com frequência ventricular de pelo menos 120/min, QRS > 0,08 segundo de duração, ondas P geralmente não identificadas ou, quando presentes, com possibilidade de não estarem correlacionadas ao QRS, e ondas T geralmente de polaridade oposta ao QRS. A TV sem pulso pode ser monomórfica, quando os complexos QRS têm aparência uniforme (Figura 1.4), ou polimórfica, quando os complexos QRS não são uniformes (Figura 1.5). Um exemplo de TV polimórfica é a chamada *torsades de pointes* ("torção dos pontos"), caracterizada por alteração de polaridade e de amplitude dos complexos QRS, que parecem rodar ao redor de uma linha isoelétrica do ECG. As condições que predispõem à *torsades de pointes* incluem a síndrome do QT longo, hipomagnesemia, intoxicação por antiarrítmicos (Classe IA: quinidina, procainamida e disopiramida; Classe III: sotalol, amiodarona), intoxicação por antidepressivos tricíclicos, bloqueadores de canais de cálcio e fenotiazina.

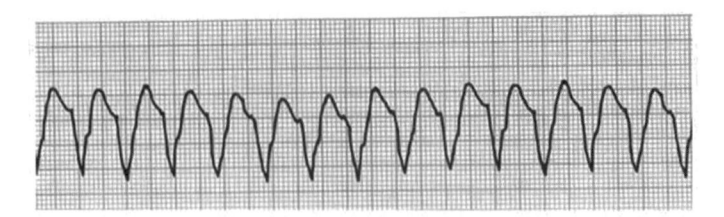

Figura 1.4   Taquicardia ventricular monomórfica.

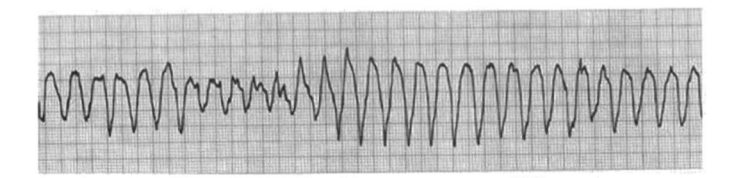

Figura 1.5   Taquicardia ventricular polimórfica.

Em todos os ritmos de colapso é necessário, além do tratamento do ritmo, procurar as causas prováveis (6 Hs e 5 Ts) e tratá-las rapidamente. São elas:

- hipovolemia;
- hipóxia;
- hidrogênio (distúrbios do H^+ – o mais comum é a acidose);
- hipo/hiperpotassemia;
- hipoglicemia;
- hipotermia;
- toxinas (intoxicações em geral);
- tamponamento cardíaco;
- tensão no tórax (pneumotórax);
- trombose coronariana;
- tromboembolismo pulmonar.

TRATAMENTO DOS RITMOS DE COLAPSO

SUPORTE BÁSICO DE VIDA

Inclui o reconhecimento dos sinais de parada cardíaca, a realização da RCP de alta qualidade e o uso de desfibrilador externo automático (DEA). A RCP de alta qualidade é composta de compressões torácicas fortes e rápidas (100-120/min), sincronizadas com ventilações boca a boca ou boca a dispositivo na relação de 15:2 (lactentes e crianças) ou 30:2 (adolescentes e adultos). Se houver somente um socorrista, a relação será sempre 30:2. As interrupções das compressões torácicas devem ser minimizadas. Um DEA deve ser usado sempre que estiver disponível, e o socorro deve ser acionado o mais rapidamente possível. A sequência de atendimento é descrita pelas letras "CAB", significando **C**irculação, via **A**érea e Respiração (do inglês, *Breathing*).

As *compressões torácicas (C)* devem ser realizadas no terço inferior do esterno, acima do apêndice xifoide: 1 cm abaixo da linha intermamilar (em indivíduos com menos de 1 ano, Figura 1.6) ou na linha intermamilar (em indivíduos com mais de 1 ano, Figura 1.7). Deve-se comprimir o tórax em no mínimo 1/3 do seu diâmetro anteroposterior, e no máximo 5-6 cm no adolescente. Em lactentes, pode-se usar a técnica dos dois polegares com as mãos circundando o corpo (Figura 1.6) ou a técnica dos dois dedos. Em crianças maiores, deve-se usar a região tenar e hipotenar de uma das mãos, com ou sem a outra mão por cima (Figura 1.7). A cada 2 minutos, deve-se substituir a pessoa que faz as compressões, pois pode haver fadiga e redução da qualidade das compressões.

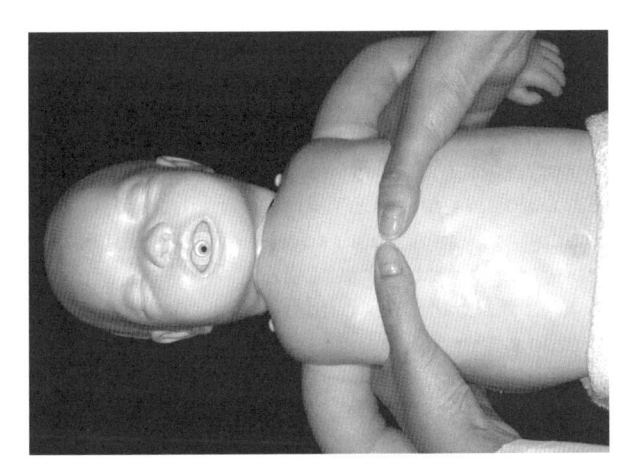

Figura 1.6   Técnica de massagem cardíaca em lactentes.

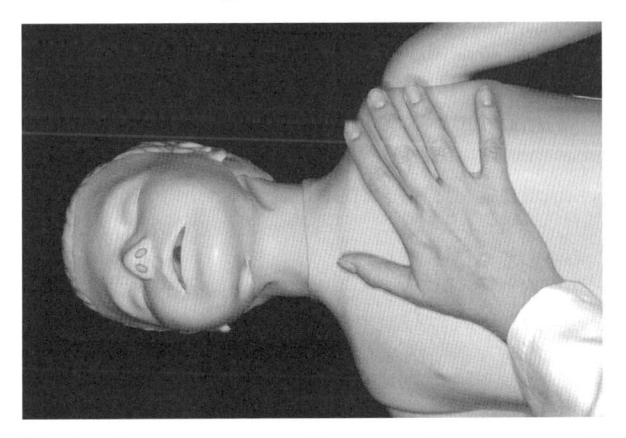

Figura 1.7   Técnica de massagem cardíaca em crianças com mais de 1 ano.

A *abertura das vias aéreas (A)* deve ser feita pela manobra de elevação da cabeça e aspiração. Se houver suspeita de trauma, não se deve elevar a cabeça, mas sim fazer a tração da mandíbula. A *ventilação (B)* deve ser feita pela técnica boca a boca ou boca a dispositivo. Cada ventilação deve durar 1 segundo, observando-se a expansão do tórax. O atendimento deve ser mantido até a chegada do socorro ou a exaustão dos socorristas.

SUPORTE AVANÇADO DE VIDA

No cenário intra-hospitalar, o atendimento deve ser realizado por mais de um profissional. Ao se detectar parada cardíaca, as compressões torácicas devem ser imediatamente iniciadas, sincronizando com ventilações (15:2 em lactentes e crianças e 30:2 em adolescentes e adultos). O atendimento deverá também seguir a sequência "CAB".

As *compressões torácicas* e a *abertura das vias aéreas* devem ser realizadas da mesma forma que no suporte básico. Um coxim pode ser colocado embaixo dos ombros (lactentes) ou da cabeça (crianças e adolescentes) para maior retificação da via aérea. A *ventilação* deve ser feita com bolsa-valva-máscara e oxigênio a 100% até que uma via aérea definitiva seja obtida (intubação traqueal).

A *intubação traqueal* deve ser feita assim que possível, desde que não interrompa as compressões torácicas, ou imediatamente, se a efetividade da ventilação com bolsa-valva-máscara não estiver adequada. O momento adequado para a intubação depende da experiência do socorrista, pois ela deve ser feita rapidamente e, durante a sua realização, é necessário parar as manobras de RCP. Após a intubação, as compressões e ventilações não precisam mais ser sincronizadas. As compressões devem ser feitas a 100-120/min e as ventilações a 8-10/min.

O *acesso venoso* deve ser estabelecido assim que se detectar uma situação de emergência. A prioridade para o estabelecimento do acesso vascular deve ser: (1) intravenoso (periférico ou central, se houver profissional habilitado) e (2) intraósseo. A administração de drogas por via endotraqueal só está indicada na impossibilidade de obtenção imediata de acesso vascular.

• *Acesso venoso periférico*: esse tipo de acesso é preferível como primeira tentativa, pois, além de ser mais fácil de ser obtido que o acesso venoso central, durante a sua aquisição não é necessário interromper as manobras de RCP.

• *Acesso venoso central*: pode ser tentado, desde que o profissional tenha habilidade e experiência. Muitas vezes requer interrupção temporária da RCP.

• *Acesso intraósseo*: caso não se consiga o acesso periférico, deve-se dar preferência à via intraóssea (IO), que pode ser estabelecida em 30 a 90 segundos em qualquer faixa etária, inclusive em adultos. Podem ser infundidos pela via IO quaisquer tipos de medicação ou de fluido administrados normalmente por via endovenosa.

- *Acesso endotraqueal*: deve ser utilizado apenas na impossibilidade de obtenção da via intravenosa ou IO, pois possui algumas restrições: 1) Só podem ser administradas medicações lipossolúveis como atropina, naloxona, epinefrina e lidocaína (ANEL); 2) a dose ideal da maioria das medicações é desconhecida; 3) a absorção das medicações pela árvore traqueobrônquica é imprevisível; 4) resulta em níveis sanguíneos inferiores do que por via intravenosa ou IO; 5) a dose recomendada de epinefrina por via endotraqueal é dez vezes maior que aquela administrada por via intravenosa e, para as outras medicações, é de duas a três vezes maior. A técnica de administração consiste em instilar as drogas no tubo traqueal diluídas em 5 mL de solução fisiológica, aplicando-se cinco ventilações com pressão positiva após a instilação.

Após a identificação do ritmo pelo ECG, deve-se iniciar o tratamento apropriado de acordo com o tipo de ritmo (chocável ou não chocável).

TRATAMENTO DOS RITMOS NÃO CHOCÁVEIS

Constituem ritmos não chocáveis a assistolia e a AESP. Após iniciar a RCP, deve-se administrar epinefrina imediatamente. A dose de epinefrina por via intravenosa ou IO é de 0,01 mg/kg ou 0,1 mL/kg da solução 1:10.000 (1 ampola diluída para 10 mL), podendo ser repetida em intervalos de 3 a 5 minutos (Figura 1.8). A dose para a via endotraqueal deve ser dez vezes maior, ou seja, 0,1 mg/kg (0,1 mL/kg da solução 1:1.000). Não usar altas doses de epinefrina intravenosa, salvo na intoxicação por betabloqueadores. É necessário também tratar as condições reversíveis associadas a esses ritmos (6Hs e 5Ts). *Os ritmos assistolia e AESP nunca devem ser tratados com terapia elétrica.*

TRATAMENTO DOS RITMOS CHOCÁVEIS

Constituem ritmos chocáveis a FV e a TV sem pulso. Após iniciar a RCP, a terapia elétrica (desfibrilação) deve ser realizada o mais rapidamente possível (Figura 1.9).

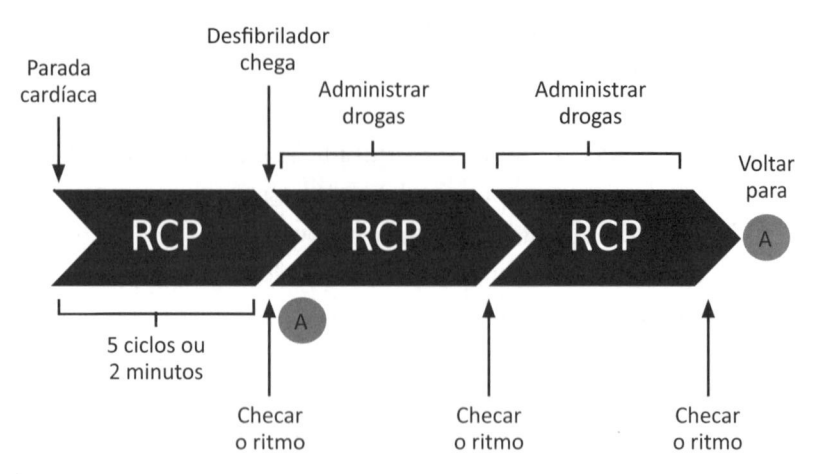

Figura 1.8 Tratamento dos ritmos não chocáveis (assistolia e atividade elétrica sem pulso). Fonte: PALS – Pediatric Advanced Life Support – Provider Manual, 2006.

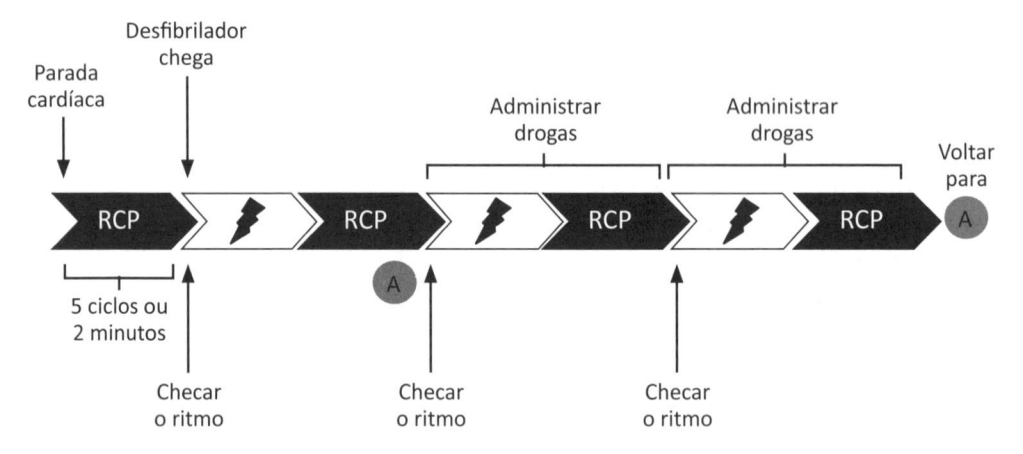

Figura 1.9 Tratamento dos ritmos chocáveis (fibrilação ventricular e taquicardia ventricular sem pulso). Fonte: PALS – *Pediatric Advanced Life Support – Provider Manual,* 2006.

Ao chegar o desfibrilador (manual ou DEA), alguns detalhes devem ser observados antes da desfibrilação:

- *Escolha das pás adequadas*:
  - Crianças < 10 kg ou < 1 ano: pás pediátricas.
  - Crianças > 10 kg ou > 1 ano: pás de adultos.

- *Posicionamento das pás*: posicionar as pás uma no lado superior direito do tórax, abaixo da clavícula, e outra à esquerda do mamilo esquerdo, na linha axilar anterior (no ápice do coração); as pás devem estar distantes pelo menos 3 cm uma da outra e nunca devem se tocar. Caso só estejam disponíveis pás de tamanho grande e seja necessário desfibrilar uma criança com menos de 10 kg, deve-se colocar uma pá na região anterior do tórax (à esquerda do esterno) e outra posterior, nas costas, entre as escápulas. As pás podem ser autoadesivas ou não. No último caso, não esquecer de aplicar gel condutor elétrico. Não usar solução salina, álcool ou gel para ultrassom.

- *Escolha da carga elétrica*: ajustar a carga para 2 J/kg (carga inicial), e o aparelho no modo não sincronizado.

- *Desfibrilação*: pressionar o botão para carregar e, em seguida, garantir a segurança da equipe ("eu estou fora, vocês estão fora, o oxigênio está fora") e pressionar simultaneamente os botões de descarga.

– Se estiver molhado, o paciente deve ser secado; na presença de marca-passo, deve-se colocar as pás a 2,5 cm de distância dos dispositivos; e, na presença de medicamentos em adesivos transdérmicos, as pás não devem ser colocadas diretamente sobre esses adesivos (se necessário, devem ser removidos).

– A RCP deve ser interrompida apenas imediatamente antes da desfibrilação, e deve ser imediatamente reiniciada.

Após a desfibrilação, deve-se realizar RCP por mais 2 minutos antes de checar o pulso central. Se o pulso estiver presente, a RCP pode ser interrompida, e o paciente pode precisar de assistência ventilatória. Se o pulso central estiver ausente, deve-se proceder a nova desfibrilação com carga maior (4 J/kg), que pode ser repetida a cada 2 minutos, e a administração de drogas.

Administração de drogas:

- *Epinefrina*: deve ser administrada após a segunda desfibrilação, durante a RCP, na dose de 0,01 mg/kg. Pode ser repetida a cada 3 a 5 minutos.

- *Amiodarona*: deve ser administrada após a terceira desfibrilação, na dose de 5 mg/kg (dose máxima 300 mg). Pode ser repetida uma vez.

- *Outras drogas*: se não houver retorno do pulso após a terceira desfibrilação, podem ser considerados a lidocaína (1 mg/kg) ou o sulfato de magnésio (para *torsades de pointes*, 25-50 mg/kg, dose máxima 2 g). O algoritmo de parada sem pulso encontra-se na Figura 1.10.

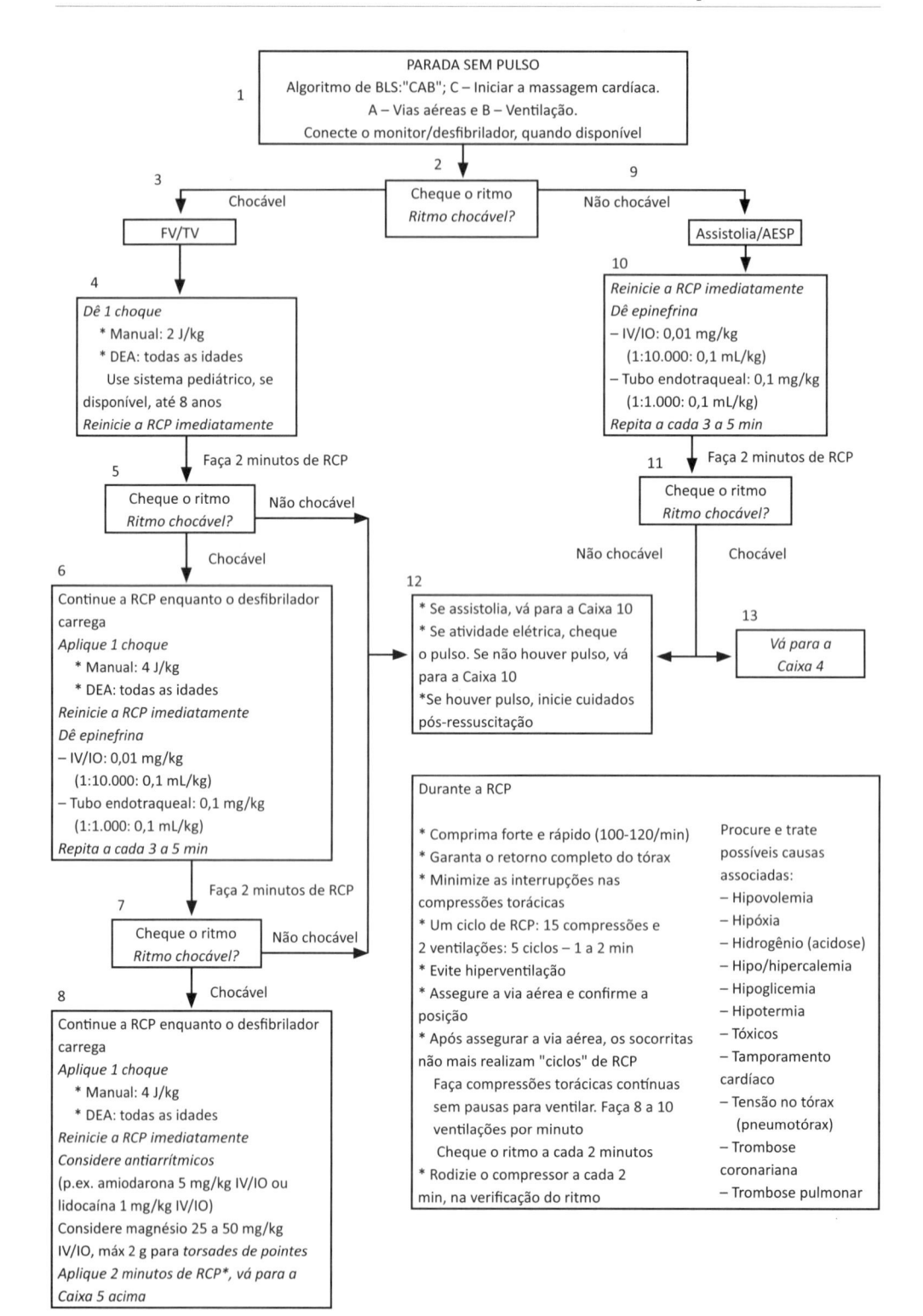

Figura 1.10   Algoritmo de parada sem pulso do PALS.

QUANDO PARAR A RCP?

A decisão de parar a RCP é influenciada pela causa provável da parada, pelos recursos disponíveis e pela probabilidade da presença de quaisquer condições reversíveis. Normalmente, o tempo de RCP varia de 20 a 30 minutos. Esforços prolongados devem ser feitos em lactentes e em crianças com FV ou TV recorrente ou refratária, toxicidade por drogas (até que se possa fazer o tratamento toxicológico adequado) e hipotermia (até que as medidas de reaquecimento adequadas tenham sido realizadas).

REFERÊNCIAS

1. American Heart Association. PALS – Pediatric Advanced Life Support – Provider Manual. 2006.

2. Atkins DL et al. Part 11: Pediatric basic life support and cardiopulmonary resuscitation quality. Circulation 2015;132(Suppl 2):S519–25.

3. Berg MD et al. Pediatric basic life support: 2010 American Heart Association guidelines for cardiopulmonary resuscitation and emergency cardiovascular care. Pediatrics 2010;126(5):e1345-60.

4. Caen AR et al. Part 12: Pediatric advanced life support 2015 American Heart Association guidelines update for cardiopulmonary resuscitation and emergency cardiovascular care. Circulation 2015;132(Suppl 2):S526–42.

5. Field JM et al. Part 1: executive summary: 2010 American Heart Association guidelines for cardiopulmonary resuscitation and emergency cardiovascular care. Circulation 2010;122(18 Suppl 3):S640-56.

6. Gerein RB et al. What are the etiology and epidemiology of out-of-hospital pediatric cardiopulmonary arrest in Ontario, Canada? Acad Emerg Med 2006;13(6):653-58.

7. Kleinman ME et al. Part 10: Pediatric basic and advanced life support: 2010 international consensus on cardiopulmonary resuscitation and emergency cardiovascular care science with treatment recommendations. Circulation 2010;122(16 Suppl 2):S466-S515.

8. Kleinman ME et al. Part 14: pediatric advanced life support: 2010 American Heart Association guidelines for cardiopulmonary resuscitation and emergency cardiovascular care. Circulation 2010;122(18 Suppl 3): S876-S908.

9. Kleinman ME et al. Pediatric advanced life support: 2010 American Heart Association guidelines for cardiopulmonary resuscitation and emergency cardiovascular care. Pediatrics 2010;126(5):e1361-99.

10. Matsuno AK. Parada cardíaca em crianças. Medicina (Ribeirão Preto) 2012;45(2):223-33.

11. Meaney PA et al. Effect of defibrillation energy dose during in-hospital pediatric cardiac arrest. Pediatrics 2011;127(1): e16-23.

12. Perondi MB et al. A comparison of high-dose and standard-dose epinephrine in children with cardiac arrest. N Engl J Med 2004;350(17): 1722-30.

13. Travers AH et al. Part 4: CPR overview: 2010 American Heart Association guidelines for cardiopulmonary resuscitation and emergency cardiovascular care. Circulation 2010;122(18 Suppl 3)S676-84.

CAPÍTULO 2
SEDAÇÃO, ANALGESIA
E BLOQUEIO NEUROMUSCULAR

Alessandra Kimie Matsuno
Ana Paula de Carvalho Panzeri Carlotti

DEFINIÇÕES

- *Dor*: experiência desagradável de caráter sensorial ou emocional associada a lesão tecidual real ou potencial.
- *Sedação*: amplo espectro de condições que se caracterizam pela diminuição do estado de consciência.
- *Analgesia*: ausência ou supressão da dor.
- *Bloqueio neuromuscular*: indica abolição ou redução da atividade dos músculos esqueléticos por meio da interrupção total ou parcial da transmissão entre a terminação nervosa e a placa motora.

  É fundamental assegurar *sedação e analgesia adequadas antes de promover bloqueio neuromuscular*.

OBJETIVOS

- O principal objetivo da sedação e da analgesia é reduzir o estresse físico e psicológico do paciente internado na unidade de terapia intensiva pediátrica (UTIP), minimizando as consequências fisiológicas negativas da resposta ao estresse.

- Objetivos da sedação:
  - – Reduzir o estado de alerta.
  - – Promover o controle da ansiedade, a cooperação, a imobilização e a amnésia.
- Objetivo da analgesia:
  - – Reduzir ou eliminar a percepção de dor.

ESCOLHA DO AGENTE

A escolha do agente a ser utilizado deve levar em conta o alvo terapêutico, pois nem todos os sedativos promovem analgesia, e há analgésicos que não promovem sedação. Dessa forma, é fundamental avaliar as necessidades do paciente, considerando o procedimento que será realizado, o cenário clínico e as condições fisiológicas do paciente, assegurando que todos os que forem submetidos a procedimentos dolorosos recebam medicação analgésica. É importante também considerar as variações individuais na resposta aos agentes sedativos e analgésicos, e a presença de anormalidades subjacentes, especialmente hepáticas ou renais, que possam comprometer o metabolismo e/ou a excreção das drogas.

INDICAÇÕES DE SEDAÇÃO E ANALGESIA

- Ventilação mecânica.
- Alteração do padrão de sono associada à desorientação, a distúrbios psicológicos e à fadiga, que retardam a retirada gradual da ventilação mecânica.
- Procedimentos invasivos.
- Estados pós-operatórios.
- Hipertensão intracraniana.
- Hipertensão pulmonar.

AVALIAÇÃO PRÉ-SEDAÇÃO/ANALGESIA

Antes da administração de sedativos e/ou analgésicos, as seguintes condições devem ser avaliadas:

- História de alergia a drogas ou eventos adversos prévios com anestesia ou sedação.

- Tipo e gravidade de problemas médicos de base, utilizando a estratificação de risco pré-operatório da Sociedade Americana de Anestesiologistas (Tabela 2.1).

Tabela 2.1 Classificação do estado físico da Sociedade Americana de Anestesiologistas (ASA).

ASA 1	Paciente saudável.
ASA 2	Paciente com doença sistêmica leve, sem limitações funcionais.
ASA 3	Paciente com doença sistêmica grave que limita a atividade, mas não é incapacitante.
ASA 4*	Paciente com doença incapacitante que constitui uma ameaça constante à vida.
ASA 5*	Paciente sem expectativa de sobrevida em 24 h com ou sem a operação.

* Recomenda-se que esses pacientes recebam sedação por anestesiologistas ou intensivistas adequadamente treinados.

- Vias aéreas e sistema respiratório, antecipando potenciais dificuldades de manutenção da permeabilidade das vias aéreas e de intubação traqueal:

    – História de obstrução de vias aéreas superiores (por exemplo, hábito de roncar).

    – Alterações anatômicas, como micrognatia, mobilidade limitada do pescoço e da mandíbula, tonsilas aumentadas.

    – História de asma e doença respiratória recente.

- Estado cardiovascular e presença de fatores de aumento do risco de comprometimento hemodinâmico pelos sedativos e analgésicos:

    – Hipovolemia.

    – Doença cardíaca congênita ou adquirida.

- Fatores que afetam o metabolismo, a excreção e a distribuição de drogas:

    – Disfunção hepática e renal.

    – Hipoproteinemia.

- Tempo de jejum e risco de aspiração:

    – Para sedação e/ou analgesia eletivas, o tempo de jejum recomendado é de 6 h.

NÍVEIS DE SEDAÇÃO E ANALGESIA

A profundidade da sedação/analgesia é definida com base na capacidade de resposta do paciente, manutenção das vias aéreas, respiração espontânea e função cardiovascular (Tabela 2.2).

Tabela 2.2   Níveis de sedação/analgesia.

Nível de sedação	Capacidade de resposta	Efeitos cardiopulmonares
Sedação mínima	Resposta normal à estimulação verbal.	Ventilação e reflexos intactos de vias aéreas; sem efeito cardiovascular.
Sedação/analgesia moderada (anteriormente chamada de sedação consciente)	Responde propositadamente a comandos verbais ou a estimulação tátil leve.	Mantém a permeabilidade das vias aéreas e a ventilação adequada; mínimos efeitos cardiovasculares.
Sedação/analgesia profunda	Não é facilmente despertado, mas responde propositadamente a estímulos repetidos ou dolorosos.	Pode necessitar de assistência para manter as vias aéreas e/ou a ventilação; função cardiovascular usualmente preservada.
Anestesia geral	Inconsciente, não responde a comandos físicos ou verbais.	Perda dos reflexos de vias aéreas, necessita de assistência para manter a ventilação; a função cardiovascular pode estar comprometida.

Uma dose de droga que provê sedação mínima a um paciente pode causar anestesia geral em outro. Do mesmo modo, a dose que promove sedação mínima no paciente saudável pode causar anestesia geral ou colapso cardiovascular no mesmo paciente quando acometido de doença grave, com disfunção hepática ou renal. Por essas razões, deve-se prover o mínimo nível de sedação necessário para atingir o alvo terapêutico em cada paciente. Entretanto, recomenda-se evitar subdoses, que podem ocasionar desconforto e eventos adversos, como extubação acidental e assincronia com o ventilador. Ao mesmo tempo, deve-se estar preparado para tratar possíveis efeitos colaterais, como depressão respiratória e cardiovascular, em decorrência de overdose ou falta de metabolização e/ou excreção adequada das drogas.

MONITORAÇÃO CLÍNICA

É fundamental à segurança da sedação/analgesia, a presença de um médico disponível para monitorar os sinais vitais do paciente, incluindo a frequência cardíaca, a frequência respiratória, a pressão arterial e a saturação de oxigênio, além da cor da pele e das mucosas, a expansibilidade torácica e a ausculta respiratória. O médico que realiza o procedimento pode não ser capaz de detectar efetivamente a ocorrência de complicações associadas à administração de sedativos e/ou analgésicos, de modo a evitar possíveis consequências catastróficas relacionadas aos eventos adversos das medicações.

Os equipamentos mínimos necessários à beira do leito são:

• Monitor cardíaco.

• Pulsoxímetro.

- Capnógrafo.
- Bolsa-valva e máscaras de tamanhos apropriados.
- Laringoscópio e lâminas.
- Tubos traqueais e máscaras laríngeas.
- Sondas para aspiração.
- Medicações para reversão de sedação e analgesia.
- Medicações para parada cardíaca.
- Desfibrilador.

PRINCIPAIS DROGAS UTILIZADAS PARA SEDAÇÃO/ANALGESIA

BENZODIAZEPÍNICOS

Agem no sistema límbico através do neurotransmissor inibitório ácido gama-aminobutírico (GABA). Sedativos, hipnóticos e ansiolíticos, possuem atividade anticonvulsivante e promovem amnésia anterógrada e relaxamento muscular. *Não* possuem propriedades analgésicas (Tabela 2.3).

Tabela 2.3 Principais benzodiazepínicos usados na unidade de terapia intensiva pediátrica.

Drogas	Propriedades	Doses	Metabolismo	Efeitos colaterais
Diazepam Amp. 10 mg/2 mL Comp. 5 mg Comp. 10 mg	Meia-vida longa: 12-24 h. Sedação prolongada.	EV: 0,1-0,2 mg/kg. Pico de ação: 3-4 min. Retal/VO: 0,5 mg/kg Pico de ação: 1 h. Evitar via IM (absorção errática).	Eliminação hepática.	Bradicardia, hipotensão arterial, depressão respiratória, ataxia, confusão, depressão, incontinência urinária, erupção cutânea, trombose venosa, flebite local, boca seca.
Lorazepam Comp. 2 mg Apresentação EV não disponível no Brasil	Duração de ação: 2-6 h.	VO: 0,05-0,1 mg/kg/ dose. Pico de ação: 2 h. Máximo: 4 mg/dose ou 8 mg/12 h ou 0,1 mg/kg/12 h (o que for menor).	Eliminação hepática e renal.	Hipo/hipertensão, taqui/bradicardia, depressão respiratória, fraqueza, depressão, agitação, histeria, psicose, alterações visuais, urticária e prurido.

(continua)

(continuação)

Drogas	Propriedades	Doses	Metabolismo	Efeitos colaterais
Midazolam Amp. 15 mg/ 3 mL Amp. 5 mg/ 5 mL Amp. 50 mg/ 10 mL	3 a 4 vezes mais potente que o diazepam. Ação rápida e meia vida curta (2-4 h). Infusão contínua para efeito mais consistente.	VO: 0,5-0,7 mg/kg. Pico de ação: 30 min. Retal: 1 mg/kg. Pico de ação: 20-30 min. Intranasal/sublingual: 0,2-0,4 mg/kg. Pico de ação: 10 min. EV: 0,05-0,5 mg/kg. Pico de ação: 3-5 min. EV contínuo: 0,1-0,5 mg/kg/h. IM: 0,2-0,5 mg/kg. Pico de ação: 30 min.	Eliminação renal.	Taquicardia, estímulo vaso-vagal, hipotensão arterial, broncoespasmo, laringoespasmo, apneia, hipoventilação, salivação, erupção cutânea, prurido, sensação de queimação ou resfriamento no local da injeção. Reações paradoxais em 1-15% das crianças: choro inconsolável, agitação, hiperexcitabilidade, inquietação, desorientação.

ANTAGONISTA DOS BENZODIAZEPÍNICOS

Flumazenil (Ampola 0,5 mg/ 5 mL)

Indicações

- Reversão de sedação e depressão respiratória induzidas por benzodiazepínicos.
- Retirada da ventilação mecânica.
- Diagnóstico de coma.
- Encefalopatia hepática.

Utilização com cautela

- Lesão cerebral recente.
- Intoxicação por múltiplas drogas.
- Benzodiazepínicos utilizados como anticonvulsivantes.
- Início do tratamento com drogas antiepiléticas.

Dose

- 0,01 mg/kg EV em *bolus*; repetir se necessário em intervalos de 1-3 minutos, até a dose máxima:

$\leq$ 20 kg: 0,05 mg/kg de dose total (equivalente a 5 doses de 0,01 mg/kg).

\> 20 kg: 0,2 mg/dose (dose total máxima de 1 mg).

* Início de ação em 2 minutos. Pico de ação em 6 a 10 minutos, persistindo por pelo menos 1 h.

* Meia-vida curta. Risco de ressedação (doses repetidas podem ser necessárias).

Efeitos colaterais

* Náuseas, vômitos, zumbidos, cefaleia, visão borrada, convulsões, ansiedade e labilidade emocional.

Hidrato de cloral

É comumente usado em pediatria para sedação para procedimentos não dolorosos, como realização de exames de imagem ou eletroencefalografia. *Não* promove analgesia (Tabela 2.4).

Tabela 2.4   Hidrato de cloral.

Hidrato de cloral	Propriedades	Doses	Metabolismo	Efeitos colaterais
Solução oral a 16%	Sedativo, hipnótico. Início de ação: 15-60 min. Meia-vida: 8-12h. Doses repetidas levam a sedação prolongada.	VO ou retal: 20-60 mg/kg/ dose. Máximo: 100 mg/kg ou 2 g/dose. Administrar 45-60 min antes do procedimento.	Metabolismo hepático, pela desidrogenase alcoólica hepática, transforma-se em tricloretanol (agente mutagênico em estudos experimentais).	Irritação de mucosa gástrica e retal, depressão respiratória, excitação, delírio, arritmias cardíacas, depressão miocárdica. *Atenção*: Não é recomendado o uso prolongado. Alteração hepática: reduzir a dose em disfunção leve a moderada; evitar em disfunção grave. Alteração renal: evitar em disfunção grave.

Ketamina

É agente anestésico dissociativo que produz estado cataléptico pela dissociação eletrofisiológica entre os sistemas límbico e talamoneocortical. Promove sedação e analgesia (Tabela 2.5).

Tabela 2.5   Ketamina.

Ketamina	Propriedades	Doses	Metabolismo	Efeitos colaterais
Frasco 500 mg/ 10 mL	Sedação, analgesia e amnésia. Broncodilatador. Droga de escolha para intubação e sedação de pacientes asmáticos. Efeito limitado na mecânica respiratória. Preserva estabilidade cardiovascular. Alternativa na depressão miocárdica por benzodiazepínicos ou opioides. Uso associado a benzodiazepínicos em procedimentos invasivos (causa menos depressão respiratória).	EV: 0,5-2 mg/ kg em *bolus* (em 1 min). Pico de ação: 1 min. Duração: 10-15 min. EV contínuo: 0,5-2 mg/ kg/h. IM: 2-6 mg/ kg. Retal: 6-10 mg/kg. Pico de ação retal e IM: 5-20 min. VO: 6-10 mg/kg. Intranasal: 6 mg/kg.	Metabolismo hepático.	Inotrópico negativo. Liberação de catecolaminas: aumento da frequência cardíaca e da pressão arterial. Aumento do consumo cerebral de oxigênio, da pressão intracraniana e da pressão intraocular. Movimentos tônico-clônicos, salivação, aumento da secreção brônquica, náuseas, vômitos, diplopia, nistagmo. Aumento da resistência vascular pulmonar. Fenômeno do despertar: delírios e alucinações. Administração de midazolam 5 minutos antes da ketamina aumenta efeito sedativo e atenua fenômeno do despertar. *Atenção:* não deve ser utilizado em pacientes com hipertensão intracraniana ou hipertensão pulmonar.

Barbitúricos

Promovem sedação, hipnose e anestesia geral. O mais utilizado em nosso serviço é o tiopental (Tabela 2.6).

Tabela 2.6   Tiopental.

Tiopental	Propriedades	Doses	Metabolismo	Efeitos colaterais
Frasco 1 g	Sedativo-hipnótico e anestésico geral. Início rápido, útil para indução na intubação endotraqueal. Atividade anticonvulsivante. Diminuição do metabolismo cerebral, do fluxo sanguíneo cerebral e da pressão intracraniana. Utilizado no tratamento do *status epilepticus* e na hipertensão intracraniana.	*Bolus* EV: 1-2 mg/ kg. Início: < 30 s. Duração: 10-15 min. EV contínuo: 1-6 mg/ kg/h.	Metabolismo hepático.	Depressão cardiovascular e respiratória dose-dependente, hipotermia. Uso cauteloso em pacientes com instabilidade hemodinâmica. Solução alcalina incompatível com outras soluções – deve ser administrado separadamente.

AGONISTAS DOS RECEPTORES α_2-ADRENÉRGICOS

Atuam como simpatolíticos, inibindo a liberação de norepinefrina. Possuem efeitos sedativos, ansiolíticos e analgésicos (Tabela 2.7).

Tabela 2.7   Agonistas dos receptores α_2-adrenérgicos.

Drogas	Propriedades	Doses	Metabolismo	Efeitos colaterais
Clonidina Amp. 150 mcg/mL	Efeito sedativo, analgésico e ansiolítico. Não causa depressão respiratória significativa. Útil nos casos de síndrome de abstinência por opiode e/ou benzodiazepínicos. Alternativa para pacientes tolerantes a opioide ou com dificuldade de sedação (p.ex., síndrome de Down).	VO: 1-5 mcg/kg/ dose a cada 8h. EV contínuo: 0,2-2 mcg/ kg/h.	Metabolismo hepático com excreção renal.	Tonturas, enjoo, boca seca, desmaios e constipação. Hipotensão arterial e bradicardia, em razão da redução do tônus simpático e do aumento do tônus vagal. Efeito rebote (hipertensão arterial, taquicardia e agitação), se suspensão abrupta após uso prolongado (> 5 dias).
Dexmedetomidina Frasco 100 mcg/mL	Efeito sedativo, analgésico e ansiolítico. Não causa depressão respiratória significativa. Útil nos casos de síndrome de abstinência por opiode e/ou benzodiazepínicos. Alternativa para pacientes tolerantes a opioide ou com dificuldade de sedação (p.ex., síndrome de Down). Comparada à clonidina, possui maior especificidade para receptores α_2 que α_1-adrenérgicos e meia-vida mais curta (2-3 h vs. 8-12 h).	EV contínuo: 0,2-2 mcg/ kg/h. Início de ação: 30 min.	Metabolismo hepático com excreção renal.	Tonturas, enjoo, boca seca, desmaios e constipação. Hipotensão arterial e bradicardia, em razão da redução do tônus simpático e do aumento do tônus vagal. Efeito rebote (hipertensão arterial, taquicardia e agitação), se suspensão abrupta após uso prolongado (> 5 dias).

OPIOIDES

Analgésicos, sedativos e hipnóticos em altas doses. Não produzem amnésia. Agem pela ligação a receptores opioides no sistema nervoso central e periférico, inibindo a neurotransmissão nociceptiva. Potencializam o efeito sedativo dos benzodiazepínicos (Tabela 2.8).

Tabela 2.8   Principais opioides usados na unidade de terapia intensiva pediátrica.

Drogas	Propriedades	Doses	Metabolismo	Efeitos colaterais
Morfina Amp. 10 mg/mL Comp. 10 mg Solução 10 mg/mL	Ação lenta. Longa duração. Venodilatação.	EV, SC e IM: 0,05-0,2 mg/kg a cada 2-4 h. Máximo: 15 mg. VO: 0,2-0,5 mg/kg a cada 4-6h. EV contínuo: 10-40 mcg/kg/h. Início de ação: EV 1 min. IM 5 min. SC até 30 min. VO até 60 min.	Metabolismo hepático e renal.	Liberação de histamina, hipotensão e prurido; espasmo no trato biliar e aumento da pressão do duto biliar comum, depressão do reflexo de tosse, diminuição do fluxo sanguíneo cerebral, da taxa metabólica cerebral e da pressão intracraniana, miose, bradicardia, rigidez muscular de tronco (injeção rápida), convulsões em recém-nascidos e em altas doses, náuseas, vômitos, retenção urinária, íleo e efeito prolongado em insuficiência renal.
Fentanil Frasco 500 mcg/10 mL Amp. 100 mcg/2 mL	Cem vezes mais potente que a morfina. Não provoca liberação de histamina. Maior volume de distribuição e menor meia-vida que a morfina.	EV: 0,5-2 mcg/kg. Início de ação: < 1 min. Duração: 30-60 min. EV contínuo: 1-5 mcg/kg/h.	Metabolismo hepático.	Miose, bradicardia, rigidez muscular de tronco e de glote com injeção rápida, hipotensão, apneia, convulsões, visão borrada, náuseas, vômitos, retardo do esvaziamento gástrico, constipação intestinal, retenção urinária aguda, depressão respiratória, principalmente quando associado a outros sedativos e em crianças com menos de 3 meses.
Meperidina Amp. 100 mg/ 2 mL	Narcótico sintético. Início de ação mais rápido e duração de ação semelhante à da morfina Potência 1/10 da morfina. Metabólito: Normoperidina, com efeitos no SNC – tremores, convulsões. Uso restrito em pediatria e dor crônica.	EV: 1-2 mg/kg. Início de ação: < 1 min. Pico de ação: 20 min. EV contínuo: 0,2-0,4 mg/kg/h. IM: 1-3 mg/kg. Pico de ação: 50 min.	Metabolismo hepático.	Hipotensão, parada cardíaca, depressão respiratória, laringoespasmo, euforia, convulsões, obstipação, espasmo do trato biliar, rigidez da parede torácica, urticária e prurido.

(continua)

(continuação)

Drogas	Propriedades	Doses	Metabolismo	Efeitos colaterais
Metadona Amp. 10 mg/mL Comp. 5 mg Comp. 10 mg	Potência igual à da morfina. Meia-vida longa: 12-24 h. Usada no tratamento de síndrome de abstinência por opioides.	EV ou VO: 0,05-0,1 mg/kg/dose a cada 4-12 h. Início de ação: 10-20 min. Duração: 6-12 h.	Metabolismo hepático e excreção renal.	Liberação de histamina: taquicardia, hipotensão arterial, sudorese. Constipação, depressão respiratória, confusão mental.
Codeína Gotas 20 mg/ mL	Derivado opioide usado para alívio da dor leve a moderada, comumente utilizado em pós-operatório de pediatria, em combinação com acetaminofen.	IM ou SC: 0,5 mg/kg ou 15 mg/ m^2 a cada 4-6 h. Pico de ação: 30-60 min. Equivalência: 120 mg (IM). 200 mg (VO) = 10 mg de morfina.	Metabolismo predominante renal. Através da desmetilação hepática é transformada em morfina.	Constipação, sonolência, depressão respiratória, broncoespasmo, reações alérgicas, liberação de histamina, edema e laringoespasmo, náuseas, vômitos, convulsões, alucinações e rigidez muscular. Contraindicações: hipersecreção brônquica, colite pseudomembranosa, dependência de drogas, hipertensão intracraniana, arritmias cardíacas, cirurgia recente do trato urinário ou intestinal. Não recomendado para crianças prematuras ou recém-nascidas.
Tramadol Amp. 100 mg/2 mL Cápsula 50 mg	Analgésico potente de ação central Atuação semelhante à das endorfinas e encefalinas. Usado no tratamento das dores intensas agudas, subagudas ou crônicas.	VO/EV/SC/IM/Retal: 5 mg/kg/dia a cada 6-8 h. Máximo 400 mg/dia. Início de ação: VO 20-30 min. Duração de ação: 3-7 h. Administração EV deve ser lenta (em 30-60 min).	Metabolismo hepático e excreção renal.	Sudorese, tonturas, náuseas, vômitos, sonolência, convulsões.

ANTAGONISTA DOS OPIOIDES

Naloxona

Indicações

- Reverter efeitos colaterais dos opioides, incluindo depressão respiratória, hipotensão e hipoperfusão.

Dose

- *Reversão parcial* dos efeitos opioides: 0,01 mg/kg/dose EV.
- *Reversão total* dos efeitos opioides: 0,1 mg/kg/dose (máx. 2 mg/dose).
- Meia-vida curta. Risco de ressedação (doses repetidas podem ser necessárias).

Efeitos colaterais

- Náuseas, ansiedade, estimulação simpática.
- Pode precipitar dor intensa em pós-operatório imediato.
- Risco de convulsões ou síndrome de abstinência se administrado a recém-nascidos de mães usuárias de opioides.

ANTI-INFLAMATÓRIOS NÃO HORMONAIS

Atuam pela inibição da ciclo-oxigenase, bloqueando a produção de prostaglandinas. Possuem propriedades analgésicas e antitérmicas, além da atividade anti-inflamatória. Indicados para o controle da dor leve a moderada, especialmente em pós-operatório de cirurgias ortopédicas. Uso ocasional na UTIP, em decorrência de sua baixa potência e de seus efeitos colaterais (Tabela 2.9).

Tabela 2.9   Anti-inflamatórios não hormonais.

Drogas	Propriedades	Doses	Metabolismo	Efeitos colaterais
Cetoprofeno Frasco-amp. 100 mg Caps. 50 mg Comp. revestido 100 mg Gotas 20 mg/mL (20 gotas)	Analgésico, antipirético e anti-inflamatório.	1 mg/kg/dose a cada 8-12h. Máximo: 300 mg/dia. EV: diluição do frasco-ampola 1 mg/mL e infusão lenta, em 20 min.	Metabolismo hepático e excreção renal.	Desconforto gastrintestinal, dor epigástrica, náusea, vômitos, constipação e diarreia. Ulceração gastroduodenal, hemorragia digestiva e perfuração intestinal. Reações de hipersensibilidade (erupção cutânea, exantema, prurido, exacerbação de urticária crônica, crise asmática, angioedema e choque anafilático). Vertigem, tonturas, sonolência, cefaleia, distúrbios do humor, parestesias e convulsões. Síndrome de Stevens-Johnson e síndrome de Lyell. Visão borrada. Anemia e leucopenia. Agravamento de insuficiência renal preexistente.

(continua)

(continuação)

Drogas	Propriedades	Doses	Metabolismo	Efeitos colaterais
Ibuprofeno Gotas 50 mg/mL (10 gotas) Comp. 200 mg	Analgésico, antipirético e anti-inflamatório.	5-10 mg/kg/dose VO a cada 6-8h. Máximo: 40 mg/kg/dia ou 2,4 g/dia. Início de ação: 15-30 min. Duração: 4-6h.	Metabolismo hepático.	Náusea, vômito, dor epigástrica, desconforto abdominal, diarreia, constipação intestinal, hemorragia digestiva, ulceração. Reações de hipersensibilidade (erupção cutânea, angioedema, broncoespasmo), ambliopia tóxica, elevação significativa da transaminase no soro, retenção hídrica, edema, hipertensão arterial, inibição da agregação plaquetária, linfopenia, anemia hemolítica, agranulocitose, trombocitopenia, tontura, depressão, insônia e insuficiência renal em pacientes desidratados. Pode aumentar o nível sérico de digoxina. Não utilizar em pacientes com comprometimento da função renal. Uso cauteloso em pacientes com disfunção hepática, comprometimento cardíaco ou hipertensão.

OUTROS ANALGÉSICOS

O paracetamol e a dipirona são opções terapêuticas para dor leve a moderada (Tabela 2.10).

Tabela 2.10   Paracetamol e dipirona.

Drogas	Propriedades	Doses	Metabolismo	Efeitos colaterais
Paracetamol Gotas 200 mg/mL (15 gotas) Comp. 500 mg Comp. 750 mg Suspensão oral 100 mg/mL	Analgésico e antipirético.	10-15 mg/kg/dose VO a cada 4-6 h. Máx.: 60-90 mg/kg/dia ou 4 g/dia. Início de ação: 30 min. Duração: 4-6 h.	Metabolismo hepático.	Hepatotoxicidade relacionada a altas doses. Reação de hipersensibilidade (erupções cutâneas, urticária, eritema pigmentar fixo, broncoespasmo, angioedema e choque anafilático). Discrasias sanguíneas (agranulocitose, anemia hemolítica, neutropenia, leucopenia, pancitopenia e trombocitopenia). Hipoglicemia, hematúria.

(continua)

(continuação)

Drogas	Propriedades	Doses	Metabolismo	Efeitos colaterais
Dipirona Gotas 500 mg/mL (20 gotas) Solução oral 50 mg/mL Comp. 500 mg Comp. 1 g Amp. 500 mg/2 mL	Analgésico e antipirético.	10-15 mg/kg/dose VO ou EV a cada 4-6h. Máximo: 4 g/dia. Início de ação: 30-60 min. Duração: 4 h.	Metabolismo hepático e excreção renal.	Reações anafiláticas/anafilactoides (prurido, urticária, angioedema, broncoespasmo, arritmias cardíacas e choque circulatório). Síndrome de Stevens-Johnson ou síndrome de Lyell. Hipotensão arterial isolada ou transitória. Leucopenia e, em casos muito raros, agranulocitose ou trombocitopenia. Nefrite intersticial aguda e insuficiência renal aguda. Redução dos níveis plasmáticos de ciclosporina.

ANESTÉSICOS LOCAIS

O uso de anestésicos locais pode reduzir a necessidade de drogas sedativas e analgésicas por via sistêmica. Pode-se fazer infiltração local com lidocaína ou aplicação local de creme de lidocaína e prilocaína (EMLA). A aplicação de EMLA deve ser feita em pequena área de pele intacta, 1 h antes do procedimento (por exemplo, punção venosa, arterial ou lombar). Há risco de meta-hemoglobinemia, quando o creme é aplicado em áreas extensas de pele lesada.

FENÔMENOS ASSOCIADOS À SEDAÇÃO E À ANALGESIA PROLONGADAS

TOLERÂNCIA

• Aumento das doses necessárias para mesmo efeito farmacológico.

• Ocorre mais frequentemente com opioides e benzodiazepínicos, administrados em altas doses, por infusão contínua.

• Alteração do receptor, não relacionada a aumento do metabolismo ou do clearance.

DEPENDÊNCIA

• Associa-se à administração prolongada (> 5-7 dias) de opioides e benzodiazepínicos.

SÍNDROME DE ABSTINÊNCIA

- Sinais de excitabilidade neurológica: choro intenso, irritabilidade, aumento do estado de vigília, hiperatividade dos reflexos profundos, aumento do tônus muscular, tremores, bocejo e espirros frequentes, taquipneia e convulsões.

- Disfunção gastrintestinal: diminuição da ingestão alimentar, sucção constante e desordenada, vômito, diarreia e desidratação.

- Sinais autonômicos: sudorese, obstrução nasal, febre.

- Ganho de peso insuficiente, escoriações da pele causadas por atrito excessivo.

Tratamento da síndrome de abstinência

Benzodiazepínico

- Lorazepam VO, 0,05 mg/kg/dose a cada 4-8 h.

Opioide

- Metadona VO, dose inicial de 0,05-0,1 mg/kg a cada 6 h, com aumentos de 0,05 mg/kg até sintomas serem controlados. Após 24-48 h do início da terapêutica, a medicação deve ser dada a cada 12-24 h e iniciado o desmame com diminuição de 0,05 mg/kg/dia.

Profilaxia da síndrome de abstinência

- Terapêutica curta (< 7 dias): reduzir 25-50% da dose por dia e suspender, conforme tolerado.

- Terapêutica longa (> 7 dias): reduzir 20% da dose inicial em 24 h, com diminuição posterior de 10% da dose a cada 12 h, conforme tolerado.

MONITORAÇÃO DA SEDAÇÃO

A escala de monitorização da sedação mais utilizada em pediatria é a escala COMFORT (Anexo 1). Essa escala é composta de seis categorias comportamentais (alerta, calma/ agitação, movimento corporal, tônus muscular, tensão facial e resposta respiratória) e dois parâmetros fisiológicos (frequência cardíaca e pressão arterial), com pontuação total variando de 8 a 40. Pontuação menor que 17 indica sedação excessiva, entre 17 e 26, sedação adequada, e maior que 26, sedação insuficiente.

MONITORAÇÃO DA ANALGESIA

O padrão ouro para avaliação da dor é o relato verbal de sua natureza, localização e intensidade. Em crianças muito jovens, que são incapazes do autorrelato, a avaliação da dor é feita por meio de instrumentos observacionais, que incluem alterações comportamentais, fisiológicas ou ambas.

RECÉM-NASCIDOS E LACTENTES

- Alterações fisiológicas:

    – Sudorese, variações da frequência cardíaca, da pressão arterial, do padrão respiratório e da saturação de oxigênio.

- Alterações comportamentais:

    – Intensidade e duração do choro.

    – Movimentação corporal (movimentos de braços e pernas, postura e tônus muscular).

    – Expressão facial:

        ◆ Escala *Neonatal Facial Coding System* (NFCS): inclui 10 expressões faciais, discriminadas abaixo. Soma-se um ponto para cada expressão facial presente; pontuação maior ou igual a 3 sugere a presença de dor.

            Sobrancelhas franzidas.

            Olhos fechados firmemente.

            Sulco nasolabial profundo.

            Lábios entreabertos.

            Rima bucal esticada horizontalmente.

            Rima bucal esticada verticalmente.

            Língua tensa e côncava.

            Tremor de queixo.

            Lábios franzidos (formando "bico").

            Protrusão da língua em prematuros (é resposta de ausência de dor em recém-nascidos a termo).

- Escala COMFORT: inicialmente desenvolvida para avaliar o nível de sedação em crianças internadas em UTI, foi validada como instrumento de avaliação de dor pós-operatória em crianças de 0-3 anos:

    – Escore maior que 20 indica a presença de dor.

PRÉ-ESCOLARES

Escala Facial de Dor (*Faces Pain Scale*) (Anexo 2)

A escala deve ser mostrada à criança e o avaliador deve dizer: "Estas faces mostram o quanto algo pode doer. Esta face (aponte para a face mais à esquerda) não mostra dor. As outras faces mostram cada vez mais dor (aponte para cada uma das faces da esquerda para a direita) até chegar a esta (aponte para a face mais à direita), que mostra muita dor. Aponte para a face que mostra quanta dor você sente agora".

Atribua à face escolhida a pontuação 0, 2, 4, 6, 8 ou 10, repectivamente, da esquerda para a direita, de modo que "0" = sem dor e "10" = muita dor.

ESCOLARES E ADOLESCENTES

Escala analógica visual

Consiste em uma linha horizontal de 100 mm, delimitada por descritores em cada extremidade, como mostrado abaixo. O paciente marca na linha o ponto que representa sua percepção de dor. O escore da escala é determinado pela medida em mm da extremidade esquerda até o ponto marcado pelo paciente.

Sem dor · · · · · · · · · · Dor muito intensa

Escala numérica visual

| 0 | 1 | 2 | 3 | 4 | 5 | 6 | 7 | 8 | 9 | 1 0 |

Escala numérica verbal

0 = ausência de dor, 10 = pior dor imaginável.

Escala descritiva verbal

0 = dor ausente, 1 = dor leve, 2 = dor moderada, 3 = dor intensa.

Atenção!

A sedação e a analgesia devem ser monitoradas toda vez que as doses das drogas são alteradas ou pelo menos de 12/12 h, com a participação ativa da equipe de enfermagem.

Estudos mostram que a interrupção diária de sedativos em crianças submetidas a ventilação mecânica resulta em extubação mais precoce e menor tempo de internação na UTIP.

ABORDAGEM NÃO FARMACOLÓGICA DE SEDAÇÃO E ANALGESIA

O potencial benefício dos sedativos transforma-se em risco adicional, na ausência dos cuidados básicos relativos ao conforto e ao apoio emocional. Medidas destinadas a humanizar o tratamento podem, em alguns casos, substituir com vantagem intervenções de caráter farmacológico. São elas:

- Alterações ambientais e distração:
    - Diminuição de estimulação, luz, barulho e manipulação.
    - Objetos para acalmar as crianças (fraldas, cueiro).
    - Alteração da posição, respeitando as úlceras de decúbito.
    - Carícias, música, voz suave.
    - Embalar, segurar.
- Hidroterapia, massagem.
- Fisioterapia.
- Hipnose.
- Biofeedback.
- Estimulação nervosa elétrica transcutânea.

BLOQUEIO NEUROMUSCULAR

Os bloqueadores neuromusculares interrompem a transmissão dos impulsos nervosos à junção neuromuscular. Não possuem propriedades sedativas e analgésicas e, portanto, devem ser administrados apenas após sedação e analgesia adequadas (Tabela 2.11).

INDICAÇÕES

- Facilitação da intubação endotraqueal.
- Ventilação mecânica controlada.
    - Trauma cranioencefálico grave.
    - Síndrome do desconforto respiratório agudo grave.
    - Diminuição do gasto metabólico.
    - Pós-operatório de cirurgia cardíaca com crise de hipertensão pulmonar.

TIPOS DE BLOQUEADORES NEUROMUSCULARES

- *Despolarizante*

    – Estrutura similar à acetilcolina; liga-se a seu receptor na placa motora de forma não competitiva, causando despolarização.

- *Não despolarizante*

    – Bloqueia competitivamente o receptor da acetilcolina, sem causar mudança em sua configuração, resultando em relaxamento muscular.

Tabela 2.11 Principais bloqueadores neuromusculares usados na unidade de terapia intensiva pediátrica.

Drogas	Propriedades	Doses	Metabolismo	Efeitos colaterais
Succinilcolina Frasco-ampola 100 mg	Despolarizante. Ação ultracurta. Indicação: Intubação rápida (pode ser substituída por rocurônio – início rápido em altas doses).	EV: 1-2 mg/kg. Início de ação: 30-45 s. Duração: 4-6 min. Em recém-nascidos e lactentes as doses devem ser duas vezes maiores. Usar atropina previamente.	Metabolismo pela colinesterase plasmática.	Bradiarritmias, contrações ventriculares precoces, hiperpotassemia, fasciculações, mialgia, hipertermia maligna, mioglobinemia, bloqueio neuromuscular prolongado, aumento da pressão intracraniana e da pressão intraocular. Contraindicações: hiperpotassemia, insuficiência renal, queimaduras (> 15% de área ou > 48 h de lesão), miopatias (distrofia muscular de Duchenne), paraplegia, quadriplegia, doença de Parkinson e trauma cranioencefálico.
Pancurônio Amp. 4 mg/2 mL	Não despolarizante. Duração longa.	EV: 0,06-0,1 mg/kg. EV contínuo: 0,1-0,2 mg/kg/h. Início de ação: 3-5 min. Duração: 100-130 min. Intubação: 0,1-0,15 mg/kg. Início de ação: 90-120 s.	Metabolismo hepático e excreção renal. Diálise ineficaz.	Inotropismo positivo, efeito colinérgico, taquicardia, hipertensão arterial, liberação de histamina (erupção cutânea, broncoespasmo e hipotensão arterial). Bloqueio prolongado em insuficiência renal.

(continua)

(continuação)

Drogas	Propriedades	Doses	Metabolismo	Efeitos colaterais
Atracúrio Amp. 25 mg/2,5 mL	Não despolarizante. Duração intermediária.	EV Ataque: 0,3-0,5 mg/kg. Manutenção: 0,1-0,2 mg/kg. EV contínuo: 2-5 mcg/kg/min. Intubação: 0,5 mg/kg. Início de ação: 2-3 min. Duração: 20-45 min.	Hidrólise no plasma pelas esterases ou através da degradação de Hoffman. Pode ser usado em pacientes com insuficiência hepática ou renal.	Hipotensão arterial (vasodilatação), liberação de histamina (taquicardia, aumento do tônus broncomotor) com injeção rápida, convulsões associadas a altas doses em razão do metabólito ativo laudanosina.
Vecurônio Frasco 10 mg	Não despolarizante. Duração intermediária.	EV: 0,08-0,1 mg/kg. EV contínuo: 1-10 mcg/kg/min. Início de ação: 3-5 min. Duração: 25-40 min.	Metabolismo hepático e excreção renal.	Efeitos hemodinâmicos mínimos, hipotensão arterial é rara. Ação prolongada em insuficiência hepática.
Rocurônio Frasco-ampola 10 mg/mL	Não despolarizante. Duração intermediária. Início de ação rápido. Indicado para intubação traqueal.	EV: 0,6-1,2 mg/kg. EV contínuo: 5-12,5 mcg/kg/min. Início de ação: 1-2 min. Duração: 20-40 min.	Metabolismo hepático, excreção hepática e renal.	Efeitos hemodinâmicos mínimos, hipotensão arterial é rara. Duração prolongada em insuficiência hepática.
Mivacúrio Amp. 20 mg/10 mL	Não despolarizante. Duração curta.	EV lento (15-30 s): 0,15-0,2 mg/kg. EV contínuo: 5-30 mcg/kg/min. Início de ação: 2 min. Duração: 15-20 min.	Metabolismo pela colinesterase plasmática.	Liberação de histamina – hipotensão arterial, taquicardia e aumento do tônus broncomotor.

Quando possível, o bloqueador neuromuscular deve ser retirado uma vez por dia, para avaliação do nível de sedação e analgesia, do estado neurológico e da necessidade de continuar o bloqueio. O uso prolongado de bloqueadores neuromusculares se associa a aumento do risco de neuromiopatia do paciente crítico e, portanto, eles devem ser utilizados pelo mínimo tempo necessário (idealmente < 48-72 h).

POTENCIALIZAM O BLOQUEIO NEUROMUSCULAR

Acidose e alcalose metabólica, hipopotassemia, hiponatremia, hipocalcemia, hipomagnesemia, hipotermia, *miastenia gravis*, anestésicos locais (lidocaína), antiarrítmicos (quinidina, procainamida, magnésio), antibióticos (clindamicina, eritromicina, polimixina, neomicina, estreptomicina, tetraciclina), bloqueadores do canal de cálcio, betabloqueadores, ciclosfosfamida, dantrolena, furosemida, tiazídicos, ciclosporina e drogas que antagonizam a ação dos agentes não despolarizantes, como fenitoína, carbamazepina, teofilina, drogas simpatomiméticas e corticosteroides.

DROGAS PARA REVERSÃO DA PARALISIA

Drogas anticolinesterásicas, como neostigmina (0,07 mg/kg) ou piridostigmina (0,2 mg/kg), antagonizam a paralisia produzida por agentes não despolarizantes. Administrar previamente atropina (0,02 mg/kg) ou glicopirrolato (0,01 mg/kg), para prevenir os efeitos adversos muscarínicos dos anticolinesterásicos (bradicardia e hiperssalivação).

REFERÊNCIAS

1. Burbano NH et al. Discontinuation of prolonged infusions of dexmedetomidine in critically ill children with heart disease. Intensive Care Med 2012;38(2):300-7.

2. Cury MJ, Martinez FE, Carlotti APCP. Pain assessment in neonates and infants in the post-operative period following cardiac surgery. Postgrad Med J 2013;89(1048): 63-7.

3. Donati F. Neuromuscular blocking drugs for the new millenium. Current practice, future trends – comparative pharmacology of neuromuscular blocking drugs. Anesth Analg 2000;90(Suppl 5):S5-S6.

4. Easley RB, Tobias JD. Pro: Dexmedetomidine should be used for infants and children undergoing cardiac surgery. J Cardiothorac Vasc Anesth 2008; 22(1):147-51.

5. Gupta P. et al. Safety and efficacy of prolonged dexmedetomidine use in critically ill children with heart disease. Pediatr Crit Care Med 2012;13(6): 660-6.

6. Krauss B, Green SM. Procedural sedation and analgesia in children. Lancet 2006;367(9512):766-80.

7. Minardi C. et al. Sedation and analgesia in pediatric intensive care. Curr Drug Targets 2012;13(7):936-43.

8. Playfor SD. Analgesia and sedation in critically ill children. Arch Dis Child 2008; 93(3):87-92.

9. Polaner DM. Sedation-analgesia in the pediatric intensive care unit. Pediatr Clin North Am 2001;48(3):695-714.

10. Tobias JD. Tolerance, withdrawal and physical dependency after long-term sedation in children in the pediatric intensive care unit. Crit Care Med 2000; 28(6):2122-32.

11. Verlaat CWM. et al. Randomized controlled trial of daily interruption of sedatives in critically ill children. Pediatr Anesth 2014;24(2):151-6.

12. Wolf AR, Jackman L. Analgesia and sedation after pediatric cardiac surgery. Pediatr Anesth 2011;21(5):567-76.

ANEXO 1. ESCALA COMFORT

Alerta	Pontos
Sono profundo	1
Sono leve	2
Cochilando	3
Totalmente acordado e alerta	4
Hiperalerta	5
Calma/agitação	
Calmo	1
Levemente ansioso	2
Ansioso	3
Muito ansioso	4
Em pânico	5
Resposta respiratória	
Ausência de tosse e respiração espontânea	1
Respiração espontânea com pouca ou nenhuma resposta à ventilação	2
Tosse ocasional ou resistência ao respirador	3
Respiração ativa contra o respirador ou tosse regularmente	4
"Brigando" com o respirador, tosse ou sufocação	5
Movimentos físicos	
Ausência de movimentos	1
Movimentos leves e ocasionais	2
Movimentos leves e frequentes	3
Movimentos vigorosos limitados às extremidades	4
Movimentos vigorosos incluindo de cabeça e tronco	5

Pressão arterial	
Pressão arterial abaixo da linha de base (LB)	1
Pressão arterial consistentemente na LB	2
Elevações de 15% ou mais da LB infrequentes (1-3 durante período de observação)	3
Elevações de 15% ou mais da LB frequentes (> 3)	4
Elevação – 15% sustentada	5
Frequência cardíaca	**Pontos**
Frequência cardíaca abaixo da linha de base (LB)	1
Frequência cardíaca consistentemente na LB	2
Elevações de 15% ou mais da LB infrequentes (1-3)	3
Elevações de 15% ou mais da LB frequentes (>3)	4
Elevação – 15% sustentada	5
Tônus muscular	
Musculatura totalmente relaxada e sem tônus	1
Tônus muscular reduzido	2
Tônus muscular normal	3
Tônus muscular aumentado com flexão dos dedos das mãos e dos pés	4
Musculatura extremamente rígida com flexão dos dedos das mãos e dos pés	5
Tensão facial	
Musculatura facial totalmente relaxada	1
Tônus da musculatura facial normal, sem tensão muscular facial evidente	2
Tensão evidente em alguns músculos da face	3
Tensão evidente por toda a face	4
Músculos da face contorcidos e com caretas	5
Pontuação total	

ANEXO 2. ESCALA FACIAL DE DOR

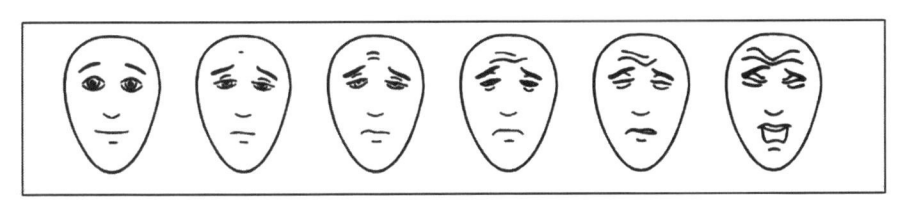

CAPÍTULO 3
DELIRIUM E SÍNDROME DE ABSTINÊNCIA

Bárbara Regina Martins Lusvarghi

Rafaela Damiani Salioni

Rodrigo Lôbo Cruz

Simone Sayuri Kushida

DELIRIUM

DEFINIÇÃO

Distúrbio de consciência, cognição, atenção e percepção que se desenvolve de forma aguda, com estado mental flutuante e diminuição da capacidade de receber, processar, armazenar ou responder a estímulos, causado diretamente por uma condição médica geral (*Diagnostic and Statistical Manual of Mental Disorders, Fourth Edition, Text Revision –* DSM-IV-RT).

ETIOLOGIA

Hipoxemia, baixo débito cardíaco, anemia, uso de drogas causadoras de *delirium* (como anticolinérgicos, opiáceos e benzodiazepínicos), fatores ambientais (espaço físico, iluminação, barulho, ausência da família, muitos cuidadores), infecção, imobilização, inflamação, disfunção orgânica nova, distúrbios metabólicos e hidroeletrolíticos, distúrbio do ciclo sono-vigília, analgesia insuficiente ou excessiva, sedação excessiva.

APRESENTAÇÃO CLÍNICA

O *delirium* pode apresentar manifestações clínicas distintas, dependendo das alterações neuroquímicas presentes:

- *Delirium hipoativo*: por deficiência de dopamina, excesso de acetilcolina ou estimulação dos receptores GABA. Caracterizado por apatia, rebaixamento do nível de consciência e depressão.

- *Delirium hiperativo*: por excesso de atividade dopaminérgica ou antagonista da acetilcolina. Geralmente cursa com agitação, inquietação, instabilidade emocional, psicose e choro inconsolável.

- *Delirium misto*: apresenta tanto sintomas do tipo hipoativo como do hiperativo.

DIAGNÓSTICO

O diagnóstico de *delirium* se baseia na avaliação seriada da criança (quatro vezes ao dia). Atenção especial deve ser dada às crianças com pouca resposta a altas doses de sedação, devendo-se sempre considerar a impressão dos cuidadores ou familiares da criança. Além disso, a identificação de fatores de risco e medicamentos indutores de *delirium* pode auxiliar na suspeita diagnóstica. O diagnóstico pode ser confirmado pela aplicação de escalas específicas:

- *Richmond Agitation-Sedation Scale* (RASS): avalia o nível de consciência (Tabela 3.1). A classificação se baseia na pontuação da escala, como se segue:

    −3 a 0 – *delirium* hipoativo;

    +1 a +2 – *delirium* misto;

    +3 a +4 – *delirium* hiperativo.

- Pediatric Confusion Assessment Method for the Intensive Care Unit (pCAM-ICU): apropriada para idade > 5 anos (Tabela 3.2).

- *Pediatric Anesthesia Emergence Delirium Scale* (PAED): adequada para idade entre 18 meses e 5 anos (Tabela 3.3). A pontuação da escala deve ser interpretada como se segue:

    – PAED > 10: *delirium*;

    – PAED = 7-9: risco para *delirium*, reavaliar em 1 h.

Tabela 3.1   Escala *Richmond Agitation-Sedation Scale* (RASS).

Pontuação	Classificação	Descrição
+4	Agressivo	Violento, perigoso
+3	Muito agitado	Puxa tubos e cateteres para removê-los; agressivo
+2	Agitado	Movimentos não propositais frequentes; briga com o ventilador
+1	Inquieto	Ansioso, apreensivo, movimentos não agressivos ou violentos
0	Alerta e calmo	–
-1	Sonolento	Não está totalmente alerta, mas se mantém acordado ao comando
-2	Sedação leve	Acordado por períodos breves
-3	Sedação moderada	Movimenta ou abre o olho quando chamado
-4	Sedação profunda	Sem resposta ao comando; abre os olhos com estimulação física
-5	Coma	Sem resposta a voz ou estimulação física

Tabela 3.2   Escala *Pediatric Confusion Assessment Method for the Intensive Care Unit* (pCAM-ICU).

Item	Descrição	Resposta	Interpretação
1	Alteração aguda e flutuante da consciência nas últimas 24 h	Não	Ausência de *delirium*
		Sim	Prosseguir para 2
2	Alteração na atenção: escolha uma figura ou letra dentre quatro ou cinco e peça para a criança apertar a mão do profissional quando ela vir ou ouvir a figura ou a letra escolhida	≤ 2 erros	Ausência de *delirium*
		> 2 erros	Prosseguir para 3
3	Nível de consciência: paciente com RASS = 0	Não	Presença de *delirium*
		Sim	Prosseguir para 4
4	Desorganização do pensamento: fazer quatro perguntas e um comando. Exemplos de perguntas: "O açúcar é doce?", "O sorvete é quente?", "Os passarinhos voam?". Exemplos de comandos: "Aperte minha mão", "Movimente os dedos"	> 1 erro	Presença de *delirium*
		≤ 1 erro	Ausência de *delirium*

Tabela 3.3   Escala *Pediatric Anesthesia Emergence Delirium* (PAED).

Item	Descrição	
A	A criança faz contato visual com o cuidador	
B	As ações da criança são intencionais	
C	A criança está consciente de seu ambiente	
D	A criança está inquieta	
E	A criança está inconsolável	
Pontuação	**Itens A, B e C**	**Itens D e E**
De jeito nenhum	4	0
Só um pouco	3	1
Um pouco	2	2
Muito	1	3
Extremamente	0	4

MANEJO CLÍNICO

• Pesquisar causas e corrigi-las.

• Controle da dor.

• Evitar uso excessivo e prolongado de drogas sedativas (reavaliação diária das doses pela escala COMFORT).

   – Entre os sedativos comumente utilizados, a dexmedetomidina está menos associada ao surgimento de *delirium*.

• Considerar sedativos de ação rápida (lorazepam) se o paciente estiver hiperativo, com riscos significativos de extubação acidental, retirada de cateteres ou lesão corporal.

• Tratamento não farmacológico: estimulação cognitiva e reorientação do paciente, ajuste do sono, exercícios e mobilização precoce, manutenção de óculos e próteses auditivas, suporte e presença familiar, ambiente tranquilo e confortável, remoção de dispositivos invasivos. Avaliação multiprofissional e psiquiátrica.

• Tratamento farmacológico:

   – *Antipsicóticos*:

   – *Haloperidol*: inibe receptores dopaminérgicos. Pacientes com *delirium* hipoativo podem ter seus sintomas exacerbados, prolongando o retardo psicomotor ou mesmo evoluindo com catatonia. Usado em urgências. Dose: VO ou EV, 0,05-0,15 mg/kg/dia de 12/12h ou 8/8h.

– *Antipsicóticos atípicos* (risperidona, olanzapina, ziprasidona): atuam não somente nos receptores dopaminérgicos, mas também nos neurotransmissores serotonina, acetilcolina e norepinefrina. Podem beneficiar pacientes com *delirium* hipoativo. Risperidona: dose VO, 0,10-0,20 mg/dia, com manutenção de 0,20-2,0 mg/dia, duas a quatro vezes ao dia.

– Efeitos adversos dos antipsicóticos: *torsades de pointes*, hipertermia maligna, liberação extrapiramidal, hipotensão, desregulação glicêmica e lipídica, laringoespasmo, efeitos anticolinérgicos como constipação, retenção urinária e boca seca. Atenção para o uso em crianças com cardiopatias descompensadas, pois pode haver depressão miocárdica e arritmias.

SÍNDROME DE ABSTINÊNCIA

CONCEITOS

- Tolerância: redução no efeito da droga ao longo do tempo ou necessidade de doses maiores para alcançar o mesmo efeito.
- Dependência: necessidade de manutenção da droga para evitar abstinência.
- Abstinência: sinais e sintomas que se manifestam quando a administração de um sedativo ou analgésico é abruptamente interrompida.

MANIFESTAÇÕES CLÍNICAS

Os sintomas podem ocorrer poucas horas após a diminuição ou a suspensão da droga, se o agente tiver meia-vida curta, como o fentanil, ou podem ser mais tardios, em pacientes com disfunção renal ou hepática:

- Ativação do sistema nervoso central: hipertonicidade, mioclonias, midríase, hiper-reflexia, choro estridente, espasmos musculares, choro inconsolável, clônus, alucinação, desorientação, crise convulsiva, tremor, agitação, ansiedade, irritabilidade, insônia, movimentos coreoatetóticos, reflexo de Moro exacerbado, alucinações visuais ou auditivas e ataxia.
- Disfunção gastrointestinal: vômitos, diarreia, hiporexia, persistência de resíduo gástrico e cólicas.
- Disfunção autonômica: taquipneia, hipertensão arterial, bocejos, espirros, lividez cutânea, sucção exagerada, taquicardia, febre, sudorese e piloereção.

FATORES DE RISCO

- Infusão contínua de opioide ou benzodiazepínico por mais de 5 dias, com interrupção abrupta.

- Dose acumulada de fentanil maior que 1,5 mg/kg ou de midazolam maior que 60 mg/kg.

- Uso de fentanil em dose maior que 5 mcg/kg/h.

- Uso concomitante de bloqueadores musculares.

DIAGNÓSTICO

Afastar outras causas para os sintomas: comprometimento hemodinâmico e respiratório, psicose, alterações metabólicas, hipóxia, hipercarbia e manifestações neurológicas secundárias a qualquer insulto cerebral, como infecção do sistema nervoso central ou doença vascular cerebral.

ESCORES DE DIAGNÓSTICO E AVALIAÇÃO DE GRAVIDADE

Há várias ferramentas desenvolvidas para diagnosticar e classificar a gravidade da síndrome de abstinência. As mais usadas são a escala de Finnegan (Tabela 3.4), conhecida como NAS (*Neonatal Abstinence Score*), validada para crianças de até 3 meses de vida; e o WAT-1 (*Withdrawal Assessment Tool – Version 1*), instrumento validado para crianças de todas as idades (Tabela 3.5).

Tabela 3.4   Escala de Finnegan ou NAS (Neonatal Abstinence Score)*.

Sinais e sintomas	Pontuação
Choro:	
• excessivo	2
• contínuo	3
Dormir após alimentação:	
• < 1 h	3
• < 2 h	2
• < 3 h	1
Reflexo de Moro:	
• hiperativo	2
• marcadamente hiperativo	3

(continua)

(continuação)

Sinais e sintomas	Pontuação
Tremores: • intensos • moderados a intensos • leves • sem tremor	4 3 2 1
Aumento do tônus muscular	2
Bocejos frequentes	1
Escoriação	1
Convulsões	5
Sudorese	1
Febre: • 37,8-38,3 °C • > 38,3 °C	1 2
Pele marmórea	1
Espirros frequentes	1
Prurido nasal	1
Batimento de asa de nariz	2
Frequência respiratória: • > 60/min • > 60/min com retrações	1 2
Sucção excessiva	1
Come pouco	2
Regurgitação	2
Vômitos em jato	3
Fezes: • semipastosas • líquidas	2 3

* Pontuação 0-7 = sem síndrome de abstinência; 8-12 = leve a moderada; 13-16 = grave.

Tabela 3.5   WAT-1 (*Withdrawal Assessment Tool* – Version 1)*.

Sintomas	Pontuação		
	0	1	2
Avaliação nas 12 h prévias:			
1. Diarreia	Não	Sim	
2. Vômitos	Não	Sim	
3. Febre (T > 37,8 °C)	Não	Sim	
Observação 2 minutos antes da estimulação:			
4. Estado	Tranquilo	Irritável	
5. Tremores	Não	Sim	
6. Sudorese	Não	Sim	
7. Movimentos anormais ou repetitivos	Não	Sim	
8. Bocejos ou espirros (≥ 2)	Não	Sim	
Estimulação por 1 minuto (chamar pelo nome, tocar de modo suave ou com estímulo doloroso se não responder aos estímulos prévios):			
9. Assusta ao ser tocado	Não	Sim	
10. Aumento do tônus muscular	Não	Sim	
Recuperação após estímulo:			
Tempo até acalmar-se (minutos)	< 2	2-5	> 5

* Pontuação maior ou igual a 3 indica síndrome de abstinência.

MANEJO CLÍNICO

Prevenção

• Evitar excesso de opioides ou benzodiazepínicos:

– Uso de medidas não farmacológicas de controle da ansiedade e da dor (manipulação mínima, ambiente silencioso e com pouca luz, música suave, toque terapêutico, "objetos de transição", embalar).

– Otimizar a sedação e a analgesia pelo uso de escalas clínicas: COMFORT.

• Evitar interrupção abrupta do opioide ou benzodiazepínico, optando pela retirada sistemática e gradual, auxiliada pelas escalas clínicas, mas individualizando para cada paciente, sendo que naqueles com uso prolongado (> 7 dias) a redução deve ser mais lenta (redução diária de 5% a 10% ou redução inicial de 20% a 40%, seguida por redução de 10% uma ou duas vezes ao dia, dependendo da resposta do paciente).

- Rodízio sistemático de analgésicos e sedativos.

- Evitar o uso de opioides quando o objetivo é somente sedar.

- "Despertar diário": suspender a sedação e a analgesia uma vez ao dia. Deve ser realizado com cautela em crianças, pois aumenta o risco de extubação acidental e o grau de ansiedade.

Tratamento

O tratamento consiste na retirada gradual do opioide ou benzodiazepínico endovenoso, concomitante à introdução do medicamento de uso enteral de meia-vida mais longa:

- Benzodiazepínicos
    - Lorazepam 0,05 mg/kg/dose, de 6/6h até, no máximo, de 4/4h, VO.
- Opioides
    - Metadona 0,05-0,2 mg/kg/dose, de 6/6h, VO.
- Outras drogas
    - Clonidina: útil nos casos com hipertensão arterial e taquicardia acentuada. Dose: 1-4 mcg/kg/dose, de 8/8h, VO.
    - Ketamina: indicada quando os sintomas persistem a despeito da redução lenta e da introdução de fármacos via enteral. Dose: 0,2-1 mg/kg/h, EV.
    - Dexmedetomidina: mesmas indicações da ketamina. Dose: 0,1-1,4 mcg/kg/h, EV.
    - Haloperidol: indicado se houver agitação significativa ou alucinações. Dose: 0,01-0,05 mg/kg/dia de 12/12h, VO.

Após a retirada das drogas endovenosas, deve-se proceder à retirada gradual das drogas enterais, aumentando lentamente o intervalo entre as doses ou reduzindo as doses individuais. A retirada pode levar dias ou até semanas, dependendo do grau de abstinência do paciente.

REFERÊNCIAS

1. Cho HH et al. Minimizing tolerance and withdrawal to prolonged pediatric sedation: case report and review of the literature. J Intensive Care Med 2007;22(3):173-9.

2. Creten C et al. Pediatric delirium in the pediatric intensive care unit: a systematic review and an update on key issues and research questions. Mi-

nerva Anestesiol 2011;77(11):1099-107.

3. Cunliffe M, Mcarthur L, Dooley F. Managing sedation withdrawal in children who undergo prolonged PICU admission after discharge to the ward. Pediatric Anesth 2004;14(4):293-8.

4. Fernández-Carrión F et al. Withdrawal syndrome in the pediatric intensive care unit. Incidence and risk factors. Med Intensiva 2013;37(2):67-74.

5. Honey BL et al. Alpha2-receptor agonists for treatment and prevention of iatrogenic opioid abstinence syndrome in critically ill patients. Ann Pharmacother 2009;43(9): 1506-11.

6. Johnson PN, Boyles KA, Miller JL. Selection of the initial methadone regimen for the management of iatrogenic opioid abstinence syndrome in critically ill children. Pharmacother 2012;32(2): 148-57.

7. Schieveld JN et al. Diagnostic considerations regarding pediatric delirium: a review and a proposal for an algorithm for pediatric intensive care units. Intensive Care Med 2009;35(11):1843-9.

8. Silver GH et al. Infant delirium in pediatric critical care settings. Am J Psychiatry 2010;167(10):1172-7.

9. Smith HA et al. Delirium: an emerging frontier in the management of critically ill children. Anesthesiol Clin 2011; 29(4):729-50.

10. Smith HA et al. Pediatric delirium monitoring and management in the pediatric intensive care unit. Pediatr Clin North Am 2013;60(3):741-60.

11. Tobias JD. Tolerance, withdrawal, and physical dependency after long-term sedation and analgesia of children in the pediatric intensive care unit. Crit Care Med 2000;28(6):2122-32.

12. Turkel, SB, Jacobson JR, Tavaré CJ. The Diagnosis and management of delirium in infancy. J Child Adolesc Psychopharmacol 2013;23(5):352-6.

CAPÍTULO 4
ESCORES DE GRAVIDADE EM UNIDADE DE TERAPIA INTENSIVA PEDIÁTRICA

Viviane da Mata Pasti Balbão

INTRODUÇÃO

A avaliação da gravidade e do prognóstico dos pacientes internados em unidades de terapia intensiva pediátrica (UTIP) é fundamental para caracterizar o estágio da doença e gerenciar recursos cada vez mais sofisticados e complexos Tal avaliação pode ser feita pelos escores prognósticos de mortalidade e de disfunção orgânica. Os primeiros permitem quantificar objetivamente a gravidade do paciente e estimar a probabilidade de morte, enquanto os escores de disfunção orgânica avaliam a morbidade.

Além do uso na atenção à saúde, esses instrumentos também possibilitam analisar e comparar indicadores de qualidade do serviço e auxiliam na pesquisa científica, pois são úteis para agrupar os pacientes de acordo com a gravidade das doenças, medir a eficácia da terapêutica, avaliar protocolos e comparar serviços de diferentes regiões e países.

Antes da utilização de um escore, é importante que ele seja validado na população e que seja prático e objetivo, ou seja, de fácil aplicação e reprodutibilidade. Os principais escores utilizados em medicina intensiva pediátrica serão apresentados a seguir.

ESCORES PROGNÓSTICOS DE MORTALIDADE

PEDIATRIC RISK OF MORTALITY (PRISM)

Obtido a partir do *Physiologic Stability Index* (PSI) e validado em 1988 por Pollack et al., possibilita o cálculo do risco de morte de cada paciente durante a internação na UTIP por meio de fórmula matemática a partir de 14 variáveis fisiológicas medidas rotineiramente (Tabela 4.1). É usado na faixa etária pediátrica, excluindo-se os recém-nascidos, e possui excelente desempenho discriminatório e preditivo.

Tabela 4.1   Variáveis utilizadas no cálculo do escore *Pediatric Risk of Mortality* (PRISM).

Variáveis	Lactentes	Crianças	Pontos
PA sistólica (mm Hg)	130 a 160	150 a 200	2
	55 a 65	65 a 75	6
	> 160	> 200	6
	40 a 54	50 a 64	6
	< 40	< 50	7
PA diastólica (mm Hg)	> 110	> 110	6
FC (bpm)	> 160	> 150	4
	< 90	< 80	4
FR (mov/min)	61 a 90	51 a 90	1
	> 90	> 90	5
	Apneia	Apneia	5
PaO_2/FiO_2*	200 a 300	200 a 300	2
	< 200	< 200	3
$PaCO_2$** (mm Hg)	51 a 65	51 a 65	1
	> 65	> 65	5
Escala de coma de Glasgow***	< 8	< 8	6
Reação pupilar	Anisocóricas ou dilatadas	Anisocóricas ou dilatadas	4
	Fixas e dilatadas	Fixas e dilatadas	10
TP/TTPa	> 1,5 x controle	> 1,5 x controle	2
BT (mg/dL) maiores que 1 mês	> 3,5	> 3,5	6
K^+ (mEq/L)	3 a 3,5	3 a 3,5	1
	6,5 a 7,5	6,5 a 7,5	1
	< 3	< 3	5
	> 7,5	> 7,5	5

(continua)

(continuação)

Variáveis	Lactentes	Crianças	Pontos
Ca⁺⁺ (mg/dL)	7 a 8	7 a 8	2
	12 a 15	12 a 15	2
	< 7	< 7	6
	> 15	> 15	6
Glicose (mg/dL)	40 a 60	40 a 60	4
	250 a 400	250 a 400	4
	< 40	< 40	8
	> 400	> 400	8
Bicarbonato (mEq/L) ##	< 16	< 16	3
	> 32	> 32	3

PA = pressão arterial; FC = frequência cardíaca; FR = frequência respiratória; PaO_2/FiO_2 = relação entre pressão parcial arterial de oxigênio e fração inspirada de oxigênio; $PaCO_2$ = pressão parcial arterial de dióxido de carbono; TP/TTPa = tempo de protrombina e tempo de tromboplastina parcial ativada; K^+ = potássio; Ca^{++} = cálcio.

* Não realize em pacientes com *shunt* intracardíaco ou insuficiência respiratória crônica; requer gasometria arterial.

** Pode ser usada amostra de gases sanguíneos por amostra capilar.

*** Realize apenas na suspeita ou no conhecimento de disfunção do sistema nervoso central; não efetue em pacientes durante paralisia, sedação e anestesia terapêutica. ## Use valores medidos por gasometria arterial.

O risco de morte é obtido a partir do cálculo de equação de regressão logística com o uso do valor do escore PRISM, da idade do paciente e da presença ou não de cirurgia à admissão na UTIP, como a seguir:

$$\text{Logit} = (0,207 \times \text{PRISM}) - (0,005 \times \text{idade em meses}) - (0,433 \text{ se pós-operatório}) - 4,782$$

$$\text{Mortalidade predita} = e^{logit} / (1 + e^{logit})$$

O PRISMA se refere ao PRISM de admissão e compreende um período mínimo de oito horas de observação, até um máximo de 32 horas, sendo que sempre se deve levar em conta a pior pontuação no período. Já o termo DORA (*Dynamic Objective Risk Assessment*) refere-se à avaliação diária do PRISM.

Além de avaliar o risco de morte, o PRISM permite a criação de critérios de triagem para admissão e alta da UTIP, além de prever o risco de pacientes instáveis e gravemente enfermos adquirirem infecção nosocomial durante a internação. Pacientes com escore PRISM ≥ 10 apresentaram risco infeccioso de 10,8%, enquanto pacientes com escore < 10 apresentaram risco de 3,4%.

Quando utilizado diariamente, o escore PRISM pode auxiliar na decisão sobre medidas terapêuticas e também na identificação dos pacientes de baixo risco que podem ser transferidos para unidades intermediárias ou enfermarias. É ainda o índice mais amplamente conhecido e utilizado nas UTIP, sendo aplicado em estudos clínicos como o escore prognóstico padrão para avaliação de gravidade de doença em pacientes pediátricos.

PEDIATRIC INDEX OF MORTALITY 2 (PIM 2)

Versão revisada do PIM original e validada por Shann et al. em 2003, apresenta boa capacidade de predizer e classificar o risco de mortalidade em grupos de crianças e adolescentes internados em unidades de terapia intensiva. O risco de óbito é calculado por regressão logística a partir da análise de 11 variáveis (Tabela 4.2).

Tabela 4.2 Variáveis utilizadas no cálculo do escore Pediatric Index of Mortality 2 (PIM 2).

Variável	Condição	Pontuação
PAS	Em parada cardíaca	0
Pressão arterial sistólica (mmHg)	Inaferível	30
	Aferível	Valor real
Pupilas	Ambas > 3 mm e fixas	1
Resposta pupilar à luz	Outro ou desconhecido	0
PaO$_2$	Disponível	Valor real
Pressão parcial arterial de oxigênio (mmHg)	Desconhecida	0
FiO$_2$	Disponível	Valor real
Fração inspirada de oxigênio	Desconhecida	0
Base-excess	Disponível	Valor real
Excesso de bases (mmol/L)	Desconhecido	0
VM1	Sim	1
Ventilação mecânica na primeira hora na UTI	Não	0
Eletiva	Sim	1
Admissão decorrente de procedimento eletivo	Não	0
Cirurgia	Sim	1
Admissão para recuperação de cirurgia ou procedimento	Não	0
CEC	Sim	1
Admissão após cirurgia com circulação extracorpórea	Não	0

(continua)

(continuação)

Variável	Condição	Pontuação
Alto risco	Sim*	1
Admissão por doença de alto risco	Não	0
Baixo risco	Sim**	1
Admissão por doença de baixo risco	Não	0

* São doenças de alto risco: parada cardíaca antes da admissão na UTI; leucemia/linfoma antes da primeira indução; hemorragia cerebral espontânea; cardiomiopatia ou miocardite; síndrome do ventrículo esquerdo hipoplásico; infecção pelo HIV; insuficiência hepática, quando for a razão para admissão na UTI; distúrbios neurodegenerativos.

** São doenças de baixo risco (como principal causa de admissão à UTI): asma; bronquiolite; crupe; apneia obstrutiva; cetoacidose diabética.

O risco de morte é obtido pelo cálculo da equação de regressão logística a seguir, a partir da pontuação de cada item:

Logit = {0,01395 × [valor-absoluto (PAS-120)]} + (3,0791 × pupilas) + [0,2888 × (100 × FiO_2/PaO_2)] + {0,1040 × [valor-absoluto(*Base-excess*)]} + (1,3352 × VM1) − (0,9282 × eletiva) − (1,0244 × cirurgia) + (0,7507 × CEC) + (1,6829 × alto-risco) − (1,5770 × baixo-risco) − 4,8841

Mortalidade predita = e^{logit} / (1 + e^{logit})

THERAPEUTIC INTERVENTION SCORING SYSTEM (TISS)

É método indireto e objetivo de analisar a gravidade da doença baseada na maior necessidade de intervenções terapêuticas. Foi criado por Cullen em 1974 e revisado por Keene em 1983. Foram atribuídos pontos de 1 a 4 para 76 modalidades terapêuticas de monitoramento ou de rotina de enfermagem. A pontuação maior é para procedimentos mais agressivos e, após a soma dos pontos, escores altos do TISS indicam grande risco de mortalidade e elevado custo de tratamento. Quando comparado com outros escores, tem capacidade preditiva menos precisa e, atualmente, tem sido mais usado para avaliar a utilização dos recursos na UTI, caracterizando de forma indireta o custo da cada paciente para a instituição (Tabela 4.3).

Tabela 4.3   Cálculo do escore *Therapeutic Intervention Scoring System* (TISS).

Pontuação	Situações
4 pontos	• PCR e/ou desfibrilação nas últimas 48 h. Deve-se manter essa pontuação por 48 h após um episódio de PCR • Ventilação mecânica controlada com ou sem o uso de PEEP • Ventilação mecânica controlada com uso contínuo ou intermitente de relaxantes musculares

(continua)

(continuação)

Pontuação	Situações
4 pontos	• Tamponamento de varizes esofágicas com balão de Sengstaken-Blakemore ou de Linton • Infusão arterial contínua (menos de heparina para manter o cateter pérvio) • Cateter arterial pulmonar tipo Swan-Ganz • Marca-passo atrial ou ventricular em atividade • Hemodiálise em paciente instável (primeiras duas sessões e em diálise crônica com paciente instável) • Diálise peritoneal • Hipotermia < 33 °C induzida • Infusão sanguínea sob pressão (manual ou por bomba de infusão de modo rápido) • Uso de MAST • Monitoramento de pressão intracraniana • Transfusão de plaquetas • Balão de contrapulsação intra-aórtico • Cirurgia de emergência nas primeiras 24 h • Lavagem gástrica por hemorragia digestiva • Endoscopia ou broncoscopia de emergência • Infusão de mais de uma substância vasoativa
3 pontos	• Hiperalimentação intravenosa (inclusive com líquidos para insuficiência renal, cardíaca e hepática) • Marca-passo em modo de espera • Drenagem de tórax • Ventilação mecânica mandatória intermitente (IMV) ou assistido-controlada (A/C V) • Pressão positiva contínua em via respiratória (CPAP) • Infusão de potássio (K^+) concentrada via cateter venoso central • Intubação nasotraqueal ou orotraqueal (qualquer que seja o modo ventilatório) • Aspiração endotraqueal às cegas • Balanço metabólico complexo (balanço hídrico de entrada e de saída frequente) • Múltiplas coletas de sangue para análise de urgência (gasometria, análise da coagulação e outros exames de urgência) (> 4 coletas) • Infusão frequente de hemoderivados (> 5 unidades/24 h) • Medicação endovenosa em *bolus*, não programada • Infusão de uma substância vasoativa • Infusão contínua de antiarrítmicos • Cardioversão para arritmia cardíaca • Hipotermia por cobertor térmico para hipertermia • Linha arterial • Digitalização aguda (por 48 h) • Medida do débito cardíaco por qualquer método • Diurese ativa para sobrecarga hídrica ou edema cerebral • Tratamento de alcalose metabólica • Tratamento de acidose metabólica • Toracocentese, paracentese, pericardiocentese de emergência • Anticoagulação nas primeiras 48 h • Flebotomia para sobrecarga hídrica

(continua)

(continuação)

Pontuação	Situações
3 pontos	• Antibioticoterapia com mais de dois antibióticos intravenosos • Tratamento de convulsão ou de encefalopatia metabólica (dentro das 48 h iniciais) • Tração ortopédica complicada
2 pontos	• Presença de cateter para medir pressão venosa central • Dois cateteres intravenosos periféricos • Hemodiálise em paciente estável • Traqueostomia nas primeiras 48 h • Respiração espontânea via tubo traqueal ou traqueostomia (tubo T ou máscara) • Alimentação gastrointestinal • Reposição de perda volêmica excessiva (expansão de volume) • Quimioterapia parenteral • Sinais neurológicos de hora em hora • Múltiplas mudanças de cama • Infusão de vasopressina intravenosa
1 ponto	• Monitoramento de ECG • Sinais vitais de hora em hora • Um cateter intravenoso periférico • Anticoagulação crônica • Balanço hídrico habitual (a cada 24 h) • Exames de sangue de urgência (< 4 coletas/24 h) • Medicação intravenosa intermitente de rotina • Mudanças de cama de rotina • Tração ortopédica *standard* (simples) • Cuidados com traqueostomia • Presença e tratamento de úlcera de decúbito • Cateter urinário • Oxigenoterapia (nasal, máscara, tenda e halo) • Antibioticoterapia intravenosa com um ou dois antibióticos • Fisioterapia respiratória • Irrigação extensiva, enchimentos, desbridamentos, curativos de feridas, fístulas ou colostomias • Descompressão gástrica • Hiperalimentação periférica/infusão intravenosa periférica de líquidos

PCR = parada cardiorrespiratória; PEEP = pressão expiratória final positiva; MAST = *military antishock trousers*; ECG = eletrocardiograma.

THERAPEUTIC INTERVENTION SCORING SYSTEM 28 (TISS-28)

Criado em 1974 e revisado em 1983 para o estadiamento de pacientes de alto risco, é capaz de mensurar o índice de gravidade dos pacientes que estão internados em

UTI, tendo por base as intervenções terapêuticas. Os parâmetros utilizados estão agrupados em sete intervenções: atividades básicas, suportes ventilatório, cardiovascular, renal, neurológico, metabólico e intervenções específicas. Cada uma delas, por sua vez, é composta por itens específicos com pontuações que variam de 1 a 8. A partir da somatória total do escore é possível classificar os resultados em quatro grupos, traduzindo em valores numéricos a gravidade dos pacientes (Tabela 4.4).

Tabela 4.4 Classificação dos pacientes conforme cuidados intensivos pelo *Therapeutic Intervention Scoring System* 28 (TISS-28).

Classe	Pontos	Necessidade de vigilância e cuidados
Classe I	0 a 19	Pacientes fisiologicamente estáveis e necessitando de observação profilática
Classe II	20 a 34	Pacientes fisiologicamente estáveis, porém necessitando de cuidados intensivos de enfermagem e monitorização contínua
Classe III	35 a 60	Pacientes graves e instáveis hemodinamicamente
Classe IV	> 60	Pacientes com indicação absoluta de internação em UTI com assistência médica e de enfermagem contínua especializada

Deve ser aplicado pelo mesmo examinador, diariamente, sempre no mesmo horário e de preferência pela manhã. Por meio dele, é possível obter dados sobre o tempo de permanência, o estadiamento do paciente, as admissões inapropriadas, a demanda diária de cuidados intensivos, a triagem para alta, a razão entre o número de enfermeiras por pacientes e número de leitos ocupados.

ESCORES DE DISFUNÇÃO ORGÂNICA

Em pediatria, existem dois principais escores de disfunção orgânica:

- *Pediatric Multiple Organ Dysfunction* (PEMOD);
- *Paediatric Logistic Organ Dysfunction* (PELOD).

O mais utilizado e com maior poder de discriminação da gravidade de cada disfunção orgânica é o PELOD (Tabela 4.5).

Tabela 4.5   Cálculo do escore *Pediatric Logistic Organ Dysfunction* (PELOD) – Variáveis e escore de classificação das disfunções orgânicas.

Disfunção	Pontuação			
	0	1	10	20
Neurológica*				
Escala de coma de Glasgow	12-15	7-11	4-6	3
	e		ou	
Reação pupilar	Ambas reativas	NA	Ambas fixas	NA
Cardiovascular†				
Frequência cardíaca (bpm)				
< 12 anos	≤ 195	NA	> 195	NA
≥ 12 anos	≤ 150	NA	> 150	NA
	e		ou	
Pressão arterial sistólica (mm Hg)				
< 1 mês	> 65	NA	35-65	< 35
1 mês a 1 ano‡	> 75	NA	35-75	< 35
1 ano a 12 anos‡	> 85	NA	45-85	< 45
≥ 12 anos	> 95	NA	55-95	< 55
Renal				
Creatinina (mg/dL)				
< 7 dias	< 1,6	NA	≥ 1,6	NA
7 dias a 1 ano‡	< 0,6	NA	≥ 0,6	NA
1 ano a 12 anos‡	< 1,1	NA	≥ 1,1	NA
≥ 12 anos	< 1,6	NA	≥ 1,6	NA
Respiratória§				
Relação PaO_2/FiO_2	> 70	NA	≤ 70	NA
	e		ou	
$PaCO_2$ (mmHg)	≤ 88	NA	> 88	NA
	e			
Ventilação mecânica	Não	Sim	NA	NA

Disfunção	Pontuação			
	0	1	10	20
Hematológica				
Contagem de leucócitos ($\times 10^9$/L)	≥ 4,5	1,5-4,4	<1,5	NA
Contagem de plaquetas ($\times 10^9$/L)	≥ 35	< 35	NA	NA
Hepática				
Aspartato transaminase (UI/L)	< 950	≥ 950	NA	NA
INR	< 1,40	≥ 1,40	NA	NA

Fonte: Adaptado de Leteurtre et al., 2003.

Legenda: PaO_2 = pressão parcial arterial de oxigênio; FiO_2 = fração inspirada de oxigênio; $PaCO_2$ = pressão parcial arterial de gás carbônico; INR = *International normalised ratio*; NA = não aplicável.

* Escala de coma de Glasgow: usar o menor valor. Se o paciente estiver sedado, usar o escore anterior à sedação. Avaliar somente pacientes com doença aguda do sistema nervoso central, conhecida ou suspeitada. Reação pupilar: pupilas não reagentes devem ter diâmetro > 3 mm. Não avaliar após dilatação pupilar iatrogênica.

† Frequência cardíaca e pressão arterial sistólica: não avaliar durante o choro ou agitação iatrogênica.

‡ Estritamente menor que.

§ PaO_2: usar somente medida arterial. A relação PaO_2/FiO_2, que não pode ser avaliada em pacientes com *shunt* intracardíaco, é considerada normal em crianças com cardiopatia cianosante. A $PaCO_2$ pode ser medida no sangue arterial, capilar ou venoso. Ventilação mecânica: o uso de ventilação com máscara não deve ser considerado ventilação mecânica.

O número máximo de pontos para um órgão é 20 e o escore PELOD máximo é 71. Nesse sistema, existem cinco classes de probabilidade de mortalidade: 0-1%, 1-5%, 5-15%, 15-30% e ≥ 30%.

REFERÊNCIAS

1. Ferreira FAL, Carvalho WB, Hirschheimer MR. Estadiamento do paciente de alto risco. In: Carvalho WB, Hirschheimer MR, Matsumoto T, eds. Terapia Intensiva Pediátrica. 3. ed. São Paulo: Atheneu; 2006. p. 9-25.

2. Leteurtre S et al. Can generic scores (Pediatric Risk of Mortality and Pediatric Index of Mortality) replace specific scores in predicting the outcome of presumed meningococcal septic shock in children? Crit Care Med 2001;29(6):1239-46.

3. Marcin JP et al. Combining physician's subjective and physiology-based objective mortality risk predictions. Crit Care Med 2000;28(8):2984-90.

4. Martha VF et al. Comparação entre dois escores prognósticos (PRISM e PIM) em uma unidade de terapia intensiva pediátrica. J Pediatr (Rio J) 2005;81(3):259-64.

5. Pollack MM, Ruttimann UE, Getson PR. Pediatric Risk of Mortality (PRISM) score. Crit Care Med 1988;16(11):1110-16.

6. Slater A, Shann F, Pearson G. PIM2: a revised version of the Paediatric Index of Mortality. Intensive Care Med 2003;29(2):278-85.

CAPÍTULO 5
DISTÚRBIOS DO RITMO CARDÍACO

Paulo Henrique Manso

INTRODUÇÃO

A maioria dos pacientes pediátricos com arritmia cardíaca não tem malformação estrutural do coração. Entretanto, em crianças com cardiopatia congênita, vários fatores podem desencadear arritmias no período perioperatório:

- repercussão da cardiopatia;
- cateterismo cardíaco prévio;
- intervenção cirúrgica;
- drogas anestésicas;
- circulação extracorpórea;
- aumento do tônus adrenérgico (intrínseco ou por uso de drogas vasoativas);
- distúrbios hidroeletrolíticos.

Arritmia cardíaca constitui causa importante de instabilidade hemodinâmica no pós-operatório imediato. Sua incidência após cirurgia cardíaca varia de 15 a 48%. Assim, é obrigatória a colocação de fios de marca-passo externo (provisório) após a realização de cirurgias cardíacas com circulação extracorpórea.

DIAGNÓSTICO DOS DISTÚRBIOS DO RITMO CARDÍACO

A monitorização contínua do paciente no período pós-operatório é *imprescindível*. Entretanto, os monitores geralmente têm baixa definição e disparam o alarme apenas em caso de bradi ou taquicardia. Dessa forma, caso ocorra arritmia com frequência cardíaca dentro do intervalo esperado, o alarme do monitor não soará. Assim, é *mandatório* realizar o eletrocardiograma (ECG) no pós-operatório imediato e sempre que uma arritmia seja percebida ou suspeitada, para melhor diagnosticar o distúrbio. A comparação com ECG pré-operatório é bastante útil na maioria dos casos. A Tabela 5.1 mostra a frequência cardíaca normal de acordo com a idade.

Tabela 5.1   Frequência cardíaca de acordo com a idade.

Idade	Frequência cardíaca em bpm – percentil 2-98 (média)
Primeiro dia	93-154 (123)
1-6 dias	91-166 (126)
1-3 semanas	107-182 (148)
1-2 meses	121-179 (149)
3-5 meses	106-186 (141)
6-11 meses	109-169 (134)
1-2 anos	89-151 (119)
3-4 anos	73-137 (108)
5-11 anos	62-133 (95)
12-15 anos	60-119 (85)

CLASSIFICAÇÃO DOS DISTÚRBIOS DO RITMO CARDÍACO

Os distúrbios do ritmo cardíaco podem ser divididos em três grandes grupos: bradiarritmias, taquiarritmias e ritmos de colapso.

BRADIARRITMIAS

- Bradicardia sinusal.
- Disfunção do nó sinusal.
- Bloqueio atrioventricular (AV) de segundo grau:
    - Mobitz I (Wenckebach);
    - Mobitz tipo II.
- Bloqueio AV de terceiro grau (total ou completo).

TAQUIARRITMIAS

- Taquicardia sinusal.
- Taquicardia supraventricular.
- *Flutter* atrial.
- Fibrilação atrial.
- Taquicardia intra-atrial de reentrada.
- Taquicardia atrial ectópica.
- Taquicardia juncional ectópica (JET).
- Taquicardia ventricular com pulso.

RITMOS DE COLAPSO

- Assistolia.
- Fibrilação ventricular.
- Taquicardia ventricular sem pulso.
- Atividade elétrica sem pulso (AESP).

BRADIARRITMIAS

BRADICARDIA SINUSAL (FIGURA 5.1)

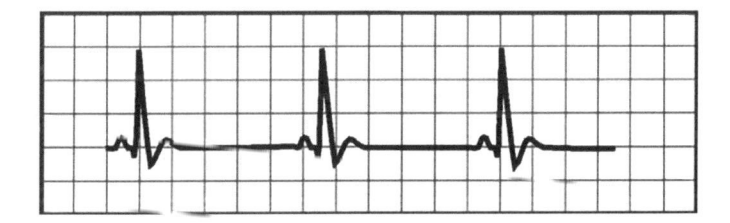

Figura 5.1 Bradicardia sinusal.

Pode ocorrer em várias situações clínicas, como hipertensão arterial, durante a manobra de Valsalva, distensão abdominal, estimulação faríngea e traqueal (durante intubação ou sucção da cânula orotraqueal), hipertensão intracraniana, hipocalemia, hipoglicemia, hipóxia e hipotermia. Algumas drogas também podem causar bradicardia sinusal, como os digitálicos, os bloqueadores de canal de cálcio e os betabloqueadores. O tratamento consiste no controle da causa básica. Eventualmente, terapia farmacológica pode ser instituída. A droga mais usada é a atropina (0,01-0,04 mg/kg/dose). Um implante de marca-passo (provisório ou definitivo) pode ser necessário se as medicações forem ineficazes ou em caso de tratamento farmacológico por período prolongado.

DISFUNÇÃO DO NÓ SINUSAL

Problema comum no pós-operatório de cardiopatia congênita, principalmente se houver manipulação atrial (cirurgias de Senning e Fontan), mas pode ocorrer após qualquer tipo de correção cirúrgica, por lesão do nó sinusal ou de seu suprimento sanguíneo. Caracteriza-se pela ocorrência de bradicardia atrial com escape atrial ou juncional. Havendo a suspeita de disfunção do nó sinusal no período pós-operatório, a criança deve ser encaminhada do centro cirúrgico com o marca-passo acoplado aos fios externos. Caso não haja melhora após alguns dias de pós-operatório (em torno de 14 dias), deve-se considerar o implante de marca-passo definitivo.

BLOQUEIO AV DE SEGUNDO GRAU

Nessa situação, alguns estímulos atriais não são conduzidos aos ventrículos. Pode ocorrer em pacientes com miocardite, distúrbio metabólico ou relacionado ao uso de medicações (digoxina e propranolol, entre outras), mas é mais frequentemente associado a trauma cirúrgico.

- *Mobitz tipo I (Wenckebach)* (Figura 5.2): há aumento progressivo do intervalo P-R, até que uma onda P não é conduzida aos ventrículos. O tratamento consiste no controle da causa básica e reavaliação. Caso haja repercussão hemodinâmica, deve-se considerar a retirada de medicações causais. O uso de atropina também pode ser efetivo. Em casos refratários a essas medidas, deve-se instalar marca-passo.

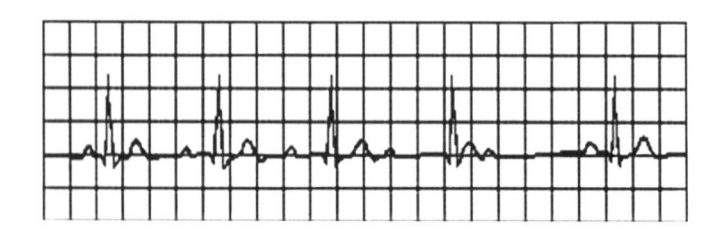

Figura 5.2   Bloqueio atrioventricular de segundo grau Mobitz tipo I.

- *Mobitz tipo II* (Figura 5.3): a condução AV se processa 1:1, até que, em dado momento, ocorre uma onda P bloqueada, não seguida de QRS, mas o intervalo PR permanece inalterado. O tratamento consiste no controle da causa básica e, se necessário, implante de marca-passo. Após 10 a 15 dias pós-

-operatórios, deve-se considerar implante de marca-passo definitivo, pois há risco de evolução para bloqueio AV total. Atropina pode ser usada na fase aguda. O ECG abaixo mostra bloqueio AV de segundo grau 3:1.

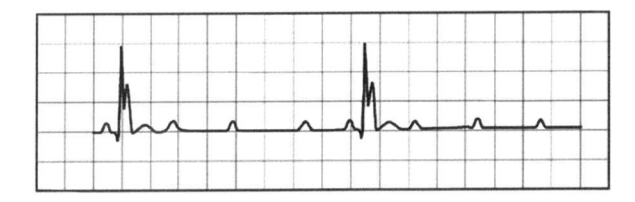

Figura 5.3   Bloqueio atrioventricular de segundo grau Mobitz tipo II.

BLOQUEIO AV DE TERCEIRO GRAU OU COMPLETO (FIGURA 5.4)

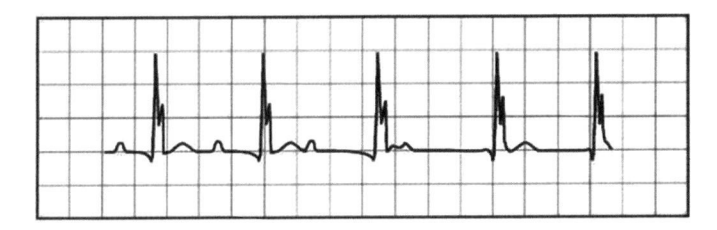

Figura 5.4   Bloqueio atrioventricular completo.

O bloqueio AV completo ocorre em 1-3% de crianças operadas de cardiopatias congênitas, especialmente após cirurgias ao redor do nó AV, como ressecção de musculatura subaórtica com fechamento de comunicação interventricular (CIV) e reparo de tetralogia de Fallot. Nessa situação, os ritmos atrial e ventricular são independentes, não havendo condução entre eles. A morfologia do QRS depende do local de origem do automatismo ventricular, podendo ser estreita ou alargada. Quando transitório, regride a ritmo sinusal entre 7 e 14 dias pós-operatórios. Se persistir por mais que 14 dias após a cirurgia, deve-se considerar implante de marca-passo definitivo.

TAQUIARRITMIAS

TAQUICARDIA SINUSAL

Geralmente ocorre em situações de aumento da necessidade metabólica do organismo (por exemplo, febre) ou como resposta fisiológica às necessidades do organismo em aumentar o débito cardíaco ou a oferta de oxigênio (por exemplo, hipovolemia, hipóxia, anemia, dor, ansiedade, choro). Caracteriza-se por ondas P visíveis, precedendo o QRS, e raramente atinge frequência maior que 230 bpm.

TAQUICARDIA SUPRAVENTRICULAR (FIGURA 5.5)

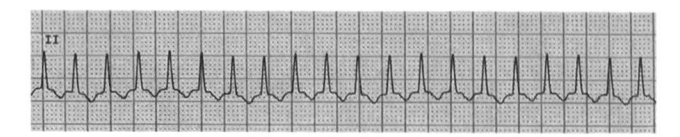

Figura 5.5　Taquicardia supraventricular.

Caracteriza-se por taquicardia com QRS estreito. Os mecanismos mais frequentes são taquicardia por reentrada nodal e taquicardia por reentrada atrioventricular (Wolf-Parkinson-White). A opção terapêutica baseia-se na ocorrência de comprometimento hemodinâmico. Caso haja repercussão hemodinâmica, deve-se proceder à cardioversão elétrica (0,5 a 1 J/kg, podendo chegar a 2 J/kg nas cargas subsequentes) ou química (adenosina 0,1-0,2 mg/kg/dose; máx. 6 mg na primeira dose e 12 mg nas doses subsequentes, com dose máxima total de 30 mg). Ressalta-se que a adenosina deve ser infundida em *bolus* EV rápido em 1 a 2 segundos, seguido de *flush* com soro fisiológico. Na ausência de repercussão hemodinâmica, pode-se realizar manobra vagal, seguida de adenosina. Se essas medidas forem ineficazes, recomenda-se a utilização de amiodarona (ataque 5 mg/kg EV em 30-60 minutos; manutenção 5-20 mg/kg/dia EV, em infusão contínua). O uso de procainamida também é descrito (ataque: crianças < 1 ano: 3-7 mg/kg EV em 30-60 minutos; > 1 ano: 7-15 mg/kg EV em 30-60 minutos; manutenção 20-80 mcg/kg/minuto EV em infusão contínua).

FLUTTER ATRIAL (FIGURA 5.6)

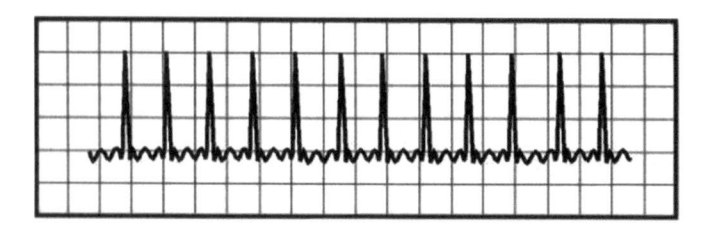

Figura 5.6　*Flutter* atrial.

Ocorre principalmente em neonatos e em situações que levam à dilatação atrial direita, como a atresia tricúspide. Há ativação elétrica atrial, com frequência geralmente de 300 bpm, sendo a onda P substituída pela onda F. Os complexos QRS são regulares, e geralmente com frequência submúltipla da atrial (1:2, 1:3 etc.). O tratamento consiste em cardioversão elétrica.

FIBRILAÇÃO ATRIAL (FIGURA 5.7)

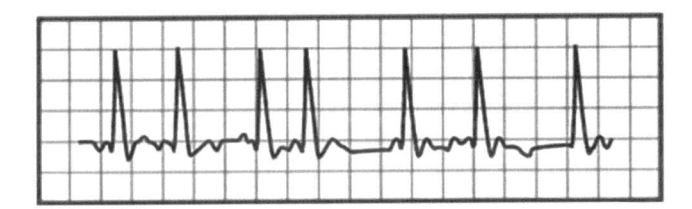

Figura 5.7   Fibrilação atrial.

É extremamente rara em crianças. O tratamento consiste em cardioversão elétrica, seguida do uso de amiodarona ou procainamida.

TAQUICARDIA INTRA-ATRIAL DE REENTRADA E TAQUICARDIA ATRIAL ECTÓPICA

Ocorrem no pós-operatório de cirurgias atriais, com incidência de 50% após procedimentos de Senning ou Mustard para transposição das grandes artérias e 17-50% após cirurgia de Fontan. As condições predisponentes incluem alterações hemodinâmicas e disfunção do nó sinusal. A taquicardia intra-atrial de reentrada se caracteriza por início abrupto da taquicardia, com morfologia de onda P ectópica e circuito de reentrada relacionado à cicatriz (não envolve o nó AV). Na taquicardia atrial ectópica, as ondas P têm morfologia alterada (eixo anormal) e usualmente sucedem o QRS (estreito), há foco atrial de disparo e grande variabilidade da frequência cardíaca. A maioria dos casos não responde à adenosina ou às manobras que bloqueiam o nó AV. As opções de tratamento medicamentoso incluem amiodarona, betabloqueadores e digoxina. Ocasionalmente, pode ser necessária ablação por cateter com radiofrequência ou ablação cirúrgica.

TAQUICARDIA JUNCIONAL ECTÓPICA (JET) (FIGURA 5.8)

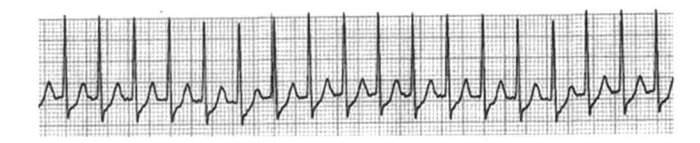

Figura 5.8   Taquicardia juncional ectópica.

É a arritmia mais comum no pós-operatório de cardiopatia congênita, particularmente após a correção de tetralogia de Fallot, CIV, defeito do septo atrioventricular total e cirurgias próximas ao nó AV e ao feixe de His. É causada pelo aumento da automaticidade do feixe de His, em decorrência de irritação ou trauma. Geralmente, inicia-se nas primeiras 48h pós-operatórias e é autolimitada, desaparecendo em 2 a 8 dias após a cirurgia. O complexo QRS é estreito, acompanhado por dissociação atrioventricular, com frequência ventricular maior que a atrial e, frequentemente, leva à deterioração hemodinâmica pela alta frequência cardíaca e perda da sincronia AV. Raramente responde ao tratamento usualmente utilizado para as taquicardias supraventriculares, como adenosina ou cardioversão elétrica. Aliás, a adenosina é inefetiva, mas pode auxiliar na diferenciação de uma taquicardia juncional ectópica de taquicardia supraventricular ou *flutter* atrial. A diminuição da temperatura do paciente (temperatura central de 34-35 ºC) e a correção de distúrbios hidroeletrolíticos e metabólicos parecem ser o melhor tratamento. Se possível, diminuir o uso de inotrópicos, principalmente catecolaminas. Amiodarona e procainamida têm sido usadas com bons resultados.

TAQUICARDIA VENTRICULAR (FIGURA 5.9)

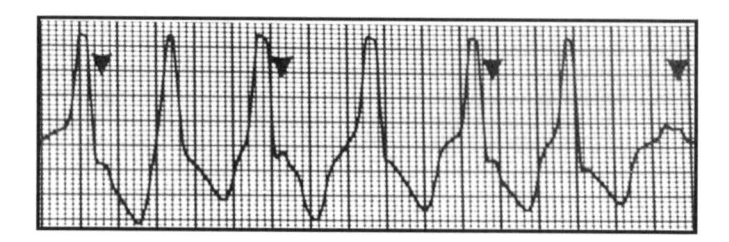

Figura 5.9   Taquicardia ventricular.

Antes de discorrer sobre taquicardia ventricular, duas informações são importantíssimas para o intensivista:

1. A presença de extrassístoles ventriculares isoladas ou bigeminadas é comum no pós-operatório e elas geralmente não requerem tratamento, mas podem ser sinal de alerta para distúrbios eletrolíticos ou o prenúncio de arritmia ventricular.

2. Algumas cirurgias (como a correção de tetralogia de Fallot ou *Truncus Arteriosus Communis*) resultam em eletrocardiograma com QRS alargado no pós-operatório. Assim, caso esse paciente apresente taquicardia supraventricular, esta terá QRS alargado!

A taquicardia ventricular é definida como três ou mais complexos QRS originando-se dos ventrículos (os complexos QRS são, portanto, alargados). A frequência é geralmente em torno de 120 bpm. Caso o paciente esteja hemodinamicamente estável, pode-se fazer cardioversão elétrica sincronizada (1-2 J/kg) ou utilizar drogas como lidocaína, amiodarona ou procainamida. Em pacientes com repercussão hemodinâmica ou ausência de pulsos centrais palpáveis, desfibrilação (2-4 J/kg) está indicada.

RITMOS DE COLAPSO

ASSISTOLIA

É o ritmo de colapso sem pulso e sem atividade elétrica cardíaca. A confirmação é feita por ausência de pulso palpável, apneia e visualização de linha reta no monitor cardíaco (verificar se o monitor está acoplado ao paciente). O tratamento consiste em ressuscitação cardiopulmonar ("CAB" – compressões torácicas, abertura de vias aéreas, oxigenação e ventilação) e administração de adrenalina EV ou intraóssea (0,01 mg/kg) ou endotraqueal (0,1 mg/kg), com doses repetidas a cada 3 minutos.

FIBRILAÇÃO VENTRICULAR (FIGURA 5.10)

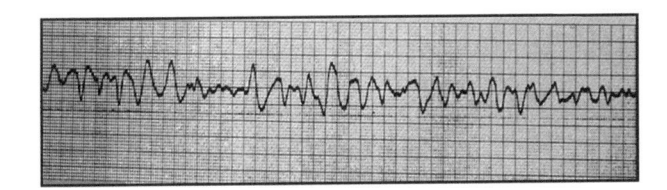

Figura 5.10   Fibrilação ventricular.

Caracteriza-se por série caótica e desorganizada de despolarizações, que resultam em miocárdio trêmulo, sem contrações efetivas. A sístole ventricular não ocorre e os pulsos não são palpáveis. É rara em crianças, particularmente nas menores de 8 anos de idade. O ECG mostra ondas caóticas, sem presença de ondas P, QRS ou T identificáveis. A terapêutica consiste em desfibrilação imediata. Lembrar que a ventilação e a massagem torácica devem ser mantidas até que se realize a desfibrilação. A dose de energia inicial para desfibrilação é de 2 J/kg, podendo ser repetida por mais duas vezes, no total de três, chegando-se até uma carga de 4 J/kg. Caso essas tentativas falhem, deve-se usar adrenalina endovenosa ou intraóssea (0,01 mg/kg) ou endotraqueal (0,1 mg/kg), com doses repetidas a cada 3 minutos. Após a administração de adrenalina, deve-se realizar nova desfibrilação, com 4 J/kg. Não havendo melhora, pode-se usar amiodarona (5 mg/kg) ou lidocaína (1 mg/kg), seguida de nova desfibrilação. Assim, são administrados três "choques", depois adrenalina e "choque", seguidos de amiodarona ou lidocaína e "choque". A amiodarona pode ser repetida uma vez na mesma dose.

ATIVIDADE ELÉTRICA SEM PULSO (AESP)

Caracteriza-se por atividade elétrica visível no monitor e ausência de pulso central palpável. Geralmente, é causada por condições clínicas potencialmente reversíveis, que devem ser diagnosticadas e tratadas. Caso isso não ocorra, dificilmente se logrará êxito em seu tratamento. As causas mais comuns são: hipoxemia, hipovolemia, distúrbios hidroeletrolíticos (principalmente alterações do potássio) ou do equilíbrio ácido-base, hipoglicemia, hipotermia, tamponamento cardíaco, pneumotórax, intoxicações e tromboembolismo pulmonar. Essas causas devem ser lembradas não apenas na AESP, mas também em todas as outras modalidades de parada cardiorrespiratória. O tratamento da AESP consiste na ressuscitação cardiopulmonar (compressões torácicas; ventilação e oxigenação) e administração de adrenalina, além do tratamento da causa básica.

REFERÊNCIAS

1. Anderson RH et al., eds. Paediatric Cardiology. 2. ed. London: Churchill-Livingstone; 2002.

2. Bar-Cohen Y, Silka MJ. Management of postoperative arrhythmias in pediatric patients. Curr Treat Options Cardiovasc Med 2012;14(5):443-54.

3. Chang PM et al. Amiodarone versus procainamide for the acute treatment of recurrent supraventricular tachycardia in pediatric patients. Circ Arrhythm Electrophysiol 2010;3(2):134-40.

4. Gillette PC, Garson Jr A, eds. Pediatric Cardiac Dysrhytmias. New York: Grune & Stratton; 1981.

5. Griffiths K, ed. The Hospital For Sick Children Drug Handbook and Formulary 2006-2007. 25. ed. Toronto: The Graphic Centre, SickKids; 2006.

6. Lan YT, Lee JC, Wetzel G. Postoperative arrhythmia. Curr Opin Cardiol 2003;18(2): 73-8.

7. Moffa PJ, Sanches PCR. Tranchesi – Eletrocardiograma Normal e Patológico. São Paulo: Roca; 2001.

8. Muñoz RA et al., eds. Critical Care of Children with Heart Disease. New York: Springer-Verlag; 2010.

9. Nichols DG et al., eds. Critical Heart Disease in Infants and Children. 2. ed. Philadelphia: Mosby; 2006.

CAPÍTULO 6
USO DE MARCA-PASSO EM PÓS-OPERATÓRIO DE CIRURGIA CARDÍACA NA CRIANÇA

Paulo Henrique Manso

O débito cardíaco depende da frequência cardíaca adequada para a idade. Assim, é importante a manutenção de frequência cardíaca adequada no pós-operatório, período em que o baixo débito cardíaco pode ser catastrófico.

INDICAÇÕES DO USO DE MARCA-PASSO PROVISÓRIO NO PÓS-OPERATÓRIO

As principais indicações de marca-passo provisório são:

- Bloqueio atrioventricular de segundo ou terceiro grau associado a bradicardia sintomática, disfunção ventricular ou baixo débito cardíaco.
- Disfunção do nó sinusal com bradicardia sintomática ou frequência cardíaca abaixo do limite inferior para a idade.

Caso as situações acima persistam por mais de sete dias pós-operatórios, deve-se avaliar a indicação de marca-passo definitivo.

TERMINOLOGIA BÁSICA

O marca-passo pode estimular o átrio ou o ventrículo (unicameral) ou ambas as câmaras (bicameral). Por isso, o cirurgião deve, ao término da cirurgia cardíaca, implantar fios epicárdicos nas câmaras que serão estimuladas. A colocação de pelo menos um eletrodo ventricular é obrigatória (principalmente quando há risco de bloqueio AV completo). Sempre que possível, deve-se optar pela implantação de marca-passo bicameral, pois os eletrodos atriais podem ser usados para diagnosticar arritmias supraventriculares e o ritmo atrioventricular coordenado é mais eficiente na geração de débito cardíaco adequado.

Além da função de estimulação, o marca-passo também tem a capacidade de "sentir" a atividade elétrica miocárdica, e pode ser programado para oferecer diferentes respostas frente a esse estímulo sentido. Com base nessas informações, formulou-se a nomenclatura genérica, resumida na Tabela 6.1.

Tabela 6.1   Código de marca-passos.

I	II	III
Câmara estimulada	Câmara sentida	Resposta ao sentido
O = Nenhuma	O = Nenhuma	O = Nenhuma
A = Átrio	A = Átrio	T = Deflagrado
V = Ventrículo	V = Ventrículo	I = Inibida
D = Dupla (A+V)	D = Dupla (A+V)	D = Dupla função*

* Atrial deflagrado e ventricular inibido.

Os modos mais usados no pós-operatório de cirurgia cardíaca são:

- VVI: estimula o ventrículo; sente a contração ventricular e inibe o estímulo ao senti-la.

- DDD: estimula o átrio e o ventrículo de maneira coordenada e sequencial, sente ambas as câmaras e deflagra ou inibe o estímulo, dependendo do que sentiu.

Outros parâmetros também devem ser ajustados ao instalar o marca-passo:

- *Frequência cardíaca*: deve ser regulada para ficar dentro dos limites normais de acordo com a idade e a condição hemodinâmica do paciente.

- *Limiar de comando ou de captura*: menor quantidade de energia necessária para despolarizar o miocárdio. Esse valor é obtido estimulando-se o coração com uma frequência acima da frequência de escape e diminuindo-se progressivamente a amplitude da espícula do marca-passo, até que se observe perda de comando. Recomenda-se uma amplitude de duas a três vezes esse valor para assegurar margem de segurança adequada.

- *Limiar de sensibilidade*: indica a menor amplitude de um evento elétrico cardíaco que o marca-passo consegue "enxergar" ou "sentir". O teste de sensibilidade se faz colocando o gerador externo na sua menor frequência de estimulação e diminuindo progressivamente a sensibilidade (*i.e.*, aumenta a amplitude) até que o aparelho "não veja mais" as despolarizações intrínsecas do paciente e passe a estimular de maneira competitiva. Recomenda-se um valor de sensibilidade igual ao dobro do encontrado (ou metade do valor numérico).

- *Intervalo AV (AV delay)*: corresponde ao intervalo PR, sendo o valor fisiológico de 120 ms. Entretanto, com frequências cardíacas mais altas, deve-se reduzir esse intervalo.

REFERÊNCIAS

1. Anderson RH et al., eds. Paediatric Cardiology. 2. ed. London: Churchill-Livingstone; 2002.

2. Lan YT, Lee JC, Wetzel G. Postoperative arrhythmia. Curr Opin Cardiol 2003;18(2):73-8.

3. Moffa PJ, Sanches PCR. Tranchesi - Eletrocardiograma Normal e Patológico. São Paulo: Roca; 2001.

4. Muñoz RA et al., eds. Critical Care of Children with Heart Disease. New York: Springer-Verlag; 2010.

5. Takeuchi D, Tomizawa Y. Pacing device therapy in infants and children: a review. J Artif Organs 2013;16(1):23-33.

CAPÍTULO 7

HIPERTENSÃO ARTERIAL E CRISE HIPERTENSIVA EM CRIANÇAS E ADOLESCENTES

Ana Paula de Carvalho Panzeri Carlotti

INTRODUÇÃO

A prevalência atual de hipertensão arterial em crianças e adolescentes é de aproximadamente 4%, e de pré-hipertensão, 10%. O aumento dessa prevalência tem sido atribuído à epidemia de obesidade infantil em todo o mundo. A Academia Americana de Pediatria recomenda que se realize a medida da pressão arterial (PA) como parte do cuidado médico de rotina de todas as crianças com mais de 3 anos de idade, e também naquelas com menos de 3 anos com uma ou mais das seguintes condições:

- História de prematuridade, baixo peso ao nascer ou complicações perinatais com internação em unidade de terapia intensiva.
- Cardiopatia congênita.
- Infecções recorrentes do trato urinário, hematúria ou proteinúria.
- Doença renal conhecida ou malformações urológicas.
- História familiar de doença renal congênita.
- Transplante de órgãos sólidos ou de medula óssea.
- Tratamento com drogas que levem ao aumento da PA.

- Outras doenças sistêmicas associadas à hipertensão arterial (neurofibromatose, esclerose tuberosa etc.).

- Evidências de elevação da pressão intracraniana.

Além disso, deve-se medir a PA de todas as crianças com doenças agudas, independentemente da idade.

TÉCNICA DE MEDIDA DA PRESSÃO ARTERIAL

- Usar esfigmomanômetro com manguito de tamanho apropriado. A largura da parte interna de borracha deve corresponder a, pelo menos, *dois terços do comprimento do braço ou 40% da medida da circunferência braquial no ponto médio entre o olécrano e o acrômio.* O comprimento do manguito deve ser suficiente para envolver *80-100% da circunferência braquial*, com ou sem sobreposição.

- A PA deve ser medida em ambiente silencioso, com a criança calma, com o braço direito totalmente exposto sobre uma superfície e o cotovelo na altura do coração. O manguito deve ser inflado a 20 mmHg acima da pressão necessária para ocluir o pulso braquial. A pressão é então liberada 2 a 3 mmHg/segundo, enquanto o examinador identifica os sons de Korotkoff com o estetoscópio colocado sobre a artéria braquial. O primeiro som (K1) designa a pressão arterial sistólica (PAS), e o desaparecimento de todos os sons (K5), a pressão arterial diastólica (PAD). Em algumas crianças, os sons de Korotkoff podem ser ouvidos até 0 mmHg, devendo-se considerar o abafamento dos sons (K4) como a PAD nessas circunstâncias.

- Realizar medidas repetidas de PA em pelo menos três ocasiões diferentes, para confirmar o diagnóstico de hipertensão arterial, exceto em casos de elevações extremas da PA em crianças sintomáticas ou agudamente doentes, que devem ser prontamente tratadas. Na primeira avaliação de hipertensão arterial, medir a PA nos quatro membros para descartar coarctação da aorta.

- Em recém-nascidos e lactentes, dar preferência à utilização de dispositivos oscilométricos ou *Doppler*. Os métodos oscilométricos fornecem a PAS, a PAD e a pressão arterial média (PAM), enquanto o *Doppler* fornece apenas a PAS.

DEFINIÇÃO DE HIPERTENSÃO ARTERIAL EM CRIANÇAS

- Usar como referência os valores de PA de crianças e adolescentes segundo a idade, o sexo e a estatura (Anexos 1a e 1b).

- Classificação da hipertensão:

    – Pré-hipertensão: PAS e/ou PAD ≥ percentil (p)90 e < p95 ou PA ≥ 120/80 mm Hg (em adolescentes);

    – Hipertensão arterial: PAS e/ou PAD ≥ p95;

    • Estágio 1: PA entre p95 e 5 mm Hg acima do p99;

    • Estágio 2: PA > 5 mm Hg acima do p99;

    – Para lactentes com menos de 1 ano, usar como referência as curvas de PA segundo o sexo e a idade (Anexo 2).

    – Para recém-nascidos, utilizar como referência as curvas de PA segundo o peso ao nascer, a idade gestacional e a idade pós-concepcional (Anexo 3). A PA do recém-nascido é considerada elevada quando está acima do limite superior de 95% do intervalo de confiança das curvas de PA.

ETIOLOGIAS DE HIPERTENSÃO ARTERIAL EM CRIANÇAS

A hipertensão secundária é mais comum em crianças do que em adultos. De modo geral, quanto maiores os valores de PA e mais jovem a criança, mais provável uma causa secundária para a hipertensão. A hipertensão primária tem se tornado cada vez mais frequente em crianças, em virtude do aumento da prevalência de obesidade e sobrepeso na faixa etária pediátrica. As causas mais comuns de hipertensão arterial em recém-nascidos e em crianças e adolescentes estão nas Tabelas 7.1 e 7.2.

Tabela 7.1   Causas mais comuns de hipertensão arterial em recém-nascidos.

Trombose de artéria renal Pós-cateterismo de artéria umbilical
Coarctação de aorta
Doença renal congênita Rins policísticos Hipoplasia renal unilateral
Estenose de artéria renal
Displasia broncopulmonar
Persistência do canal arterial
Hemorragia intraventricular

Tabela 7.2 Causas mais comuns de hipertensão arterial em crianças e adolescentes.

Renais
Glomerulonefrite aguda
Síndrome hemolítico-urêmica
Nefrite lúpica
Glomerulonefrites crônicas
Nefropatia do refluxo vesicoureteral
Displasias e hipoplasias renais
Rins policísticos
Tumor de Wilms
Insuficiência renal aguda
Insuficiência renal crônica terminal
Renovasculares
Estenose de artéria renal
Cardiovasculares
Coarctação de aorta
Vasculites
Fístula arteriovenosa
Endócrinas
Feocromocitoma
Neuroblastoma
Hiperplasia adrenal congênita
Síndrome de Cushing
Hiperaldosteronismo primário
Hipertireoidismo
Neurológicas
Neurofibromatose
Síndrome de Guillain-Barré
Poliomielite
Hipertensão intracraniana
Drogas
Corticosteroides
Cocaína
Simpatomiméticos (por exemplo, descongestionantes nasais e sistêmicos)
Anfetamina
Metais pesados (chumbo, mercúrio)
Contraceptivos orais
Hipertensão arterial primária

AVALIAÇÃO DIAGNÓSTICA

A história e o exame físico devem pesquisar possíveis causas de hipertensão secundária ou estabelecer alta probabilidade de hipertensão primária. Os exames laboratoriais iniciais devem ser direcionados à avaliação da função renal, porque a hipertensão arterial em crianças é frequentemente secundária a doença renal ou renovascular. Avaliar a presença de comorbidades em pacientes de risco e de dano em órgãos-alvo, que reflete a cronicidade da hipertensão arterial e ajuda a determinar a necessidade da terapêutica (Tabela 7.3).

Tabela 7.3 Avaliação diagnóstica da hipertensão arterial em crianças e adolescentes.

Procedimento	Objetivo	População-alvo
Avaliação de causa identificável		
História, incluindo antecedentes familiares e fatores de risco (dieta, uso de drogas); exame físico	Triagem inicial visando direcionar avaliação subsequente	Todas as crianças com PA ≥ p95
Ureia, creatinina, eletrólitos, urina I e urocultura	Pesquisar doença renal, pielonefrite crônica	
Hemograma	Pesquisar anemia consistente com doença renal crônica	
Ultrassom renal e de vias urinárias	Pesquisar cicatrizes renais, malformação congênita, alteração do tamanho renal	
Avaliação de comorbidades		
Lipidograma, glicemia de jejum	Identificar alterações metabólicas	Pacientes com sobrepeso com PA entre p90-p94; todos os pacientes com PA ≥ p95. História familiar de hipertensão ou doença cardiovascular. Paciente com doença renal crônica
Triagem toxicológica	Identificar substâncias que podem causar hipertensão	História de uso de drogas
Polissonografia	Identificar distúrbio do sono associado a hipertensão	Pacientes com apneia obstrutiva do sono
Avaliação de danos em órgãos-alvo		
Ecocardiograma	Identificar hipertrofia ventricular esquerda ou outras evidências de envolvimento cardíaco	Pacientes com diabetes mellitus e doença renal com PA entre p90-p94; todos os pacientes com PA ≥ p95
Fundo de olho	Identificar alterações vasculares da retina	

(continua)

(continuação)

Procedimento	Objetivo	População-alvo
Avaliação adicional		
Monitoração ambulatorial da pressão arterial (MAPA)	Identificar hipertensão do jaleco branco e o padrão de elevação da PA nas 24 h subsequentes a cirurgia	Pacientes com suspeita de hipertensão do jaleco branco ou para obter informações sobre o padrão da PA
Renina plasmática	Identificar renina baixa, sugestiva de hiperaldosteronismo ou renina elevada, sugestiva de hipertensão mediada por renina	Crianças jovens com hipertensão de estágio 1 e qualquer criança ou adolescente com hipertensão de estágio 2 História familiar de hipertensão grave
Procedimento	**Objetivo**	**População-alvo**
Avaliação adicional		
Imagem renovascular: – Cintilografia renal – Angiorressonância – Ultrassom com *Doppler* – Tomografia tridimensional – Arteriografia	Identificar doença renovascular	Crianças jovens com hipertensão de estágio 1 e qualquer criança ou adolescente com hipertensão de estágio 2
Esteroides urinários e plasmáticos	Identificar hipertensão mediada por esteroides	
Catecolaminas urinárias e plasmáticas	Identificar hipertensão mediada por catecolaminas	

PA = pressão arterial; p = percentil.

TRATAMENTO

NÃO FARMACOLÓGICO

- Indicado a crianças e adolescentes com pré-hipertensão, hipertensão de estágio 1 e hipertensão de estágio 2.
- Inclui redução do peso, modificações dietéticas (diminuição da ingestão de sódio e aumento da ingestão de vegetais frescos, frutas e fibras), exercícios físicos e controle do estresse.

FARMACOLÓGICO

Indicações

- Hipertensão estágio 2.
- Hipertensão sintomática.

- Hipertensão secundária.

- Evidências de lesões em órgãos-alvo.

- *Diabetes mellitus* tipos 1 e 2.

- Hipertensão persistente a despeito da terapêutica não farmacológica.

O objetivo do tratamento farmacológico é reduzir a PA para valores abaixo do p95. Usualmente, a terapêutica é iniciada com um único agente anti-hipertensivo. Se o controle adequado da PA não é atingido com a dose máxima de um único agente, um segundo medicamento é adicionado.

Sugere-se uma abordagem fisiopatológica para a escolha do agente inicial. Por exemplo, drogas que afetam o sistema renina-angiotensina-aldosterona (inibidores da enzima conversora de angiotensina (ECA) ou bloqueadores de receptor de angiotensina) são de primeira escolha para pacientes com doença renal e hipertensão mediada por renina. Em pacientes com hipertensão relacionada a sobrecarga hídrica, diuréticos são as drogas de escolha (Tabela 7.4).

Tabela 7.4 Drogas anti-hipertensivas mais utilizadas em crianças e adolescentes.

Classe	Droga	Dose	Comentários
Inibidores da enzima conversora de angiotensina (ECA)	Captopril	< 3 meses: inicial 0,01-0,5 mg/kg/dose 8/8h VO; máx. 2 mg/kg/dia > 3 meses: inicial 0,3-0,5 mg/kg/dose 8/8h VO; máx. 6 mg/kg/dia, até 450 mg/dia.	Indicados no tratamento de hipertensão mediada pela renina. A primeira dose pode causar queda abrupta da PA, especialmente quando associados a diuréticos. Efeitos colaterais: erupção cutânea, neutropenia, alteração do paladar, angioedema, tosse seca crônica, hiperpotassemia, diminuição da taxa de filtração glomerular. Monitorar creatinina e potássio sérico. Todos os inibidores da ECA são contraindicados na gravidez.
	Enalapril	Inicial: 0,08 mg/kg/dia VO, 1-2 vezes ao dia, até 5 mg/dia; máx. 0,6 mg/kg/dia, até 40 mg/dia.	
	Lisinopril	Inicial: 0,07 mg/kg/dia VO, 1 vez ao dia, até 5 mg/dia; max. 0,6 mg/kg/dia, até 40 mg/dia.	
Bloqueador de receptor de angiotensina	Losartana	Inicial: 0,7 mg/kg/dia VO, 1 vez ao dia, até 50 mg/dia; máx. 1,4 mg/kg/dia, até 100 mg/dia.	Indicações e efeitos colaterais semelhantes aos dos inibidores da ECA. Monitorar creatinina e potássio sérico. Uso contraindicado na gravidez.

(continua)

(continuação)

Classe	Droga	Dose	Comentários
Diuréticos	Furosemida	Inicial: 0,5-2 mg/kg/dose VO ou EV, 1-4 vezes ao dia; máx. 6 mg/kg/dose, até 600 mg/dia.	Efeitos colaterais: alcalose metabólica, hipocalemia, hipomagnesemia, hipocalcemia, nefrocalcinose.
	Hidroclorotiazida	Inicial: 1 mg/kg/dia VO, 1-2 vezes ao dia; máx. 3 mg/kg/dia, até 50 mg/dia.	Efeitos colaterais: hipopotassemia, hiponatremia, hipomagnesemia, hiperuricemia.
	Espironolactona	Inicial: 1 mg/kg/dia VO, 1-2 vezes ao dia; máx. 3,3 mg/kg/dia, até 100 mg/dia.	Efeitos colaterais: hiperpotassemia, hiponatremia.
Bloqueadores de canal de cálcio	Amlodipina	Inicial: 0,05-0,3 mg/kg/dia VO, 1 vez ao dia; máx. 0,6 mg/kg/dia, até 10 mg/dia.	Crianças mais jovens necessitam de doses maiores para o controle da PA. Pode causar taquicardia reflexa.
Bloqueadores de canal de cálcio	Nifedipina de liberação prolongada	Inicial: 0,25-0,5 mg/kg/dia VO, 1-2 vezes ao dia; máx. 3 mg/kg/dia, até 120 mg/dia.	Os comprimidos de liberação prolongada não podem ser cortados, o que limita o uso na faixa etária pediátrica. Pode causar taquicardia reflexa.
Betabloqueadores	Propranolol	Inicial: 1-2 mg/kg/dia VO, 2-4 vezes ao dia; máx. 8-10 mg/kg/dia, até 640 mg/dia.	Agentes não cardiosseletivos, como propranolol, são contraindicados em asma e insuficiência cardíaca. A frequência cardíaca é limitante da dose. Não devem ser usados em pacientes com diabetes insulinodependente.
	Atenolol	Inicial: 0,5-1 mg/kg/dia VO, 1-2 vezes ao dia; máx. 2 mg/kg/dia, até 100 mg/dia.	
	Metoprolol	Inicial: 1-2 mg/kg/dia VO, 2 vezes ao dia; máx. 6 mg/kg/dia, até 200 mg/dia.	
Alfabloqueador	Fenoxibenzamina	Inicial: 0,5 mg/kg/dia VO, 2-4 vezes ao dia; máx. 2 mg/kg/dia.	Úteis no tratamento da hipertensão secundária à liberação de catecolaminas (por exemplo, feocromocitoma, uso de drogas simpatomiméticas). Efeitos colaterais: taquicardia e dor torácica.

(continuação)

Classe	Droga	Dose	Comentários
Alfa e Betabloqueador	Labetalol	Inicial: 1-3 mg/kg/dia VO, 2 vezes ao dia; máx. 10-12 mg/kg/dia, até 1200 mg/dia.	Contraindicado em asma e insuficiência cardíaca. A frequência cardíaca é limitante da dose. Não deve ser usado em pacientes com diabetes insulinodependente.
α2–agonista central	Clonidina	Inicial: 5-10 mcg/kg/dia VO, 1-3 vezes ao dia; máx. 25 mcg/kg/dia, até 0,9 mg/dia.	Efeitos colaterais: boca seca, sedação, hipertensão rebote com suspensão abrupta da droga.
Vasodilatadores diretos	Hidralazina	Inicial: 0,25 mg/kg/dose VO, 3-4 vezes ao dia; máx. 7,5 mg/kg/dia, até 200 mg/dia.	Efeitos colaterais: síndrome tipo lúpus, taquicardia, erupção cutânea, retenção hidrossalina.
	Minoxidil	Inicial: 0,1-0,2 mg/kg/dia VO 1-3 vezes ao dia; máx. 1 mg/kg/dia, até 50 mg/dia.	Efeitos colaterais: taquicardia e retenção hidrossalina. Uso prolongado pode causar hipertricose.

PA = pressão arterial; VO = via oral; EV = via endovenosa.

CRISE HIPERTENSIVA

DEFINIÇÃO

Elevação aguda e acentuada da PA sistêmica que determina comprometimento clínico grave e risco iminente de morte. Deve-se diferenciar a *emergência* da *urgência* hipertensiva. A emergência ou crise hipertensiva consiste na elevação súbita da PA, associada a manifestações clínicas de lesão aguda de órgãos-alvo. A urgência hipertensiva se caracteriza por hipertensão arterial grave, sem sinais de disfunçao orgânica aguda. É importante salientar que a diferenciação entre urgência e emergência hipertensiva baseia-se na presença de quadro clínico sugestivo de lesão aguda de órgãos-alvo (sinais e sintomas neurológicos, cardiovasculares e renais), não nos valores de pressão arterial.

QUADRO CLÍNICO

• Neurológicos: cefaleia, náuseas, vômitos, distúrbios visuais, confusão mental, sonolência, convulsões, coma, paralisia facial.

• Cardiovasculares: insuficiência cardíaca congestiva, edema agudo de pulmão, angina.

• Renais: hematúria, oligúria, proteinúria, insuficiência renal.

TRATAMENTO

Na crise hipertensiva, o objetivo é o controle imediato da PA para impedir dano progressivo aos órgãos-alvo, mas com o cuidado de reduzir a PA gradualmente, especialmente em pacientes hipertensos crônicos, de modo a prevenir hipotensão súbita e insuficiência de mecanismos autorreguladores, que resulta em isquemia cerebral. O tratamento do paciente com emergência hipertensiva deve ser realizado no CTI, com monitoração invasiva da PA. Recomenda-se diminuir a PA em 25% da redução total planejada nas primeiras 8-12 h, 25% nas próximas 8-12 h e os 50% restantes nas 24 h seguintes (Tabela 7.5).

Na urgência hipertensiva, a PA deve ser reduzida gradualmente em 24 h a 48 h, utilizando medicações via oral. O paciente deve permanecer em observação por período mínimo de 6 h, durante o qual a PA deve ser reduzida em 20%. Havendo resposta adequada ao tratamento, o paciente pode receber alta hospitalar e ser tratado ambulatorialmente, com retornos diários, até a estabilização da PA.

Tabela 7.5   Drogas mais utilizadas para o tratamento da crise hipertensiva.

Droga	Mecanismo de ação	Início de ação	Efeito máximo	Dose	Efeitos colaterais
Nitroprussiato de sódio	Vasodilatador direto	Imediato	Imediato	0,5-10 mcg/kg/min., EV em infusão contínua.	Retenção hidrossalina, intoxicação por cianeto e tiocianato, meta-hemoglobinemia, hipotensão grave. Fotossensibilidade – proteger equipo da luz. Monitorar níveis séricos de tiocianato com uso prolongado (> 72 h) e na insuficiência renal, e concentrações de meta-hemoglobina.
Esmolol	Betabloqueador	60 s	10-20 min	*Bolus* 500 mcg/kg EV em 1 min. Infusão contínua EV 25-50 mcg/kg/min., com aumentos progressivos de 25 mcg/kg/min. a cada 10-20 min., até resposta desejada (máx. 500 mcg/kg/min).	Bradicardia, insuficiência cardíaca.

(continua)

(continuação)

Droga	Mecanismo de ação	Início de ação	Efeito máximo	Dose	Efeitos colaterais
Hidralazina	Vasodilatador direto	15-20 min	20-80 min	0,2-0,6 mg/kg/dose EV ou IM a cada 4-6h (deve ser dada a cada 4h quando administrada EV).	Taquicardia reflexa, retenção hidrossalina, cefaleia, vômitos, reação tipo lúpus eritematoso.
Diazóxido	Vasodilatador direto	3-5 min	Variável, até 12 h	1-2 mg/kg/dose EV a cada 5-15 min (*minibolus*), máx. 5 mg/kg/dose, 3-4 vezes/dia.	Taquicardia reflexa, retenção hidrossalina, hiperglicemia, hiperuricemia, hipotensão.
Minoxidil	Vasodilatador direto	1h	2-3 h	0,1-0,2 mg/kg/dose VO; máx. 10 mg/dose.	Retenção hidrossalina, taquicardia reflexa, hipertricose, hipotensão.
Labetalol	Alfa e betabloqueador	Imediato	Durante a infusão	*Bolus:* 0,2-1 mg/kg/dose EV; máx. 40 mg/dose. Infusão contínua: 0,25-3 mg/kg/h.	Distúrbios gastrintestinais, cefaleia, zumbido, bradicardia. Asma e insuficiência cardíaca são contraindicações relativas.
Nicardipina	Bloqueador de canal de cálcio	1-2 min	40 min	*Bolus:* 30 mcg/kg EV; máx. 2 mg/dose. Infusão contínua: 0,5-4 mcg/kg/min.	Taquicardia reflexa.
Fenoldopam	Agonista dopaminérgico (Dopa 1)	5 min	15 min	Infusão contínua EV: 0,2-0,8 mcg/kg/min.	Não apresenta efeitos adversos relacionados à ativação de receptores alfa e beta.

VO = via oral; EV = via endovenosa.

REFERÊNCIAS

1. Dionne JM, Abitbol CL, Flynn JT. Hypertension in infancy: diagnosis, management and outcome. Pediatr Nephrol 2012;27(1):17-32.

2. Flynn JT. Hypertension in the neonatal period. Curr Opin Pediatr 2012;24(2):197-204.

3. Flynn JT. Management of hypertension in the young: role of antihypertensive medications. J Cardiovasc Pharmacol 2011; 58(2):111-20.

4. Flynn JT. Neonatal hypertension: diagnosis and management. Pediatr Nephrol 2000;14(4):332-41.

5. Flynn JT, Tullus K. Severe hypertension in children and adolescents: pathophysiology and treatment. Pediatr Nephrol 2009;24(6): 1101-12.

6. Kapur G, Baracco R. Evaluation of hypertension in children. Curr Hypertens Rep 2013;15(5):433-43.

7. Malatesta-Muncher R, Mitsnefes MM. Management of blood pressure in children. Curr Opin Nephrol Hypertens 2012;21(3):318-22.

8. National High Blood Pressure Education Program Working Group On High Blood Pressure In Children And Adolescents. The Fourth Report on the Diagnosis, Evaluation, and Treatment of High Blood Pressure in Children and Adolescents. Pediatrics. 2004;114(2 Suppl 4):555-76.

9. National High Blood Pressure Education Program Working Group On Hypertension Control In Children And Adolescents. Update on the 1987 Task Force Report on High Blood Pressure Control in Children and Adolescents: a working group report from the National High Blood Pressure Education Program. Pediatrics 1996;98(4): 649-58.

10. Task Force On Blood Pressure Control In Children. Report of The Second Task Force on Blood Pressure Control in Children – 1987. National Heart, Lung, and Blood Institute, Bethesda, Maryland. Pediatrics 1987;79(1):1-25.

Anexo 1a. Valores de pressão arterial para meninos por idade e percentil de estatura. Fonte: Adaptado de "The Fourth Report on the Diagnosis, Evaluation, and Tratment of High Blood Pressure in Children and Adolescents", *Pediatrics* 114:555-576, 2004.

Idade, anos	Percentil de PA	PAS, mmHg							PAD, mmHg						
		Percentil de estatura							Percentil de estatura						
		5	10	25	50	75	90	95	5	10	25	50	75	90	95
1	50	80	81	83	85	87	88	89	34	35	36	37	38	39	39
	90	94	95	97	99	100	102	103	49	50	51	52	53	53	54
	95	98	99	101	103	104	106	106	54	54	55	56	57	58	58
	99	105	106	108	110	112	113	114	61	62	63	64	65	66	66
2	50	84	85	87	88	90	92	92	39	40	41	42	43	44	44
	90	97	99	100	102	104	105	106	54	55	56	57	58	58	59
	95	101	102	104	106	108	109	110	59	59	60	61	62	63	63
	99	109	110	111	113	115	117	117	66	67	68	69	70	71	71
3	50	86	87	89	91	93	94	95	44	44	45	46	47	48	48
	90	100	101	103	105	107	108	109	59	59	60	61	62	63	63
	95	104	105	107	109	110	112	113	63	63	64	65	66	67	67
	99	111	112	114	116	118	119	120	71	71	68	73	74	75	75
4	50	88	89	91	93	95	96	97	47	48	49	50	51	51	52
	90	102	103	105	107	109	110	111	62	63	64	65	66	66	67
	95	106	107	109	111	112	114	115	66	67	68	69	70	71	71
	99	113	114	116	118	120	121	122	74	75	76	77	78	78	79

(continua)

(continuação)

Idade, anos	Percentil de PA	PAS, mmHg							PAD, mmHg						
		Percentil de estatura							Percentil de estatura						
		5	10	25	50	75	90	95	5	10	25	50	75	90	95
5	50	90	91	93	95	96	98	98	50	51	52	53	54	55	55
	90	104	105	106	108	110	111	112	65	66	67	68	69	69	70
	95	108	109	110	112	114	115	116	69	70	71	72	73	74	74
	99	115	116	118	120	121	123	123	77	78	79	80	81	81	82
6	50	91	92	94	96	98	99	100	53	52	54	55	56	57	57
	90	105	106	108	110	111	113	113	68	68	69	70	71	72	72
	95	109	110	112	114	115	117	117	72	72	73	74	75	76	76
	99	116	117	119	121	123	124	125	80	80	81	82	83	84	84
7	50	92	94	95	97	99	100	101	55	55	56	57	58	55	59
	90	106	107	109	111	113	114	115	70	70	71	72	73	74	74
	95	110	111	113	115	117	118	119	74	74	75	76	77	78	78
	99	117	118	120	122	124	125	126	82	82	83	84	85	86	86
8	50	94	95	97	99	100	102	102	56	57	58	59	60	60	61
	90	107	109	110	112	114	115	116	71	72	72	73	74	75	76
	95	111	112	114	116	118	119	120	75	76	77	78	79	79	80
	99	119	120	122	123	125	127	127	83	84	85	86	87	87	88
9	50	95	96	98	100	102	103	104	57	58	59	60	61	61	62
	90	109	110	112	114	115	117	118	72	73	74	75	76	76	77
	95	113	114	116	118	119	121	121	76	77	78	79	80	81	81
	99	120	121	123	125	127	128	129	84	85	86	87	88	88	89
10	50	97	98	100	102	103	105	106	58	59	60	61	61	62	63
	90	111	112	114	115	117	119	119	73	73	74	75	76	77	78
	95	115	116	117	119	121	122	123	77	78	79	80	81	81	82
	99	122	123	125	127	128	130	130	85	86	86	88	88	89	90
11	50	99	100	102	104	106	107	107	59	59	60	61	62	63	63
	90	113	114	115	117	119	120	121	74	74	75	76	77	78	78
	95	117	118	119	121	123	124	125	78	78	79	80	81	82	82
	99	124	125	127	129	130	132	132	86	86	87	88	89	90	90
12	50	101	102	104	106	108	109	110	59	60	61	62	63	63	64
	90	115	116	118	120	121	123	123	74	75	75	76	77	78	79
	95	119	120	122	123	125	127	127	78	79	80	81	82	82	83
	99	126	127	129	131	133	134	135	86	87	88	89	90	90	91
13	50	104	105	106	108	110	111	112	60	60	61	62	63	64	64
	90	117	118	120	122	124	125	126	75	75	76	77	78	79	79
	95	121	122	124	126	128	129	130	79	79	80	81	82	83	83
	99	128	130	131	133	135	136	137	87	87	88	89	90	91	91
14	50	106	107	109	111	113	114	115	60	61	62	63	64	65	65
	90	120	121	123	125	126	128	128	75	76	77	78	79	79	80
	95	124	125	127	128	130	132	132	80	80	81	82	83	84	84
	99	131	132	134	136	138	139	140	87	88	89	90	91	92	92
15	50	109	110	112	113	115	117	117	61	62	63	64	65	66	66
	90	122	124	125	127	129	130	131	76	77	78	79	80	80	81
	95	126	127	129	131	133	134	135	81	81	82	83	84	85	85
	99	134	135	136	138	140	142	142	88	89	90	91	92	93	93

(continua)

Idade, anos	Percentil de PA	PAS, mmHg							PAD, mmHg						
		Percentil de estatura							Percentil de estatura						
		5	10	25	50	75	90	95	5	10	25	50	75	90	95
16	50	111	112	114	116	118	119	120	63	63	64	65	66	67	67
	90	125	126	128	130	131	133	134	78	78	79	80	81	82	82
	95	129	130	132	134	135	137	137	82	83	83	84	85	86	87
	99	136	137	139	141	143	144	145	90	90	91	92	93	94	94
17	50	114	115	116	118	120	121	122	65	66	66	67	68	69	70
	90	127	128	130	132	134	135	136	80	80	81	82	83	84	84
	95	131	132	134	136	138	139	140	84	85	86	87	87	88	89
	99	139	140	141	143	145	146	147	92	93	93	94	95	96	97

Anexo 1b. Valores de pressão arterial para meninas por idade e percentil de estatura. Fonte: Adaptado de "The Fourth Report on the Diagnosis, Evaluation, and Tratment of High Blood Pressure in Children and Adolescents", *Pediatrics* 114:555-576, 2004.

Idade, anos	Percentil de PA	PAS, mmHg							PAD, mmHg						
		Percentil de estatura							Percentil de estatura						
		5	10	25	50	75	90	95	5	10	25	50	75	90	95
1	50	83	84	85	86	88	89	90	38	39	39	40	41	41	42
	90	97	97	98	100	101	102	103	52	53	53	54	55	55	56
	95	100	101	102	104	105	106	107	56	57	57	58	59	59	60
	99	108	108	109	111	112	113	114	64	64	65	65	66	67	67
2	50	85	85	87	88	89	91	91	43	44	44	45	46	46	47
	90	98	99	100	101	103	104	105	57	58	58	59	60	61	61
	95	102	103	104	105	107	108	109	61	62	62	63	64	65	65
	99	109	110	111	112	114	115	116	69	69	70	70	71	72	72
3	50	86	87	88	89	91	92	93	47	48	48	49	50	50	51
	90	100	100	102	103	104	106	106	61	62	62	63	64	64	65
	95	104	104	106	107	108	109	110	65	66	66	67	68	68	69
	99	111	111	113	114	115	116	117	73	73	74	74	75	76	76
4	50	88	88	90	91	92	94	94	50	50	51	52	52	53	54
	90	101	102	103	104	106	107	108	64	64	65	66	67	67	68
	95	105	106	107	108	110	111	112	68	68	69	70	71	71	72
	99	112	113	114	115	117	118	119	76	76	76	77	78	79	79
5	50	89	90	91	93	94	95	96	52	53	53	54	55	55	56
	90	103	103	105	106	107	109	109	66	67	67	68	69	69	70
	95	107	107	108	110	111	112	113	70	71	71	72	73	73	74
	99	114	114	116	117	118	120	120	78	78	79	79	80	81	81
6	50	91	92	93	94	96	97	98	54	54	55	56	56	57	58
	90	104	105	106	108	109	110	111	68	68	69	70	70	71	72
	95	108	109	110	111	113	114	115	72	72	73	74	74	75	76
	99	115	116	117	119	120	121	122	80	80	80	81	82	83	83
7	50	93	93	95	96	97	99	99	55	56	56	57	58	58	59
	90	106	107	108	109	111	112	113	69	70	70	71	72	72	73
	95	110	111	112	113	115	116	116	73	74	74	75	76	76	77
	99	117	118	119	120	122	123	124	81	81	82	82	83	84	84

(continua)

(continuação)

Idade, anos	Percentil de PA	PAS, mmHg							PAD, mmHg						
		Percentil de estatura							Percentil de estatura						
		5	10	25	50	75	90	95	5	10	25	50	75	90	95
8	50	95	95	96	98	99	100	101	57	57	57	58	59	60	60
	90	108	109	110	111	113	114	114	71	71	71	72	73	74	74
	95	112	112	114	115	116	118	118	75	75	75	75	77	78	78
	99	119	120	121	122	123	125	125	82	82	83	83	84	85	86
9	50	96	97	98	100	101	102	103	58	58	58	59	60	61	61
	90	110	110	112	113	114	116	116	72	72	72	73	74	75	75
	95	114	114	115	117	118	119	120	76	76	76	77	78	79	79
	99	121	121	123	124	125	127	127	83	83	84	84	85	86	87
10	50	98	99	100	102	103	104	105	59	59	59	60	61	62	62
	90	112	112	114	115	116	118	118	73	73	73	74	75	76	76
	95	116	116	117	119	120	121	122	77	77	77	78	79	80	80
	99	123	123	125	126	127	129	129	84	84	85	86	86	87	88
11	50	100	101	102	103	106	106	107	60	60	60	61	62	63	63
	90	114	114	116	117	118	119	120	74	74	74	75	76	77	77
	95	118	118	119	121	122	123	124	78	78	78	79	80	81	81
	99	125	125	126	128	129	130	131	85	85	86	87	87	88	89
12	50	102	103	104	105	107	108	109	61	61	61	62	63	64	64
	90	116	116	117	119	120	121	122	75	75	75	76	77	78	78
	95	119	120	121	123	124	125	126	79	79	79	80	81	82	82
	99	127	127	128	130	131	132	133	86	86	87	88	88	89	90
13	50	104	105	106	107	109	110	110	62	62	62	63	64	65	65
	90	117	118	119	121	122	123	124	76	76	76	77	78	79	79
	95	121	122	123	124	126	127	128	80	80	80	81	82	83	83
	99	128	129	130	132	133	134	135	87	87	88	89	89	90	91
14	50	106	106	107	109	110	111	112	63	63	63	64	65	66	66
	90	119	120	121	122	124	125	125	77	77	77	78	79	80	80
	95	123	123	125	126	127	129	129	81	81	81	82	83	84	84
	99	130	131	132	133	135	136	136	88	88	89	90	90	91	92
15	50	107	108	109	110	111	113	113	64	64	64	65	66	67	67
	90	120	121	122	123	125	126	127	78	78	78	79	80	81	81
	95	124	125	126	127	129	130	131	82	82	82	83	84	85	85
	99	131	132	133	134	136	137	138	89	89	90	91	91	92	93
16	50	108	108	110	111	112	114	114	64	64	65	66	66	67	68
	90	121	122	123	124	126	127	128	78	78	79	80	81	81	82
	95	125	126	127	128	130	131	132	82	82	83	84	85	85	86
	99	132	133	134	135	137	138	139	90	90	90	91	92	93	93
17	50	108	109	110	111	113	114	115	64	65	65	66	67	67	68
	90	122	122	123	125	126	127	128	78	79	79	80	81	81	82
	95	125	126	127	129	130	131	132	82	83	83	84	85	85	86
	99	133	133	134	136	137	138	139	90	90	91	91	92	93	93

Anexo 2. Pressão arterial em lactentes, do nascimento até 12 meses de idade. Fonte: Adaptado de "Task Force on Blood Pressure Control in Children. Report of The Second Task Force on Blood Pressure Control in Children – 1987. National Heart, Lung, and Blood Institute, Bethesda, Maryland." *Pediatrics* 79: 1-25, 1987.

Meninos

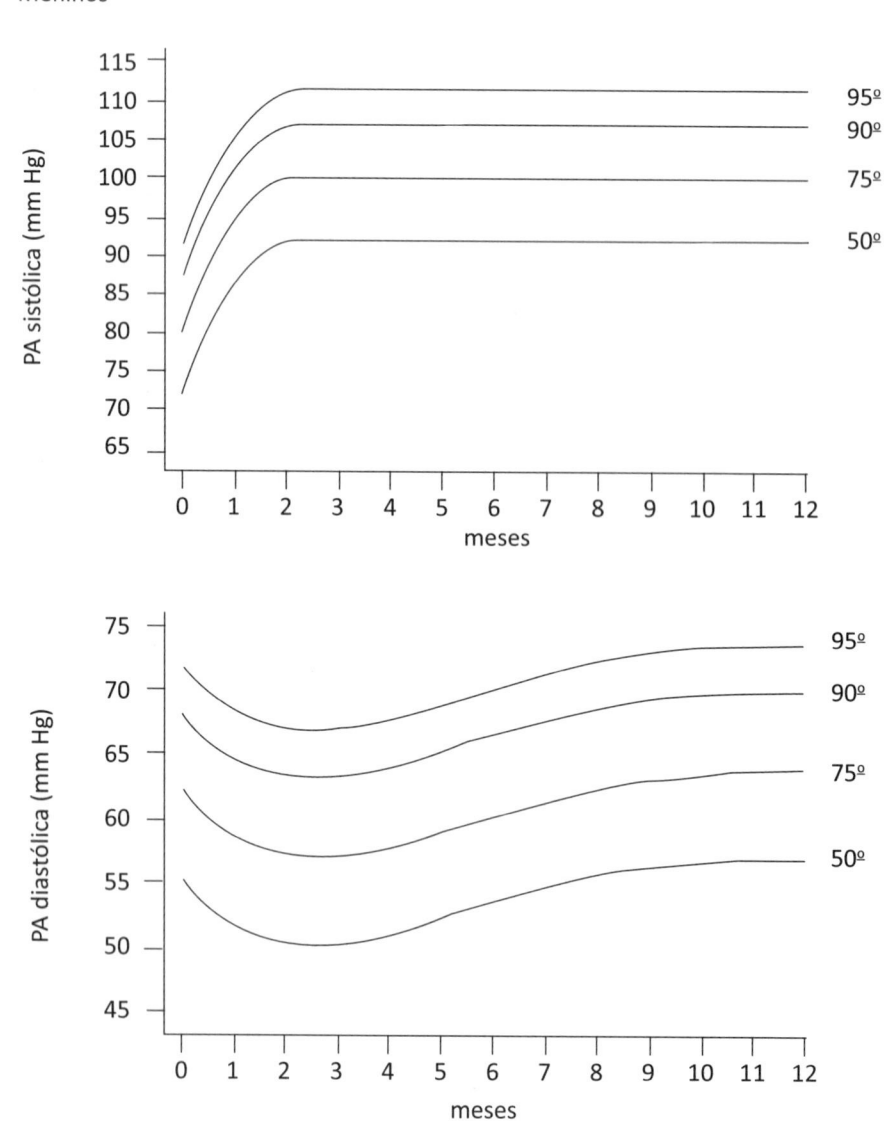

Meninas

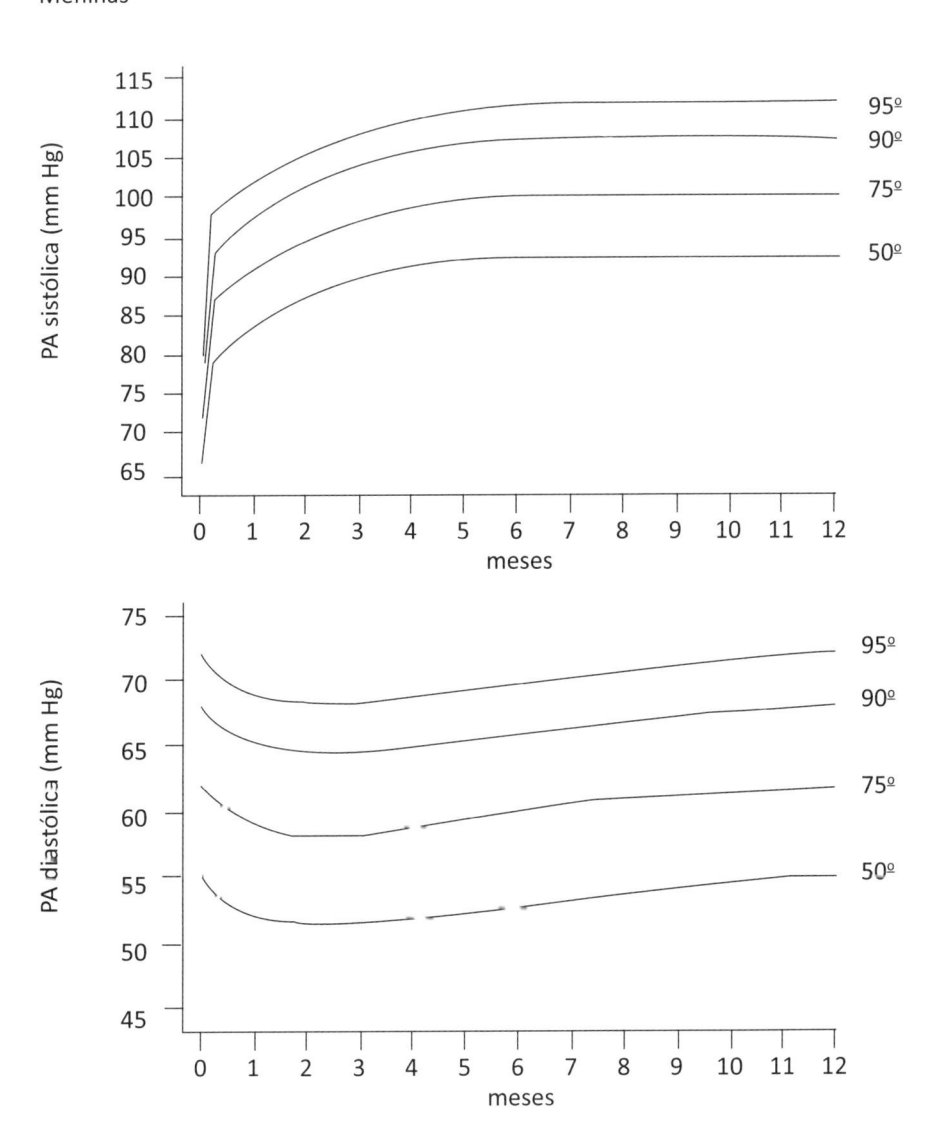

Anexo 3a. Pressão arterial sistólica e diastólica por peso ao nascer no primeiro dia de vida. Fonte: Flynn J. Neonatal hypertension: diagnosis and management. Pediatr Nephrol. 2000;14:332-41.

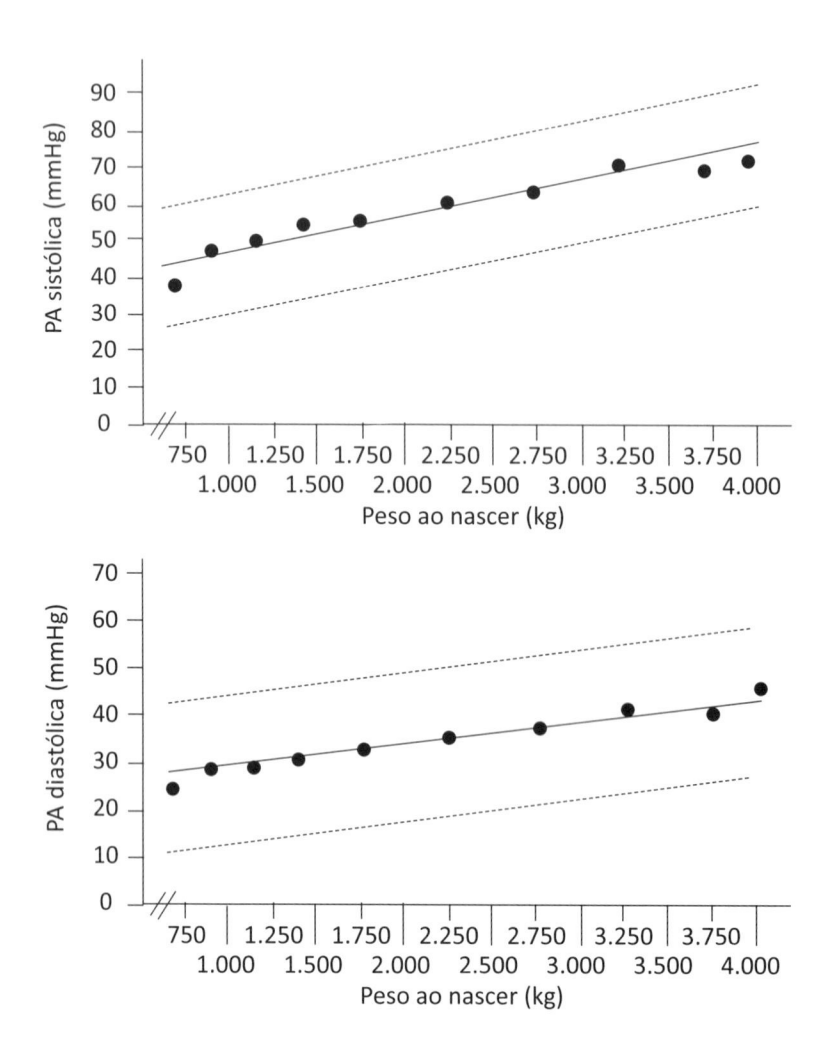

Anexo 3b. Pressão arterial sistólica e diastólica por idade pós-concepcional em semanas. Fonte: Flynn J. Neonatal hypertension: diagnosis and management. Pediatr Nephrol. 2000;14:332-41.

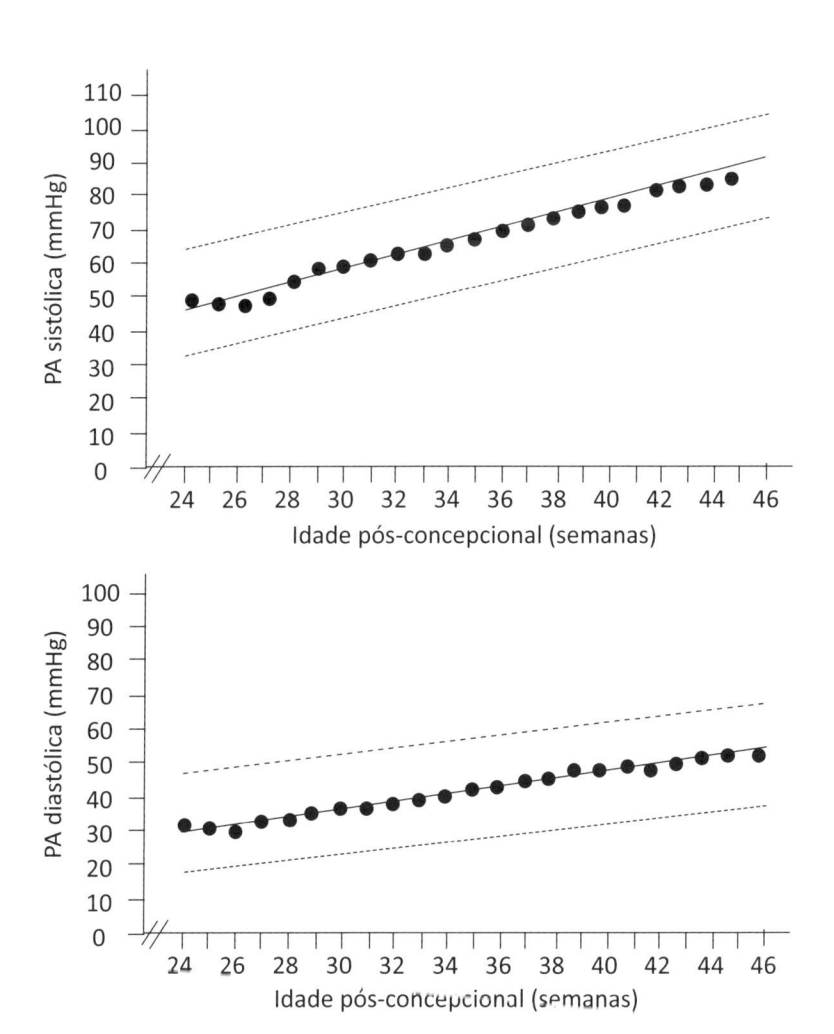

Anexo 3c. Pressão arterial sistólica e diastólica por idade gestacional no primeiro dia de vida. Fonte: Flynn J. Neonatal hypertension: diagnosis and management. Pediatr Nephrol. 2000;14:332-41.

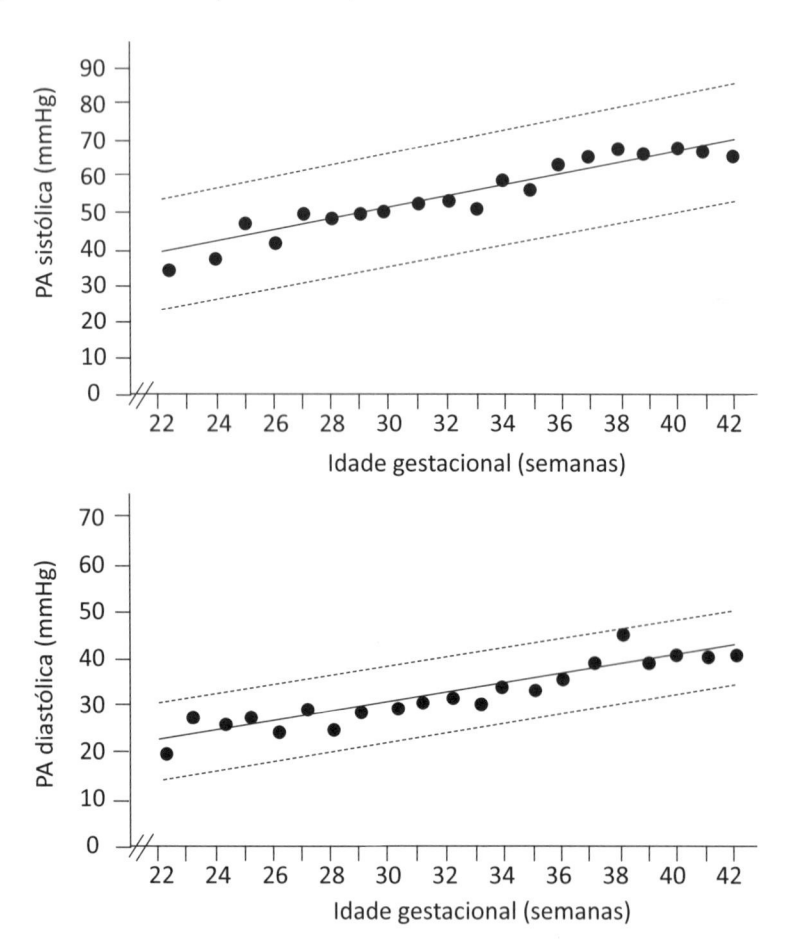

CAPÍTULO 8
PÓS-OPERATÓRIO DE CIRURGIA CARDÍACA

Ana Paula de Carvalho Panzeri Carlotti

Fabio Carmona

Paulo Henrique Manso

INTRODUÇÃO

Os requisitos fundamentais ao sucesso do cuidado de pacientes com cardiopatias congênitas incluem:

- Trabalho coordenado de *equipe multidisciplinar*, composta de cardiologista, intensivista, cirurgião cardíaco, ecocardiografista, hemodinamicista, anestesista, perfusionista, enfermeiro, fisioterapeuta e psicólogo.

- Cuidado contínuo – *pan-operatório* – que inclui o pré-operatório, o intra operatório e o pós-operatório.

    – Pré-operatório: com o objetivo de planejar o intraoperatório e o pós--operatório, é fundamental a participação da equipe nas reuniões clínicas multidisciplinares semanais, em que se discutem:

        ◆ Diagnóstico anatômico do defeito cardíaco e seus efeitos fisiopatológicos sobre o sistema cardiovascular e outros órgãos antes da cirurgia.

        ◆ História clínica e cirúrgica prévia do paciente e medicações em uso no pré-operatório.

        ◆ Dados sobre a função miocárdica, a resistência vascular pulmonar e a presença de comprometimento respiratório.

◆ Presença de anomalias genéticas.

◆ Plano cirúrgico, incluindo aspectos técnicos, defeitos residuais potenciais e problemas esperados após procedimentos específicos.

– Intraoperatório: aproximadamente 30 a 60 minutos antes do término da cirurgia e da transferência do paciente para a unidade de terapia intensiva (UTI), a equipe da UTI deve ser contatada pela equipe do centro cirúrgico e receber as seguintes informações:

◆ Relato conciso do procedimento cirúrgico.

◆ Condições hemodinâmicas e respiratórias atuais do paciente.

◆ Medicações em uso.

◆ Complicações operatórias.

Dessa forma, é possível deixar as medicações e os equipamentos apropriados já preparados na UTI antes da chegada do paciente. Caso ocorra alguma dificuldade no manejo intraoperatório ou mudança no plano cirúrgico, pode ser solicitado ao intensivista ou cardiologista comparecer ao centro cirúrgico para discutir aspectos técnicos e de manejo com a equipe cirúrgica.

– Transporte do centro cirúrgico à UTI:

◆ Equipe de transporte composta pelo anestesista e pelo menos um membro da equipe cirúrgica e um membro da equipe de enfermagem do centro cirúrgico ou perfusionista.

◆ Manter a oxigenação e a ventilação adequadas, a administração ininterrupta de drogas vasoativas e a monitoração contínua dos sinais vitais durante o transporte.

◆ O uso de dispositivo do tipo fluxo-inflável não é aconselhável para ventilar o paciente durante o transporte, pois fornece oxigênio a 100%, e isso pode ser deletério àqueles com lesões do tipo ventrículo único ou dependentes do canal arterial. Além disso, o dispositivo fluxo-inflável não funciona caso haja interrupção do fornecimento de oxigênio. Por isso, recomenda-se o uso de dispositivos do tipo bolsa-valva autoinflável.

– Chegada do paciente à UTI:

◆ Inicialmente, garantir a transferência eficaz das conexões do paciente aos equipamentos de transporte para os equipamentos da UTI, incluindo monitor, bombas de infusão e ventilador.

◆ Obter da equipe do centro cirúrgico descrição detalhada do procedimento anestésico, incluindo os agentes anestésicos utilizados, uso de drogas vasoativas, o manejo das vias aéreas e do ventilador, e o balanço hídrico.

◆ Obter informações detalhadas sobre a cirurgia, incluindo a duração da circulação extracorpórea (CEC), da parada anóxica (ou pinçamento aórtico) e da parada circulatória total (com ou sem perfusão carotídea, grau de hipotermia), técnica operatória, dificuldades técnicas, uso de dispositivos ou próteses, dados sobre a proteção e a recuperação da função miocárdica, valores de pressão arterial sistêmica e de pressões intracardíacas após a saída da CEC, complicações, como arritmias e sangramento, dificuldades no fechamento do esterno, incluindo a opção de fechamento tardio do esterno, abertura das cavidades pleurais e abdominal, localização de drenos e cateteres, uso de agentes hemostáticos tópicos (por exemplo, membrana hemostática absorvível) e presença de defeitos residuais.

♦ Obter informações detalhadas a respeito da CEC: uso de vasodilatadores, valores e curva do lactato arterial, grau de hemodiluição, uso de corticosteroides, uso de manitol, controle da anticoagulação, uso de ultrafiltração modificada e balanço hídrico.

AVALIAÇÃO PÓS-OPERATÓRIA INICIAL

- *Exame físico* com atenção especial ao sistema cardiovascular e respiratório.

- *Sinais vitais*: temperatura periférica e central, frequência cardíaca, ritmo cardíaco, frequência respiratória, pressão arterial, pressão venosa central (PVC), pressão de átrio direito (PAD), pressão de átrio esquerdo (PAE), pressão de artéria pulmonar (PAP), saturação arterial de O_2 (SaO_2). Se disponíveis, verificar saturação venosa central, débito cardíaco e espectroscopia próxima ao infravermelho (NIRS).

- *Eletrocardiograma*: deve ser comparado com o eletrocardiograma pré--operatório. Observar o ritmo e a presença de novas anormalidades pós--operatórias, como bloqueio de ramo direito em pacientes submetidos ao fechamento de comunicação interventricular ou alterações do segmento S-T, sugestivas de isquemia miocárdica.

- Gasometria arterial e venosa central (de cateter posicionado em veia cava superior, caso a monitorização contínua não esteja disponível), sódio, potássio, cálcio, cloro, magnésio, glicemia, ureia, creatinina, lactato arterial, hemoglobina, hematócrito, leucograma, plaquetas, coagulograma. *Exames como gasometria (arterial e venosa central), eletrólitos, hemoglobina/hematócrito, glicemia e lactato devem ser colhidos, no mínimo, a cada 6-8h nas primeiras 24-48h pós-operatórias, e os demais, uma vez ao dia.*

- Avaliar *débito por sondas e drenos* (sonda nasogástrica, dreno torácico, dreno mediastinal).
  - A perda sanguínea nas primeiras 4 h deve ser menor do que 4-8 mL/kg/h, e deve diminuir progressivamente, não excedendo 4 mL/kg/h nas 4 h seguintes. Após 8 h, o débito de drenos deve ser menor do que 2 mL/kg/h.

- *Radiografia de tórax*: comparar as imagens pré e pós-operatórias e avaliar mudanças na forma e no tamanho cardíaco, alterações no parênquima pulmonar, espaço pleural e volumes pulmonares. Deve-se observar a localização precisa de todos os tubos (endotraqueal, gástrico, torácicos), bem como de cateteres venosos centrais e intracardíacos, dispositivos esternais e de marca-passo. A radiografia de tórax deve ser feita pelo menos uma vez ao dia no primeiro e no segundo pós-operatório.

AVALIAÇÃO DO DÉBITO CARDÍACO

No pós-operatório de cirurgias cardíacas com CEC, especialmente em recém-nascidos e lactentes jovens, observa-se baixo débito cardíaco cujo nadir ocorre usualmente entre 9-12 h após a cirurgia. Portanto, frequentemente ocorre deterioração clínica do paciente na primeira noite pós-operatória. As causas do baixo débito cardíaco pós-operatório incluem:

- Defeitos estruturais residuais.
- Manutenção da disfunção ventricular pré-operatória.
- Disfunção miocárdica associada à lesão de isquemia-reperfusão, proteção miocárdica inadequada, episódios hipotensivos ou isquêmicos durante o procedimento cirúrgico e síndrome da resposta inflamatória sistêmica secundária à CEC.
- Disfunção endotelial com extravasamento capilar decorrente da reação inflamatória secundária à CEC e lesão de isquemia-reperfusão.
- Tipo de procedimento cirúrgico (realização de ventriculotomia).
- Complicação da cirurgia (por exemplo, isquemia miocárdica por comprometimento da perfusão coronariana).
- Arritmias cardíacas (por exemplo, taquicardia ectópica juncional, bloqueio atrioventricular total).
- Hipertensão pulmonar.
- Sepse.

O débito cardíaco é a quantidade de sangue entregue à circulação sistêmica por unidade de tempo, calculado como o produto da frequência cardíaca pelo volume sistólico. O volume sistólico, por sua vez, é determinado pela pré-carga, contratilidade e pós-carga. O índice cardíaco é o débito cardíaco pela superfície corpórea (valor normal em crianças em repouso: 4-5 L/min/m^2). Índice cardíaco < 2 L/min/m^2 foi associado a maior mortalidade após cirurgia cardíaca. Na prática clínica, raramente se faz a medida direta do débito cardíaco, que é avaliado indiretamente por alterações clínicas e nos parâmetros hemodinâmicos e por indicadores da adequação da oferta de oxigênio aos tecidos.

As alterações associadas a *baixo débito cardíaco* são:

- *Estado mental*: letargia ou irritabilidade.

- *Sinais vitais*: hipertermia central com extremidades frias (por aumento da resistência vascular sistêmica), taquicardia ou bradicardia, taquipneia, hipotensão, pressão de pulso diminuída.

- *Impulso cardíaco*: anormalmente aumentado (obstrução de via de saída, presença de *shunt*) ou diminuído (função sistólica comprometida).

- *Perfusão periférica*: extremidades frias, palidez, enchimento capilar prolongado (> 2 segundos), pulsos finos.

- *Tamanho do fígado*: aumentado (insuficiência cardíaca congestiva) ou normal/ diminuído (hipovolemia).

- *Forma da onda arterial*: baixa amplitude, pressão de pulso estreita.

- *PAE, PVC*: baixas na hipovolemia (usualmente associadas à taquicardia); altas na disfunção ventricular, diminuição da complacência ventricular e tamponamento cardíaco. A PAE é normalmente 1-2 mmHg maior do que a PAD (o átrio D é mais complacente). No pós-operatório de cirurgia cardíaca, as pressões de átrio esquerdo e de átrio direito são, geralmente, mais elevadas (> 6-8 mm Hg), porém devem ser menores que 12-14 mm Hg.

- *PAP*: deve ser < 25 mm Hg ou < 50% da pressão arterial sistêmica. A hipertensão pulmonar é causa importante de disfunção ventricular direita e baixo débito cardíaco no pós-operatório.

- *Saturação venosa mista* (artéria pulmonar) ou *saturação venosa central* (veia cava superior ou átrio direito, desde que não haja *shunt* intracardíaco residual): baixa por causa do baixo fluxo sanguíneo tecidual (< 70% após correções totais ou < 50% após cirurgias paliativas) e extração de O_2 aumentada (diferença arteriovenosa de O_2 > 25-30%). O aumento na diferença arteriovenosa de O_2 é um dos sinais mais precoces de baixo débito cardíaco, surgindo antes do aumento do lactato arterial e de manifestações clínicas.

- *Lactato arterial*: concentrações iniciais elevadas na admissão à UTI (> 2 mmol/L) e que não diminuem ou que aumentam em medidas seriadas indicam hipóxia tecidual e metabolismo anaeróbio decorrente de baixo débito cardíaco.

- *Equilíbrio ácido-base*: acidose metabólica (pode ser sinal tardio de baixo débito cardíaco).

- *Débito urinário*: < 1 mL/kg/h em recém-nascidos e lactentes ou < 12 mL/ m^2/h em crianças e adolescentes.

- *Ureia, creatinina e potássio*: concentrações elevadas, por diminuição do fluxo sanguíneo renal e da taxa de filtração glomerular. São achados tardios.

- *Marcadores bioquímicos*:

     – *Troponina I cardíaca*: marcador mais sensível e específico de lesão miocárdica do que a CK-MB; a elevação de suas concentrações também se associa à disfunção miocárdica após cirurgia cardíaca.

     – *Peptídio natriurético tipo B*: concentrações elevadas indicam disfunção ventricular secundária à sobrecarga de pressão ou volume.

- *Radiografia de tórax*: aumento da área cardíaca (secundário à diminuição da função sistólica, sobrecarga de volume ou efusão pericárdica), alterações do fluxo sanguíneo pulmonar (aumentado na presença de grande *shunt* esquerda-direita ou diminuído na estenose pulmonar grave ou hipertensão pulmonar), edema pulmonar.

- *Eletrocardiograma*: ritmo diferente do sinusal (a sincronia atrioventricular é fundamental à manutenção do débito cardíaco).

- *Ecocardiograma*: comprometimento da função sistólica, defeitos residuais e presença de complicações (por exemplo, efusão pericárdica).

CUIDADOS PÓS-OPERATÓRIOS

- *Jejum* na primeira noite pós-operatória.

- ***Fluidos e eletrólitos:***

     – No pós-operatório imediato de cirurgia cardíaca com CEC, os pacientes usualmente apresentam sobrecarga importante de sódio e água secundária à hemodiluição com cristaloides no circuito da CEC. Portanto, o volume do *soro de manutenção* deve ser restrito (*30% do volume calculado pela regra de Holliday-Segar após cirurgia com CEC, 50% após cirurgia cardíaca sem CEC*). Em geral, administra-se soro de manutenção *sem sódio ou com 37,5 mEq/L de sódio, 40-80 mEq/L de potássio* (de acordo com concentrações séricas), *1-2 g/kg/dia de glicose* (de acordo com a glicemia) e *4 mL/kg/dia de gluconato de cálcio a 10%*. O cálcio é potente inotrópico positivo; portanto, hipocalcemia deve ser prontamente corrigida com *1 mL/kg de gluconato de cálcio 10% (diluído ao meio com água destilada) em bolus*. O balanço hídrico deve ser rigoroso, pois a sobrecarga hídrica prolonga o tempo de ventilação mecânica e se associa a maior mortalidade. Ressalta-se que, no pós-operatório de *shunts* sistêmico-pulmonares (por exemplo, Blalock-Taussig) e procedimentos de Glenn e de Fontan, o volume intravascular deve ser preservado, pelo risco de obstrução do fluxo sanguíneo através do *shunt* ou das anastomoses cavopulmonares decorrente de hipovolemia.

– Apesar da sobrecarga hídrica, os pacientes podem apresentar depleção do volume intravascular com comprometimento hemodinâmico em decorrência de perdas por drenos, poliúria secundária à hiperglicemia e/ou uso de manitol no final da cirurgia e síndrome de extravasamento capilar relacionada à disfunção endotelial. O tratamento consiste em *bolus de fluido* – *5 mL/kg* de solução cristaloide (soro fisiológico) ou coloide (*albumina 5%*) em 5-15 minutos, caso o paciente evolua com sinais de baixo débito cardíaco associado à hipovolemia. Na presença de sangramento ativo, deve-se administrar *concentrado de hemácias* e, dependendo do estado de coagulação do paciente, *plasma fresco congelado, crioprecipitado e plaquetas*. Recomenda-se manter a concentração de hemoglobina acima de 10 g/dL após correções totais e acima de 12 g/dL após cirurgias paliativas com manutenção de *shunt* direita-esquerda e dessaturação sistêmica de oxigênio.

- **Uso de inotrópicos:**

  – *Importante antecipar problemas!* Por ser comum que haja deterioração do estado hemodinâmico na primeira noite após cirurgias com CEC, o início precoce de inotrópicos logo após o término da cirurgia ou na chegada à UTI está indicado para o suporte do débito cardíaco. Dessa forma, recomenda-se o uso profilático de *milrinona* (0,1-1 mcg/kg/min) em recém-nascidos, lactentes e crianças com cardiopatias congênitas após cirurgia cardíaca com CEC.

  – Manejo do baixo débito cardíaco com hipotensão arterial:

  ◆ Tratar hipovolemia, hipocalcemia, hipertermia e arritmias agressivamente.

  ◆ Manter sedação e analgesia adequadas.

  ◆ Iniciar *dopamina* 5-10 mcg/kg/min; se não houver melhora, associar *epinefrina* 0,01-0,3 mcg/kg/min; se não houver melhora, associar *norepinefrina* 0,01-0,2 mcg/kg/min.

  – Manejo do baixo débito cardíaco com pressao arterial normal:

  ◆ Tratar hipovolemia, hipocalcemia, hipertermia e arritmias agressivamente.

  ◆ Manter sedação e analgesia adequadas.

  ◆ Iniciar *milrinona* 0,1-1 mcg/kg/min ou *dobutamina* 5-15 mcg/kg/min (em situações graves, pode ser associada à milrinona, desde que a pressão arterial seja normal), ou *dopamina* 5-10 mcg/kg/min e *nitroprussiato de sódio* 0,5-1 mcg/kg/min. Considerar o uso de *levosimendana* 0,1-0,2 mcg/kg/min em casos refratários, ressaltando-se que uma infusão por um período de 24 h produz efeito clínico por vários dias, podendo ser utilizada com intervalos de uma a duas semanas.

– Em pacientes com necessidade de altas doses de drogas vasoativas, sobretudo catecolaminas, ou necessidade de uso de mais de uma droga simultaneamente, deve ser realizado ecocardiograma de urgência para avaliar a presença de *lesão anatômica residual* (pode ser complementado por estudo hemodinâmico, angiotomografia, ressonância magnética cardíaca) e a *necessidade de reoperação* em pacientes que não estão evoluindo conforme o esperado. Além disso, faz-se a avaliação da função miocárdica, das valvas atrioventriculares e a estimativa da PAP.

♦ A abertura do esterno está indicada quando há compressão da via de saída do ventrículo direito ou edema miocárdico importante resultando em restrição do coração no mediastino. Esse procedimento pode ser realizado na própria UTI.

♦ Nos casos em que foi usada membrana hemostática absorvível, pode haver compressão de estruturas cardíacas, pois o material se expande ao absorver sangue. Se houver suspeita clínica, deve ser feita a revisão cirúrgica imediata do mediastino e a retirada da membrana hemostática absorvível.

- **Uso de corticosteroide:**

  – Administrar *hidrocortisona* em pacientes com choque refratário às catecolaminas, conforme esquema abaixo:

  ♦ Dose de ataque: 50 mg em lactentes, 100-150 mg em crianças maiores e adolescentes.

  ♦ Dose de manutenção: 100 mg/m^2/dia de 6/6 h (com redução gradual da dose a partir do terceiro dia; tempo total de tratamento de 5 dias).

- **Suporte nutricional:**

  – *Nutrição enteral* deve ser iniciada tão logo seja possível (preferencialmente nas primeiras 24-48 h após a cirurgia), desde que o quadro hemodinâmico esteja estável e o trânsito gastrointestinal, adequado (ruídos hidroaéreos normais, sem distensão ou dor abdominal). Ressalta-se que fórmulas concentradas (≥ 1 kcal/mL) devem ser administradas a pacientes que necessitem de restrição hídrica. *Nutrição parenteral* total deve ser instalada no 2º ou 3º dias pós-operatórios, caso não seja possível introduzir alimentação por via enteral ou oral.

- **Monitoração do débito urinário:**

  – *Sonda vesical de demora* deve ser colocada imediatamente antes da cirurgia para monitoração da diurese no intra e no pós-operatório. Nas primeiras 2 h a 4 h após a cirurgia, a maioria dos pacientes submetidos à CEC apresenta diurese > 1 mL/kg/h (em decorrência de administração de volume no intraoperatório e de diurese osmótica por hiperglicemia e/ou uso de manitol no final da cirurgia). Após esse período inicial, a diurese usualmente diminui em razão da ação do hormônio antidiurético. Além disso, pacientes submetidos à correção cirúrgica de cardiopatias complexas com CEC prolongada podem evoluir com oligúria secundária à lesão renal aguda.

– Manejo da oligúria no pós-operatório:

• Após descartar obstrução da sonda vesical, avaliar as pressões de enchimento (PAE e PVC), a pressão arterial sistêmica e o débito cardíaco. Fazer expansão de volume e ajustar drogas vasoativas, se necessário. Se o paciente persistir com oligúria mesmo após adequação da volemia, da pressão arterial e do débito cardíaco, administrar *furosemida* (1 mg/kg) *em bolus* ou por *infusão contínua* (0,01-1 mg/kg/h). A administração de furosemida por infusão contínua é especialmente útil em pacientes com instabilidade hemodinâmica, pois promove diurese mais constante, com menos oscilação nos parâmetros hemodinâmicos em comparação com o uso intermitente. Em pacientes com função renal normal, recomenda-se iniciar a administração com doses menores (0,01 mg/kg/h) e fazer aumentos gradativos (25-50% da dose a cada 2 h), pois a resposta costuma ser muito boa. Ressalta-se que há risco de induzir poliúria significativa com doses altas quando a função renal é normal e, portanto, as doses devem ser cuidadosamente tituladas de acordo com a resposta desejada. Em pacientes com comprometimento da função renal, podem ser necessárias doses bem maiores, iniciando-se habitualmente com 0,1 mg/kg/h, com aumentos graduais (50-100% da dose a cada 2 h), podendo ser necessárias doses elevadas (até 1 mg/kg/h). Pacientes com hipoalbuminemia (concentração sérica de albumina < 2,5 mg/dL) que não respondem às doses usuais da furosemida intravenosa por infusão contínua podem se beneficiar da administração de *furosemida contínua em solução de albumina* (0,5 a 1 g/kg/dia). Caso o paciente persista com oligúria, sem resposta satisfatória ao uso de diuréticos, considerar a instalação de terapia de substituição renal.

• ***Ventilação mecânica:***

– O manejo ventilatório deve ser individualizado, considerando as interações cardiopulmonares, a fisiologia da doença de base, os problemas específicos do pós-operatório e as condições hemodinâmicas do paciente.

– *Interações cardiopulmonares*: a ventilação com pressão positiva é benéfica a pacientes com *disfunção sistólica esquerda* pós-operatória, porque promove redução da pós-carga do ventrículo esquerdo. Os pacientes com *fisiologia restritiva de ventrículo direito* (por exemplo, pós-operatório de tetralogia de Fallot) e com *fluxo sanguíneo pulmonar passivo* (após procedimento de Glenn e de Fontan) se beneficiam da respiração espontânea, pois a pressão negativa intratorácica aumenta a pré-carga do ventrículo direito e minimiza a pressão no leito vascular pulmonar.

– Recém-nascidos e lactentes jovens submetidos a cirurgias complexas (por exemplo, pós-operatório de transposição de grandes artérias, *truncus arteriosus*, conexão anômala total de veias pulmonares, síndrome da hipoplasia do coração esquerdo) devem ser mantidos em *ventilação mecânica eletiva* na primeira noite pós-operatória. *Extubação precoce* é indicada para crianças submetidas a cirurgias mais simples (por exemplo, correção de comunicação interatrial e comunicação interventricular), procedimento de Glenn e de Fontan e correção de tetralogia de Fallot.

– *Critérios de extubação*:

♦ Trocas gasosas adequadas (SaO_2 > 90% após correções totais e 75-85% após operações paliativas) com fração inspirada de oxigênio (FiO_2) ≤ 50%, pressão positiva ao final da expiração (PEEP) ≤ 5 cmH_2O e pressão inspiratória de pico ≤ 20 cmH_2O.

♦ Ausência de distúrbio significativo do equilíbrio ácido-base (pH > 7,30).

♦ *Drive* respiratório e nível de consciência adequados.

♦ Radiografia de tórax sem sinais de congestão pulmonar significativa, atelectasia ou efusão pleural.

♦ Estabilidade hemodinâmica.

♦ Ausência de sangramento.

♦ Ausência de distúrbio eletrolítico.

– Recém-nascidos e lactentes jovens que evoluem com disfunção sistólica pós-operatória devem ser colocados de forma eletiva, após a extubação, em ventilação não invasiva com pressão positiva contínua de vias aéreas (CPAP), por meio de prongas nasais.

• **Sedação e analgesia:**

– Pacientes intubados submetidos a ventilação mecânica devem ser mantidos com sedação e analgesia por infusão contínua.

♦ Drogas mais utilizadas: *midazolam* (0,05-0,5 mg/kg/h) associado a *fentanil* (1-5 mcg/kg/h) ou *morfina* (10-40 mcg/kg/h).

♦ Agentes alternativos com propriedades sedativas e analgésicas: *clonidina* (0,2-2 mcg/kg/h) e *dexmedetomidina* (0,2-2 mcg/kg/h).

– *Atenção*: administrar *dose adicional de sedativo e analgésico em bolus* a pacientes intubados, antes de cada aspiração de cânula traqueal, para prevenção de crise de hipertensão pulmonar durante o procedimento.

– O controle da dor de pacientes extubados é usualmente feito pelo uso de *tramadol* (1,25 mg/kg/dose), administrado lentamente em 30 a 60 minutos, a cada 6 h.

• **Relaxante muscular:**

– Uso indicado em pacientes com hipertensão pulmonar grave e no pós-operatório de cirurgia de Norwood (primeiro estágio do tratamento da síndrome da hipoplasia do coração esquerdo) para o controle da ventilação e para a manutenção de níveis adequados de $PaCO_2$.

– Drogas mais utilizadas: *vecurônio* (0,1 mg/kg/dose ou 1-10 mcg/kg/min por infusão contínua) e *rocurônio* (0,6-1,2 mg/kg/dose ou 5-12,5 mcg/kg/min por infusão contínua).

• *Monitoração do sangramento:*

– A perda sanguínea pode atingir 5-10% da volemia nas primeiras 4 h (4-8 mL/kg/h), mas deve diminuir progressivamente, não excedendo 4 mL/kg/h nas 4 h seguintes. Se houver sangramento excessivo, verificar: (a) heparinização – suspender infusões contendo heparina e, se necessário, usar *protamina*, segundo esquema abaixo; (b) plaquetas: se < 100.000/mm³, transfundir *1 U de concentrado de plaquetas/5 kg*; (c) coagulograma – tempo de protrombina e tempo de tromboplastina parcial ativada – se aumentados, transfundir *plasma fresco congelado (10-20 mL/kg)* e *crioprecipitado (1 U/5 kg)*.

– Uso de sulfato de protamina para neutralizar a ação da heparina: após administração endovenosa, a neutralização ocorre em 5 minutos. A dose do sulfato de protamina se baseia na quantidade de heparina recebida nas últimas 2 h, segundo o esquema na Tabela 8.1. A dose máxima de sulfato de protamina é de 50 mg, independentemente da quantidade de heparina recebida. O sulfato de protamina deve ser administrado em concentração de 10 mg/mL, não excedendo a velocidade de 5 mg/min, pois infusões rápidas podem causar hipotensão arterial.

Tabela 8.1 Doses de sulfato de protamina para neutralização da heparina.

Tempo desde a última dose de heparina ou o término da infusão	Dose de protamina por 100 UI de heparina não fracionada recebida (máx. 50 mg/dose)
< 30 minutos	1 mg
30-60 minutos	0,5-0,75 mg
61-120 minutos	0,375-0,5 mg
> 120 minutos	0,25 0,375 mg

– Sangramento excessivo que persiste após a correção dos distúrbios de coagulação indica a necessidade de toracotomia para revisão da hemostasia.

• *Heparinização profilática:*

– Na ausência de sangramento ativo no pós-operatório imediato, *heparina em dose profilática* (10 UI/kg/h) está indicada após realização cirúrgica de *shunts* sistêmico-pulmonares (por exemplo, Blalock-Taussig) e procedimentos de Glenn e de Fontan. Após início da alimentação via oral ou enteral, suspende-se a heparina e inicia-se o ácido acetilsalicílico, 5 mg/kg/dia.

– *Atenção*: a heparina deve ser suspensa duas horas antes da remoção de cateteres intracardíacos. O uso de heparina profilática não constitui contraindicação para remoção ou inserção de drenos torácicos.

– Manutenção de cateteres:

♦ Todos os cateteres arteriais, venosos centrais e transtorácicos devem ser mantidos com solução de heparina (2 UI/mL), pelo alto risco de trombose associada à permanência de cateteres intravasculares. Exceção: pacientes que já estejam recebendo heparina em dose profilática (p. ex., após *shunt* sistêmico-pulmonar) ou terapêutica (p. ex., tratamento de trombose venosa profunda ou arterial).

♦ *Preparo da solução com heparina 2 UI/mL*: em 1.000 mL de solução fisiológica isotônica (0,9%), acrescentar 0,4 mL (2.000 UI) de heparina (frasco-ampola contendo 5.000 UI/mL).

♦ *Cateteres venosos centrais e transtorácicos* (do tipo mono-lúmen, duplo-lúmen, cateter central de inserção periférica (PICC), PVC, PAD, PAE): a solução de heparina 2 UI/mL deve correr a 1 mL/h em bomba de infusão contínua ou 2-3 mL/h em bolsa pressórica (com equipo aberto). Em cateteres de duplo-lúmen, a infusão deverá ser feita em pelo menos um dos lumens. Em PICC, a infusão deve ser sempre por bomba de infusão.

♦ *Cateteres arteriais* (pressão arterial invasiva, PAP e cateter em ventrículo esquerdo ou aorta): a solução de heparina 2 UI/mL deve correr a 2 mL/h em bomba de infusão contínua ou 2-3 mL/h em bolsa pressórica (com equipo aberto).

• *Monitoração da temperatura:*

– A temperatura central deve ser monitorada por sensor esofágico, com extremidade posicionada atrás da sombra cardíaca na radiografia de tórax. Manter temperatura central normal (36-37 °C). Na chegada à UTI, os pacientes, em geral, estão hipotérmicos e devem ser aquecidos. Por outro lado, a hipertermia aumenta o consumo miocárdico de oxigênio e deve ser tratada agressivamente, com medidas apropriadas (antitérmicos, resfriamento com colchão térmico, bolsas de gelo etc.). Lembrar que hipertermia central com extremidades frias é sinal de baixo débito cardíaco.

– Em casos selecionados (recém-nascidos submetidos a cirurgia com CEC prolongada, uso de parada circulatória total em hipotermia profunda, derivações cavopulmonares, taquiarritmias como taquicardia juncional ectópica, taquicardia atrial ou taquicardia supraventricular, ou disfunção diastólica confirmada pelo ecocardiograma), pode-se manter a temperatura central entre 34 e 35 °C com a finalidade de manter a frequência cardíaca dentro dos limites normais para a idade e reduzir o consumo cerebral e total de oxigênio. A hipotermia está contraindicada quando há sangramento ativo, bradiarritmias, tamponamento cardíaco ou infecções não controladas.

- *Antibioticoprofilaxia:*

    – Uso recomendado por 24 h a partir da indução anestésica.

    – Esquema convencional: *cefazolina* (40 mg/kg/dose, 8/8 h – dar o dobro da dose (80 mg/kg) na indução anestésica; repique após 3 h com 40 mg/kg e, em seguida, 40 mg/kg, 8/8 h).

    – Esquema especial: *vancomicina* (20 mg/kg na indução anestésica e, após 12 h, 10 mg/kg/dose, 6/6 h) e *amicacina* (7,5 mg/kg/dose, 12/12 h. Iniciar na indução anestésica). As indicações desse esquema são: internação hospitalar > 72 h, internação prévia em UTI e uso prévio de antibiótico.

HIPERTENSÃO PULMONAR NO PÓS-OPERATÓRIO

- *Pacientes de alto risco:*

    – Recém-nascidos, sobretudo nos primeiros dias de vida.

    – Pacientes portadores de hipertensão arterial pulmonar no pré-operatório, especialmente aqueles com diminuição da reatividade vascular pulmonar a 100% de oxigênio ou ao óxido nítrico.

    – Lesões com hipertensão venosa pulmonar (p. ex., conexão anômala total das veias pulmonares obstrutiva, estenose mitral, disfunção grave do ventrículo sistêmico com pressão diastólica final elevada).

    – Lesões com *shunt* esquerdo-direito com hiperfluxo pulmonar de longo prazo (por exemplo, comunicação interventricular (CIV) grande, transposição das grandes artérias com CIV não corrigida, *truncus arteriosus*, defeito do septo atrioventricular total).

    – Doença pulmonar obstrutiva (asma) ou restritiva (escoliose).

- *Diagnóstico de hipertensão pulmonar:*

    – Medida direta da pressão por cateter em artéria pulmonar: PAP $\geq$ 25-30 mmHg ou > 50% da pressão arterial sistêmica.

    – Aumento da pressão em átrio direito.

    – Queda acentuada da saturação de oxigênio às manipulações com retorno demorado à linha de base, acompanhada de hipotensão arterial e sinais de baixo débito cardíaco.

    – Sinais ecocardiográficos indiretos (regurgitação tricúspide, pressão elevada em ventrículo direito, fluxo direito-esquerdo por defeitos septais e da aorta para a artéria pulmonar pelo canal arterial).

- *Tratamento da hipertensão pulmonar pós-operatória:*

– Sedação e analgesia; bloqueio neuromuscular pode ser necessário.

– Garantir oxigenação adequada.

– Manter a $PaCO_2$ em torno de 35 mmHg; evitar hiperventilação intensa ($PaCO_2 < 25$-30 mmHg), pelo risco de vasoconstrição cerebral.

– Utilizar bicarbonato de sódio, se necessário, para manter o pH em torno de 7,40.

– Otimizar a ventilação mecânica, mantendo volumes pulmonares normais: evitar hiperdistensão e atelectasias.

– Administrar *óxido nítrico inalatório*: iniciar com 20 ppm, com desmame gradual após melhora clínica (reduzir 5 ppm a cada 6 h, pelo risco de hipertensão pulmonar rebote associada à retirada rápida). Monitorar as concentrações de meta-hemoglobina diariamente; se > 20-30%, administrar azul de metileno 1-2 mg/kg/dose, EV em 5 minutos, até de 4/4 h (máximo de 15 mg/kg/dia; doses maiores podem induzir hemólise). Não deve ser usado em pacientes com déficit de glicose 6-fosfato desidrogenase (G6PD).

– *Sildenafil*: iniciar com 0,25-0,5 mg/kg a cada 4 h a 8 h, via oral, ajustando de acordo com a resposta; dose máxima de 2 mg/kg a cada 6 h, para crianças de 0-18 anos.

– *Bosentana*: inicialmente 15,6 mg/dose, uma vez ao dia, via oral, com aumento da dose a cada 4 semanas.

– *Suporte inotrópico*: *milrinona* (0,1-1 mcg/kg/min) é a droga de escolha, por também ter efeito vasodilatador pulmonar. Se houver pressão arterial sistêmica baixa, administrar *dopamina* ≤ 10 mcg/kg/min ou *epinefrina* 0,01-0,3 mcg/kg/min.

REFERÊNCIAS

1. Bohn D. Objective assessment of cardiac output in infants after cardiac surgery. Semin Thorac Cardiovasc Surg Pediatr Card Surg Annu 2011; 14(1):19-23.

2. Bronicki RA, Chang AC. Management of the postoperative pediatric cardiac surgical patient. Crit Care Med 2011;39(8):1974-84.

3. Chang AC. How to start and sustain a successful pediatric cardiac intensive care program: a combined clinical and administrative strategy. Pediatr Crit Care Med 2002;3(2):107-11.

4. Chang AC et al. Pediatric Cardiac Intensive Care. Baltimore: Williams & Wilkins; 1998.

5. Gazit AZ et al. Care of the pediatric cardiac surgery patient – part 1. Curr Probl Surg 2010;47(3):185-250.

6. Gazit AZ et al. Care of the pediatric cardiac surgery patient – part 2. Curr Probl Surg 2010;47(4):261-376.

7. Griffiths K, ed. The Hospital For Sick Children Drug Handbook and Formulary 2006-2007. 25 ed. Toronto: The Graphic Centre, SickKids; 2006.

8. Hoffman TM et al. Efficacy and safety of milrinone in preventing low cardiac output syndrome in infants and children after corrective surgery for congenital heart disease. Circulation 2003;107(7):996-1002.

9. Kumar G, Iyer PU. Management of perioperative low cardiac output state without extracorporeal life support: What is feasible? Ann Pediatr Cardiol 2010; 3(2):147-58.

10. Muñoz RA et al., eds. Critical Care of Children with Heart Disease. New York: Springer-Verlag; 2010.

11. Nichols DG et al., eds. Critical Heart Disease in Infants and Children. 2. ed. Philadelphia: Mosby; 2006.

12. Sehgal A, Athikarisamy SE, Adamopoulos M. Global myocardial function is compromised in infants with pulmonary hypertension. Acta Paediatr 2012;101(4):410-3.

13. Shekerdemian L, Bohn D. Cardiovascular effects of mechanical ventilation. Arch Dis Child 1999;80(5):475-80.

14. Shekerdemian L. Perioperative manipulation of the circulation in children with congenital heart disease. Heart 2009;95(15):1286-96.

15. Suominen PK et al. Hemodynamic effects of rescue protocol hydrocortisone in neonates with low cardiac output syndrome after cardiac surgery. Pediatr Crit Care Med 2005;6(6):655-59.

16. Taylor MB, Laussen PC. Fundamentals of management of acute postoperative pulmonary hypertension. Pediatr Crit Care Med 2010;11(2 Suppl):S27-9.

17. Tissier R et al. Myocardial protection with mild hypothermia. Cardiovasc Res 2012;94(2):217-25.

CAPÍTULO 9

PÓS-OPERATÓRIO DE CIRURGIA CARDÍACA: SITUAÇÕES ESPECIAIS

Ana Paula de Carvalho Panzeri Carlotti

Fabio Carmona

Paulo Henrique Manso

PÓS-OPERATÓRIO DE CIRURGIA DE JATENE (TROCA DAS ARTÉRIAS)

A cirurgia para a correção da transposição das grandes artérias consiste na transecção da aorta e da artéria pulmonar e troca das artérias, com reimplante das coronárias na neoaorta.

MANEJO PÓS-OPERATÓRIO

- Manter a criança intubada, em ventilação mecânica, com analgesia, sedação ± bloqueio neuromuscular na primeira noite pós-operatória, com o objetivo de reduzir o trabalho miocárdico.

- Monitoração do débito cardíaco, com especial atenção à função ventricular esquerda, que pode estar comprometida pelo efeito da circulação extracorpórea (CEC), desadaptação ventricular ou insuficiência coronariana.

- Monitoração das concentrações iniciais e seriadas dos marcadores miocárdicos (CK-MB e troponina I cardíaca).

- Usar profilaticamente nitroglicerina (0,25-1 mcg/kg/min) em virtude do risco de insuficiência coronariana.

PRINCIPAIS PROBLEMAS PÓS-OPERATÓRIOS

- *Arritmias*: podem indicar insuficiência coronariana; as alterações no segmento ST podem ser as manifestações iniciais.

- *Disfunção ventricular esquerda*: ventrículo esquerdo (VE) despreparado, de baixa complacência. As infusões de volume, portanto, devem ser feitas lentamente. A redução da pós-carga é especialmente útil no pós-operatório imediato desses pacientes. Usar milrinona (0,1-1 mcg/kg/min) ou doses baixas de dopamina (5 mcg/kg/min) ou epinefrina (0,01-0,1 mcg/kg/min).

- *Insuficiência mitral*: pressão de átrio esquerdo (PAE) elevada com onda V proeminente, associada a baixo débito cardíaco e congestão pulmonar; requer redução da pós-carga (milrinona ou nitroprussiato de sódio) e em geral melhora com a redução do tamanho ventricular, mas pode requerer reoperação.

- *Estenose supravalvar aórtica ou pulmonar*: pode haver estenose no local da anastomose supravalvar, com manifestação de baixo débito cardíaco ou hipoxemia. Confirmar por ecocardiografia; pode requerer reoperação.

- *Sangramento*: em decorrência das suturas extensas nas grandes artérias, requer transfusão maciça e reexploração cirúrgica.

PÓS-OPERATÓRIO DE CIRURGIA DE NORWOOD E NORWOOD-SANO

O estágio I da cirurgia da síndrome da hipoplasia do coração esquerdo consiste na ligadura e secção do canal arterial, desconexão da artéria pulmonar do ventrículo direito (VD) e ampliação do arco aórtico utilizando o tronco pulmonar, conectando a via de saída do ventrículo único à aorta, e confecção de *shunt* sistêmico-pulmonar. Na cirurgia de Sano, em vez da confecção de *shunt* sistêmico-pulmonar, coloca-se tubo entre o ventrículo único e a confluência das artérias pulmonares, o que garante menor variação do fluxo sanguíneo pulmonar, embora se associe a maior disfunção ventricular em decorrência da ventriculotomia.

MANEJO PÓS-OPERATÓRIO

- Manter a criança intubada, em ventilação mecânica, com analgesia, sedação e bloqueio neuromuscular na primeira noite pós-operatória, com o objetivo de reduzir o trabalho respiratório e miocárdico.

- Cuidado com a hipovolemia; pode obstruir o *shunt* sistêmico-pulmonar.

- Heparinização: na ausência de sangramento ativo, iniciar heparina profilática 10 UI/kg/h.

- Perda sanguínea: pode ser importante em razão das extensas suturas na neoaorta. Pode necessitar de reexploração cirúrgica imediata.

- Monitoração do débito cardíaco: deve incluir saturação venosa central de O_2 (sangue colhido de cateter em veia cava superior): deve ser > 40% nas primeiras horas pós-operatórias e > 50% após 24 h, com diferença arterio-venosa de O_2 de 25-30%.

- Assegurar pressão venosa central (PVC) adequada (8-12 mmHg).

- Ênfase na redução significativa da resistência vascular sistêmica (RVS) com vasodilatação (nitroprussiato de sódio: 0,1-5 mcg/kg/min). Inotrópicos: milrinona 0,1-1 mcg/kg/min, dopamina 5-10 mcg/kg/min, epinefrina 0,01-0,3 mcg/kg/min.

- Monitoração dos marcadores miocárdicos – CK-MB e troponina I cardíaca –, concentrações iniciais e seriadas.

- Gasometria no pós-operatório: PaO_2 35-40 mmHg, pH 7,35-7,40, $PaCO_2$ 40-45 mmHg, BE –2 a 0, SaO_2 70-80%.

- A resistência vascular pulmonar (RVP) é mais alta nas primeiras horas pós-operatórias e diminui progressivamente. Monitorar a gasometria a cada 4-6 h nas primeiras 24-48 h pós-operatórias.

- Correção agressiva de acidose metabólica com bicarbonato de sódio.

- Manter Qp/Qs = 1
  Cálculo do Qp/Qs = $(S_{arterial}O_2 - S_{venosa\ central}O_2)/(S_{venosa\ pulmonar}O_2 - S_{arterial}O_2)$
  Considera-se $S_{venosa\ pulmonar}$ = 96%.

PRINCIPAIS PROBLEMAS PÓS-OPERATÓRIOS

- *Baixo débito cardíaco* nas primeiras 24-48 h. Causas possíveis:
  - Desempenho inadequado da bomba cardíaca.
  - Aumento do Qp/Qs (má distribuição do fluxo).
  - Regurgitação da valva atrioventricular.

    ▪ Importante realizar ecocardiograma para avaliar a função ventricular e das valvas atrioventricular e pulmonar e para descartar obstrução do arco aórtico e diminuição do fluxo sanguíneo coronariano. Se a função miocárdica estiver deprimida, aumentar o suporte inotrópico. Se o Qp/Qs estiver alto, fazer manobras para aumentar a RVP e/ou diminuir a RVS.

    ▪ Aumentam a RVP e diminuem o fluxo sanguíneo pulmonar: diminuição da fração inspirada de oxigênio (FiO_2) (21%), do volume minuto respiratório e da frequência respiratória, aumento da $PaCO_2$ (45-50) e da PEEP 5-15 cmH_2O.

- *Cianose,* cujas principais causas são:

  – Dessaturação venosa pulmonar: pneumotórax, efusão pleural, edema pulmonar, pneumonia.

  – Dessaturação venosa sistêmica: anemia, estados de consumo elevado de O_2, baixo débito cardíaco sistêmico.

  – Diminuição do fluxo sanguíneo pulmonar: aumento da RVP, comunicação interatrial (CIA) restritiva, distorção de artéria pulmonar, *shunt* sistêmico-pulmonar insuficiente (nos casos de Norwood clássico) ou obstrução do tubo do VD para a confluência das artérias pulmonares (VD-TP, nos casos de Norwood-Sano).

  - Se o fluxo sanguíneo pulmonar estiver inadequado: aumentar FiO_2 até 100%, diminuir $PaCO_2$ até 30 mmHg. Infundir fenilefrina 1-5 mcg/kg/min. Pode ser necessária a colocação de um *shunt* sistêmico-pulmonar maior ou a troca do tubo VD-TP.

- *Saturação de O_2 muito elevada,* em torno de 90%, paciente "muito rosado", por baixa RVP ou alta RVS, com fluxo sanguíneo pulmonar maior que o sistêmico: Fazer manobras para aumentar a RVP, descartar obstrução do arco aórtico e reduzir a RVS.

- *Sangramento*: é comum em decorrência do grande número de suturas na neoaorta; pode requerer transfusão maciça de hemoderivados e reexploração imediata pelo cirurgião.

PÓS-OPERATÓRIO DE CONEXÃO ANÔMALA DE VEIAS PULMONARES

A conexão anômala de veias pulmonares caracteriza-se por veias pulmonares conectadas ao átrio direito ou à veia cava superior, drenando o sangue venoso pulmonar no lado direito do coração.

- Tipos: total ou parcial; supracardíaca, intracardíaca, infracardíaca e mista.
- CIA é obrigatória para a sobrevida (*shunt* da direita para a esquerda).
- Formas obstrutiva/não obstrutiva:

  – *Obstrutiva*: obstrução venosa pulmonar, em geral por estenose da veia vertical, levando a hipertensão pulmonar, diminuição do fluxo sanguíneo pulmonar, aumento do *shunt* da direita para a esquerda, hipoxemia grave e baixo débito cardíaco.

  – *Não obstrutiva*: hiperfluxo pulmonar e sobrecarga de câmaras direitas levando à insuficiência cardíaca congestiva.

A cirurgia de correção da forma total consiste na anastomose da confluência venosa pulmonar no átrio esquerdo (AE). A cirurgia das formas parciais envolve anastomose direta das veias pulmonares ao AE, ou direcionamento do fluxo para o AE por meio da colocação de desvios intra-atriais (*baffles*).

MANEJO PÓS-OPERATÓRIO

* Monitorar pressão arterial invasiva (PAI), PVC, PAE e pressão de artéria pulmonar (PAP).

* Manter ventilação mecânica eletiva com sedação, analgesia ± bloqueio neuromuscular nas primeiras 24h pós-operatórias. Pode ser necessário deixar o esterno aberto nesse período.

PRINCIPAIS PROBLEMAS PÓS-OPERATÓRIOS

* *Baixo débito cardíaco*: por baixa complacência do AE e VE, com menor volume de ejeção por batimento cardíaco. Otimizar a frequência cardíaca com marca-passo ou usar inotrópicos como milrinona (0,1-1 mcg/kg/min). Evitar reposição agressiva de volume.

* *Insuficiência respiratória*: por edema pulmonar grave antes da cirurgia, exacerbado pela CEC. Manter sedação e bloqueio neuromuscular por 24-48h para melhor eficiência ventilatória. Utilizar PEEP para melhor oxigenação alveolar. Volumes correntes mais altos (10-12 mL/kg) podem ser úteis.

* *Hipertensão pulmonar*: por hipertrofia da camada média das arteríolas pulmonares, ocorre em 50% dos pacientes. Descartar obstrução residual da drenagem venosa pulmonar (ecocardiograma, cateterismo cardíaco). Manter pH 7,40-7,45, hiperventilação leve ($PaCO_2$ ~30 mmHg) e FiO_2 100%. Sedação e analgesia em *bolus* antes das aspirações de cânula traqueal. Utilizar óxido nítrico (5-20 ppm), mas observar que, na presença de obstrução venosa pulmonar residual, ele pode agravar o quadro.

* *Arritmias cardíacas*: taquiarritmias supraventriculares ocorrem em 20% dos casos. Utilizar antiarrítmicos e/ou cardioversão, quando indicados.

PÓS-OPERATÓRIO DE TRUNCUS ARTERIOSUS COMMUNIS

O *truncus arteriosus communis* caracteriza-se por tronco arterial único que sai do coração, cavalga o septo interventricular e origina a aorta, as artérias coronárias e a artéria pulmonar.

* Tipos: I, II, III e IV.

* Comunicação interventricular (CIV) sempre presente.

* Anomalias cardíacas associadas: regurgitação moderada a grave da valva truncal, interrupção do arco aórtico, anomalias de artérias coroná-

rias, artérias pulmonares não confluentes, conexão anômala total das veias pulmonares.

- Síndrome de DiGeorge está presente em 30% dos casos. Caracteriza-se por deficiência da imunidade celular por hipoplasia ou ausência do timo, hipocalcemia por hipoparatireoidismo, anomalias faciais e cardiopatia congênita. Risco de doença do enxerto *versus* hospedeiro por administração de hemoderivados: utilizar concentrado de hemácias e plaquetas irradiadas.

A cirurgia consiste na remoção das artérias pulmonares da raiz truncal, fechamento da CIV com direcionamento do sangue do ventrículo esquerdo para a neoaorta e interposição de tubo valvado entre o VD e a artéria pulmonar.

MANEJO PÓS-OPERATÓRIO

- Monitorar PAI, PVC, PAE e PAP.

- Manter ventilação mecânica eletiva, com sedação, analgesia ± bloqueio neuromuscular nas primeiras 24 h pós-operatórias. Pode ser necessário deixar o esterno aberto nesse período.

PRINCIPAIS PROBLEMAS PÓS-OPERATÓRIOS

- *Hipertensão pulmonar*: crises de hipertensão pulmonar são especialmente prevalentes em pacientes submetidos à correção cirúrgica tardia, após o período neonatal. Manter sedação, analgesia e bloqueio neuromuscular nas primeiras 24-48 h após a cirurgia. Fazer *bolus* de sedativo e analgésico, antes das aspirações de cânula traqueal. Manter pH 7,40-7,45, hiperventilação leve (PaCO$_2$ 30-35 mmHg) e FiO$_2$ 100%. Utilizar óxido nítrico (5-20 ppm) e/ou outros vasodilatadores pulmonares (sildenafil, bosentana), se necessário. Manipular o paciente o mínimo possível.

- *Baixo débito cardíaco*: por baixa complacência e disfunção do VE. Otimizar a pré-carga, mantendo a PVC entre 12-15 mmHg. Minimizar a pressão média de vias aéreas, para facilitar o retorno venoso. Otimizar o suporte inotrópico: milrinona (0,1-1 mcg/kg/min), dopamina (5-10 mcg/kg/min) ou epinefrina (0,01-0,3 mcg/kg/min). Vasodilatadores podem ser úteis (nitroprussiato de sódio).

- *Disfunção do ventrículo direito*: se houver hipertrofia significativa do VD, com suspeita de baixa complacência, betabloqueadores podem ser usados (esmolol). Outras causas incluem hipertensão pulmonar, *shunt* esquerdo-direito residual e insuficiência coronariana (compressão pelo tubo).

- *Cianose*: por disfunção do VD, aumento da pressão de átrio direito (PAD) e *shunt* direito-esquerdo pelo forame oval. Manter suporte inotrópico adequado e redução da pós-carga do VD (milrinona ou óxido nítrico inalado).

- *Arritmias cardíacas*: por bloqueio completo de ramo direito, taquicardia ectópica juncional, taquicardia atrial e bloqueio atrioventricular. Utilizar antiarrítmicos ou marca-passo, quando indicados.

- *Estenose ou regurgitação da valva truncal*: pode ser necessária uma reoperação para a substituição da valva.

- *CIV residual*: pode levar à sobrecarga de volume ao VE, hiperfluxo pulmonar e instabilidade hemodinâmica no pós-operatório.

- *Hipocalcemia*: pela alta incidência de síndrome de DiGeorge. Deve ser corrigida agressivamente.

PÓS-OPERATÓRIO DE TETRALOGIA DE FALLOT

A cirurgia consiste na ampliação da via de saída do VD, usualmente com ventriculotomia e fechamento da CIV.

MANEJO PÓS-OPERATÓRIO

- Fazer ecocardiograma na sala de operação para afastar obstrução residual da via de saída do VD e CIV residual.

- Extubação precoce.

PRINCIPAIS PROBLEMAS PÓS-OPERATÓRIOS

- *Baixo débito cardíaco*: pode ser causado por disfunção sistólica ou diastólica do VD (mais frequente) ou do VE (menos frequente). Deve ser tratado com milrinona (0,1-1 mcg/kg/min), dopamina (5-10 mcg/kg/min) ou epinefrina (0,01-0,3 mcg/kg/min), adequações da volemia (PVC 8-12 mmHg), controle rigoroso do cálcio ionizado e do pH arterial.

- *CIV residual*: geralmente mal tolerada no PO, em virtude da coexistência de regurgitação pulmonar e ventrículos pouco complacentes.

- *Obstrução residual da via de saída do VD*: pode ser necessária reintervenção cirúrgica posterior.

- *Disfunção do VD*: com sinais de baixo débito cardíaco e aumento da PVC (hepatomegalia, ascite, edema e derrame pleural). Suporte inotrópico (de preferência milrinona ou dobutamina) e uso de diurético podem ser necessários.

- *Arritmias*: (a) bloqueio atrioventricular total (< 5%), sendo necessária instalação de marca-passo; (b) bloqueio de ramo direito ocorre em todos os pacientes, em decorrência da incisão cirúrgica no VD, e geralmente não causa repercussão clínica; (c) taquicardia ectópica juncional (5-20%) e (d) taquicardia atrial ectópica são frequentes e devem ser tratadas com resfriamento do paciente (34-35 °C), correção de distúrbios eletrolíticos, redução ou suspensão das catecolaminas, sedação e agentes antiarrítmicos (amiodarona); (e) taquicardia supraventricular de reentrada, que pode lembrar taquicardia ventricular em razão do bloqueio do ramo direito, necessitando tratamento com cardioversão elétrica, adenosina e amiodarona.

PÓS-OPERATÓRIO DE CIRURGIAS DE GLENN E FONTAN

Ambas as cirurgias têm o objetivo de reduzir a sobrecarga de trabalho do ventrículo único, em crianças com cardiopatias congênitas complexas, que têm apenas um ventrículo funcionante. O *shunt* bidirecional de Glenn consiste na anastomose da veia cava superior com a artéria pulmonar direita (confluência dos ramos da artéria pulmonar), e a cirurgia de Fontan, na derivação cavopulmonar total (conexão da veia cava inferior na artéria pulmonar direita, em geral, realizada após a cirurgia de Glenn, resultando em veia cava superior e inferior drenando na artéria pulmonar). O fluxo sanguíneo pulmonar depende de uma PVC relativamente alta que direciona o sangue para o leito vascular pulmonar de "baixa resistência".

MANEJO PÓS-OPERATÓRIO

- *Extubação precoce*: a ventilação mecânica com pressão positiva aumenta a pressão média de vias aéreas e a RVP e diminui o retorno venoso sistêmico.

- Manter hidratação adequada e evitar uso agressivo de diuréticos. Iniciar diuréticos e captopril a partir do 1º ou 2º dias pós-operatórios.

- Na ausência de sangramento ativo no pós-operatório imediato, heparinização profilática (10 UI/kg/h) está indicada. Após 24 h, inicia-se ácido acetilsalicílico (AAS) 5 mg/kg/dia. Anticoagulação com warfarina, dipiridamol ou clopidogrel pode ser considerada em situações especiais.

- Manter oxigênio suplementar nos primeiros dias pós-operatórios, com o objetivo de promover vasodilatação pulmonar.

- Considerar uso de óxido nítrico e sildenafil profilaticamente, especialmente após cirurgia de Fontan.

- *Evitar hiperventilação*, pois reduz o fluxo sanguíneo cerebral e a principal fonte de retorno venoso para a artéria pulmonar.

- *Manter suporte inotrópico eletivo* (milrinona) por 48-72 h após a cirurgia.

- Combater agressivamente a hipertermia e considerar o uso de hipotermia (34-35 ºC) para manutenção da frequência cardíaca normal. O ventrículo único torna-se pouco complacente e a taquicardia reduz ainda mais o enchimento ventricular, levando a baixo débito cardíaco.

- Ocasionalmente, o cirurgião deixa uma fenestração entre a veia cava inferior e o átrio direito, que permite melhor retorno venoso ao coração, promovendo melhor débito cardíaco e reduzindo a incidência de efusões e a morbidade no pós-operatório imediato; porém, leva a hipoxemia e redução da capacidade de realizar exercícios e se associa a aumento do risco de embolia paradoxal e acidente vascular cerebral.

- Drenagem pleural profilática (opção: cateter venoso no lugar do dreno, menos agressivo e igualmente eficaz).

PRINCIPAIS PROBLEMAS PÓS-OPERATÓRIOS

- *Síndrome da veia cava superior*: sinais de pressão elevada na veia cava superior (extremidade superior do corpo pletórica e edemaciada). Manter o paciente com a cabeceira elevada a 30-45º para facilitar o retorno venoso do segmento cefálico. Importante permitir respiração espontânea o mais rápido possível e reduzir a RVP (oxigênio a 100%, óxido nítrico, sildenafil).

- *Baixo débito cardíaco*: causado por pré-carga inadequada (hipovolemia: PAD e PAE baixas), aumento da RVP (PAE baixa e PAD alta), obstrução anatômica do retorno venoso sistêmico (PAE baixa e PAD alta) ou falência de bomba (PAD e PAE altas). *Bolus* de fluido e suporte inotrópico podem ser necessários. Dar preferência a milrinona ou dobutamina, pelo efeito vasodilatador pulmonar e sistêmico. Evitar doses altas de catecolaminas. Pedir ecocardiograma para descartar insuficiência da valva atrioventricular e avaliar a função ventricular. Manter a frequência cardíaca normal para a idade.

- *Arritmias cardíacas*: taquicardia ectópica juncional, disfunção do nó sinusal e *flutter* atrial são comuns. Utilizar cardioversão elétrica, antiarrítmicos e marca-passo, se necessário.

- *Efusões*: pleural, pericárdica e ascite são comuns, causadas por aumento da pressão venosa sistêmica. Requerem drenagem imediata, pois têm grande repercussão hemodinâmica.

- *Cianose*, causada por:

  – *Dessaturação venosa pulmonar*: pneumotórax, efusão pleural, edema pulmonar, pneumonia, atelectasia.

  – *Dessaturação venosa sistêmica*: anemia, estados de consumo elevado de O_2, baixo débito cardíaco sistêmico, malformações arteriovenosas pulmonares preexistentes.

  – *Diminuição do fluxo sanguíneo pulmonar*: aumento da RVP, CIA ou fenestração muito grandes, obstrução ou distorção da anastomose, trombose do *shunt*, fístulas venovenosas ou arteriovenosas, principalmente entre a veia cava superior e a veia cava inferior, que devem ser embolizadas ou ligadas rapidamente.

PÓS-OPERATÓRIO DAS LESÕES OBSTRUTIVAS DO ARCO AÓRTICO

As lesões obstrutivas do arco aórtico incluem a coarctação da aorta, a hipoplasia do arco aórtico e a interrupção do arco aórtico. Todas essas lesões têm em comum a presença de hipertensão no segmento arterial proximal à obstrução e a perfusão dependente do canal arterial na aorta distal à obstrução. Constituem a principal causa de choque cardiogênico em recém-nascidos.

A cirurgia consiste na remoção do segmento obstruído e/ou plastia do arco aórtico, com anastomose término-lateral da aorta e ligadura do canal arterial.

MANEJO PÓS-OPERATÓRIO

- Monitorização invasiva (PAI radial e femoral).
- Em recém-nascidos e lactentes jovens, manter ventilação mecânica eletiva, com sedação, analgesia ± bloqueio neuromuscular nas primeiras 24 h pós-operatórias. Crianças mais velhas submetidas à correção de coarctação de aorta podem ser extubadas no pós-operatório imediato.

PRINCIPAIS PROBLEMAS PÓS-OPERATÓRIOS

- *Hipertensão arterial sistêmica*: muito comum por causa da desregulação dos barorreceptores carotídeos e aumento da liberação de renina; requer tratamento agressivo com nitroprussiato de sódio (0,5-10 mcg/kg/min) e/ou captopril 1,5-2 mg/kg/dose 8/8 h, VO. Mais raramente, betabloqueadores podem ser úteis (propranolol ou esmolol), especialmente se houver taquicardia significativa.

- *Hipertensão arterial pulmonar*: muito comum, pois a maioria dos pacientes é operada no período neonatal, e requer tratamento agressivo com óxido nítrico, sedação/analgesia e milrinona.

- *Baixo débito cardíaco*: relativamente frequente, associado à disfunção pré-operatória do VE e hipertensão pulmonar; requer infusão de milrinona (0,1-1,0 mcg/kg/min), dopamina (5-10 mcg/kg/min) e/ou epinefrina (0,01-0,3 mcg/kg/min).

- *Síndrome pós-coarctectomia*: caracteriza-se por dor e distensão abdominal, febre e leucocitose, resultantes de arterite mesentérica secundária ao aumento súbito da pressão arterial nos vasos abaixo da coarctação. O tratamento consiste no controle da hipertensão arterial.

- *Hipocalcemia*: especialmente em pacientes com síndrome de DiGeorge. O tratamento consiste na suplementação de cálcio, profilaxia de infecção nosocomial e uso de hemoderivados irradiados.

- *Obstrução residual do arco aórtico*: caracteriza-se por sinais de baixo débito cardíaco sistêmico com congestão pulmonar; é obrigatória a realização de ecocardiograma; pode ser necessária reintervenção cirúrgica.

- *Compressão do brônquio fonte esquerdo*: pela raiz e arco aórtico, causando atelectasia ou hiperinsuflação do pulmão esquerdo. Requer investigação com tomografia de tórax e broncoscopia. Podem ser necessárias aortopexia e suspensão da parede do brônquio.

- *Lesões de estruturas próximas ao arco aórtico*: nervo laríngeo recorrente, duto torácico e nervo frênico. Podem ser necessários reintubação e realização de traqueostomia, manejo nutricional e ligadura do duto torácico ou plicatura diafragmática.

PÓS-OPERATÓRIO DE *SHUNT* SISTÊMICO-PULMONAR

Especialmente em pacientes com cardiopatias complexas ou ventrículo único, o equilíbrio entre a circulação pulmonar e a sistêmica (Qp/Qs) pode ser muito difícil de atingir.

MANEJO PÓS-OPERATÓRIO

- Manter hidratação adequada e evitar o uso agressivo de diuréticos.

- Infundir heparina profilaticamente (10 UI/kg/h) até que seja iniciada alimentação enteral, quando pode ser substituída por AAS 5 mg/kg/dia.

- Manter saturação de O_2 75-85%, com PaO_2 em torno de 40 mmHg.

PRINCIPAIS PROBLEMAS PÓS-OPERATÓRIOS

- *Hipofluxo pulmonar:* em geral causado por aumento da RVP (requer óxido nítrico 20 ppm e ventilação adequada), vasoplegia sistêmica (requer noradrenalina 0,05-0,3 mcg/kg/min), estenose da artéria pulmonar ou de seus ramos ou obstrução parcial ou total do *shunt* (requer reintervenção cirúrgica ou por cateterismo cardíaco), problemas pulmonares (atelectasias, efusões pleurais, pneumotórax), ou ainda baixo débito cardíaco (usar milrinona 0,1-1 mcg/kg/min, dopamina 5-10 mcg/kg/min ou epinefrina 0,01-0,3 mcg/kg/min).

- *Hiperfluxo pulmonar:* em geral causado por colocação de um *shunt* muito calibroso, com $SaO_2 > 85\%$; pode ser controlado com aumentos na viscosidade sanguínea (hematócrito 40-45%, diuréticos), redução da RVS (milrinona, nitroprussiato de sódio), redução da FiO_2 ou reoperação com clipagem parcial do *shunt* ou troca por um tubo de menor calibre.

REFERÊNCIAS

1. Auler Jr JO et al. Pediatric cardiac postoperative care. Rev Hosp Clin Fac Med Sao Paulo 2002;57(3): 115-23.

2. Austin EH. Postoperative management after the Norwood procedure. Semin Thorac Cardiovasc Surg Pediatr Card Surg Annu 1998;1:109-21.

3. Chang AC et al., editors. Pediatric Cardiac Intensive Care. Baltimore: Williams & Wilkins; 1998.

4. Gazit AZ et al. Care of the pediatric cardiac surgery patient – part 1. Curr Probl Surg 2010;47(3):185-250.

5. Gazit AZ et al. Care of the pediatric cardiac surgery patient – part 2. Curr Probl Surg 2010;47(4):261-376.

6. Hoffman TM et al. Efficacy and safety of milrinone in preventing low cardiac output syndrome in infants and children after corrective surgery for congenital heart disease. Circulation 2003;107(7):996-1002.

7. Kumar G, Iyer PU. Management of perioperative low cardiac output state without extracorporeal life support: What is feasible? Ann Pediatr Cardiol 2010;3(2):147-58.

8. Muñoz RA et al., editors. Critical Care of Children with Heart Disease. New York: Springer-Verlag; 2010.

9. Nichols DG et al., editors. Critical Heart Disease in Infants and Children. 2. ed. Philadelphia: Mosby; 2006.

10. Thompson LD et al. Neonatal repair of truncus arteriosus: continuing improvements in outcomes. Ann Thorac Surg 2001;72(2):391-5.

CAPÍTULO 10
CHOQUE EM CRIANÇAS

Ana Paula de Carvalho Panzeri Carlotti

INTRODUÇÃO

Choque é a situação clínica resultante do desequilíbrio entre a oferta de oxigênio e nutrientes e a demanda metabólica dos tecidos. Caracteriza-se por déficit agudo de oxigênio nas células, que resulta em metabolismo anaeróbico e acidose láctica.

- Oferta de oxigênio (DO_2) – conteúdo arterial de oxigênio (CaO_2) x débito cardíaco
    - CaO_2 = [Hemoglobina] (g/dL) x 1,34 x SaO_2 + (PaO_2 x 0,003)
    - Débito cardíaco = frequência cardíaca x volume de ejeção
        - Volume de ejeção depende da pré-carga, contratilidade e pós-carga.

Os mecanismos compensatórios para manutenção do débito cardíaco incluem taquicardia e aumento da contratilidade cardíaca e do tônus do sistema venoso. Entretanto, as crianças têm reserva de frequência cardíaca limitada em virtude da frequência basal já elevada e menor massa muscular ventricular, o que limita o aumento da contratilidade cardíaca. A falha dos mecanismos compensatórios resulta em redução do débito cardíaco e da oferta de oxigênio, e hipóxia tecidual.

Em situações de diminuição significante do débito cardíaco, o aumento da resistência vascular sistêmica mantém, inicialmente, a pressão arterial normal.

- Pressão arterial = débito cardíaco x resistência vascular sistêmica

DIAGNÓSTICO

SINAIS DE CHOQUE

- Alteração do nível de consciência
- Diminuição da diurese (< 1 mL/kg/h ou 12 mL/m²/h)
- Acidose láctica

Hipotensão arterial é sinal tardio de choque em crianças. Os limites de pressão arterial sistólica de acordo com a idade são mostrados na Tabela 10.1.

Tabela 10.1 Definição de hipotensão pelos limites de pressão arterial sistólica (mmHg) de acordo com a idade.

Idade	Pressão arterial sistólica (mmHg)
Recém-nascidos a termo (0-28 dias)	< 60
Lactentes (1-12 meses)	< 70
Crianças 1-10 anos	< 70 + (2 x idade em anos)
> 10 anos	< 90

Fonte: *Pediatric Advance Life Support Provider Manual*, 2002.

CLASSIFICAÇÃO

SEGUNDO O ESTADO FISIOLÓGICO

- *Choque compensado*: há sinais de perfusão tecidual inadequada, mas a pressão arterial sistólica é normal.
- *Choque descompensado*: os sinais de choque se associam à hipotensão arterial sistólica.

SEGUNDO O ESTADO HEMODINÂMICO

- *Hipodinâmico ou frio*: associado a baixo débito cardíaco, caracterizado por pele fria e marmórea, pulsos finos e tempo de enchimento capilar prolongado (> 2 segundos). A resistência vascular sistêmica pode estar normal, elevada ou baixa.

- *Hiperdinâmico ou quente*: associado a alto débito cardíaco e baixa resistência vascular sistêmica. Caracteriza-se por extremidades quentes, avermelhadas, com alargamento da pressão de pulso e tempo de enchimento capilar rápido.

SEGUNDO A ETIOLOGIA

- *Choque hipovolêmico*: caracteriza-se por volume intravascular inadequado relativo ao espaço vascular (por exemplo, desidratação, hemorragia e perdas para o terceiro espaço). Apresenta-se como choque hipodinâmico ou frio.

   – Em crianças com hemorragia, observa-se hipotensão com perda aguda de mais de 25-30% da volemia.

- *Choque cardiogênico*: resulta de disfunção miocárdica secundária a cardiomiopatias, distúrbios do ritmo, cardiopatias congênitas ou lesões traumáticas do coração. Caracteriza-se por baixo débito cardíaco e alta resistência vascular sistêmica.

   – Diagnóstico clínico: história de aumento do esforço respiratório, dificuldades de alimentação, dispneia às mamadas, sudorese excessiva, baixo ganho pôndero-estatural e infecções respiratórias frequentes (em crianças com cardiopatias congênitas com hiperfluxo pulmonar). Ao exame físico, pode-se observar taquicardia, ritmo de galope, taquipneia, extremidades frias, pulsos finos, cianose, diaforese, estertores crepitantes, sibilos (pelo edema pulmonar – "asma cardíaca"), hepatomegalia, estase jugular (em crianças maiores) e edema periférico (manifestação tardia de insuficiência cardíaca em crianças).

   – As obstruções congênitas da via de saída do ventrículo esquerdo (por exemplo, coarctação de aorta grave, interrupção do arco aórtico, estenose aórtica crítica) se manifestam por choque cardiogênico nas duas primeiras semanas de vida, por ocasião do fechamento do canal arterial.

     ▪ Em recém-nascido que se apresenta com choque, é importante fazer a palpação comparativa dos pulsos dos membros superiores e dos membros inferiores e a medida da pressão arterial e da saturação de oxigênio nos quatro membros.

– Exames complementares:

- Radiografia de tórax: os achados típicos são cardiomegalia e congestão vascular pulmonar.

- Eletrocardiograma e ecocardiografia: dão o diagnóstico da doença de base.

- Marcadores bioquímicos de lesão celular e disfunção miocárdica:

Troponinas cardíacas I e C: marcadores mais sensíveis e específicos de lesão celular miocárdica que a CK-MB. O aumento de suas concentrações também se associa à disfunção miocárdica.

Peptídio natriurético tipo B (BNP): liberado em resposta ao estiramento e ao aumento da tensão da parede ventricular. O aumento de suas concentrações plasmáticas está associado à disfunção sistólica do ventrículo esquerdo.

- *Choque distributivo*: caracteriza-se pela distribuição inadequada de sangue aos tecidos que resulta em má perfusão tecidual, geralmente secundária a alterações do tônus vasomotor (por exemplo, anafilaxia, anestesia espinal ou epidural, secção de medula, disfunção grave do cérebro e do tronco cerebral, uso inadequado de vasodilatador). Caracteriza-se por vasodilatação sistêmica, com hipovolemia relativa.

  – No choque neurogênico, não há taquicardia compensatória, porque a inervação simpática do coração também está comprometida.

- *Choque obstrutivo*: caracteriza-se por débito cardíaco inadequado na presença de volume intravascular e função miocárdica normais, em decorrência de obstrução mecânica à entrada e/ou saída de sangue do coração (por exemplo, pneumotórax hipertensivo, tamponamento cardíaco e embolia pulmonar maciça).

- *Síndrome da resposta inflamatória sistêmica (SIRS), sepse e choque séptico*

  – SIRS caracteriza a resposta inflamatória sistêmica, independentemente da causa. É definida pela presença de duas ou mais das seguintes condições, uma das quais deve ser alteração da temperatura ou da contagem de leucócitos:

  - Febre (> 38,5 °C) ou hipotermia (< 36,0 °C).

  - Taquicardia (> 2 desvios-padrão para idade) ou bradicardia para crianças com menos de 1 ano de idade (< p10 para idade).

  - Taquipneia (> 2 desvios-padrão para idade).

  - Hemograma com leucocitose, leucopenia ou desvio à esquerda.

  – *Sepse*: SIRS na presença de infecção (suspeita ou confirmada).

  – *Choque séptico*: sepse associada a alterações da perfusão sistêmica. Possui componente hipovolêmico (lesão endotelial e aumento da permeabilidade capilar), cardiogênico (disfunção miocárdica causada por citocinas e toxinas bacterianas) e distributivo (alteração do tônus vascular). Pode ser:

- Compensado (pressão arterial normal) ou descompensado (hipotensão).
- Hipodinâmico (frio) ou hiperdinâmico (quente).

Ao contrário do que ocorre na maioria dos adultos que apresenta choque hiperdinâmico (com alto débito cardíaco e baixa resistência vascular sistêmica), aproximadamente 80% das crianças com choque séptico têm baixo débito cardíaco, com graus variáveis de resistência vascular sistêmica.

PARTICULARIDADES DO RECÉM-NASCIDO

DIAGNÓSTICO DIFERENCIAL DE CHOQUE SÉPTICO *VS.* CARDIOGÊNICO

- História materna de febre, tratamento recente de infecção ou ruptura prolongada de membranas sugere o diagnóstico de choque séptico. Por outro lado, presença de sopro, cianose, hepatomegalia ou diferencial de pressão arterial ou saturação de oxigênio entre membros superiores e membros inferiores sugere choque cardiogênico.

    – Na dúvida, deve-se iniciar infusão de prostaglandina E1 precocemente e providenciar um ecocardiograma para verificar a presença de cardiopatia congênita.

RESPOSTA HEMODINÂMICA DO RECÉM-NASCIDO

- Acidose e hipóxia causam aumento da pressão em território arterial pulmonar e podem levar a quadro de hipertensão pulmonar e insuficiência cardíaca direita, especialmente em recém-nascidos e lactentes jovens.

    – Nesses casos, o tratamento da hipertensão pulmonar deve ser instituído prontamente, pois pode melhorar significativamente as condições hemodinâmicas do paciente.

TRATAMENTO DO CHOQUE

A velocidade da intervenção é crucial, pois o reconhecimento precoce e o tratamento agressivo dos vários tipos de choque podem melhorar significativamente o desfecho.

OBJETIVO DO TRATAMENTO

- Restabelecimento eficaz da perfusão e da oxigenação tecidual, evidenciado por:
  - Tempo de enchimento capilar menor ou igual a 2 segundos
  - Pulsos normais
  - Extremidades aquecidas
  - Diurese > 1 mL/kg/h ou > 12 mL/m²/h
  - Nível de consciência normal
  - Pressão arterial normal para a idade
  - Saturação venosa central de oxigênio maior ou igual a 70%
  - Índice cardíaco entre 3,3 e 6 L/min/m²

MANEJO INICIAL

A (*Airway*)

- Abertura de vias aéreas pelo posicionamento adequado da cabeça e aspiração das vias aéreas superiores.

B (*Breathing*)

- Administração de oxigênio por meio de dispositivos de alto fluxo (máscara não reinalante).

  - Indicações de intubação: aumento do trabalho respiratório, hipoventilação, diminuição do nível de consciência, instabilidade hemodinâmica grave.

  - No choque cardiogênico, o suporte ventilatório deve ser precoce e a intubação deve ser feita utilizando-se a sequência rápida de intubação:
    - Pré-oxigenação com O_2 a 100%
    - Atropina (< 1 ano ou bradicardia)
    - Fentanil 1-2 mcg/kg
    - Rocurônio 1 mg/kg

C (*Circulation*)

O objetivo é adequar a volemia, a pressão arterial e o débito cardíaco.

Acesso vascular

- A primeira escolha é a punção de veia periférica, utilizando cateteres curtos e grossos (tipo cateter sobre agulha); caso o acesso venoso periférico não seja obtido prontamente em poucos minutos, a via intraóssea deve ser estabelecida.

Ressuscitação hídrica

Enquanto se procede à ressuscitação hídrica, deve-se obter acesso venoso central, para monitoração da pressão venosa central e posterior infusão de drogas vasoativas, se necessário. Na ausência de sinais de sobrecarga hídrica, deve-se prosseguir com expansões de volume, até adequação da volemia (pressão venosa central de 8-12 mmHg).

- Choque hipovolêmico, distributivo ou séptico: soro fisiológico 0,9% 20 mL/kg em 5-10 minutos.
  - As crianças com choque séptico usualmente necessitam de 40 a 60 mL/kg de ressuscitação hídrica na primeira hora de tratamento. O volume infundido e a velocidade de administração estão diretamente relacionados ao desfecho.

- Cetoacidose diabética com choque hipovolêmico: soro fisiológico 0,9% 10-20 mL/kg em 1h.
  - Ressuscitação hídrica agressiva é fator de risco para edema cerebral na cetoacidose diabética.

- Choque cardiogênico: soro fisiológico 0,9% 5-10 mL/kg em 15-20 minutos.
  - Nessa situação, a ressuscitação hídrica tem o objetivo de melhorar o débito cardíaco pela otimização da pré-carga, mas deve ser cuidadosa.

- Fluidoterapia em recém-nascidos
  - Deve ser mais gradual, especialmente em recém-nascidos pré-termo, pelo risco de abertura ou persistência do canal arterial e hemorragia intraventricular.
    - Recém-nascido a termo: *bolus* de 10 mL/kg em 5-20 minutos.
    - Recém-nascido pré-termo: *bolus* de 10 mL/kg em 15-30 minutos e reposição de perdas insensíveis e sangramento, com início precoce de drogas vasoativas.

Tipo de fluido

- Cristaloides *vs.* coloides:

– Cristaloides: baixo custo, não tóxicos, ampla disponibilidade, mas apenas 25% do volume infundido permanecem no intravascular, causando mais edema.

– Coloides: promovem melhor expansão intravascular com menores volumes, mas seu custo é elevado. Em situações com lesão endotelial (por exemplo, sepse), pode haver extravasamento de 15-20% do volume administrado, piorando o edema tissular.

Não há evidências de que a ressuscitação hídrica com coloides reduza o risco de morte quando comparados com cristaloides. No Hospital das Clínicas da Faculdade de Medicina de Ribeirão Preto da Universidade de São Paulo, administra-se solução de albumina 5% 5-10 mL/kg, caso a criança persista com sinais de choque após ter recebido 60 mL/kg de cristaloide e ainda necessite de fluido adicional para a adequação da volemia.

- Concentrado de hemácias:

    – A transfusão de 10-15 mL/kg de concentrado de hemácias é indicada se a concentração de hemoglobina for < 10 g/dL em crianças ou < 12 g/dL em recém-nascidos com qualquer tipo de choque e em vítimas de trauma com choque hemorrágico, quando houver persistência dos sinais de choque ou instabilidade hemodinâmica após a administração de 40-60 mL/kg de cristaloide.

- Plasma fresco:

    – A transfusão de plasma fresco (10 mL/kg) é indicada apenas em coagulopatias, para repor fatores de coagulação; não deve ser usada para expansão de volume, pelo risco de transmissão de infecções.

Drogas vasoativas

Uso indicado se o paciente ainda tiver sinais de choque, mesmo após a adequação da volemia (Tabela 10.2).

Tabela 10.2 Drogas vasoativas frequentemente utilizadas em terapia intensiva pediátrica.

Droga	Dose	Efeitos
Dopamina	5-15 mcg/kg/min	Inotrópico (5-10 mcg/kg/min) Vasoconstrictor (> 10 mcg/kg/min)
Epinefrina	0,01-1 mcg/kg/min	Inotrópico (0,01-0,3 mcg/kg/min) Vasoconstritor (> 0,3 mcg/kg/min)
Norepinefrina	0,01-2 mcg/kg/min	Inotrópico (0,01-0,2 mcg/kg/min) Vasoconstrictor (> 0,2 mcg/kg/min)
Dobutamina	5-15 mcg/kg/min	Inotrópico e vasodilatador sistêmico e pulmonar
Milrinona	0,1-1 mcg/kg/min*	Inotrópico e vasodilatador sistêmico e pulmonar
Levosimendana	0,1-0,2 mcg/kg/min#	Inotrópico e vasodilatador periférico e coronariano
Nitroprussiato de sódio	0,5-10 mcg/kg/min	Vasodilatador sistêmico
Vasopressina	0,0003-0,008 U/kg/min	Vasoconstrictor
Terlipressina	20 mcg/kg/dose a cada 6 h, por 24-48 h	Vasoconstrictor

* A dose deve ser ajustada em pacientes com redução do *clearance* de creatinina, como se segue: 30-50 mL/min/1,73 m^2: 0,33-0,43 mcg/kg/min; 10-29 mL/min/1,73 m^2: 0,23-0,33 mcg/kg/min; < 10 mL/min/1,73 m^2: 0,2 mcg/kg/min; #Infusão única por 24 h pode produzir efeitos clínicos por vários dias e, portanto, a droga pode ser administrada a cada 1-2 semanas.

CHOQUE SÉPTICO

* Suporte hemodinâmico

– Geralmente, a droga inicial é a *dopamina* (5-10 mcg/kg/min). Não havendo melhora com dopamina, inicia-se *epinefrina* (0,01-0,3 mcg/kg/min) em crianças com choque frio ou *norepinefrina* (0,2-1 mcg/kg/min) em crianças com choque quente. Medidas adicionais são tomadas de acordo com a apresentação clínica e o perfil hemodinâmico (sempre que possível, fazer ecocardiograma para direcionar melhor o tratamento):

▪ Choque frio com pressão arterial normal (débito cardíaco baixo com resistência vascular sistêmica elevada): adicionar *milrinona* (0,1-1 mcg/kg/min) e/ou *dobutamina* (5-15 mcg/kg/min) ou *nitroprussiato de sódio* (0,5-10 mcg/kg/min). Considerar *levosimendana* (0,1-0,2 mcg/kg/min).

▪ Choque frio com pressão arterial baixa (débito cardíaco baixo com resistência vascular sistêmica baixa): associar *norepinefrina* (0,01-0,2 mcg/kg/min).

▪ Choque quente com pressão arterial baixa (débito cardíaco elevado com resistência vascular sistêmica baixa): titular *norepinefrina* (até 2 mcg/kg/min). Considerar vasopressina ou terlipressina.

* O uso de corticosteroide é indicado em crianças com risco de insuficiência adrenal (púrpura fulminante, uso crônico de corticoste-

roides, doença do sistema nervoso central) e choque refratário às catecolaminas.

– Utiliza-se a hidrocortisona em dose de estresse: ataque de 50 mg em lactentes, de 100 mg em crianças maiores e adolescentes; manutenção de 100 mg/m^2/dia, 6/6 h.

– Antibioticoterapia específica deve ser iniciada na primeira hora de tratamento.

– Cada hora de atraso na administração do antibiótico diminui a sobrevida em 7,6%.

- Correção dos distúrbios metabólicos, especialmente a acidose, a hipoglicemia e a hipocalcemia, que contribuem para a disfunção miocárdica.
- Drenagem de coleções purulentas.

CHOQUE CARDIOGÊNICO

- Suporte hemodinâmico
  - Pressão arterial normal:
    - Milrinona 0,1-1 mcg/kg/min
    - Dobutamina 5-15 mcg/kg/min
    - Levosimendana 0,1-0,2 mcg/kg/min
  - Pressão arterial baixa:
    - Dopamina 5-10 mcg/kg/min
    - Epinefrina 0,01-0,3 mcg/kg/min
    - Norepinefrina 0,01-0,2 mcg/kg/min
- Medidas que visam minimizar as demandas de oxigênio
  - Suporte ventilatório precoce
  - Uso de sedativos e analgésicos
  - Manutenção da temperatura corpórea normal
- Manter a homeostase metabólica
  - pH, glicose, cálcio e magnésio
- Corrigir anemia
- Tratar arritmias
- Uso de diurético
  - Indicado em pacientes com edema pulmonar ou congestão venosa sistêmica (furosemida 1 mg/kg), mas deve ser administrado apenas após a restauração da perfusão sistêmica e a normalização da pressão arterial.

HIPERTENSÃO PULMONAR

- Suporte hemodinâmico
  - Pressão arterial normal:
    - Milrinona 0,1-1 mcg/kg/min
    - Dobutamina 5-15 mcg/kg/min
  - Pressão arterial baixa:
    - Dopamina até 10 mcg/kg/min
    - Epinefrina 0,01-0,3 mcg/kg/min
- Manter oxigenação adequada
- Hiperventilação leve ($PaCO_2$ em torno de 35 mmHg)
- Analgesia com opioide
- Bloqueio neuromuscular com vecurônio
- Vasodilatador pulmonar
  - Óxido nítrico 5-20 ppm
  - Sildenafil 0,5-1 mg/kg até de 4/4 h (máx. 2 mg/kg 6/6 h)

CHOQUE ANAFILÁTICO

- Suporte farmacológico
  - Epinefrina 0,01 mg/kg (máx. 0,5 mg) EV ou IM
  - Anti-histamínicos (bloqueadores H_1 e H_2)
    - Anti-H_1: Dexclorfeniramina 0,08 mg/kg EV
    - Anti-H_2: Ranitidina 1-2 mg/kg EV
  - Corticosteroides
    - Metilprednisolona 1-2 mg/kg EV

CHOQUE OBSTRUTIVO

- Manejo da causa específica
  - Drenagem ou punção pericárdica em crianças com tamponamento cardíaco
  - Descompressão do pneumotórax com agulha seguida de colocação de dreno pleural, em pacientes com pneumotórax hipertensivo
  - Uso de trombolíticos/anticoagulantes em crianças com embolia pulmonar maciça

REFERÊNCIAS

1. American Heart Association. PALS – Pediatric Advanced Life Support – Provider Manual. 2002.

2. American Heart Association. PALS – Pediatric Advanced Life Support – Provider Manual. 2006.

3. Brierley J et al. 2007 American College of Critical Care Medicine clinical practice parameters for hemodynamic support of pediatric and neonatal septic shock. Crit Care Med 2009;37(2):666-88.

4. Carcillo JA, Davis AL, Zaritsky A. Role of early fluid resuscitation in pediatric septic shock. JAMA 1991;266(9):1242-5.

5. Ceneviva G et al. Hemodynamic support in fluid-refractory pediatric septic shock. Pediatrics 1998;102(2):e19.

6. Dellinger RP et al. Surviving Sepsis Campaign: international guidelines for management of severe sepsis and septic shock, 2012. Intensive Care Med 2013;39(2):165-228.

7. Domico M, Checchia PA. Biomonitors of cardiac injury and performance: B-type natriuretic peptide and troponin as monitors of hemodynamics and oxygen transport balance. Pediatr Crit Care Med 2011;12(4 Suppl):S33-42.

8. Filippi L et al. Rescue treatment with terlipressin in different scenarios of refractory hypotension in newborns and infants. Pediatr Crit Care Med 2011;12(6):e237-41.

9. Kumar A et al. Duration of hypotension before initiation of effective antimicrobial therapy is the critical determinant of survival in human septic shock. Crit Care Med 2006;34(6):1589-96.

10. McKiernan CA, Lieberman SA. Circulatory shock in children: an overview. Pediatr Rev 2005;26(12):451-60.

11. Nadel S, Kissoon NT, Ranjit S. Recognition and initial management of shock. In: Nichols DG, ed. Rogers' textbook of pediatric intensive care. 4. ed. Philadelphia: Lippincott Williams & Wilkins; 2008. p. 372-83.

12. Perel P, Roberts I, Ker K. Colloids versus crystalloids for fluid resuscitation in critically ill patients. The Cochrane Database of Systematic Reviews. 2013 Feb 28;2:CD000567. doi: 10.1002/14651858.CD000567.pub6.

CAPÍTULO 11
CETOACIDOSE DIABÉTICA

Ana Paula de Carvalho Panzeri Carlotti

INTRODUÇÃO

A cetoacidose diabética (CAD) é a principal causa de morbimortalidade em pacientes pediátricos com *diabetes mellitus* tipo I. A mortalidade se relaciona predominantemente ao desenvolvimento de edema cerebral, que ocorre em 0,3-1% dos episódios de CAD, usualmente nas primeiras horas após o início do tratamento, enquanto a hipocalemia é causa potencial de morte mais tardia. Portanto, os objetivos do tratamento da CAD incluem a restauração do equilíbrio hidroeletrolítico e metabólico e a prevenção de complicações, especialmente o edema cerebral e a hipocalemia.

DEFINIÇÃO

Os critérios diagnósticos de CAD incluem hiperglicemia (glicemia > 200 mg/dL), com pH venoso < 7,30 e/ou bicarbonato < 15 mEq/L, associados com glicosúria, cetonemia e cetonúria. A CAD é classificada como grave quando pH < 7,10 e bicarbonato < 5 mEq/L.

FATORES DE RISCO DE EDEMA CEREBRAL

A fisiopatologia do edema cerebral na CAD permanece controversa. Como em aproximadamente 95% dos casos o edema cerebral ocorre após o início do tratamento da CAD, é possível que a terapia hidroeletrolítica contribua para sua ocorrência. Entretanto, em 5% dos casos, o edema cerebral ocorre antes do início da terapia da CAD. Assim, considera-se atualmente que sua origem seja multifatorial.

Os fatores de risco de edema cerebral na CAD podem ser subdivididos naqueles que aumentam o volume intracelular (IC) e/ou extracelular (EC) do cérebro (Figura 11.1).

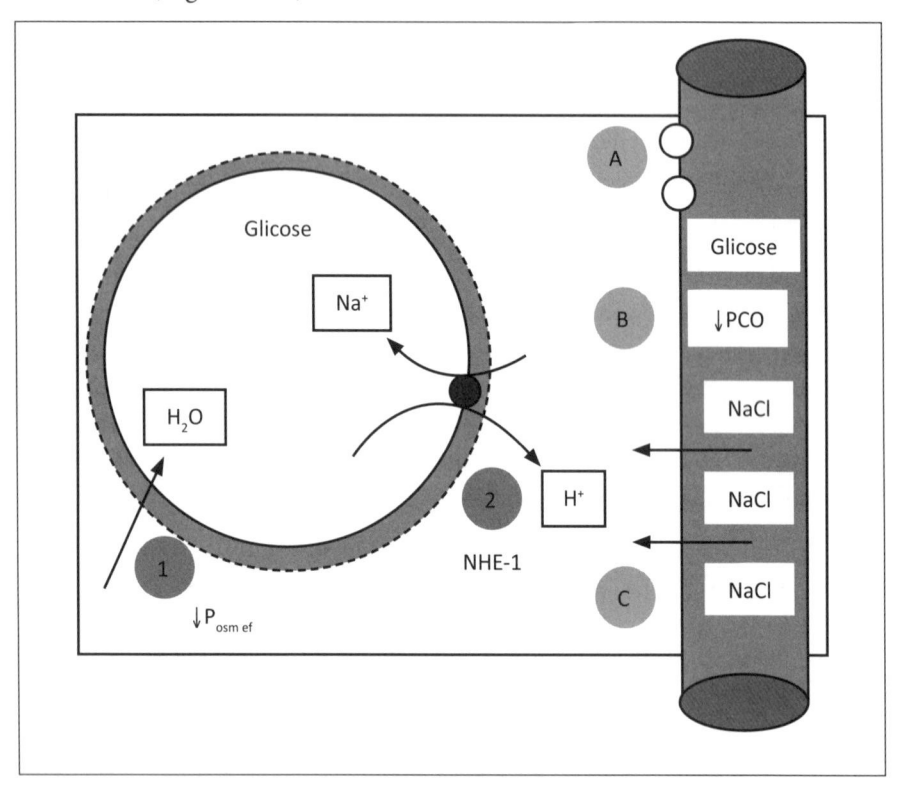

Figura 11.1 Fatores de risco para o desenvolvimento de edema cerebral durante o tratamento da cetoacidose diabética. O retângulo representa o crânio. Os fatores que contribuem para a expansão do volume intracelular do cérebro estão mostrados à esquerda e incluem a diminuição da osmolalidade plasmática efetiva ($P_{osm\ ef}$) (1) e a ativação da bomba de Na^+/H^+ (NHE-1) pela administração de insulina em *bolus* (2). Os fatores que causam expansão do volume extracelular do cérebro são mostrados à direita e incluem a maior permeabilidade da barreira hematoencefálica (A), a queda da pressão coloidosmótica (PCO) do plasma (B) e/ou o aumento da pressão hidrostática capilar (C) em razão da administração excessiva de salina.

De acordo com o momento da apresentação, o edema cerebral pode se desenvolver antes do início do tratamento da CAD ou pode aparecer precocemente (nas primeiras 2 h) ou tardiamente (usualmente, em intervalo de 5 h a 15 h) após o início da terapia para CAD.

FATORES DE RISCO DE EDEMA CEREBRAL PRÉ-TERAPIA

- Edema vasogênico: decorrente de lesão endotelial da barreira hematoencefálica secundária a hipóxia-isquemia, inflamação, estresse oxidativo e distúrbio metabólico.
- Fator de risco oculto ou endógeno: queda da osmolalidade plasmática efetiva pelo influxo de líquido hipotônico de origem endógena (caso o paciente tenha ingerido líquidos com baixo conteúdo de eletrólitos e açúcar), associado ao aumento do esvaziamento gástrico.

FATORES DE RISCO DE EDEMA CEREBRAL PRECOCE APÓS INÍCIO DA TERAPIA PARA CAD

- Infusão rápida de solução salina endovenosa (EV) (*bolus* de fluido), causando aumento da pressão hidrostática e/ou diminuição da pressão coloidosmótica do plasma e expansão do compartimento EC do cérebro.
- Administração de insulina EV em *bolus*, que aumenta o compartimento IC do cérebro, pois promove ativação da bomba de Na^+/H^+ (NHE-1), com ganho de Na^+ e perda de H^+ do IC, e consequente aumento do número de osmoles efetivos nas células cerebrais, pois o H^+ exportado estava ligado às proteínas intracelulares.

FATORES DE RISCO DE EDEMA CEREBRAL TARDIO APÓS INÍCIO DA TERAPIA PARA CAD

- Queda da osmolalidade plasmática efetiva (calculada conforme equação abaixo) pela administração de volume excessivo de solução salina e/ou de fluidos hipotônicos.
  - Cálculo da osmolalidade plasmática efetiva ($P_{osm\ ef}$):
    - $P_{osm\ ef} = 2 \times P_{Na} + P_{Glicose}/18$, em que P_{Na} é a concentração plasmática de sódio em mEq/L, e $P_{Glicose}$, a concentração plasmática de glicose em mg/dL (a divisão por 18 transforma a unidade em mmol/L).

TRATAMENTO DA CAD

CÁLCULO DO DÉFICIT DE SÓDIO E ÁGUA

Há evidências de que a maioria dos pacientes pediátricos com CAD recebe volume de solução salina duas a dez vezes maior do que a quantidade necessária para corrigir seu déficit de Na^+ no EC. No entanto, não há dados clínicos que possam predizer a magnitude dos déficits de Na^+ e água nessa população, e é impossível predizer o grau de contração do volume extracelular com base apenas em achados do exame físico. Entretanto, é possível estimar quantitativamente o volume do EC pela avaliação de mudanças nas concentrações de constituintes do plasma cujo conteúdo não se altera em intervalo de tempo curto, como o hematócrito, pois as hemácias têm meia-vida de 120 dias e é improvável que haja perda sanguínea importante na CAD.

O hematócrito normal de acordo com a idade está na Tabela 11.1.

Tabela 11.1 Valores normais de hemoglobina e hematócrito de acordo com a idade.

Idade (anos)	Hemoglobina g/dL Média (limite inferior)	Hematócrito % Média (limite inferior)
0,5-1,9	12,5 (11)	37 (33)
2-4	12,5 (11)	38 (34)
5-7	13 (11,5)	39 (35)
8-11	13,5 (12)	40 (36)
12-14 Feminino Masculino	13,5 (12) 14 (12,5)	41 (36) 43 (37)
15-17 Feminino Masculino	14 (12) 15 (13)	41 (36) 46 (38)
≥ 18 Feminino Masculino	14 (12) 16 (14)	42 (37) 47 (40)

Cálculo do déficit de volume do EC

Inicialmente, consideram-se valores de hematócrito e hemoglobina normais antes do início da doença. Por exemplo, uma criança de 9 anos, 30 kg, quando normal, tem volume sanguíneo de aproximadamente 2,25 L (75 mL/kg). Com hematócrito de 40%, seu volume de glóbulos vermelhos (GV) seria de 0,9 L, e o volume de plasma, de 1,35 L (*hematócrito = volume de GV/volume sanguíneo total*). Por outro lado, com hematócrito de 50% e o mesmo volume de GV, seu volume sanguíneo seria de 1,8 L, e o volume de plasma, 0,9 L (*volume plasmático = volume sanguíneo total − volume de GV*), ou seja, reduzido em 33%. Ignorando as forças de Starling para simplificar, o volume do EC teria declinado aproximadamente 33% (de 6 L ou 20% do peso, para aproximadamente 4 L). Portanto, o déficit de volume do EC é de 2 L.

Cálculo do déficit de Na$^+$

Multiplicando o volume do EC pela concentração plasmática de Na$^+$, tem-se o conteúdo de Na$^+$ no EC. Por exemplo, assumindo-se que o paciente tinha concentração plasmática de Na$^+$ normal antes do início da doença (140 mEq/L) e que a concentração plasmática de Na$^+$ na apresentação é de 135 mEq/L, o déficit de Na$^+$ é de [(140 x 6 L) – (135 x 4 L)] = 300 mEq (10 mEq/kg), ou seja, próximo ao conteúdo de Na$^+$ de 2 L de solução salina isotônica (154 mEq/L x 2 L = 308 mEq).

MANEJO HIDROELETROLÍTICO

A terapia hidroeletrolítica deve ser individualizada, pois a apresentação clínica da CAD não é homogênea. Idealmente, deve-se calcular o déficit de Na$^+$ e água de cada paciente, de acordo com o exposto anteriormente, e estabelecer um alvo para o balanço positivo de Na$^+$ e água.

- O déficit usual de Na$^+$ no compartimento EC em pacientes com CAD é de 5-10 mEq/kg, e o déficit de volume do EC, de aproximadamente 30-70 mL/kg.

- Choque com comprometimento hemodinâmico é raro na CAD.

    – Administrar solução salina isotônica (NaCl 0,9%) 10-20 mL/kg em 1-2 h *somente* quando houver sinais de choque circulatório.

    – Se for necessário administrar mais do que 20 mL/kg de NaCl 0,9% para restabelecer a perfusão tecidual, deve-se procurar por outras causas de instabilidade hemodinâmica (por exemplo, choque séptico).

- O volume total de reidratação deve ser administrado em 6 h, sob a forma de NaCl 0,9% via EV.

POTÁSSIO

- Acrescentar potássio (K$^+$) ao soro de hidratação se o paciente estiver apresentando diurese e a concentração sérica de K$^+$ for menor que 6 mEq/L.

- A concentração de K$^+$ no soro de hidratação deve ser de 20-40 mEq/L, com taxa máxima de infusão de 0,3-0,5 mEq/kg/h.

BICARBONATO

- A acidose metabólica melhora com a reidratação e a administração de insulina, que interrompe a síntese de cetoácidos e permite que eles sejam metabolizados, regenerando o bicarbonato.

- O uso de bicarbonato de sódio ($NaHCO_3$) está indicado *apenas* em pacientes com acidemia grave, com pH < 6,90, para prevenir a diminuição da contratilidade cardíaca e a vasodilatação periférica, que podem comprometer ainda mais a perfusão tecidual. Administrar 1-2 mEq/kg de $NaHCO_3$ em 2-4 h.

GLICOSE

- Deve ser acrescentada ao soro de reidratação quando a glicemia estiver ao redor de 250 mg/dL (concentração de glicose no soro de 5-10%).

INSULINA

- Na sala de urgência pediátrica do Hospital das Clínicas da Faculdade de Medicina de Ribeirão Preto da Universidade de São Paulo, administra-se insulina simples, inicialmente por via intramuscular (IM) e subsequentemente, por via subcutânea, de acordo com o seguinte esquema:

  – Insulina simples: dose inicial 0,2 UI/kg IM e, a seguir, 0,1 UI/kg IM de hora em hora, com controle glicêmico horário.

  ▪ Havendo correção parcial da acidose metabólica (pH ≥ 7,25 e/ou HCO_3^- ≥ 15 mEq/L) e glicemia próxima de 250 mg/dL, aplica-se mais uma dose de insulina simples IM 0,1 UI/kg e, subsequentemente, administra-se insulina simples SC a cada 4-6 h, iniciando a dieta via oral (VO), se o paciente estiver com nível de consciência adequado e sem vômitos.

  ▪ Se o pH for ≤ 7,25 e/ou o HCO_3^- for ≤ 15 mEq/L e a glicemia estiver ao redor de 250 mg/dL, mantém-se a insulina simples IM de hora em hora e adiciona-se glicose ao soro, até correção parcial da acidose metabólica e, depois, procede-se como descrito acima.

  ▪ Se o pH for ≥ 7,25 e/ou o HCO_3^- for ≥ 15 mEq/L e a glicemia estiver acima de 300 mg/dL, aplica-se mais uma dose de insulina simples 0,1 UI/kg IM e, subsequentemente, administra-se insulina simples SC a cada 4-6 h, iniciando a dieta VO.

  – Após o início da dieta VO, a insulina passa a ser administrada 30 minutos antes das principais refeições, aproximadamente a cada 6 h, de acordo com os resultados da glicemia:

  ▪ Glicemia ≤ 150 mg/dL: aplicar 0,1 UI/kg de insulina simples SC.

  ▪ Glicemia entre 150 e 250 mg/dL: aplicar 0,2 UI/kg de insulina simples SC.

- § Glicemia > 250 mg/dL: aplicar 0,3 UI/kg de insulina simples SC.
- Em pacientes gravemente enfermos com CAD internados na UTI, utiliza-se insulina EV por infusão contínua, iniciando-se com 0,05 UI/kg/h, com controle horário de glicemia.

  – Recomenda-se *não* administrar insulina EV em *bolus*, pois aumenta o risco de edema cerebral.

- O início precoce de dieta VO facilita o manejo da CAD e diminui o risco de complicações.

MONITORAÇÃO

OSMOLALIDADE PLASMÁTICA EFETIVA

- Monitoração rigorosa da concentração plasmática de Na^+ e da osmolalidade plasmática efetiva ($2 \times P_{Na} + P_{Glicose}/18$), a cada 4-6 h.
- A concentração plasmática de Na^+ não deve ser corrigida pela concentração plasmática de glicose.

  – Os cálculos que ajustam a concentração plasmática de Na^+ pela concentração plasmática de glicose baseiam-se no princípio de que a glicose foi adicionada ao compartimento EC com pouca água, o que causaria aumento da osmolalidade plasmática efetiva e, portanto, desvio de água do IC para o EC. No entanto, a adição de glicose é sempre acompanhada de acréscimo de volume desconhecido de água e, portanto, os "fatores de correção" não são adequados.

- A osmolalidade plasmática efetiva deve ser mantida constante nas primeiras 12-24 h após o início do tratamento da CAD.

  – A queda da glicemia deve ser acompanhada de aumento apropriado na concentração plasmática de Na^+:

    § A concentração plasmática de Na^+ deve subir 1 mEq/L para cada 2 mmol/L (36 mg/dL) de queda na glicemia.

BALANÇO HÍDRICO

- Diurese horária e balanço hídrico a cada 6 h.
- Atenção ao volume de água "oculto" presente no estômago dilatado em pacientes com história de ingestão de líquidos contendo baixo conteúdo de eletrólitos e açúcar, antes da admissão hospitalar. Após período de tempo variável, o estômago pode contrair e a água ser absorvida rapidamente no trato gastrointestinal, causando queda rápida na osmolalidade plasmática efetiva.

PCO$_2$ ARTERIAL E VENOSA

- Medidas seriadas da PCO$_2$ arterial e venosa permitem avaliar indiretamente a perfusão tecidual e a eficácia da terapia hidroeletrolítica.

  – Normalmente, a PCO$_2$ no sangue venoso braquial é aproximadamente 6 a 8 mmHg maior que a PCO$_2$ arterial. Quando ocorre diminuição do fluxo sanguíneo tecidual, a PCO$_2$ venosa torna-se bem mais elevada (> 10 mmHg) do que a PCO$_2$ arterial e, quando o fluxo sanguíneo na musculatura esquelética aumenta, a PCO$_2$ do sangue venoso braquial cai.

CONCENTRAÇÃO SÉRICA DE POTÁSSIO

- Monitoração rigorosa a cada 4-6 h.

- Além de promover o desvio do K$^+$ do EC para o IC pela ativação da NHE-1, a insulina também tem ação aldosterona-*like*, promovendo aumento da excreção urinária de K$^+$ quando administrada em altas doses por infusão EV contínua prolongada.

SINAIS CLÍNICOS DE EDEMA CEREBRAL

- Monitoração rigorosa do nível de consciência e de sinais de aumento da pressão intracraniana como cefaleia, vômitos, alterações do ritmo respiratório, alterações pupilares, hipertensão arterial e bradicardia.

  – Havendo suspeita clínica de edema cerebral, administrar imediatamente solução salina hipertônica (NaCl 3%) 5 mL/kg em 20-30 minutos ou manitol 20% 0,5-1 g/kg em 20 minutos.

  – A realização de exame de imagem (tomografia computadorizada ou ressonância magnética de encéfalo) não deve retardar o início do tratamento para o edema cerebral.

PESQUISA DE DOENÇAS INTERCORRENTES

- Infecção é causa comum de descompensação diabética.

  – Fazer exames para triagem de foco infeccioso, como hemograma, urina I, proteína C reativa, radiografia de tórax etc., conforme a história e o exame físico.

REFERÊNCIAS

1. Carlotti AP, Bohn D, Halperin ML. Importance of timing of risk factors for cerebral edema during therapy for diabetic ketoacidosis. Arch Dis Child 2003; 88(2):170-3.

2. Carlotti AP et al. A hyperglycaemic hyperosmolar state in a young child: diagnostic insights from a quantitative analysis. Q J Med 2007; 100(2):125-37.

3. Carlotti AP et al. Minimizing the risk of developing cerebral edema during therapy for diabetic ketoacidosis. Crit Care Med 2007;35(5):1450.

4. Carlotti AP et al. Occult risk factor for the development of cerebral edema in children with diabetic ketoacidosis: possible role for stomach emptying. Pediatr Diabetes 2009;10(8):522-33.

5. Carlotti AP et al. Hypokalemia during treatment for diabetic ketoacidosis: clinical evidence for an aldosterone-like action of insulin. J Pediatr 2013;163(1):207-12.

6. Cupo P, Hering SE. Roteiro para tratamento de cetoacidose diabética na infância (dados não publicados).

7. Della Manna T et al. Subcutaneous use of a fast-acting insulin analog: an alternative treatment for pediatric patients with diabetic ketoacidosis. Diabetes Care 2005;28(8):1856-61.

8. Dunger DB et al. ESPE/LWPES consensus statement on diabetic ketoacidosis in children and adolescents. Arch Dis Child 2004;89(2):188-94.

9. Halperin ML, Kamel KS, Goldstein MB, editors. Fluid, electrolyte, and acid-base physiology: a problem-based approach. 4. ed. Philadelphia: Saunders Elsevier; 2010.

10. Halperin ML et al. Strategies to diminish the danger of cerebral edema in a pediatric patient presenting with diabetic ketoacidosis. Pediatr Diabetes 2006;7(4):191-5.

11. Hanshi SA, Shann F. Insulin infused at 0.05 versus 0.1 units/kg/h in children admitted to intensive care with diabetic ketoacidosis. Pediatr Crit Care Med 2011;12(2):137-40.

12. Hoorn EJ et al. Preventing a fall in the effective plasma osmolality to minimize the risk for cerebral edema during therapy of children with diabetic ketoacidosis. J Pediatr 2007;150(5):467-73.

13. Mcgee S, Abernethy WB, Simel DI. The rational clinical examination. Is this patient hypovolemic? JAMA 1999;281(11):1022-9.

14. Napolova O et al. Assessing the degree of extracellular fluid volume contraction in a patient with a severe degree of hyperglycaemia. Nephrol Dial Transpl 2003;18(12):2674-7.

15. Oski FA, Brugnara C, Nathan DG. Diagnostic approach to the anemic patient. In: Nathan DG, Oski FA, eds. Hematology of infancy and childhood. 6. ed. Philadelphia: Saunders; 2003.

CAPÍTULO 12
COAGULAÇÃO INTRAVASCULAR DISSEMINADA

Carlos Alberto Scrideli

DEFINIÇÃO

A coagulação intravascular disseminada (CIVD) é uma síndrome clínica caracterizada pela ativação patológica da coagulação, que determina a formação intravascular de fibrina, com obstrução da microcirculação e lesão isquêmica de diversos tecidos e órgãos, além de produção anormal de enzimas (fatores ativados) capazes de atuar sobre os fatores de coagulação, degradando-os. Como consequência, ocorre trombose, geralmente confinada à microcirculação, levando a falência de múltiplos órgãos e hemorragia, decorrente da redução dos fatores de coagulação, ativação e consumo das plaquetas.

ETIOLOGIAS

A CIVD é, em geral, um fenômeno secundário. Dessa forma, o reconhecimento rápido e o tratamento da doença de base são fundamentais ao manejo adequado dessa síndrome. As causas mais frequentes de CIVD em crianças são sepse, trauma e síndromes inflamatórias sistêmicas, incluindo neoplasias (especialmente leucemia promielocítica aguda), venenos e toxinas de cobras e insetos, desordens microangiopáticas (p. ex., púrpura trombocitopênica trombótica, síndrome hemolítico-urêmica, síndrome de Kasabach-Merritt) e reação hemolítica transfusional.

DIAGNÓSTICO

CLÍNICO

- Sangramento, petéquias e equimoses, causados por trombocitopenia e consumo de fatores de coagulação.
- Insuficiência renal, respiratória, ulcerações de mucosa gastrintestinal e sinais neurológicos decorrentes de deposição de fibrina na microcirculação.

LABORATORIAL

Os exames laboratoriais mostram evidências de coagulopatia de consumo com ativação da cascata fibrinolítica:

- Esfregaço do sangue periférico com sinais de *hemólise microangiopática*: hemácias fragmentadas ou crenadas e policromasia.
- Contagem de plaquetas: *plaquetopenia* é o sinal mais precoce de CIVD.
- *Tempo de protrombina (TP) prolongado* (diferenciar da deficiência de vitamina K).
- *Tempo de trombina (TT) prolongado.*
- *Tempo de tromboplastina parcial ativada (TTPA) prolongado*, somente nos casos mais graves, em consequência do aumento do fator VIII e do fibrinogênio, que acompanha processos agudos em geral.
- *Fibrinogênio*: queda progressiva tem mais valor para o diagnóstico que o valor absoluto.
- *Aumento dos produtos de degradação da fibrina (PDF)* é frequente e precoce (pode haver aumento em outras situações, como no pós-operatório).
- *Aumento dos dímeros-D.*
- *Antitrombina III (ATIII) muito reduzida* na CIVD, útil para diagnóstico e acompanhamento.
- Testes de atividade fibrinolítica: encurtamento do teste de lise da euglobina (TLE), diminuição do plasminogênio e do inibidor da α_2 antiplasmina.
- Marcadores de geração de trombina endógena: fragmento de protrombina 1.2 e complexos trombina-antitrombina (TATs) – testes mais sensíveis.
- O *Scientific Subcommittee on Disseminated Intravascular Coagulation* (DIC) *of International Society on Thrombosis and Haemostasis*

(ISTH) propôs um algoritmo baseado em um sistema de escores para ser utilizado no diagnóstico de CIVD plenamente manifesta, mostrado a seguir (Figura 12.1):

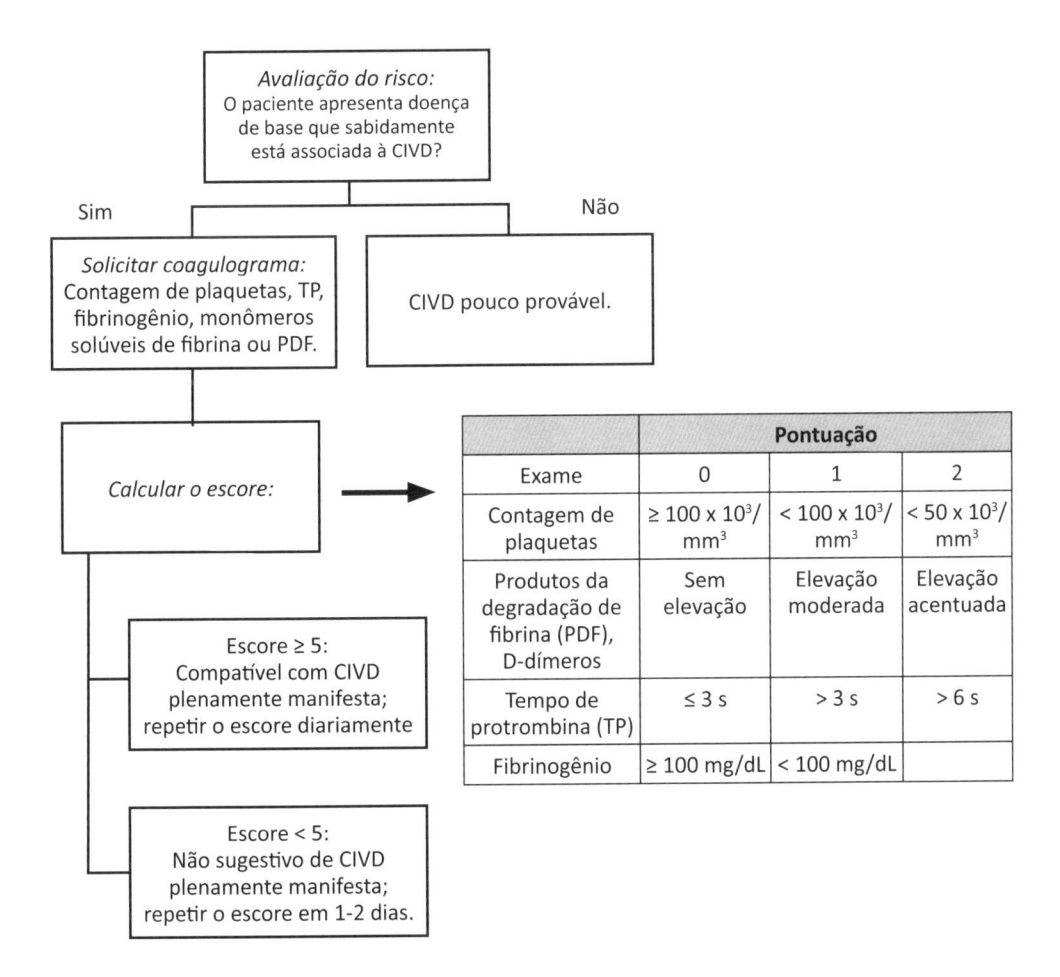

Figura 12.1 Algoritmo para CIVD plenamente manifesta.

TRATAMENTO

1. Remoção da causa subjacente.

2. Estabilização hemodinâmica e do transporte de oxigênio.

3. Terapêutica de reposição guiada por exames laboratoriais:

- *Concentrado de plaquetas*: 1 U para cada 5-7 kg, quando as plaquetas estiverem abaixo de 30.000/mm³. Se forem utilizadas plaquetas de aférese em crianças, a dose é de 5-10 mL/kg.

- *Plasma fresco congelado*: 10-15 mL/kg. Contém todos os fatores viáveis da coagulação, ATIII, proteínas C e S. Deve ser usado em pacientes com TP e TTPA prolongados.

- *Crioprecipitado*: 1 bolsa para cada 5 kg. É rico em fator VIII, fator de Von Willebrand, fibrinogênio e fibronectina. Deve ser usado na presença de hipofibrinogenemia importante.

- *Concentrado de hemácias*: 10-20 mL/kg, se a hemoglobina for menor que 10 g/dL.

- *Antitrombina III (ATIII)*: resultados controversos, sem evidências conclusivas suficientes para sua recomendação em CIVD.

- *Fator VIIa recombinante e trombomodulina recombinante*: há algumas descrições de sucesso com seu uso em CIVD. Entretanto, a eficácia e a segurança do uso em crianças são pouco conhecidas.

4. Intervenção farmacológica:

- O *uso de heparina* é controverso. Indicada apenas para casos específicos, em que os fenômenos trombóticos sejam evidentes (leucemia promielocítica, púrpura *fulminans* associadas com isquemia de extremidades).

    – Dose de ataque: 50 UI/kg.

    – Manutenção: 10-20 UI/kg/h (EV contínuo) ou 50-100 UI/kg a cada 4-6h SC.

    – Alternativa: heparina de baixo peso molecular (enoxaparina) 0,5-1 mg/kg SC a cada 12h (menor risco de sangramento).

- *Inibição da fibrinólise residual*, em geral, deve ser evitada. A fibrinólise é responsável pela remoção da fibrina na microcirculação. Usada apenas em pacientes com hiperfibrinólise que apresentam sangramento acentuado, quando todas as medidas anteriores foram ineficazes. Podem ser usados os ácidos tranexâmico ou ε-aminocaproico.

- *Vitamina K* 1-5 mg EV em pacientes com alteração importante do TP.

    5. *Exsanguíneo-transfusão* é discutível.

- Em teoria, retira produtos que mantêm a CIVD (toxinas, PDF), administra fatores de coagulação, corrige a anemia e a volemia.

- Mais adequada em recém-nascidos e lactentes, e em pacientes que não podem receber volume adicional.

- Mais usada nos casos de sepse.

REFERÊNCIAS

1. Di Nisio M et al. Diagnosis and treatment of disseminated intravascular coagulation: guidelines of the Italian Society for Haemostasis and Thrombosis (SISET). Thromb Res 2012;129(5):e177-84.

2. Franchini M, Manzato F. Update on the treatment of disseminated intravascular coagulation. Hematology 2004;9(2):81-5.

3. Gando S et al. Natural history of disseminated intravascular coagulation diagnosed based on the newly established diagnostic criteria for critically ill patients: results of a multicenter, prospective survey. Crit Care Med 2008;36(1):145-50.

4. Levi M et al. Guidelines for the diagnosis and management of disseminated intravascular coagulation. Brit J Haematol 2009;145(1):24-33.

5. Machado FR, Silva E, Carvalho WB. RBTI/Consenso Brasileiro de Sepse – Parte II: Distúrbios de coagulação. Rev Bras Ter Intensiva 2007;16(3):170-4.

6. Pintão MCT, Franco RF. Coagulação intravascular disseminada. Medicina (Ribeirão Preto) 2001; 34(3/4):282-91.

7. Pipe SW, Goldenberg NA. Acquired Disorders of Hemostasis. In: Nathan DG et al., editors. Nathan and Oski's Hematology of Infancy and Childhood. 7. ed. Philadelphia: Elsevier; 2009. p. 1591-622.

8. Slofstra SH et al. Disseminated intravascular coagulation. Hematol J 2003;4(5):295-302.

9. Thachil J, Toh CH. Current concepts in the management of disseminated intravascular coagulation. Thromb Res 2012;129(Suppl 1):S54-9.

10. Wada H et al. Guidance for diagnosis and treatment of DIC from harmonization of the recommendations from three guidelines. J Thromb Haemost 2013. In press. doi: 10.1111/jth.12155.

CAPÍTULO 13
HEMORRAGIA DIGESTIVA

Regina Sawamura

Maria Inez Machado Fernandes

INTRODUÇÃO

A hemorragia digestiva se associa a maior morbimortalidade e elevados custos das internações hospitalares. É definida como a perda de sangue proveniente do trato gastrintestinal e anexos.

DIAGNÓSTICO DIFERENCIAL

Inicialmente, devem-se excluir os falsos episódios de hemorragia digesti va, como os ocasionados por outras fontes de sangramento, como deglutição de sangue materno, epistaxe, hemoptise, sangue menstrual ou hematúria. Lembrar que alguns fármacos e alimentos podem simular sangue no vômito (balas confeitadas, ponche, beterraba, laxativos, fenitoína e rifampicina) e nas fezes (gelatina colorida, chocolate, ferro, antibióticos, bismuto, beterraba, amora, carvão ativado e espinafre).

As informações importantes para a elaboração do diagnóstico etiológico incluem idade, localização do sítio hemorrágico, coloração e gravidade do sangramento, presença ou ausência de dor e diarreia. Portanto, a história clínica e o exame físico cauteloso são essenciais à avaliação.

LOCALIZAÇÃO DO SÍTIO HEMORRÁGICO

- *Hematêmese*: indica hemorragia digestiva alta (HDA), com origem do sangramento acima do ângulo de Treitz.

- *Melena*: indica HDA, com sangramento geralmente acima do ângulo de Treitz, mas pode originar-se do cólon proximal.

- *Hematoquezia ou enterorragia*: evacuações com sangue vivo, em geral com origem no cólon, reto ou ânus, indicando hemorragia digestiva baixa (HDB). Entretanto, HDA de grande volume ou associada a trânsito intestinal rápido pode se manifestar dessa forma.

- *Sangue oculto nas fezes*: reflete a perda sanguínea pelas fezes, macroscopicamente imperceptível. Em geral, indica HDA proveniente do intestino delgado ou de segmentos altos.

ETIOLOGIA

O diagnóstico diferencial de HDA na criança é amplo, abrangendo condições benignas que requerem pouco ou nenhum tratamento, até distúrbios graves que requerem intervenções urgentes. O diagnóstico pode ser facilitado, levando-se em conta a idade e os sintomas associados (Tabelas 13.1 e 13.2). De maneira simplificada, a etiologia da HDA na criança pode ser dividida em dois grupos principais:

- Varicosa
    - Obstrução extra-hepática da veia porta
    - Doença hepática crônica
- Não varicosa
    - Úlceras e erosões
    - Distúrbios de coagulação
    - Malformação vascular
    - Miscelânea

Tabela 13.1 Diagnóstico etiológico da hemorragia digestiva alta por grupo etário.

Grupo etário	Causas comuns	Menos comuns
Neonatos (0-28 dias)	Ingestão de sangue materno Gastrite Duodenite Doença hemorrágica do recém-nascido	Coagulopatia Malformações vasculares Duplicações (gástrica, esofágica) Leiomioma
Lactentes (1 mês a 2 anos)	Úlcera gástrica Esofagite Duodenite	Varizes de esôfago Corpo estranho Fístula aorto-esofágica
Pré-escolares e escolares (2-12 anos)	Esofagite Varizes de esôfago Gastrite Úlcera gástrica Úlcera duodenal	Leiomioma Salicilatos Malformações vasculares Hemobilia
Adolescentes (> 12 anos)	Úlcera duodenal Esofagite Varizes de esôfago Gastrite Síndrome de Mallory-Weiss	Trombocitopenia Doença de Dieulafoy Hemobilia

Tabela 13.2 Diagnóstico etiológico da hemorragia digestiva baixa por grupo etário.

Grupo etário	Causas comuns	Menos comuns
Neonatos (0-28 dias)	Lesões anorretais Sangue materno Colite alérgica Enterocolite necrotizante Volvo	Malformações vasculares Doença de Hirschsprung Duplicação intestinal Coagulopatia
Lactentes (1 mês a 2 anos)	Lesões anorretais Volvo Intussuscepção Divertículo de Meckel Diarreia infecciosa Colite alérgica	Malformações vasculares Duplicação intestinal Trombocitopenia Hiperplasia nodular linfoide
Pré-escolares e escolares (2-12 anos)	Pólipo juvenil Divertículo de Meckel Intussuscepção (< 3 anos) Diarreia infecciosa Fissura anal Hiperplasia nodular linfoide Celulite perianal	Púrpura de Henoch-Schönlein Síndrome hemolítico-urêmica Vasculites Doença intestinal inflamatória Colite pseudomembranosa
Adolescentes (> 12 anos)	Doença intestinal inflamatória Pólipos Hemorroidas Fissura anal Diarreia infecciosa	Malformação vascular Adenocarcinoma Púrpura de Henoch-Schönlein Colite pseudomembranosa

APRESENTAÇÃO CLÍNICA (TABELA 13.3)

Tabela 13.3   Apresentação clínica das hemorragias digestivas.

Sangramento agudo	Crônico	Oculto
Varizes de esôfago Úlcera Síndrome de Mallory-Weiss Divertículo de Meckel Invaginação Duplicações Púrpura de Henoch-Schönlein Enterocolite necrotizante Pólipo juvenil Hemorroida Fissura anal	Gastrite Enterocolites infecciosas Doença inflamatória Peutz-Jeghers Hiperplasia nodular linfoide Hemangioma Neoplasia de cólon	Esofagite Alergia alimentar Telangiectasias Linfangiectasias

INVESTIGAÇÃO LABORATORIAL (TABELA 13.4)

O diagnóstico é baseado na observação direta do sangue nas fezes ou vômitos. Perda de sangue microscópico deve ser confirmada pelo teste de sangue oculto nas fezes. Em sangramento digestivo alto, a sonda nasogástrica deve ser colocada para confirmar a presença de sangue fresco e avaliar o grau de sangramento.

A endoscopia digestiva alta e a colonoscopia são consideradas os procedimentos de escolha no sangramento digestivo alto e baixo, respectivamente. O local e a causa do sangramento podem ser identificados em 85-90% dos pacientes. As vantagens de se realizar a endoscopia nas primeiras 24 h do sangramento são: maior acurácia diagnóstica, obter hemostasia e prevenir complicações, diminuindo as transfusões e o tempo de internação. Entretanto, não existe vantagem em realizar a endoscopia nas primeiras 6 h, em relação ao intervalo de 6-24 h. Adicionalmente, os índices de complicação da endoscopia de urgência são quatro vezes maiores que os da endoscopia eletiva.

Tabela 13.4   Exames laboratoriais de acordo com o quadro clínico.

Exame	Quadro clínico
Endoscopia digestiva alta	Hematêmese ou melena
Sigmoidoscopia ou colonoscopia	Hematoquezia
Radiografia simples de abdome	Pneumoperitônio
Seriografia esôfago-estômago-duodeno	Disfagia ou odinofagia
Trânsito intestinal	Diarreia – doença de Crohn
Enema baritado	Invaginação ou estenose
Ultrassom de abdome	Hipertensão portal
Cintilografia com tecnécio - Tc^{99}	Divertículo de Meckel
Cintilografia com S coloidal ou hemácia marcada	Sangramento obscuro
Angiografia convencional/angiografia CT	Sangramento obscuro agudo

TRATAMENTO

ESTABILIZAÇÃO HEMODINÂMICA DO PACIENTE

• Assegurar permeabilidade das vias aéreas, ventilação e oxigenação adequadas. Suporte ventilatório pode ser necessário para pacientes com sangramento grave.

• Avaliar as condições hemodinâmicas do paciente: frequência cardíaca, pulso e pressão arterial (em decúbito e ortostática).

• Acesso venoso (veia periférica de grosso calibre ou veia central).

• Expansão do volume intravascular:

  – Soro fisiológico 20 mL/kg em 5-20 minutos.

  – Se persistirem sinais de choque após a infusão de 40 mL/kg de soro fisiológico, administrar concentrado de hemácias 10-15 mL/kg.

  – Plasma fresco congelado 10 mL/kg, para corrigir anormalidades da coagulação ou a cada 2-3 unidades de concentrado de hemácias.

  – Plaquetas 1 U para cada 7 kg, para pacientes com contagem menor que 50.000/mm^3.

  – Cuidado para não hiperexpandir pacientes, principalmente aqueles com sangramento por varizes. O hematócrito não deve exceder 30%; isso pode aumentar a pressão venosa portal e agravar a HDA.

• Avaliar as perdas sanguíneas pelo interrogatório, exame físico e passagem de sonda nasogástrica, observando o volume e a característica do material drenado. Lembrar que hipotensão arterial só ocorre após perda de mais de 25-30% da volemia. Mesmo que haja suspeita de varizes esofágicas ou gástricas, a passagem de sonda nasogástrica não está contraindicada.

• Realizar lavagem gástrica com água ou soro fisiológico em temperatura ambiente. A lavagem gástrica é importante para a limpeza do estômago antes da endoscopia, pois previne hiperamonemia e diminui o risco de aspiração.

• Para assegurar o esvaziamento gástrico antes da endoscopia digestiva alta, pode-se administrar eritromicina endovenosa (agente pró-cinético), 5 mg/kg, até no máximo 250 mg, na ausência de contraindicação.

• Após estabilização hemodinâmica e respiratória, o paciente deve ser encaminhado para avaliação endoscópica.

CORREÇÃO DE COAGULOPATIAS

- Administrar vitamina K parenteral empiricamente, mesmo sem resultado do coagulograma (lactentes 1-2 mg/dose, crianças 5-10 mg/dose).

- Se INR > 1,5 ou tempo de tromboplastina parcial ativada anormal, deve-se administrar plasma fresco congelado (10 mL/kg).

- Considerar uso de crioprecipitado nos casos graves ou que receberam múltiplas transfusões.

- Transfusão de plaquetas só é recomendada se houver sangramento ativo associado com contagem baixa de plaquetas.

- Todos esses produtos devem ser computados no cálculo de volume de fluidos de ressuscitação.

TRATAMENTO ESPECÍFICO

TRATAMENTO DA HEMORRAGIA DIGESTIVA ALTA VARICOSA (TABELAS 13.5 E 13.6)

As drogas vasoativas (octeotride, somatostatina, terlipressina e vasopressina) atuam diminuindo a pressão do território esplâncnico. As indicações dessas drogas são: lesões intratáveis ou quando houver falha da terapia endoscópica, paciente muito instável para sofrer intervenção ou apresentando sangramento arterial (lesão de Dieulafoy) e estabilização de pacientes sabidamente com varizes esofágicas antes da terapia endoscópica. Os estudos atuais têm apontado superioridade da terlipressina em relação às outras drogas vasoativas em adultos, entretanto, não existem evidências de maior efetividade terapêutica em crianças.

Tabela 13.5 Métodos terapêuticos utilizados na hemorragia digestiva alta varicosa.

Farmacológico*	Endoscópico	Mecânico	Shunt
Propranolol	Escleroterapia	Balão SB**	TIPS***
Vasopressina	Ligadura elástica		
Somatostatina			
Octreotide			
Terlipressina			

* As doses das medicações estão na Tabela 13.6.

** Balão Sengstaken-Blakemore: indicado quando ocorre falha do tratamento endoscópico ou na impossibilidade de visualização do local de sangramento (alto débito).

*** *Shunt* portossistêmico intra-hepático transjugular.

Medidas adicionais

• Após as sessões de escleroterapia, está indicado o uso de bloqueadores dos receptores H_2, inibidores da bomba de próton ou sucralfato. Os antibióticos estão indicados para profilaxia de endocardite bacteriana nos pacientes de risco.

• O tratamento combinado (farmacológico e endoscópico) é mais efetivo. A administração de drogas vasoativas logo após a admissão do paciente, antes da realização da endoscopia, diminui o fluxo hemorrágico, facilitando a visualização da lesão e o tratamento endoscópico.

TRATAMENTO DA HEMORRAGIA DIGESTIVA ALTA NÃO VARICOSA: ÚLCERAS (TABELA 13.6)

• Manter jejum por no mínimo 48 h, pelo risco de recidiva da hemorragia.

• Drogas vasoativas (somatostatina, vasopressina, terlipressina ou octreotide).

• Bloqueadores H_2 ou inibidores da bomba de próton (inicialmente EV e após VO), por 6-8 semanas. Deve-se associar a hemostasia endoscópica nos casos de sangramento ativo.

• Específico para *Helicobacter pylori*:
    – Amoxicilina 50 mg/kg/dia + claritromicina 15 mg/kg/dia + inibidor da bomba de próton, duas vezes ao dia, por 10-14 dias.

• Tratamento endoscópico: a hemostasia endoscópica está indicada nas lesões com sinais associados a alto índice de recidiva hemorrágica, como sangramento ativo e vaso visível.

Tabela 13.6 Medicações utilizadas no tratamento da hemorragia digestiva.

Ranitidina	4-8 mg/kg/dia, VO, 2 vezes/dia (dose máxima 300 mg/dia). Infusão contínua EV: 1 mg/kg em *bolus*, seguido por infusão de 0,08-0,17 mg/kg/h ou 2-4 mg/kg/dia.
Omeprazol	0,7-3,3 mg/kg/dia, VO ou EV, 1 a 2 vezes/dia.
Pantoprazol	< 40 kg: 0,5-1 mg/kg/dia VO ou EV, 1 vez/dia. > 40 kg: 20-40 mg, 1 vez/dia (máximo 40 mg).
Sucralfato	40-80 mg/kg/dia dividido em 4 doses (máximo 1 g/dose, 4 doses/dia), VO ou por sonda nasogástrica.
Propranolol	1 mg/kg/dia, VO, 2-4 vezes/dia. Aumentar a dose progressivamente a cada 3-7 dias, até queda de 25% da frequência cardíaca basal (máximo 8 mg/kg/dia).
Vasopressina	*Bolus* EV: 0,33 UI/kg, em 20 minutos. Infusão contínua EV: 0,33 UI/kg/hora (máximo 0,2 UI/min)

(continua)

(continuação)

Somatostatina	*Bolus* EV: 1-2 mcg/kg (até 250 mcg), em 2 a 5 minutos. Infusão contínua EV: 1-2 mcg/kg/hora (até 250 mcg/h). Pode ser mantido por 2-5 dias. Monitorar glicemia a cada 6 h. Efeitos colaterais: desconforto abdominal, *flushing*, náusea, bradicardia, esteatorreia, dispepsia.
Glipressina (terlipressina)	0,2-1 mg EV a cada 4 h, até 48 h após controle do sangramento. Mesmos efeitos colaterais da somatostatina, além de hiponatremia grave.
Octreotide*	*Bolus* EV: 1 mcg/kg (máximo de 50 mcg), em 5 minutos, seguido por infusão contínua EV: 1 mcg/kg/hora. Pode aumentar a cada 8 h, até 4 mcg/kg/hora (máximo de 250 mcg por 8 h). Quando o sangramento for controlado, diminuir 50% a cada 12 h. Suspender quando atingir 25% da dose inicial.

* Por apresentar vida média mais longa, pode ser administrado via subcutânea, a cada 8 h. Iniciar a infusão contínua com 0,25 mcg/kg/h e aumentar a cada 2 h, progressivamente (0,25 → 0,5 → 0,75 → 1 mcg/kg/hora).

REFERÊNCIAS

1. Balachandran B, Singhi S. Emergency management of lower gastrointestinal bleed in children. Indian J Pediatr 2013;80(3):219-25.

2. Bhatia V, Lodha R. Upper gastrointestinal bleeding. Indian J Pediatr 2011;78(2): 227-33.

3. Carvalho ED et al. Hemorragia digestiva. J Pediatr (Rio J) 2000;76(Suppl 1):S135-46.

4. Ferreira CT et al. Hemorragia digestiva alta varicosa. In: Ferreira CT, Carvalho E, Silva LR, editores. Gastroenterologia e Hepatologia em Pediatria. Rio de Janeiro: Medsi; 2003. p. 399-412.

5. Lieberman D. Gastrointestinal bleeding: initial management. Gastroenterol Clin North Am 1993;22(4):723-36.

6. Osman D. Management by the intensivist of gastrointestinal bleeding in adults and children. Ann Intensive Care 2012;2(1):46-63.

7. Rodgers BM. Upper gastrointestinal hemorrhage. Pediatr Rev 1999;20(5): 171-4.

8. Singhi S et al. Approach to a child with upper gastrointestinal bleeding. Indian J Pediatr 2013;80(4):326-33.

9. Vieira MC. Hemorragia digestiva alta não varicosa. In: Ferreira CT, Carvalho E, Silva LR, editores. Gastroenterologia e Hepatologia em Pediatria. Rio de Janeiro: Medsi; 2003. p. 413-25.

10. Vinton NE. Gastrointestinal bleeding in infancy and childhood. Gastroenterol Clin North Am 1994;23(1)93-122.

CAPÍTULO 14
USO DE HEMOCOMPONENTES E HEMODERIVADOS

Carlos Alberto Scrideli

Hemocomponentes são produtos obtidos a partir do sangue total por meio de processos físicos (centrifugação e congelamento) e incluem o concentrado de hemácias, o plasma fresco congelado, o concentrado de plaquetas, o concentrado de granulócitos e o crioprecipitado. Hemoderivados são produtos obtidos em escala industrial a partir do fracionamento do plasma por processos físico-químicos e incluem a albumina, as globulinas e os concentrados de fatores de coagulação.

Em crianças, devem ser transfundidos preferencialmente hemocomponentes de doador único, para reduzir a exposição, acondicionando as alíquotas em bolsas pediátricas.

CONCENTRADO DE HEMÁCIAS

ESPECIFICAÇÕES

- Concentrado de hemácias (com leucócitos e plaquetas).
- Concentrado de hemácias lavadas em solução salina (para remoção de anticorpos).

- Concentrado de hemácias pobre em leucócitos ou leucorreduzido (centrifugação com retirada do *buffy coat* ou filtração).

- Concentrado de hemácias irradiadas (para eliminar os linfócitos).

A utilização de soluções aditivas como, por exemplo, SAGM (salina, adenina, glicose e manitol) aumenta a sobrevida das hemácias, possibilitando seu armazenamento por até 42 dias em 4 ± 2 °C.

INDICAÇÕES

- Reposição ou manutenção da volemia.

- Manutenção ou reposição da capacidade de transporte de oxigênio.

- Não existe limiar de gatilho de transfusão. Cada caso deve ser analisado individualmente. Em patologias graves, manter a hemoglobina maior ou igual a 10 g/dL. Nas demais, transfundir apenas se houver descompensação cardiovascular. Em crianças gravemente enfermas estáveis, o limiar de 7 g/dL para transfusão de concentrado de hemácias tem sido sugerido.

- *Irradiar a bolsa sempre que possível.* Obrigatório em pacientes imunossuprimidos e recém-nascidos de muito baixo peso (menores que 1200 g), pelo risco de doença enxerto *versus* hospedeiro.

- A indicação de *lavagem de hemácias* restringe-se às situações em que as substâncias contidas na bolsa, como plasma, complemento e potássio possam ser prejudiciais ao paciente, como aqueles com antecedente de reações transfusionais graves, anemias hemolíticas autoimunes e insuficiência renal com hiperpotassemia.

- O uso de *hemácias leucorreduzidas* é sempre aconselhável, por diminuir o risco de reações transfusionais, aloimunização e transmissão de doenças virais, como citomegalovírus e HTLV. O uso de filtro parece ser o dispositivo mais efetivo para esse fim. O filtro deve ser obrigatoriamente prescrito para pacientes candidatos a transplante de medula óssea e aqueles em que se preveem necessidades transfusionais repetidas ou reações transfusionais.

PRESCRIÇÃO

- Concentrado de hemácias 10-15 mL/kg EV em 4 h. A transfusão de 10 mL/kg aumenta a concentração de hemoglobina em 2-3 g/dL.

- Em pacientes com insuficiência cardíaca congestiva grave é aconselhável a infusão de, no máximo, 1-2 mL/kg/h.

CONCENTRADO DE PLAQUETAS

ESPECIFICAÇÕES

- Obtido a partir da centrifugação diferencial do sangue total de doador único: cada unidade contém aproximadamente 5,5 x 10^{10} plaquetas em 50-60 mL de plasma.
- Obtido por aférese coletada de único doador: contém pelo menos 3 x 10^{11} plaquetas em 200-300 mL de plasma e corresponde a 6 a 8 unidades de concentrado de plaquetas.

INDICAÇÕES

- Pacientes com sangramento ativo e não coercível com nível de plaquetas abaixo de 30.000/mm^3.
- Considerar transfusão com níveis menores que 20.000/mm^3, na ausência de sangramento, em situações de consumo, como coagulação intravascular disseminada (CIVD), sepse, mucosite, pós-quimioterapia agressiva antes do nadir (7-14 dias) e em pacientes com história prévia de sangramento do sistema nervoso central.
- Em distúrbios qualitativos de plaquetas, como trombastenia de Glasmann e síndrome de Bernard-Solier, com sangramento ativo, independente do número de plaquetas.
- Níveis para liberação de procedimentos e cirurgias:

  – Punção venosa central, punção liquórica e intubação traqueal: acima de 30.000/mm^3.

  – Cirurgia de sistema nervoso central e olhos: acima de 100.000/mm^3.

  – Pré ou durante circulação extracorpórea: acima de 60.000/mm^3.

  – Pós-operatório de cirurgia cardíaca com sangramento: acima de 100.000/mm^3.

  – Para outras cirurgias: acima de 50.000/mm^3.

- Não transfundir plaquetas em situações de plaquetopenias autoimunes, como na púrpura trombocitopênica idiopática. Deve-se realizar a transfusão de plaquetas somente se houver risco iminente de morte, em virtude da meia-vida muito curta das plaquetas nessas situações (minutos ou poucas horas) e risco de aloimunização. Associar sempre o uso de corticoide e imunoglobulina.
- Irradiação e uso de filtros seguem as mesmas indicações para o concentrado de hemácias.

PRESCRIÇÃO

- Concentrado de plaquetas 1 U para cada 7 kg (aumenta 50.000 plaquetas/mm^3) ou 4-6 U/m^2 EV a pinça aberta.
- Plaquetas por aférese: 5-10 mL/kg.

PLASMA FRESCO CONGELADO

ESPECIFICAÇÕES

- Separado das plaquetas e das hemácias e estocado a temperaturas iguais ou inferiores a –18 ºC em até 6-8 h após a coleta.
- Contém os componentes lábeis da coagulação, dos sistemas fibrinolítico e complemento, proteínas que mantêm a pressão oncótica e modulam a imunidade, as gorduras, os hidratos de carbono e os minerais, em concentrações próximas às do plasma circulante.

INDICAÇÕES

- Reposição de deficiências isoladas de fatores de coagulação, na ausência de concentrados obtidos por fracionamento industrial, que são mais potentes e seguros que o plasma fresco congelado.
- Deficiência de antitrombina III, cofator II da heparina, proteínas C e S.
- Neutralização de sobredose de warfarina, pois o efeito da vitamina K demora, no mínimo, 6 h.
- Deficiência de vitamina K, na presença de manifestações hemorrágicas ou condições que dificultem sua absorção.
- Doença hepática com tempo de protrombina anormal e sangramento ou no período pré e pós-realização de procedimentos invasivos.
- Transfusões de grandes volumes, com troca de mais de uma volemia em 24 h, orientando-se por testes laboratoriais, como tempo de protrombina e contagem de plaquetas.
- Púrpura trombocitopênica trombótica, em conjunto com plasmaférese.
- CIVD na vigência de hemorragia e anormalidade da coagulação.
- Deficiência de C1 esterase.

CONTRAINDICAÇÕES

- Expansão de volume.
- Suporte nutricional.
- Estados crônicos de perda proteica.
- Estados de imunodeficiência.
- Sangramentos sem coagulopatia.
- Correção de testes anormais da coagulação, na ausência de sangramento.

PRESCRIÇÃO

- O volume a ser transfundido depende do peso e da condição clínica e hemodinâmica do paciente.
- Plasma fresco congelado 10-20 mL/kg EV em 1-4h (aumenta em 20% a 30% os níveis dos fatores de coagulação).

CRIOPRECIPITADO

ESPECIFICAÇÕES

- Colhidos 10-15 mL do sobrenadante do plasma, sendo novamente congelado em temperaturas inferiores a –18 ºC.
- Contém fibrinogênio (100-250 mg), fator VIII (FVIII) (80-100 U), fibronectina (50-60 mg) e fator de Von Willebrand (FvW) (40-70% do presente originalmente no plasma).

INDICAÇÕES

- Hipofibrinogenemia (< 100 mg/dL) congênita ou adquirida (CIVD, doença hepática).
- Deficiência de fator XIII.
- Hemofilia A, na ausência de concentrados de FVIII
- Doença de Von Willebrand que não responde ao uso de desmopressina (DDAVP) e na ausência de concentrados de FVIII de pureza intermediária, com concentrações terapêuticas de FvW ou concentrados de FvW.
- Produção de cola de fibrina – crioprecipitado e trombina: adjuvante hemostático para manipulações cirúrgicas e dentárias em pacientes portadores de doença hemorrágica.
- Reposição de fibronectina (adesão de neutrófilos) é controversa em trauma, queimadura e sepse.

CONTRAINDICAÇÕES

- Relativa: sangramento decorrente de uremia – DDAVP tem efeito semelhante.
- Sepse no período pós-cirúrgico.

PRESCRIÇÃO

- Crioprecipitado 1 bolsa/5 kg.
- Manter fibrinogênio acima de 100 mg/dL (deve ser ABO compatível).

CONCENTRADO DE GRANULÓCITOS

ESPECIFICAÇÕES

- Obtido por leucocitaférese de único doador.
- Definição de seu uso e benefícios ainda não totalmente estabelecidos.

INDICAÇÕES

Devem ser individualizadas. Uso cada vez mais limitado, em virtude do risco de complicações graves e da possibilidade de uso dos fatores de crescimento *Granulocyte colony-stimulating factor* (G-CSF) e *Granulocyte-Macrophage colony-stimulating factor* (GM-CSF). As principais indicações são:

- Combate a infecções em pacientes imunodeprimidos.
- Portadores de disfunção de neutrófilos.
- Considerar transfusão em pacientes com sepse e neutropenia grave e prolongada (abaixo de 500 neutrófilos/mm³), com má evolução clínica, submetidos à antibioticoterapia de amplo espectro.
- Recém-nascidos neutropênicos com sepse têm menor mortalidade com transfusão de granulócitos.
- Irradiar para evitar doença enxerto *versus* hospedeiro.

PRESCRIÇÃO

- Neonatos: $\geq 1 \times 10^9$ polimorfonucleares/kg/transfusão.
- Adultos e crianças maiores: $\geq 1 \times 10^{10}$ polimorfonucleares/m².
- 1-2 vezes/dia, por 4-7 dias.

ALBUMINA

ESPECIFICAÇÕES

- 96% de pureza.
- 83% da fração proteica do plasma.
- 130-160 mEq/L de sódio.

INDICAÇÕES

- Expansão de volume quando houver contraindicação ao uso de coloides não proteicos.
- Controversas: nutrição, cirrose hepática, síndrome nefrótica, queimaduras, cirurgia cardíaca, insuficiência respiratória, isquemia cerebral, plasmaférese (mais que 20 mL/kg de troca).

PRESCRIÇÃO

- Albumina 0,5-1 g/kg em solução a 5% (diluída em soro fisiológico, pressão coloidosmótica semelhante ao plasma) ou a 20%.

CONCENTRADO DE FATOR VIII

ESPECIFICAÇÕES

- Obtido por fracionamento de *pool* de plasma, com utilização de diferentes técnicas.
- Tipos:
    - Pureza intermediária ricos e pobres em FvW.
    - Alta pureza.
    - Ultra-alta pureza.
    - Recombinante (r-FVIII).

INDICAÇÕES

- Deficiência de FVIII e de FvW (pureza intermediária ricos em FvW).

PRESCRIÇÃO

- Concentrado de FVIII 10-50 U/kg, de acordo com a gravidade do caso.

– 1 U/ kg de FVIII aumenta o fator plasmático em 2%.

– Meia-vida de 8-12 h.

CONCENTRADO DE FATOR IX

ESPECIFICAÇÕES

- Obtido por fracionamento de *pool* de plasma.
- Tipos:
    - Pureza intermediária.
    - Alta pureza.
    - Ultra-alta pureza.

INDICAÇÕES

- Deficiência de fator IX.

PRESCRIÇÃO

- Concentrado de fator IX 20-100 U/kg.
    - 1 U/kg de fator IX aumenta o fator plasmático em 1,5%.
    - Meia-vida de 18 h.

CONCENTRADO DE COMPLEXO PROTROMBÍNICO

ESPECIFICAÇÕES

- Obtido por fracionamento de *pool* de plasma.
- Contém fatores II, VIII, IX e X.

INDICAÇÕES

- Deficiência de fatores II, VII e X.
- Deficiência de fator IX na ausência de concentrado de fator IX.
- Hemofílicos A que desenvolveram inibidores (anticorpos específicos contra o FVIII).

CONCENTRADO DE COMPLEXOS PROTROMBÍNICOS ATIVADOS

ESPECIFICAÇÕES

- Semelhante ao concentrado de complexo protrombínico, porém os fatores II, VII, IX e X estão ativados.

INDICAÇÕES

- Pacientes com hemofilia A e B, com alto título de inibidores.

IMUNOGLOBULINAS

ESPECIFICAÇÕES

- Imunoglobulina (Ig) G (traços de IgM e IgA).

INDICAÇÕES

- Imunodeficiências primárias.
- Distúrbios imunorregulatórios (púrpura trombocitopênica idiopática, anemia hemolítica autoimune, neutropenia autoimune, síndrome de Guillain-Barré, miastenia gravis, esclerose lateral amiotrófica).
- Infecções virais (HIV).
- Doença de Kawasaki.
- Síndrome do choque tóxico.
- Doenças linfoproliferativas.
- Recém-nascido com sepse.

PRESCRIÇÃO

- Imunoglobulina 400 mg/kg/dose em 4 h, por 5 dias consecutivos, até 2 g/kg (em dose única para púrpura trombocitopênica idiopática grave).

REFERÊNCIAS

1. Agrawal AK, Hastings CA, Feusner J. Hematologic supportive care for children with cancer. In: Pizzo PA, Poplack DG, eds. Principles and practice of pediatric oncology. 6. ed. Philadelphia: Lippincott Williams & Wilkins; 2011. p. 1152-89.

2. Chang TT. Transfusion therapy in critically ill children. Pediatr Neonatol 2008;49(2):5-12.

3. Gibson BE et al. Transfusion guidelines for neonates and older children. Brit J Haematol 2004;124(4): 433-53.

4. Goodnough LT, Levy JH, Murphy MF. Concepts of blood transfusion in adults. Lancet 2013;381(9880):1845-54.

5. Lacroix J, Demaret P, Tucci M. Red blood cell transfusion: decision making in pediatric intensive care units. Semin Perinatol 2012;36(4):225-31.

6. Ministério da Saúde, Secretaria de Atenção à Saúde, Departamento de Atenção Especializada. Guia para o uso de hemocomponentes. Brasília: Editora do Ministério da Saúde; 2010. 140 p.

7. Ministério da Saúde, Secretaria de Atenção à Saúde, Departamento de Atenção Especializada. Manual de tratamento das coagulopatias hereditárias. Brasília: Editora do Ministério da Saúde; 2006. 76 p.

8. Roseff SD et al. Guidelines for assessing appropriateness of pediatric transfusion. Transfusion 2002;42(11):1398-413.

9. Sloan SR et al. Transfusion Medicine. In: Nathan, D. G. et al., editors. Nathan and Oski's Hematology of Infancy and Childhood. 7. ed. Philadelphia: Elsevier; 2009. p. 1623-75.

10. Transfusion Task Force. Amendments and corrections to the 'Transfusion Guidelines for neonates and older children' (BCSH, 2004a); and to the 'Guidelines for the use of fresh frozen plasma, cryoprecipitate and cryosupernatant' (BCSH, 2004b). Brit J Haematol 2007;136(3): 514-6.

CAPÍTULO 15
DISTÚRBIOS HIDROELETROLÍTICOS

Ana Paula de Carvalho Panzeri Carlotti

DISTÚRBIOS DO SÓDIO

INTRODUÇÃO

Os distúrbios do sódio (Na^+) são os mais frequentes em pacientes hospitalizados, frequentemente são iatrogênicos e se associam ao aumento da morbimortalidade. Entretanto, eles podem ser prevenidos por meio de medidas terapêuticas apropriadas e monitoração frequente das concentrações plasmáticas de Na^+.

FISIOLOGIA DO SÓDIO

O Na^+ é o principal cátion do compartimento extracelular (EC). O conteúdo de Na^+ determina o volume do EC, enquanto a concentração de Na^+ reflete o volume do intracelular (IC), porque a água se move livremente através das membranas celulares em direção ao equilíbrio osmótico. A hiponatremia indica diminuição do conteúdo de Na^+ em relação à água e implica em expansão do IC (edema celular). A hipernatremia reflete aumento da quantidade de Na^+ em relação à água e se associa à diminuição do IC (desidratação celular).

O Na$^+$ e os ânions que o acompanham são os principais determinantes da osmolaridade plasmática, que pode ser calculada pela fórmula:

Osmolaridade plasmática (mOsm/L) = 2 x [Na$^+$] + [ureia]/6 + [glicose]/18

sendo: [Na$^+$] em mEq/L, [ureia] em mg/dL e [glicose] em mg/dL.

HIPONATREMIA

É definida pela concentração plasmática de Na$^+$ abaixo de 135 mEq/L.

Hiponatremia por translocação

É causada pelo desvio de água do IC para o EC, decorrente de hiperglicemia ou uso de manitol.

Pseudo-hiponatremia

Ocorre quando há aumento da fase não aquosa do plasma, como na hiperlipidemia ou hiperproteinemia, e o método laboratorial utilizado (por exemplo, fotometria de chama) realiza a medida da concentração de Na$^+$ no volume plasmático total e não na água plasmática.

ETIOLOGIAS

As principais causas de hiponatremia estão listadas na Tabela 15.1.

Tabela 15.1   Causas de hiponatremia.

Perda de sódio   *Extrarrenal*   • Gastrintestinal (diarreia, vômito)   • Perdas para o terceiro espaço (queimadura, íleo adinâmico)   • Cutânea (fibrose cística)   *Renal*   • Uso de diuréticos   • Hipoaldosteronismo   • Acidose tubular renal   • Síndrome perdedora de sal *(Cerebral Salt Wasting)*   • Insuficiência renal aguda poliúrica
Ganho de água   • Administração excessiva de líquidos e de fluidos hipotônicos   • Síndrome de secreção inapropriada do hormônio Antidiurético (SIADH)   • Insuficiência renal aguda e crônica   • Insuficiência cardíaca congestiva   • Síndrome nefrótica   • Deficiência de glicocorticoide   • Hipotireoidismo

Síndrome de secreção inapropriada do hormônio antidiurético (SIADH)

O ADH se liga aos receptores V_2 na membrana basolateral das células e promove a inserção dos canais de água (aquaporina 2) na membrana luminal do túbulo distal e do duto coletor, aumentando a reabsorção de água livre. Além do aumento da osmolaridade sérica e da diminuição do volume circulante efetivo, outros estímulos fisiológicos aumentam a liberação de ADH, como dor, náuseas, ansiedade e estresse. A SIADH caracteriza-se pela liberação excessiva do ADH na ausência de um estímulo fisiológico, resultante de doença de base (patologias pulmonares e do sistema nervoso central), uso de drogas (por exemplo, opioides, ecstasy) ou produção ectópica de ADH (algumas neoplasias) (Tabela 15.2).

Tabela 15.2 Critérios diagnósticos da síndrome de secreção inapropriada do hormônio antidiurético (SIADH).

Hiponatremia
Baixa osmolaridade plasmática (< 280 mOsm/L)
Osmolaridade urinária > osmolaridade plasmática
Concentração urinária de Na^+ elevada (usualmente > 50 mEq/L)
Normo ou hipervolemia
Função renal, adrenal e tireoidiana normais
Ausência de edema periférico, hipovolemia ou uso de diurético

Síndrome perdedora de sal (*Cerebral Salt Wasting* – CSW)

É definida pela excreção patológica de Na^+ e cloro (Cl^-) na presença de contração do volume EC efetivo em paciente com lesão cerebral, sem evidências de outras causas para a excreção aumentada de Na^+ e Cl^-. Os critérios de exclusão do diagnóstico de CSW são a presença de causa fisiológica para a excreção de Na^+ e Cl^-, como a expansão prévia do volume EC, ou causa não cerebral para a natriurese, como o uso de diuréticos, estados diuréticos-*like* e insuficiência renal poliúrica (Tabela 15.3).

Tabela 15.3 Critérios diagnósticos da síndrome perdedora de sal (*Cerebral Salt Wasting*).

Hiponatremia
Aumento da natriurese e da diurese
Concentração urinária de Na^+ aumentada (> 80 mEq/L)
Osmolaridade urinária > osmolaridade plasmática
Balanço cumulativo negativo de Na^+ e/ou Cl^-
Contração do volume extracelular efetivo

Sendo o volume EC diretamente proporcional ao conteúdo de Na^+ do organismo, deve-se confirmar a presença de balanço cumulativo negativo de Na^+ e Cl^-, para determinar se há diminuição do volume EC. O balanço de Na^+ deve incluir o potássio (K^+), porque o Na^+ pode entrar nas células junto com a saída do K^+. Quando não se dispõe das dosagens de eletrólitos urinários durante toda a internação, os balanços de Na^+ e Cl^- podem ser calculados, como mostrado a seguir:

Balanço de $(Na^+ + K^+) = \{([Na^+]f + [K^+]f) \times ACTf\} - \{([Na^+]i + [K^+]i) \times ACTi\}$

Balanço de $Cl^- = ([Cl^-]f \times ACTf) - ([Cl^-]i \times ACTi)$

sendo: i = inicial; f = final; ACT (água corporal total) = 70% do peso corporal em lactentes, 65% em crianças e 60% em adolescentes e adultos; ACTf = ACTi + balanço hídrico.

Hiponatremia adquirida na hospitalização

A principal causa de hiponatremia adquirida durante a hospitalização é a administração de fluidos hipotônicos em situações em que há aumento da secreção de ADH. Na maioria dos serviços pediátricos, as necessidades hídricas de manutenção de crianças hospitalizadas são calculadas utilizando a regra de Holliday e Segar (1957), que relaciona as necessidades hídricas do indivíduo ao gasto energético determinado pelo peso:

- 0 a 10 kg: 100 kcal/kg/d.

- 10 a 20 kg: 1000 kcal + 50 kcal/kg para cada kg acima de 10 kg.

- > 20 kg: 1500 kcal + 20 kcal/kg para cada kg acima de 20 kg.

As quantidades recomendadas de água, com base no volume necessário para a eliminação de urina iso-osmótica em relação ao plasma, são de 100 mL/100 kcal/dia, sendo 50 mL/100 kcal/dia para reposição das perdas insensíveis e 66,7 mL/100 kcal/dia para reposição das perdas renais, descontando-se 16,7 mL/100 kcal/dia da produção de água endógena pelo metabolismo. As necessidades recomendadas de manutenção de Na^+, K^+ e Cl^- são de 3, 2 e 2 mEq/100 kcal/dia, respectivamente. Dessa forma, o soro de manutenção irá conter 30 mEq/L de Na^+ e, portanto, será hipotônico em relação ao plasma. Entretanto, embora essas recomendações possam ser apropriadas para crianças saudáveis, elas são inadequadas para crianças com patologias agudas ou no período pós-operatório, que frequentemente apresentam diminuição da capacidade de excretar água livre resultante do aumento da liberação de ADH. Em crianças hospitalizadas, vários estímulos não osmóticos para a secreção de ADH podem estar presentes, como depleção de volume, dor, náusea, ansiedade, estresse e uso de drogas (opiáceos). Além disso, crianças hospitalizadas apresentam menores perdas insensíveis de água, em razão do jejum prolongado e da inatividade física, que diminuem o gasto energético e, consequentemente, a quantidade de água necessária para compensar as perdas por evaporação para dissipação do calor. Em crianças submetidas a ventilação pulmonar mecânica, não há perdas insensíveis de água pelos pulmões em virtude da umidificação e do aquecimento dos gases inspirados. Portanto, em crianças gravemente enfermas, a administração de 100% do volume de manutenção calculado segundo a regra de Holliday e Segar, sob a forma de NaCl 0,18%, pode resultar em hiponatremia por excesso de água, em decorrência da diminuição das perdas insensíveis de água e redução da excreção urinária de água livre em situações com aumento da liberação de ADH. No entanto, a administração de fluidos isotônicos em excesso também pode causar hiponatremia, relacionada ao fenômeno de dessalinização. No Hospital das Clínicas da Faculdade de Medicina de Ribeirão Preto da Universidade de São Paulo, após restauração da volemia com *bolus* de fluido isotônico, administramos, inicialmente, 50% das necessidades basais calculadas pela regra de Holliday e Segar sob a forma de solução salina isotônica, ajustando diariamente o volume e a composição da solução de acordo com o balanço hídrico e as concentrações plasmáticas de Na^+.

MANIFESTAÇÕES CLÍNICAS

Hiponatremia aguda (< 48 h de duração)

- Cefaleia, vômitos, convulsões, coma e alterações do ritmo respiratório que podem evoluir para dano cerebral irreversível e morte, decorrentes do aumento da pressão intracraniana e de herniação cerebral.

Hiponatremia crônica (> 48 h de duração)

- O cérebro desenvolve mecanismos adaptativos para a regulação do volume celular e a diminuição do edema cerebral (perda de partículas IC).
- Sintomas sutis, como quedas e déficit de atenção.

DIAGNÓSTICO

A abordagem diagnóstica da hiponatremia está no Fluxograma 15.1.

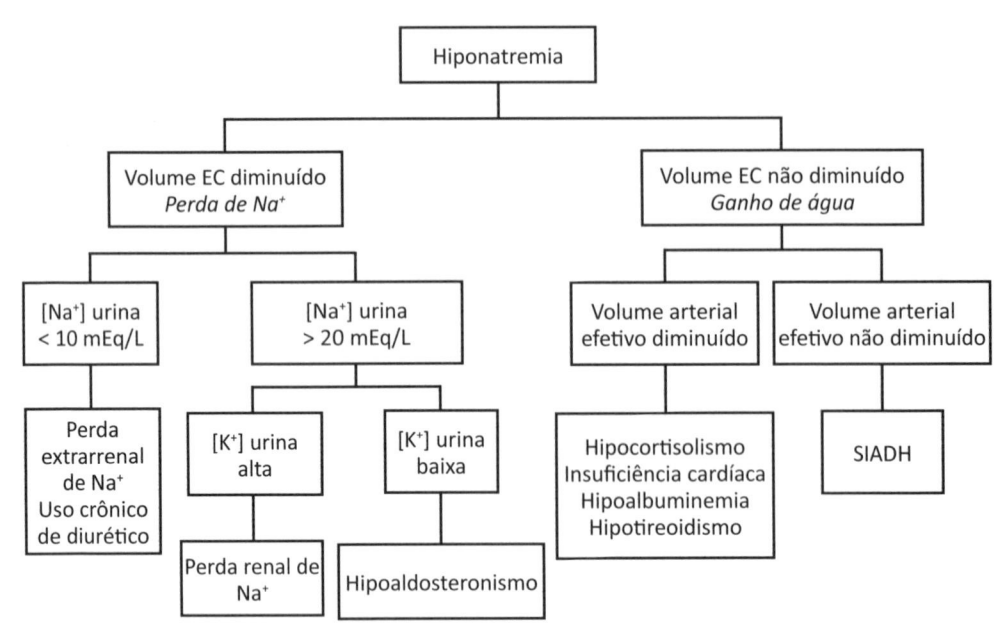

Fluxograma 15.1 Abordagem diagnóstica da hiponatremia. Fonte: adaptado de Halperin e Goldstein, 1999.

TRATAMENTO

A hiponatremia por excesso de água deve ser tratada com restrição hídrica, enquanto a hiponatremia por perda de Na^+ deve ser tratada com reposição de Na^+. A hiponatremia aguda (duração < 48 h) deve ser tratada agressivamente, com o objetivo de reduzir o edema cerebral, utilizando solução salina hipertônica (NaCl 3% 5 mL/kg, em 30 minutos) para elevar a concentração plasmática de Na^+ > 135 mEq/L. Em serviços em que não se dispõe de NaCl 3%, deve-se diluir a solução de NaCl 20% 1:7, ou seja, adicionando-se uma parte de NaCl 20% a seis partes de água destilada, transformando-a em uma solução a aproximadamente 3%. A quantidade de Na^+ necessária para a elevação de suas concentrações plasmáticas pode ser calculada pela fórmula:

Quantidade de Na^+ (mEq) = ([Na^+] desejada − [Na^+] atual) x ACT

Se houver o risco de expansão rápida do volume EC, recomenda-se a administração de um diurético de alça (furosemida).

A hiponatremia crônica (duração > 48 h) deve ser corrigida lentamente, para prevenir o risco de desmielinização osmótica. Na ausência de sintomatologia, deve-se elevar a concentração plasmática de Na^+ no máximo 8 mEq/L/dia. Em casos sintomáticos (convulsões, coma), recomenda-se correção rápida inicial com solução salina hipertônica a 3%, elevando a concentração plasmática de Na^+ 5 mEq/L em 2 h a 3 h, até a melhora dos sintomas, não ultrapassando o total diário de 8 mEq/L.

HIPERNATREMIA

É definida pela concentração plasmática de Na$^+$ acima de 145 mEq/L.

ETIOLOGIAS

As principais causas de hipernatremia em crianças estão ilustradas na Tabela 15.4.

Tabela 15.4 Causas de hipernatremia.

Perda de água *Extrarrenal* • Gastrintestinal (diarreia) • Pele e trato respiratório (sudorese excessiva, febre, taquipneia) *Renal* • *Diabetes insipidus* • Diurese osmótica (glicose, ureia, salina, manitol)
Ganho de sódio • Administração excessiva de Na$^+$ – Bicarbonato de sódio, solução salina hipertônica, adição de sal na fórmula láctea • Hiperaldosteronismo

Diabetes insipidus central

O *diabetes insipidus* central é complicação frequente de cirurgias intracranianas em região hipotalâmica e hipofisária, após trauma cranioencefálico, infecções do sistema nervoso central ou evento hipóxico-isquêmico. Ocorre quando a secreção de ADH pela neuro-hipófise é parcial ou totalmente interrompida, levando ao comprometimento da capacidade de concentração urinária (Tabela 15.5). A hipernatremia geralmente ocorre por perda de água livre. A causa da hipernatremia raramente é o ganho de Na$^+$, como em situações em que o volume de reposição de perdas pela poliúria é administrado sob a forma de soluções com concentração de Na$^+$ superior à concentração de Na$^+$ da urina.

Tabela 15.5 Critérios diagnósticos do *diabetes insipidus* central.

Poliúria (diurese > 5 mL/kg/h ou > 80 mL/m²/h)
Polidipsia
Hipernatremia
Osmolaridade urinária < 150 mOsm/L
Responsivo ao hormônio antidiurético

MANIFESTAÇÕES CLÍNICAS

Hipernatremia aguda (< 48 h de duração)

- Sede, irritabilidade, febre, confusão mental, convulsões, hiper-reflexia, espasticidade, coma e hemorragia intracraniana.

Hipernatremia crônica (> 48 h de duração)

- O cérebro desenvolve mecanismos adaptativos para a preservação do volume celular pelo ganho de partículas IC.
- Usualmente, assintomática.

DIAGNÓSTICO

Poliúria é comumente associada à hipernatremia. É definida por volume urinário elevado, inapropriado ao contexto clínico. O volume urinário é determinado pelo número de osmoles que o paciente deve excretar e a osmolaridade urinária que o paciente consegue atingir, ou seja:

Volume urinário = número de osmoles/ osmolaridade urinária

Os principais osmoles urinários são a ureia, o Na^+, o K^+ e os ânions que os acompanham, e a glicose, caso glicosúria esteja presente. Na avaliação do paciente com poliúria, a osmolaridade urinária ajuda a esclarecer a causa da excreção excessiva de água. O Fluxograma 15.2 ilustra a abordagem do paciente com poliúria.

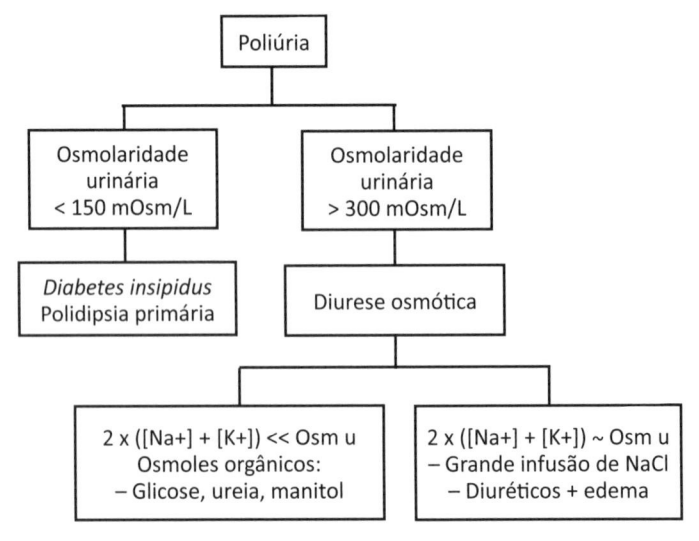

Fluxograma 15.2 Abordagem do paciente com poliúria.
Fonte: adaptado de Halperin e Goldstein, 1999.

A abordagem diagnóstica da hipernatremia está no Fluxograma 15.3.

```
                        ┌──────────────────┐
                        │  Hipernatremia   │
                        └──────────────────┘
              ┌────────────────────┴──────────────────────┐
    ┌──────────────────────┐      ┌──────────────────────────┐
    │ Volume EC expandido  │      │ Volume EC não expandido  │
    │    Ganho de Na⁺       │      │     Perda de peso        │
    └──────────────────────┘      │     Perda de água        │
                                  └──────────────────────────┘
                        ┌────────────────────┴──────────────────────┐
            ┌────────────────────────────┐      ┌────────────────────────────┐
            │ Volume urinário: mínimo    │      │ Volume urinário: não mínimo │
            │ Osmolaridade urinária: máxima│    │ Osmolaridade urinária: não máxima│
            └────────────────────────────┘      └────────────────────────────┘
                        │                   ┌────────────┴────────────┐
                ┌───────────────┐   ┌───────────────┐      ┌───────────────┐
                │    Perda      │   │ Osmolaridade  │      │ Osmolaridade  │
                │ extrarrenal   │   │  urinária:    │      │  urinária:    │
                │  de água      │   │   baixa       │      │   não baixa   │
                └───────────────┘   └───────────────┘      └───────────────┘
                                    ┌───────────────┐      ┌───────────────┐
                                    │   Diabetes    │      │   Diurese     │
                                    │  insipidus    │      │   osmótica    │
                                    └───────────────┘      └───────────────┘
```

Fluxograma 15.3 Abordagem diagnóstica da hipernatremia.
Fonte: adaptado de Halperin e Goldstein, 1999.

TRATAMENTO

A hipernatremia por perda de água deve ser tratada com reposição de água livre. Inicialmente, deve-se interromper a perda de água livre (por exemplo, administrando 1-deamino-8-arginina vasopressina (DDAVP) ao paciente com *diabetes insipidus* central) e, subsequentemente, deve-se administrar uma solução hipotônica em relação ao paciente e à urina eliminada. Em situações em que se administra solução salina hipotônica com solução glicosada por via intravenosa, há o risco de se induzir hiperglicemia e diurese osmótica caso grandes volumes sejam infundidos rapidamente, o que pode agravar a hipernatremia. Ressalta-se que a melhor maneira de administrar água livre é pela via oral. Se a causa da hipernatremia for excesso de Na⁺, recomenda-se a administração de diurético de alça para induzir a perda de salina isotônica na urina e a reposição desse volume na forma de salina 0,45%.

Em situações de déficit grave de água, deve-se administrar, inicialmente, solução salina isotônica (0,9%) em *bolus* (10-20 mL/kg), para a estabilização da circulação. Na hipernatremia aguda sintomática, a concentração plasmática de Na⁺ deve ser reduzida 2 mEq/L/h nas primeiras 3-4 h, seguida por taxa de declínio não superior a 1 mEq/L/h. Na hipernatremia crônica, recomenda-se diminuição da natremia de, no máximo, 8 mEq/L/dia, pois sua correção rápida pode levar a edema cerebral e aumento da pressão intracraniana. A quantidade de água necessária para corrigir a hipernatremia pode ser calculada pela equação seguinte:

Déficit de H_2O (L) = ACT x (1 - [Na⁺] atual / [Na⁺] desejada)

Tratamento do *diabetes insipidus*

Consiste na administração de ADH e na reposição de fluidos de acordo com o volume urinário e os eletrólitos plasmáticos e urinários. A reposição hormonal pode ser feita com DDAVP por via intranasal, na dose de 2,5 a 20 mcg/dia, que deve ser individualizada, de acordo com a resposta do paciente. Em lactentes, inicia-se o tratamento com doses menores (1 mcg/dia), sendo recomendada a diluição da medicação até 1:10 com soro fisiológico ou água destilada, para facilitar a administração de doses pequenas. Alguns serviços preferem utilizar a vasopressina aquosa em infusão intravenosa contínua, em razão da maior facilidade de titulação da droga, permitindo atingir estado hidroeletrolítico mais estável. A duração de ação do DDAVP é prolongada (8-20 h), o que impede sua titulação rápida. As doses habitualmente utilizadas de vasopressina aquosa variam de 0,25 a 2 mU/kg/h.

DISTÚRBIOS DO POTÁSSIO

FISIOLOGIA DO POTÁSSIO

O K⁺ é o principal cátion do IC e desempenha papel fundamental na geração do potencial de repouso de membrana e geração e condução do potencial de ação cardíaco. A insulina e as catecolaminas promovem o deslocamento do K⁺ para o IC: a insulina, pelo estímulo da bomba de Na⁺ e hidrogênio (H⁺), e os β_2-adrenérgicos, pela ativação da Na⁺/K⁺- ATPase. A principal via de excreção do K⁺ é a urina (90%), sendo a maior parte proveniente da secreção no duto coletor cortical, regulada, principalmente, pela aldosterona. Recentemente, demonstrou-se que a insulina também tem ação aldosterona-*like*, promovendo aumento da excreção urinária de K⁺ quando administrada em altas doses por infusão intravenosa prolongada.

HIPOPOTASSEMIA

É definida pela concentração plasmática de K⁺ abaixo de 3,5 mEq/L.

ETIOLOGIAS

As principais causas de hipopotassemia estão listadas na Tabela 15.6.

Tabela 15.6   Causas de hipopotassemia.

Baixa ingestão de potássio • Geralmente associada a perdas de K⁺
Perda renal de potássio • Uso de diuréticos • Estados diuréticos-*like* – Síndrome de Bartter – Síndrome de Gittelman • Hiperaldosteronismo
Perda extrarrenal de potássio • Diarreia • Vômitos • Íleo adinâmico
Desvio do potássio do extracelular para o intracelular • Uso de bicarbonato de sódio • Insulina • β_2-adrenérgicos • Anabolismo • Paralisia periódica hipocalêmica

MANIFESTAÇÕES CLÍNICAS

• Cardíacas: arritmias cardíacas, intoxicação digitálica, alterações eletrocardiográficas:

– Achatamento da onda T, onda U, depressão do segmento ST, onda T invertida, onda U proeminente.

• Musculatura esquelética: fraqueza muscular, cãibras, mialgia.

• Musculatura lisa: constipação intestinal, íleo paralítico.

• Sistema nervoso central: hipoventilação, hiporreflexia, parestesias.

• Renais: poliúria, nictúria.

DIAGNÓSTICO

Os exames laboratoriais úteis ao diagnóstico da causa da hipopotassemia incluem:

• [K⁺] urina/[Creatinina] urina (mmol/mmol*):

– < 1 na hipopotassemia por perda extrarrenal.

– > 2,5 na hipopotassemia por perda renal.

– * para converter creatinina em mg/dL para mmol/L, multiplique por 0,088.

• Excreção fracionada de K⁺: ([K⁺] urina/[K⁺] plasma)/([Creatinina] urina/[Creatinina] plasma) x 100 (%):

- < 6,5% na hipopotassemia por perda extrarrenal.
- > 10% na hipopotassemia por perda renal.

TRATAMENTO

- Reposição de K^+, sempre que possível, pela via oral, gástrica ou enteral.
  - Preparações orais: KCl 6% (0,8 mEq/mL) ou KCl 20% (~2,5 mEq/mL).

- Reposição endovenosa deve ser administrada em situações de emergência (por exemplo, arritmia cardíaca, fraqueza muscular) ou quando a via enteral não está disponível. A infusão máxima recomendada é de 0,3-0,5 mEq/kg/h ou 40-60 mEq/h.
  - Preparação endovenosa: KCl 19,1% (2,5 mEq/mL): concentração máxima da solução de 60 mEq/L em acesso venoso periférico, 80-100 mEq/L em acesso venoso central.

HIPERPOTASSEMIA

É definida pela concentração plasmática de K^+ acima de 5 mEq/L.

Pseudo-hiperpotassemia

Ocorre quando há hemólise relacionada à dificuldade de coleta do sangue.

ETIOLOGIAS

As principais causas de hiperpotassemia estão listadas na Tabela 15.7.

Tabela 15.7   Causas de hiperpotassemia.

Aumento da ingestão ou da infusão de potássio • Combinada com baixa excreção de K^+
Diminuição da excreção de potássio • Insuficiência renal aguda ou crônica • Hipoaldosteronismo • Uso de inibidores da enzima conversora de angiotensina • Bloqueadores do receptor de angiotensina II • Diuréticos poupadores de potássio
Desvio do potássio do intracelular para o extracelular • Acidose metabólica • Uso de betabloqueadores • Succinilcolina • Deficiência de insulina • Necrose celular extensa • Síndrome de lise tumoral • Paralisia periódica hipercalêmica

MANIFESTAÇÕES CLÍNICAS:

- Alterações eletrocardiográficas:
  - 6-7 mEq/L: prolongamento do intervalo PR, onda T apiculada.
  - 8-9 mEq/L: alargamento do QRS.
  - 9-10 mEq/L: ausência de onda P, depressão do segmento ST, alargamento progressivo do QRS.
- Arritmias cardíacas: bloqueio atrioventricular completo, taquicardia ventricular, fibrilação ventricular, assistolia.
- Fraqueza muscular.
- Hiporreflexia.

TRATAMENTO

- *Minimizar o aporte exógeno de K^+* (pela dieta, infusões parenterais e drogas que contenham potássio).
- *Antagonizar os efeitos eletrofisiológicos do K^+:*
  - Gluconato de cálcio 10%: 1 mL/kg EV em *bolus* em 5-10 minutos, diluído ao meio com água destilada. Efeito imediato, duração de 30-60 minutos. Pode ser repetido após 5 minutos caso as alterações eletrocardiográficas persistam.
- *Dirigir K^+ para dentro das células:*
  - Bicarbonato de sódio: 1 mEq/kg EV. Início de ação em 20 minutos, duração de 1-4 h. Garantir ventilação adequada para eliminação de CO_2.
  - Glicose e insulina: 1-2 g/kg de glicose e 0,3 U de insulina/g de glicose. Infusão EV por 2 h. Início de ação em 15-30 minutos, duração de 3-6 h. Monitorar a glicemia.
  - β_2-agonistas: terbutalina EV (10 mcg/kg, em 10 minutos) ou salbutamol nebulizado (2,5 mg se peso < 25 kg ou 5 mg se peso > 25 kg, em 10 minutos).
- *Remover K^+ do corpo:*
  - Diurético de alça: furosemida (1-2 mg/kg EV).
  - Resina de troca iônica: ataque 1 g/kg/dose via retal, enema por 30-60 minutos. Pode ser repetida duas vezes. Manutenção 1 g/kg/dia via oral, em 2-3 doses. Dissolver cada g de resina em, no mínimo, 2-3 mL de soro glicosado 10% ou sorbitol (pode causar obstipação e obstrução intestinal se a diluição for inadequada). Início de ação lento (1-2 h), efeito máximo pode demorar até 6 h.
    - Kayexalate: 1 g de resina contém 4,1 mEq de Na^+ e remove 1 mEq de K^+.

- Sorcal: 1 g de resina contém 3,3 mEq de cálcio (Ca^{++}) e remove 1 mEq de K^+.

– Mineralocorticoide deve ser administrado a pacientes com hipoaldosteronismo.

– Diálise.

DISTÚRBIOS DO CÁLCIO

FISIOLOGIA

A manutenção da concentração sérica de Ca^{++} resulta da regulação integrada do fluxo de Ca^{++} proveniente do intestino, dos rins e dos ossos, mediado, predominantemente, pela 1,25-dihidróxi vitamina D_3 ($1,25(OH)_2D_3$) e pelo paratormônio (PTH). A $1,25(OH)_2D_3$ aumenta a absorção intestinal de Ca^{++} e sua mobilização óssea. O PTH estimula a conversão de $25(OH)$ D_3 a $1,25(OH)_2D_3$ e aumenta a mobilização óssea e a reabsorção renal de Ca^{++}. Cerca de 98% do Ca^{++} corporal total encontram-se nos ossos, e 2%, no fluido EC. Aproximadamente 50% do Ca^{++} sérico apresentam-se sob a forma ionizada (biologicamente ativa), 40% ligam-se a proteínas (especialmente, a albumina) e 10% estão sob a forma de complexos com ânions, como bicarbonato, citrato e fosfato. Distúrbios que diminuem a albumina sérica diminuem o Ca^{++} sérico total, mas têm pouco efeito na concentração de Ca^{++} iônico.

HIPOCALCEMIA

É definida pela concentração sérica de Ca^{++} iônico abaixo de 1,12 mmol/L ou Ca^{++} total menor que 8,5 mg/dL.

ETIOLOGIAS

As principais causas de hipocalcemia estão listadas na Tabela 15.8.

Tabela 15.8   Causas de hipocalcemia.

Hipoparatireoidismo
• Primário
• Secundário
– Sepse
– Queimaduras
– Hiper ou hipomagnesemia
– Pancreatite

(continua)

(continuação)

Deficiência de vitamina D
• Oferta inadequada/baixa exposição à luz solar
• Má absorção intestinal
• Uso de corticosteroides, fenobarbital, difenil-hidantoína
• Hepatopatia
• Insuficiência renal
Uso de quelantes ou aumento da excreção
• Transfusão de sangue citratado
• Hiperfosfatemia
• Alcalose metabólica
• Correção rápida de acidose
• Uso de furosemida

MANIFESTAÇÕES CLÍNICAS

- Parestesias, cãibras, tetania, hiper-reflexia, convulsões, laringoespasmo.

- Sinal de Chvostek:

  – Contração facial provocada por leves toques no nervo facial logo abaixo do osso zigomático com a boca do paciente levemente aberta.

- Sinal de Trousseau:

  – É induzido pela oclusão da artéria braquial com o manguito do esfigmomanômetro inflado acima da pressão sistólica por 3 minutos, observando-se flexão do punho e da articulação metacarpofalângica, dedos hiperestendidos e flexão do polegar sobre a palma da mão.

- Diminuição da contratilidade cardíaca.

- Arritmias cardíacas:

  – Bradicardia, bloqueio de condução, prolongamento do intervalo QT.

- Demência, confusão, psicose, distúrbios do movimento.

TRATAMENTO

- *Hipocalcemia sintomática:*

  – Gluconato de cácio 10%, 1 mL/kg EV em *bolus* em 5-10 minutos, diluído ao meio com água destilada.

- *Hipocalcemia crônica assintomática:*

  – Cálcio VO, 500-1000 mg/m^2/dia de Ca^{++} elementar, em 2-4 doses, administrado entre as refeições.

  – Gluconato de cálcio 10% contém 10 mg de Ca^{++} elementar/mL.

  – Carbonato de cálcio contém 400 mg de Ca^{++} elementar/ g de pó.

  – Vitamina D:

- 1,25 $(OH_2)D_3$ 0,25-1 mcg/dia ou 3 vezes/semana, VO/ EV.
- Vitamina D_2 ou D_3 50000-100000 UI IM, para pacientes com deficiência nutricional.

- *Cuidados adicionais:*

  - Corrigir hipomagnesemia, quando presente.

  - O uso de bicarbonato de sódio para a correção de acidose metabólica pode levar à queda rápida do Ca^{++} iônico e agravar a hipocalcemia – repor Ca^{++} antes de corrigir a acidose metabólica.

  - Em pacientes com hiperfosfatemia, a suplementação de Ca^{++} deve ser acompanhada do uso de quelantes de fósforo, para evitar a precipitação de fosfato de Ca^{++} em tecidos moles.

HIPERCALCEMIA

É definida pela concentração sérica de Ca^{++} iônico acima de 1,32 mmol/L ou Ca^{++} total maior que 11 mg/dL.

ETIOLOGIAS

As principais causas de hipercalcemia estão listadas na Tabela 15.9.

Tabela 15.9   Causas de hipercalcemia.

Hiperparatireoidismo
Intoxicação pela vitamina D
Imobilização prolongada
Transplante renal
Uso de diuréticos (tiazídicos)
Neoplasias

MANIFESTAÇÕES CLÍNICAS

- Náusea, vômito, constipação.
- Fraqueza muscular.
- Poliúria (*diabetes insipidus* nefrogênico).
- Letargia, torpor, coma.
- Arritmias cardíacas:
  - Bradicardia, bloqueio de condução.

- Intoxicação digitálica.
- Hipertensão arterial.
- Cálculo renal, nefrocalcinose.

TRATAMENTO

- Diminuição da ingestão de Ca^{++}.
- Hidratação.
- Furosemida.
- Suspender tiazídicos.
- Evitar imobilização.
- Calcitonina:
    – Diminui a reabsorção óssea osteoclástica e aumenta a excreção renal de Ca^{++}.

    – 4 UI/kg EV.

    – Efeito discreto e transitório (24 h).
- Glicocorticoides:
    – Inibem a síntese de $1,25(OH_2)D_3$ a partir de $25(OH)D_3$.

    – Efetivos em hipercalcemia associada com neoplasias hematológicas (linfoma, mieloma múltiplo) e em condições relacionadas com excesso de vitamina D (sarcoidose, intoxicação pela vitamina D).
- Diálise.

DISTÚRBIOS DO FÓSFORO

FISIOLOGIA

O fósforo é o principal ânion do IC. Aproximadamente 85% do conteúdo total de fósforo do organismo encontram-se nos ossos e 15%, no fluido EC e tecidos moles. Dois terços do fósforo circulam sob a forma orgânica (ésteres e fosfolípides) e um terço sob a forma inorgânica, que é a fração medida como fosfato. A maior parte do fosfato inorgânico (52%) circula na forma livre, 13% ligada à proteína e 35% sob a forma de complexos, especialmente com Ca^{++}. A principal via de excreção de fósforo é renal (90%). Mais de 80% da carga filtrada de fósforo é reabsorvida no túbulo proximal, por transporte passivo acoplado ao Na^+. A $1,25(OH)_2D_3$ aumenta a absorção intestinal de fósforo, enquanto o PTH induz fosfatúria, pela inibição do cotransporte de Na^+ e fósforo no túbulo proximal.

HIPOFOSFATEMIA

É definida pela concentração sérica de fosfato abaixo de 4 mg/dL em crianças e menor que 2,8 mg/dL em adolescentes e adultos.

ETIOLOGIAS

As principais causas de hipofosfatemia estão listadas na Tabela 15.10.

Tabela 15.10   Causas de hipofosfatemia.

Absorção intestinal diminuída
• Baixa ingestão de fósforo
• Deficiência de vitamina D
• Diarreia crônica
• Abuso de antiácidos
Excreção urinária aumentada
• Hiperparatireoidismo
• Transplante renal
• Expansão de volume
• Acidose tubular renal proximal
Deslocamento transcelular
• Alcalose respiratória
• Síndrome de realimentação
• Recuperação de cetoacidose diabética
• Hormônios (insulina, glucagon, catecolaminas)
• Sepse

MANIFESTAÇÕES CLÍNICAS

• Fraqueza muscular, insuficiência respiratória, íleo adinâmico, rabdomiólise.

• Parestesia, convulsão, coma.

• Hemólise, trombocitopenia e diminuição da fagocitose e da quimiotaxia de polimorfonucleares relacionada à diminuição do ATP intracelular.

• Diminuição da concentração eritrocitária de 2,3 difosfoglicerato, aumentando a afinidade da hemoglobina pelo oxigênio e reduzindo a liberação de oxigênio aos tecidos.

• Redução da contratilidade cardíaca, em consequência da diminuição da concentração de ATP nas células miocárdicas.

TRATAMENTO

• Reposição de fosfato 1-2 mmol/kg/dia VO 6/6 h ou EV por infusão contínua em 24 h.

- Fosfato de potássio:

    – 1 mL da solução de fosfato de K^+ contém 1 mmol de fosfato e 2 mEq de K^+.

    – Uso VO ou EV.

    – Concentração máxima da infusão EV: 60 mEq/L de K^+ se administrado em veia periférica, 80-100 mEq/L de K^+ se administrado em acesso venoso central.

- Fosfato de sódio:

    – 1 mL da solução de fosfato de Na^+ contém 0,67 mmol de fosfato e 1,2 mEq de Na^+.

    – Uso VO.

- Fosfato de cálcio 3,19%:

    – 1 mL da solução de fosfato de Ca^{++} contém 0,19 mmol de fosfato e 0,64 mEq (127 mg) de Ca^{++}.

    – Uso VO.

HIPERFOSFATEMIA

É definida pela concentração sérica de fosfato acima de 7 mg/dL em crianças e maior que 4,5 mg/dL em adolescentes e adultos.

Pseudo-hiperfosfatemia

Ocorre quando há hemólise relacionada à dificuldade de coleta do sangue.

ETIOLOGIAS

As principais causas de hiperfosfatemia estão listadas na Tabela 15.11.

Tabela 15.11 Causas de hiperfosfatemia.

Insuficiência renal
Hipoparatireoidismo
Intoxicação pela vitamina D
Síndrome de lise tumoral
Rabdomiólise
Cetoacidose diabética

MANIFESTAÇÕES CLÍNICAS

- Hipocalcemia e tetania.

- Calcificação metastática

  – O aumento do produto cálcio x fósforo acima de 70 resulta em deposição de Ca^{++} em tecidos moles e redução das concentrações de Ca^{++} circulante.

  – Calcificação ectópica é frequente em pacientes com doença renal crônica terminal recebendo suplementação de vitamina D, quando a correção da hiperfosfatemia é inadequada.

TRATAMENTO

- Diminuição da ingestão de compostos contendo fósforo (proteínas).

- Quelantes de fósforo:

  – Sais de cálcio VO atuam como quelantes de fósforo quando ingeridos junto com as refeições: 500-1000 mg Ca^{++} elementar/m^2/dia (gluconato de cálcio contém 10% de Ca^{++} elementar; carbonato de cálcio contém 40% de Ca^{++} elementar).

  – Sevelamer (cloridrato ou carbonato): 800 mg/1,73 m^2 VO, três vezes ao dia junto com as refeições.

  – Hidróxido de alumínio: 5-10 mL VO, três vezes ao dia junto com as refeições. Uso prolongado contraindicado pelo risco de lesão neurológica secundária ao acúmulo de alumínio.

- Diálise.

DISTÚRBIOS DO MAGNÉSIO

FISIOLOGIA

O magnésio (Mg^{++}) é o segundo cátion mais abundante do IC. É essencial a reações enzimáticas, especialmente as que envolvem o ATP, e desempenha papel importante em estabilização de membranas, condução nervosa e transporte iônico. Cerca de 50-60% do conteúdo corporal total de Mg^{++} encontram-se nos ossos, 27% nos músculos e 1% no EC. No compartimento EC, 55% apresentam-se na forma livre (biologicamente ativa), 32% ligados à proteína e 13% sob a forma de complexos. A principal via de excreção de Mg^{++} é renal.

HIPOMAGNESEMIA

É definida pela concentração sérica de Mg^{++} abaixo de 1,4 mEq/L; geralmente sintomática, quando menor que 1 mEq/L.

ETIOLOGIAS

As principais causas de hipomagnesemia estão na Tabela 15.12.

Tabela 15.12 Causas de hipomagnesemia.

Baixa ingestão de magnésio
Perdas gastrointestinais • Diarreia aguda e crônica • Síndromes de má absorção • Pancreatite aguda • Fístulas intestinais
Perdas renais • Diurese osmótica (diabetes, ureia, manitol), pós-desobstrução • Transplante renal • Uso de drogas: diuréticos (de alça ou tiazídicos), anfotericina B, aminoglicosídeos, cisplatina, ciclosporina, foscarnet • Hipercalcemia e hipercalciúria • Hipofosfatemia • Estados de expansão de volume

MANIFESTAÇÕES CLÍNICAS

- Fraqueza muscular, ataxia.

- Sinais de Chvostek e Trousseau.

- Convulsão, coma, psicose.

- Alterações eletrocardiográficas:
    - Prolongamento de intervalo PR e QT.
    - Inversão de onda T, onda U.
    - Alargamento do complexo QRS.
    - Depressão do segmento ST.

- Arritmias cardíacas:
    - Extrassístoles ventriculares.
    - Taquicardia ventricular polimórfica (*torsades de pointes*).
    - Fibrilação ventricular.

- Intoxicação digitálica.

- Hipertensão arterial.

- Hiperinsulinismo.

- Hipocalcemia, hipofosfatemia.

TRATAMENTO

- Sintomática:

    – Reposição de 0,5-1 mEq de Mg^{++}/kg EV, por infusão contínua em 24 h.

    – 0,25 mEq de Mg^{++}/kg IM, de 6/6 h.

- Assintomática:

    – VO ou parenteral.

    – Suplementação de 0,3-0,4 mEq de Mg^{++}/kg/dia, além das necessidades diárias.

- Sulfato de magnésio 10% contém 0,8 mEq de Mg^{++}/mL. Uso EV ou VO.

- Pidolato de magnésio 1,5 g/10 mL contém 1 mEq de Mg^{++}/mL. Uso VO.

- 1 mEq = 0,5 mmol = 12 mg de Mg^{++}.

- O efeito colateral das preparações orais é diarreia.

HIPERMAGNESEMIA

É definida pela concentração sérica de Mg^{++} acima de 2 mEq/L; geralmente sintomática, quando maior que 4 mEq/L.

ETIOLOGIAS

As principais causas de hipermagnesemia estão na Tabela 15.13.

Tabela 15.13   Causas de hipermagnesemia.

Insuficiência renal
Iatrogênica • Abuso de laxativos e antiácidos contendo magnésio • Doses excessivas na eclâmpsia e pré-eclâmpsia (hipermagnesemia no recém-nascido)
Distúrbios hormonais • Hiperparatireoidismo • Hipotireoidismo • Insuficiência adrenal

MANIFESTAÇÕES CLÍNICAS

- Hiporreflexia, hipotonia.

- Depressão respiratória.

- Letargia, coma.

- Hipotensão.

- Alterações eletrocardiográficas:
  - Prolongamento do intervalo PR.
  - Aumento da amplitude de onda T.
  - Alargamento do complexo QRS.
- Arritmias cardíacas:
  - Bloqueio atrioventricular.
  - Parada cardíaca.

TRATAMENTO

- Interromper a administração de Mg^{++}.
- Gluconato de cálcio 10% 1 mL/kg EV em *bolus*, diluído ao meio com água destilada, se hipermagnesemia sintomática.
- Expansão com solução salina isotônica 10-20 mL/kg.
- Diurético de alça – furosemida 1 mg/kg.
- Diálise.

REFERÊNCIAS

1. Bushinsky DA, Monk R. Electrolyte quintet: Calcium. Lancet 1998;352 (9124): 306-11.

2. Carlotti AP et al. Tonicity balance, and not electrolyte-free water calculations, more accurately guides therapy for acute changes in natremia. Intensive Care Med 2001;27(5):921-4.

3. Carlotti AP et al. A method to estimate urinary electrolyte excretion in patients at risk for developing cerebral salt wasting. J Neurosurg 2001;95(3):420-4.

4 Carlotti AP et al. Hypokalemia during treatment for diabetic ketoacidosis: clinical evidence for an aldosterone-like action of insulin. J Pediatr 2013;163(1):207-12.

5. Elisaf M, Siamopoulos KC. Fractional excretion of potassium in normal subjects and in patients with hypokalaemia. Postgrad Med J 1995;71 (834):211-2.

6. Halperin ML, Goldstein MB. Fluid, electrolyte, and acid-base physiology: a problem-based approach. 3. ed. Philadelphia: W. B. Saunders; 1999.

7. Halperin ML, Kamel KS, Goldstein MB. Fluid, electrolyte, and acid-base physiology: a problem-based approach. 4. ed. Philadelphia: Saunders Elsevier; 2010.

8. Halperin ML, Kamel KS. Potassium. Lancet 1998;352(9122):135-42.

9. Holliday MA, Segar WE. The maintenance need for water in parenteral fluid therapy. Pediatrics 1957;19(5):823-32.

10. Hoorn EJ et al. Acute hyponatremia related to intravenous fluid administration in hospitalized children: an observational study. Pediatrics 2004;113(5):1279-84.

11. Shafiee MAS et al. How to select optimal maintenance intravenous fluid therapy. Quart J Med 2003;96(8):601-10.

12. Singh S et al. Cerebral salt wasting: truths, fallacies, theories, and challenges. Crit Care Med 2002;30(11):2575-9.

13. Steele A et al. Postoperative hyponatremia despite isotonic saline infusion: a phenomenon of "desalination". Ann Intern Med 1997;126(1):20-5.

14. Weisinger JR, Bellorín-Font E. Magnesium and phosphorus. Lancet 1998;352(9125):391-6.

CAPÍTULO 16
DISTÚRBIOS DO EQUILÍBRIO ÁCIDO-BASE

Ana Paula de Carvalho Panzeri Carlotti

INTRODUÇÃO

A produção de H^+ no organismo ocorre normalmente pelo metabolismo das proteínas e, em condições anormais, pelo metabolismo dos carboidratos (por exemplo, ácido lático, na hipóxia) e das gorduras (por exemplo, cetoácidos, no déficit de insulina). O tamponamento do H^+ é realizado pelo sistema tampão do bicarbonato (HCO_3^-) (Equação 16.1) e pela ligação do H^+ às proteínas intracelulares.

$$H^+ + HCO_3^- \leftrightarrow H_2CO_3 \leftrightarrow H_2O + CO_2$$

(Equação 16.1)

Para que o sistema tampão do bicarbonato funcione bem, é essencial a manutenção de boa ventilação e de fluxo sanguíneo adequado para remoção efetiva do CO_2 produzido pelo metabolismo celular.

ABORDAGEM CLÍNICO-LABORATORIAL DOS DISTÚRBIOS DO EQUILÍBRIO ÁCIDO-BASE

É essencial integrar o quadro clínico com os dados laboratoriais para a interpretação correta do estado ácido-base.

VALORES NORMAIS

- pH: 7,40.

- $PaCO_2$: 40 mm Hg.

- $[HCO_3^-]$ plasmático: 25 mEq/L.

- Ânion *gap* ($[Na^+] - [Cl^-] - [HCO_3^-]$): 12 ± 2 mEq/L (6 ± 3 mEq/L se Cl^- plasmático medido por técnica de eletrodo iônico seletivo).

- *Gap* osmolar plasmático (osmolaridade medida – calculada): menor ou igual a 10 mOsm/L.

  – Cálculo da osmolaridade plasmática: 2 x $[Na^+]$ + [Glicose] (mg/dL)/18 + [Ureia] (mg/dL)/6.

ABORDAGEM DIAGNÓSTICA INICIAL

O valor do pH determina o distúrbio primário: acidose metabólica ou respiratória, se o pH for menor que 7,40; alcalose metabólica ou respiratória, se o pH for maior que 7,40. Se o pH estiver normal (= 7,40) e a $PaCO_2$ e a concentração de HCO_3^- estiverem ambas baixas, ou ambas altas, ou o ânion *gap* estiver aumentado, há distúrbio misto (Fluxograma 16.1).

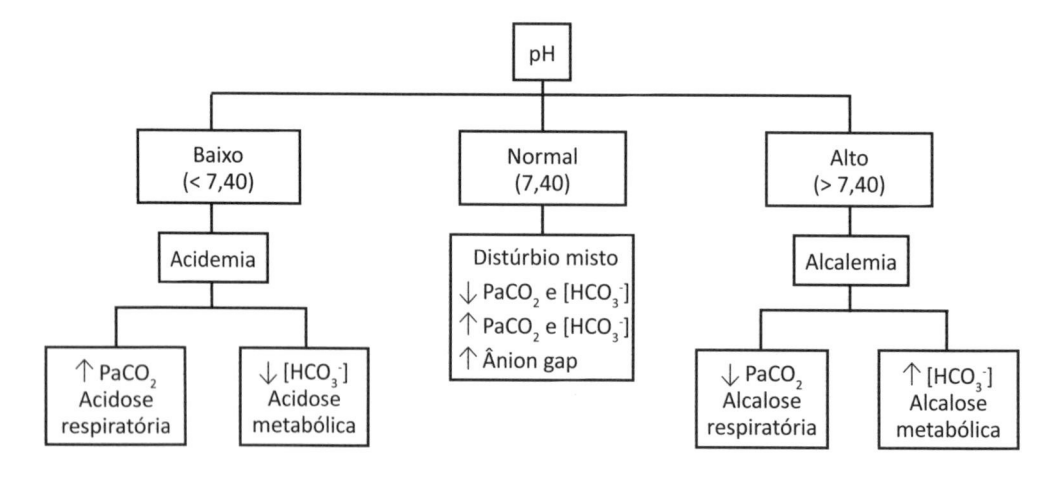

Fluxograma 16.1   Abordagem diagnóstica inicial dos distúrbios do equilíbrio ácido--base. Fonte: adaptado de Halperin e Goldstein, 1999.

A compensação respiratória dos distúrbios metabólicos ocorre rapidamente, enquanto a compensação metabólica completa dos distúrbios respiratórios requer ajuste renal e leva de 3 a 5 dias. As respostas fisiológicas (Tabela 16.1) não normalizam completamente o pH. A ausência da resposta compensatória esperada a determinado distúrbio primário indica a presença de um distúrbio misto.

Tabela 16.1 Respostas fisiológicas esperadas nos distúrbios primários do equilíbrio ácido-base.

Acidose metabólica	Para cada mEq/L de queda na concentração plasmática de bicarbonato abaixo de 25 mEq/L, a $PaCO_2$ cai 1 mmHg abaixo de 40 mmHg
Alcalose metabólica	Para cada mEq/L de aumento na concentração plasmática de bicarbonato acima de 25 mEq/L, a $PaCO_2$ sobe 0,7 mmHg acima de 40 mmHg
Acidose respiratória *Aguda*	Para cada mmHg de aumento na $PaCO_2$ acima de 40 mmHg, a concentração plasmática de bicarbonato sobe 0,1 mEq/L
Crônica	Para cada mmHg de aumento na $PaCO_2$ acima de 40 mmHg, a concentração plasmática de bicarbonato sobe 0,3 mEq/L
Alcalose respiratória *Aguda*	Para cada mmHg de queda na $PaCO_2$ abaixo de 40 mmHg, a concentração plasmática de bicarbonato cai 0,2 mEq/L
Crônica	Para cada mmHg de queda na $PaCO_2$ abaixo de 40 mmHg, a concentração plasmática de bicarbonato cai 0,5 mEq/L

ACIDOSE METABÓLICA

DEFINIÇÃO

Caracteriza-se pela adição de H^+ e pela diminuição do conteúdo de HCO_3^- no compartimento extracelular.

ETIOLOGIAS

- Acúmulo de ácidos no organismo e retenção de ânions no plasma (acidose metabólica com ânion *gap* aumentado) ou perda direta ou indireta de HCO_3^- do corpo (acidose metabólica com ânion *gap* normal ou hiperclorêmica) (Tabela 16.2)

- Na acidose metabólica pelo acúmulo de ácidos, o aumento do ânion *gap* acima de 12 mEq/L deve ser igual à queda da concentração plasmática de HCO_3^- abaixo de 25 mmol/L. Caso a variação do ânion *gap* (Δ ânion *gap*) seja desproporcional à variação do HCO_3^- (ΔHCO_3^-), deve-se suspeitar de distúrbio misto.

– Δ Ânion *gap* = Δ HCO_3^-: acidose metabólica tipo ânion *gap* aumentado.

– Δ Ânion *gap* < Δ HCO_3^-: acidose metabólica tipo ânion *gap* aumentado + acidose metabólica tipo ânion *gap* normal.

– Δ Ânion *gap* > Δ HCO_3^-: acidose metabólica tipo ânion *gap* aumentado + alcalose metabólica.

• Na intoxicação alcoólica, o acúmulo de álcoois no sangue eleva substancialmente a osmolaridade plasmática, causando disparidade entre a osmolaridade medida e a calculada.

– *Gap* osmolar > 20 mOsm/L: presença de álcool no sangue (etanol, metanol ou etilenoglicol).

Tabela 16.2   Causas de acidose metabólica.

Ânion *gap* aumentado
• Acúmulo de ácidos
– Acidose láctica (L ou D)
– Cetoacidose (diabética, alcoólica)
– Intoxicação por metanol, etilenoglicol, salicilato
• Insuficiência renal
Ânion *gap* normal
• Perda direta de $NaHCO_3$
– Gastrintestinal (diarreia, íleo, fístulas)
– Urinária (acidose tubular renal proximal, uso de acetazolamida)
• Perda indireta de $NaHCO_3$
– Baixa excreção de NH_4^+
– Cetoacidose com cetonúria excessiva
– Inalação de cola (intoxicação por tolueno)
• Ingestão de HCl, NH_4Cl, sais cloreto de aminoácidos
• Administração intravenosa de grandes volumes de NaCl

Fonte: Adaptado de Halperin e Goldstein, 1999.

DIAGNÓSTICO

O fluxograma 16.2 mostra a abordagem diagnóstica da acidose metabólica.

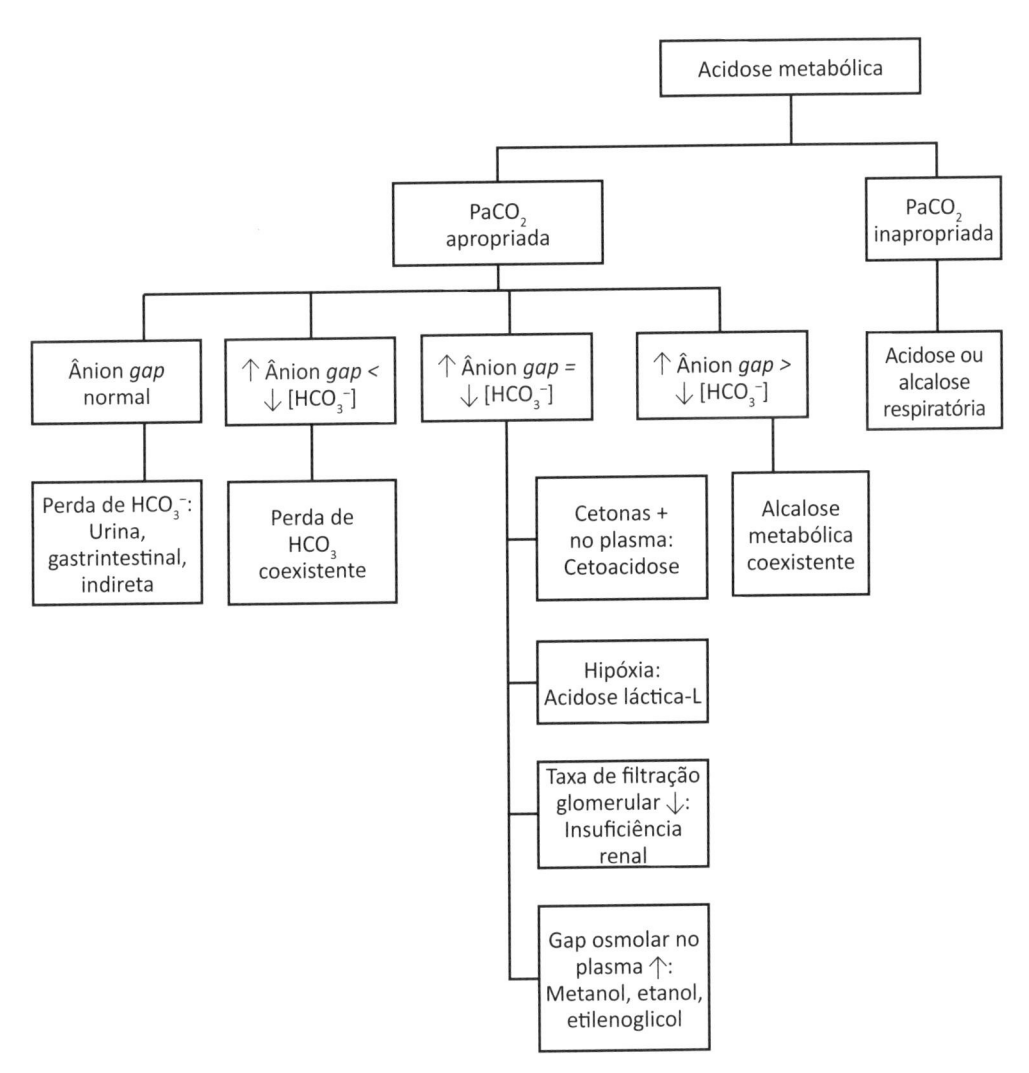

Fluxograma 16.2 Abordagem diagnóstica do paciente com acidose metabólica. Fonte: adaptado de Halperin e Goldstein, 1999.

MANIFESTAÇÕES CLÍNICAS

- Respiração profunda e rápida (ritmo de Kussmaul), diminuição da contratilidade cardíaca, arritmias cardíacas, vasodilatação arterial e vasoconstrição venosa, distensão abdominal (íleo) e proteólise.

TRATAMENTO

- "ABC": permeabilizar as vias aéreas, garantir oxigenação adequada e restabelecer a circulação.

- Tratar a causa subjacente, tomando medidas para diminuir a produção de H^+ (por exemplo, otimizar o débito cardíaco em pacientes com acidose láctica-L, administrar insulina em pacientes com cetoacidose diabética ou remover a substância tóxica nas intoxicações).

- O uso de bicarbonato de sódio ($NaHCO_3$) é indicado em pacientes gravemente enfermos com acidose metabólica grave (pH < 7,20). A quantidade de HCO_3^- é calculada pela fórmula:

  – Peso x 0,3 x *Base Excess* (BE)

    ▪ A administração de $NaHCO_3$ resulta na produção de CO_2 e H_2O e, portanto, é importante garantir ventilação adequada para que o CO_2 produzido seja eliminado apropriadamente pelos pulmões.

    ▪ É importante adequar o débito cardíaco e o fluxo sanguíneo tecidual para diminuir a PCO_2 nas células e minimizar o tamponamento de H^+ pelas proteínas intracelulares. A PCO_2 venosa (coletada preferencialmente da veia braquial ou da veia femoral) pode ser útil para monitorar o fluxo sanguíneo tecidual, que é considerado adequado quando a diferença entre a PCO_2 venosa e a PCO_2 arterial situa-se abaixo de 10 mmHg.

    ▪ Atenção aos riscos relacionados ao uso de $NaHCO_3$: hipopotassemia, hipocalcemia, correção rápida de hiponatremia crônica com desmielinização osmótica, sobrecarga cardiovascular e edema agudo de pulmão.

ALCALOSE METABÓLICA

DEFINIÇÃO

Caracteriza-se por excesso de álcali no organismo e aumento da concentração de HCO_3^- no compartimento extracelular.

ETIOLOGIAS

Aumento do conteúdo de HCO_3^- e/ou diminuição do volume do compartimento extracelular (Tabela 16.3).

Tabela 16.3   Causas de alcalose metabólica.

Associada à contração do volume do compartimento extracelular
• Cloro urinário baixo
– Perda de secreção gástrica (vômitos, drenagem gástrica)
– Perda intestinal de NaCl (cloridorreia congênita)
– Uso crônico de diuréticos
– Pós-correção de hipercapnia crônica
– Fibrose cística
• Cloro urinário alto
– Uso recente de diuréticos
– Síndrome de Bartter
– Síndrome de Gitelman
Associada ao aumento do volume do compartimento extracelular
• Ingestão de álcali com redução importante da taxa de filtração glomerular
• Excesso de mineralocorticoide
– Hiperaldosteronismo primário
– Hiperaldosteronismo secundário

Fonte: adaptada de Halperin, 2004.

DIAGNÓSTICO

O fluxograma 16.3 mostra a abordagem diagnóstica da alcalose metabólica.

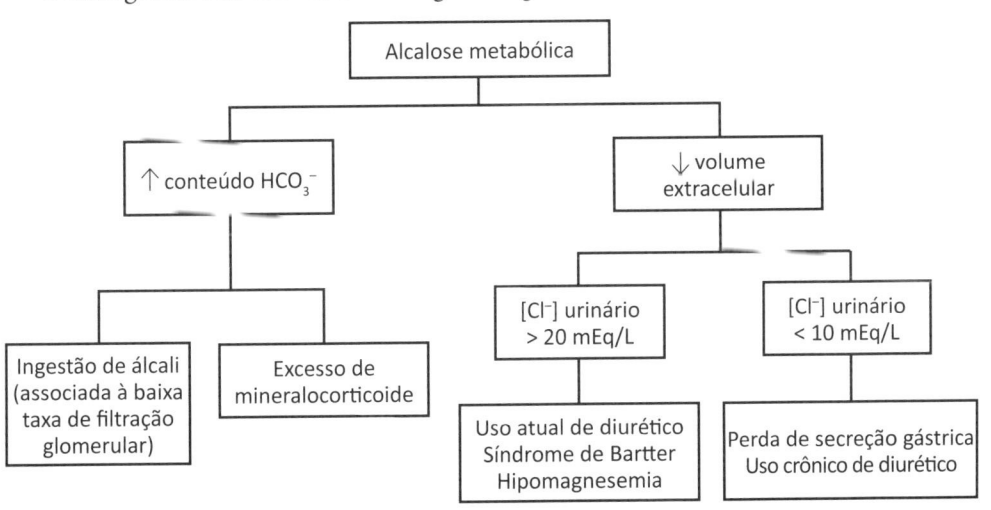

Fluxograma 16.3   Abordagem diagnóstica do paciente com alcalose metabólica. Fonte: adaptado de Halperin e Goldstein, 1999.

A avaliação das concentrações urinárias de Na^+ e Cl^- pode ser útil na abordagem diagnóstica inicial (Tabela 16.4).

Tabela 16.4   Exames urinários no diagnóstico de alcalose metabólica.

Causa	[Na⁺]	[Cl⁻]	pH
Volume do extracelular diminuído			
• Vômito (recente)	↑	↓	> 7*
• Vômito (remoto)	↓	↓	< 6
• Diurético (uso recente)	↑	↑	< 6
• Diurético (uso crônico)	↓	↓	< 6
• Síndrome de Bartter ou Gitelman	↑	↑	6-6,5
• Pós-hipercapnia	↓	↓	< 6
• Diarreia ou abuso de laxativo	↓	↑	< 6
Volume do extracelular normal ou aumentado	↑	↑	5-8

↑: > 20 mEq/L; ↓: < 20 mEq/L; * urina alcalina secundária a bicarbonatúria.
Fonte: adaptada de Gluck, 1998.

MANIFESTAÇÕES CLÍNICAS

• Diminuição do *drive* respiratório, hipóxia, hipercapnia, desvio da curva de dissociação da oxi-hemoglobina para a esquerda e diminuição da liberação de oxigênio aos tecidos.

TRATAMENTO

• Alcalose metabólica relacionada a déficit de sais de Cl^- (HCl, NaCl ou KCl) – grupo "responsivo a cloreto": reposição de Cl^- (NaCl e KCl).

• Alcalose metabólica por retenção de $NaHCO_3$ – grupo "resistente a cloreto": induzir a perda de $NaHCO_3$ pelo tratamento da causa subjacente.

– Hiperaldosteronismo: amilorida ou espironolactona podem ser úteis. Atenção à suplementação de K^+, que deve ser cuidadosa quando administrada em conjunto com diuréticos poupadores de K^+, pelo risco de induzir hiperpotassemia.

– Retenção de álcali secundária à baixa taxa de filtração glomerular: redução do aporte de álcali (por exemplo, diálise com banhos contendo baixa concentração de HCO_3^- em pacientes com insuficiência renal e alcalemia grave – pH> 7,7). Naqueles com diminuição acentuada da taxa de filtração glomerular e que necessitam de sucção nasogástrica, pode-se administrar um bloqueador da ATPase gástrica H^+/K^+ para minimizar o risco de alcalose metabólica.

ACIDOSE RESPIRATÓRIA

DEFINIÇÃO

Caracteriza-se pelo aumento da $PaCO_2$ e da concentração de H^+ no plasma, decorrente do desequilíbrio entre a produção de CO_2 pelo metabolismo e sua eliminação pelos pulmões.

ETIOLOGIAS

A Tabela 16.5 mostra as causas de acidose respiratória.

Tabela 16.5 Causas de acidose respiratória.

Depressão do centro respiratório
• Drogas (sedativos, anestésicos)
• Encefalopatia hipóxico-isquêmica
• Trauma cranioencefálico
• Infecções (meningites, encefalites)
Doenças neuromusculares
• Síndrome de Guillain-Barré
• *Miastenia Gravis*
• Esclerose lateral amiotrófica
Distúrbios metabólicos
• Hipofosfatemia
• Hipomagnesemia
• Hipopotassemia
• Alcalose metabólica grave
Bloqueio neuromuscular por drogas
Patologias obstrutivas de vias aéreas
• Obstrução de vias aéreas superiores
– Laringite
– Epiglotite
– Corpo estranho
• Obstrução de vias aéreas inferiores
– Asma brônquica
– Bronquiolite
– Compressão extrínseca
Patologias restritivas do parênquima pulmonar
• Fibrose pulmonar
• Cifoescoliose
Diminuição da complacência pulmonar
• Edema pulmonar
• Pneumonia
• Síndrome do desconforto respiratório agudo
Patologias abdominais
• Aumento da pressão intra-abdominal e elevação do diafragma
– Ascites volumosas
– Tumores abdominais
– Hemorragia intra-abdominal
– Obstrução do trato gastrintestinal
Diminuição do transporte de CO_2
• Choque

Fonte: adaptada de Halperin e Goldstein, 1999.

DIAGNÓSTICO

O fluxograma 16.4 mostra a abordagem diagnóstica da acidose respiratória.

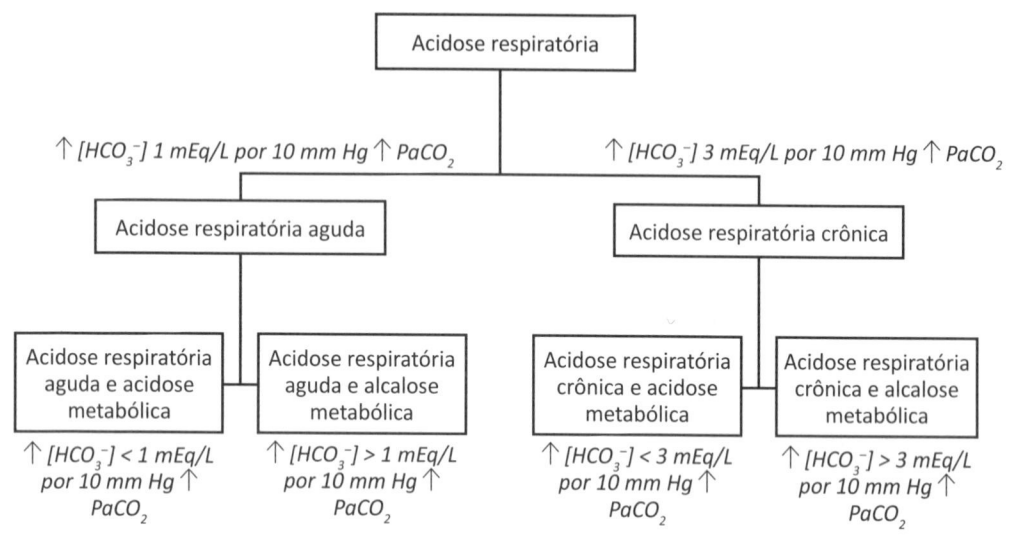

Fluxograma 16.4 Abordagem diagnóstica do paciente com acidose respiratória. Fonte: adaptado de Halperin e Goldstein, 1999.

MANIFESTAÇÕES CLÍNICAS

- Rubor facial e de extremidades, dispneia ou bradipneia (em pacientes com depressão do centro respiratório), ansiedade, delírio, tremores, crises convulsivas e coma.

TRATAMENTO

- Melhorar a ventilação, com a utilização de ventilação mecânica, se necessário, e tratar a causa subjacente.

ALCALOSE RESPIRATÓRIA

DEFINIÇÃO

É definida pela diminuição da $PaCO_2$ e da concentração de H^+ no plasma, decorrente da eliminação excessiva de CO_2 pelos pulmões em relação a sua produção pelo metabolismo.

ETIOLOGIAS

A Tabela 16.6 mostra as causas de alcalose respiratória.

Tabela 16.6 Causas de alcalose respiratória.

Estímulo dos quimiorreceptores periféricos
• Hipóxia
– Afecções do parênquima pulmonar
– Exposição a grandes altitudes
– Anemia grave
– Insuficiência cardíaca congestiva
– Cardiopatia congênita cianosante
Estímulo dos ramos aferentes pulmonares
– Pneumonia
– Edema pulmonar
– Embolia pulmonar
– Asma
Estímulo do centro respiratório
• Doenças do sistema nervoso central
– Infecções
– Trauma
– Hemorragia subaracnoide
– Tumor
• Drogas
– Salicilatos
– Catecolaminas
– Teofilina
Miscelânea
– Febre
– Ansiedade
– Sepse
– Recuperação de acidose metabólica
Ventilação pulmonar mecânica

Fonte: adaptada de Halperin e Goldstein, 1999.

DIAGNÓSTICO

O fluxograma 16.5 mostra a abordagem diagnóstica da alcalose respiratória.

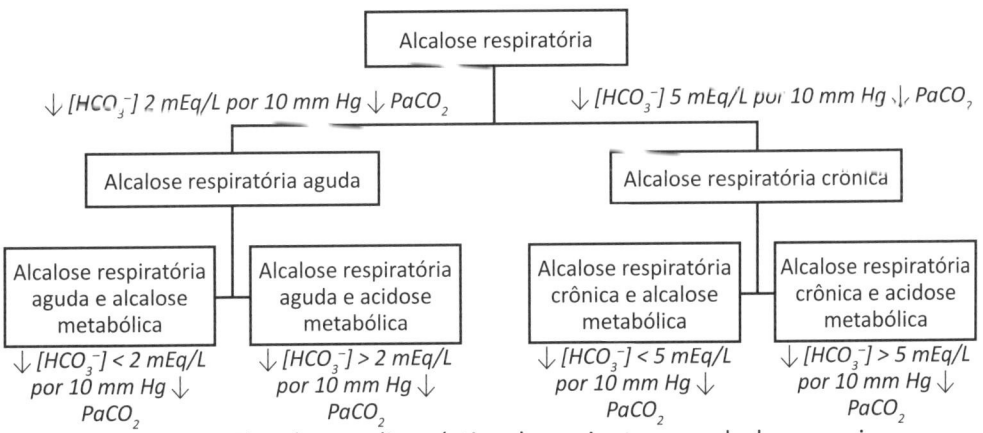

Fluxograma 16.5 Abordagem diagnóstica do paciente com alcalose respiratória. Fonte: adaptado de Halperin e Goldstein, 1999.

MANIFESTAÇÕES CLÍNICAS

• Arritmias cardíacas, parestesias, cãibras, confusão mental, síncope e crises convulsivas (por vasoconstrição cerebral).

TRATAMENTO

• Diminuir a hiperventilação, pelo uso de sedativos, se necessário, e tratar a causa subjacente.

REFERÊNCIAS

1. Carlotti APCP. Abordagem clínica dos distúrbios do equilíbrio ácido-base. Medicina (Ribeirão Preto) 2012;45(2):244-62.

2. Carmody JB, Norwood VF. A clinical approach to paediatric acid-base disorders. Postgrad Med J 2012;88(1037):143-51.

3. Gluck SL. Acid-base. Lancet 1998;352 (9126):474-9.

4. Haber RJ. A practical approach to acid-base disorders. West J Med 1991; 155(2):146-51.

5. Halperin ML, Goldstein MB. Fluid, electrolyte, and acid-base physiology: a problem-based approach. 3. ed. Philadelphia: WB Saunders; 1999.

6. Halperin ML, Kamel KS, Goldstein MB. Fluid, electrolyte, and acid-base physiology: a problem-based approach. 4. ed. Philadelphia: Saunders Elsevier; 2010.

7. Kraut JA, Madias NE. Metabolic acidosis: pathophysiology, diagnosis and management. Nat Rev Nephrol 2010;6(5):274-85.

8. Zatz R, Malnic G. Distúrbios do equilíbrio ácido-base. In: Zatz R, ed. Fisiopatologia renal (Vol. 2). São Paulo: Atheneu; 2000. p. 209-44.

CAPÍTULO 17
LESÃO RENAL AGUDA

Leila Costa Volpon
Ana Paula de Carvalho Panzeri Carlotti

INTRODUÇÃO

O termo "lesão renal aguda" (LRA) foi proposto para representar todo o espectro da insuficiência renal aguda, desde a lesão subclínica até a falência completa do órgão, e novas definições foram criadas para permitir sua detecção mais precoce.

Clinicamente, a LRA se caracteriza pela deterioração aguda da função renal, que resulta em alteração da homeostase hidroeletrolítica e acidobásica, e retenção de resíduos nitrogenados. Oligúria, definida por diurese < 0,5 a 1,0 mL/kg/h ou < 12 mL/m²/h, nem sempre está presente (por exemplo, LRA associada ao uso de drogas nefrotóxicas).

DEFINIÇÕES E ESTRATIFICAÇÃO DA LRA

Os sistemas criados recentemente para a padronização da definição e da estratificação da LRA baseados em alterações da creatinina sérica e/ou do débito urinário são mostrados nas Tabelas 17.1 a 17.4.

Tabela 17.1 Sistema _Risk, Injury, Failure, Loss, End-Stage Kidney Disease_ (RIFLE) de classificação da lesão renal aguda.

	Critério da taxa de filtração glomerular (TFG)	Critério do débito urinário
Risk	Aumento de 1,5 vez na creatinina sérica ou diminuição da TFG > 25%	< 0,5 mL/kg/h por 6 h
Injury	Aumento de 2 vezes na creatinina sérica ou diminuição da TFG > 50%	< 0,5 mL/kg/h por 12 h
Failure	Aumento de 3 vezes na creatinina sérica ou diminuição da TFG > 75% ou creatinina sérica ≥ 4 mg/dL Aumento agudo ≥ 0,5 mg/dL	< 0,3 mL/kg/h por 24 h ou anúria por 12 h
Loss	Falência renal aguda persistente Perda completa da função renal > 4 semanas	
End-stage kidney disease	Doença renal em estágio terminal (Falência persistente > 3 meses)	

Nota: Apenas um critério (creatinina ou débito urinário) necessita ser preenchido. O critério que levar à pior classificação deve ser considerado. Assume-se TFG basal de 75-100 mL/min/1,73 m^2 quando ela é desconhecida.

Tabela 17.2 Sistema _Risk, Injury, Failure, Loss, End-Stage Kidney Disease_ (RIFLE) pediátrico de classificação da lesão renal aguda.

	Clearance de creatinina (Cl Creat) estimado*	Débito urinário
Risk	Cl Creat estimado diminuído em 25%	< 0,5 mL/kg/h por 8 h
Injury	Cl Creat estimado diminuído em 50%	< 0,5 mL/kg/h por 16 h
Failure	Cl Creat estimado diminuído em 75% ou < 35 mL/min/1,73 m^2	< 0,3 mL/kg/h por 24 h ou anúria por 12 h
Loss	Falência persistente > 4 semanas	
End-stage kidney disease	Doença renal em estágio terminal (Falência persistente > 3 meses)	

* Considera-se Cl Creat estimado basal de 100 mL/min/1,73 m^2 quando a creatinina sérica basal é desconhecida. Cálculo do Cl Creat estimado em mL/min/1,73 m^2 pela fórmula de Schwartz: k x altura (cm)/creatinina sérica (mg/dL); k: 0,33 (recém-nascidos pré-termo até 1 ano); 0,45 (recém-nascidos a termo até 1 ano); 0,55 (1 a 18 anos).

Tabela 17.3 Classificação da lesão renal aguda pelos critérios da *Acute Kidney Injury Network* (AKIN).

Estágio	Critério da creatinina sérica	Critério do débito urinário
1	Aumento na creatinina sérica ≥ 0,3 mg/dL ou aumento de 1,5 a 2 vezes na creatinina sérica basal	< 0,5 mL/kg/h por mais de 6 h
2	Aumento > 2 a 3 vezes na creatinina sérica basal	< 0,5 mL/kg/h por mais de 12 h
3*	Aumento > 3 vezes na creatinina sérica basal ou creatinina sérica ≥4 mg/dL com aumento agudo de pelo menos 0,5 mg/dL	< 0,3 mL/kg/h por 24 h ou anúria por 12 h

Nota: apenas um critério (creatinina ou débito urinário) necessita ser preenchido.

* Indivíduos que recebem terapia de substituição renal são classificados no estágio 3, independentemente de sua creatinina sérica e de seu débito urinário.

Tabela 17.4 Classificação da lesão renal aguda pelos critérios do grupo *Kidney Disease: Improving Global Outcomes* (KDIGO).

Estágio	Creatinina sérica	Débito urinário
1	1,5 a 1,9 vez a basal ou aumento ≥ 0,3 mg/dL	< 0,5 mL/kg/h por 6-12 h
2	2 a 2,9 vezes a basal	< 0,5 mL/kg/h por ≥ 12 h
3	3 vezes a basal ou aumento na creatinina sérica ≥4 mg/dL ou início de terapia de substituição renal ou, em pacientes < 18 anos, diminuição da taxa de filtração glomerular estimada < 35 mL/min/1,73 m²	< 0,3 mL/kg/h por ≥ 24 h ou anúria por ≥ 12 h

Em recém-nascidos, a LRA tem sido definida como concentração de creatinina sérica acima de 1,5 mg/dL ou débito urinário menor que 0,5 mL/kg/h. Recentemente, propôs-se a padronização da definição de LRA no período neonatal (Tabela 17.5).

Tabela 17.5 Classificação da lesão renal aguda no período neonatal.

Estágio	Creatinina sérica
0	Sem alteração ou aumento < 0,3 mg/dL
1	Aumento de 0,3 mg/dL ou aumento de 150-200% do valor mínimo anterior
2	Aumento de 200-300% do valor mínimo anterior
3	Aumento de 300% do valor mínimo anterior ou 2,5 mg/dL ou recebendo diálise

ETIOLOGIAS DA LRA

Na maioria dos pacientes gravemente doentes, a LRA é multifatorial (Tabela 17.6).

Tabela 17.6   Etiologias de lesão renal aguda.

Pré-renal
Hipovolemia
• Perdas gastrintestinais, renais, hemorragia
Diminuição do volume circulante efetivo
• Sepse, queimadura, hipoalbuminemia
• Diminuição do débito cardíaco
– Insuficiência cardíaca congestiva, choque cardiogênico, pós-operatório de cirurgia cardíaca
• Vasoconstricção intrarrenal
– Uso de inibidores da enzima conversora de angiotensina, ciclosporina
Renal ou intrínseca
Necrose tubular aguda
• Isquêmica
• Tóxica
– Nefrotoxinas endógenas
Hemoglobina: reação transfusional, incompatibilidade sanguínea materno-fetal
Mioglobina: politrauma, esmagamento, acidente ofídico
Ácido úrico: síndrome de lise tumoral
– Nefrotoxinas exógenas
Aminoglicosídeos, anfotericina B, contraste radiológico, cisplatina, metotrexato
Nefrites intersticiais
• Drogas: ampicilina, sulfa, cefalosporinas, anti-inflamatório não hormonal
• Infecções
Glomerulopatias
• Síndrome hemolítico-urêmica, glomerulonefrite aguda, lúpus eritematoso sistêmico
Vasculares
• Trombose de artéria ou veia renal
• Lesões traumáticas
• Vasculites
Pós-renal
Obstrução aguda das vias urinárias
• Ureteral ou pélvica
– Cálculos bilaterais, coágulos, ligaduras cirúrgicas, neoplasia
• Vesical
– Cálculos, coágulos, neoplasia
• Uretral
– Estenose de uretra, cálculo

DIAGNÓSTICO DIFERENCIAL DE OLIGÚRIA PRÉ-RENAL *VS.* NECROSE TUBULAR AGUDA

A utilidade dos índices laboratoriais (Tabela 17.7) para o diagnóstico diferencial entre oligúria pré-renal e necrose tubular aguda é questionável, pois pode haver sobreposição de valores em várias situações. Além disso, o uso de diuréticos e vasopressores pode alterar a excreção de sódio e água e a capacidade de concentração urinária, dificultando sua correta interpretação. A resposta às medidas terapêuticas para adequação do volume circulante efetivo e a evolução das concentrações plasmáticas de creatinina constituem a melhor maneira de diferenciar oligúria pré-renal de necrose tubular aguda.

Tabela 17.7 Diagnóstico diferencial de oligúria pré-renal *vs.* necrose tubular aguda.

Índices laboratoriais	Oligúria pré-renal		Necrose tubular aguda	
	Crianças	RN	Crianças	RN
[Na⁺]u (mEq/L)	< 10	< 20	> 50	> 50
Fe_{Na}* (%)	< 1	< 2,5	> 2	> 3
Osm u (mOsm/L)	> 500	> 350	< 300	< 300
Osm u/p	> 1,5	> 1,2	0,8-1,2	0,8-1,2
[Ureia]u/p	> 20		< 10	
[Ureia]p/[Creat]p	> 20	> 10	↑ Progressivo em ambos	↑ Progressivo em ambos

* Fe_{Na} (Excreção fracionada de sódio) = {([Na]u/ [Na]p)/ ([Creat]u/ [Creat]p)} x 100; Osm = osmolaridade; u = urinária; p = plasmática; creat = creatinina; RN = recém-nascido.

PREVENÇÃO DA LRA

- Consiste em prevenir insultos secundários em pacientes de risco por meio de:
    - Manutenção da perfusão renal adequada.
    - Tratamento das causas subjacentes.
    - Evitar o uso de agentes nefrotóxicos.

MANEJO DA LRA

- Otimizar a perfusão renal pela adequação do volume intravascular, da pressão arterial e do débito cardíaco, por meio da ressuscitação hídrica e do uso de drogas inotrópicas e/ou vasopressoras.

    – Os alvos terapêuticos recomendados pela *American College of Critical Care Medicine* são: frequência cardíaca e pressão arterial normais para a idade; limiares de pressão de perfusão (pressão arterial média menos pressão venosa central) de 55 mmHg para recém-nascidos a termo, 60 mmHg para lactentes com menos de um ano e 65 mmHg para crianças maiores; tempo de enchimento capilar menor ou igual a 2 segundos; saturação venosa central de oxigênio maior que 70% e índice cardíaco entre 3,3 e 6 L/min/m².

– As recomendações atuais do grupo *Kidney Disease: Improving Global Outcomes* (KDIGO) são fazer a ressuscitação hídrica preferencialmente com cristaloides e evitar o uso de amidos hiperoncóticos (por exemplo, hidroxietilamido), associados ao aumento do risco de LRA.

– O uso de dopamina em doses baixas (1-3 mcg/kg/min) em pacientes gravemente doentes não confere proteção clinicamente significante contra disfunção renal.

– O fenoldopam é agonista dopaminérgico seletivo do receptor dopa-1, que, em doses baixas (0,01-0,3 mcg/kg/min), aumenta o fluxo sanguíneo renal e o débito urinário, sem causar efeitos hemodinâmicos sistêmicos. Há resultados conflitantes na literatura a respeito de seu efeito nefroprotetor e sua influência no desfecho do paciente.

Manejo hidroeletrolítico e metabólico

- Após a normalização do volume intravascular, a administração de fluidos deve ser cuidadosa, visando evitar sobrecarga hídrica, que se associa ao aumento da mortalidade de pacientes gravemente doentes.

  – Volume total prescrito = perdas insensíveis (20 mL/kg/dia ou 400 mL/m^2/dia) + diurese + perdas anormais (trato gastrointestinal, taquipneia, febre, exposição a fonte de calor radiante). Em recém-nascidos: perdas insensíveis 30-40 mL/kg/dia + 1-2 mL/kg/h de perdas por exposição a calor radiante.

  – Considerar menores perdas insensíveis para pacientes em ventilação mecânica, pois não há perda de água pelos pulmões, em razão da umidificação e do aquecimento dos gases inspirados.

  – A reposição das perdas insensíveis deve ser feita com água ou dextrose a 5% ou 10%.

  – Atenção para o conteúdo de água dos alimentos (70% do peso da dieta).

  – Medir o conteúdo eletrolítico da urina e das secreções e repor os eletrólitos de acordo com as perdas.

- O uso de diuréticos pode ser útil em pacientes com LRA que persistem com baixo débito urinário após a adequação da volemia, da pressão arterial e do débito cardíaco, e que evoluem com sobrecarga hídrica.

  – Os diuréticos devem ser administrados somente após a estabilização hemodinâmica do paciente.

    ▪ Furosemida é o diurético mais usado, na dose de 1 mg/kg EV em *bolus*; não havendo resposta, doses maiores (2 a 4 mg/kg) podem ser utilizadas (resistência a baixas doses na LRA grave).

- Furosemida por infusão contínua (0,01 a 0,5 mg/kg/h; máx. 1 mg/kg/h) promove diurese mais constante, com menos oscilação nos parâmetros hemodinâmicos em comparação com o uso intermitente. Útil em pacientes com instabilidade hemodinâmica.

- Furosemida contínua (0,01-1 mg/kg/h) em solução de albumina (0,5 a 1 g/kg/dia) pode beneficiar pacientes com hipoalbuminemia que não respondem ao diurético administrado em *bolus* ou por infusão contínua isoladamente, por aumentar a chegada da droga a seu local de ação no néfron.

- Pacientes com LRA e sobrecarga hídrica não responsiva a diuréticos devem ser submetidos a terapia de substituição renal.

- *Manejo da hiponatremia:*
  - Se a causa for excesso de água: restrição hídrica.

  - Se a causa for perda de sódio: reposição de sódio.

  - Hiponatremia aguda sintomática:

    - Fazer NaCl 3% 5 mL/kg em 30 minutos e a correção subsequente da concentração de sódio pela fórmula: ($[Na^+]$ desejada – $[Na^+]$ atual) x ACT*; *ACT (água corporal total): 70% do peso em recém-nascidos, 65% do peso em lactentes e 60% do peso em crianças maiores e adolescentes.

    - Preparo da solução de NaCl 3%: calcular o volume total a ser infundido (5 mL x peso) e dividir por 7: colocar 1 parte de NaCl 20% + 6 partes de H_2O, ficando a concentração final da solução de ~3%.

- *Manejo da hiperpotassemia:*
  - *Minimizar o aporte exógeno de K^+* (por dieta, infusões parenterais e drogas que contenham potássio).

  - *Antagonizar os efeitos eletrofisiológicos do K^+:*

    - Gluconato de cálcio 10%: 1 mL/kg EV. Efeito imediato, duração 30-60 minutos. Pode ser repetido duas vezes.

  - *Dirigir K^+ para dentro das células:*

    - Bicarbonato de sódio: 1 mEq/kg EV. Início de ação 20 minutos, duração 1-4 h. Garantir ventilação adequada, para eliminação de CO_2. Considerar a hipertonicidade das soluções e a piora da hipocalcemia.

    - Glicose e insulina: 1-2 g/kg de glicose e 0,3 U de insulina/g de glicose. Infusão por 2 h. Início de ação 15-30 minutos, duração de 3-6 h. Monitorar a glicemia.

    - β_2 agonistas: terbutalina EV (10 mcg/kg, em 10 minutos) ou salbutamol nebulizado (2,5 mg se peso < 25 kg ou 5 mg se peso > 25 kg, em 10 minutos).

– *Remover K⁺ do corpo:*

- Diurético de alça: furosemida (1-4 mg/kg EV).

- Resina de troca iônica: ataque 1 g/kg/dose via retal, enema por 30-60 minutos. Pode ser repetida duas vezes. Manutenção 1 g/kg/dia via oral, em 2-3 doses. Dissolver cada g de resina em, no mínimo, 2-3 mL de soro glicosado 10% ou sorbitol (pode causar obstipação e obstrução intestinal em caso de diluição inadequada).

Kayexalate: 1 g de resina remove 1 mEq K^+ e fornece 4,1 mEq Na^+.

Sorcal: 1 g de resina remove 1 mEq K^+ e fornece 3,3 mEq Ca^{++}.

- Diálise.

- *Manejo da hipocalcemia e da hiperfosfatemia:*

– Cálcio via oral: 500-1000 mg Ca^{++} elementar/m^2/dia (gluconato de cálcio contém 10% de Ca^{++} elementar; carbonato de cálcio ($CaCO_3$), 40% de Ca^{++} elementar). Atua também como quelante de fósforo quando ingerido junto com as refeições. Administração EV indicada apenas se ocorrer tetania ou convulsões (risco de deposição metastática).

– Diminuir o aporte de fósforo.

– Outros quelantes de fósforo:

- Sevelamer (cloridrato ou carbonato): 800 mg/1,73 m^2 via oral, três vezes ao dia junto com as refeições.

- Hidróxido de alumínio: 5-10 mL via oral, três vezes ao dia junto com as refeições. Uso prolongado contraindicado pelo risco de lesão neurológica secundária ao acúmulo de alumínio.

– Calcitriol (1,25 $(OH)_2$ D_3): dose inicial 0,25 mcg/dia, via oral.

- *Manejo da acidose metabólica:*

– O uso de bicarbonato de sódio deve ser criterioso em pacientes gravemente doentes submetidos a ventilação mecânica, pelo risco de agravamento da acidose decorrente do aumento da produção de CO_2. Ajustar parâmetros do ventilador, se necessário.

– Correção pela fórmula: ($[HCO_3]$ final – $[HCO_3]$ inicial) x 0,3 x peso.

– Manutenção: 1-3 mEq/kg/dia, em 3-6 doses.

- *Manejo da hiperuricemia:*

– Ácido úrico > 10 mg/dL: administrar alopurinol 200-400 mg/1,73 m^2/dia, via oral. Doses ajustadas de acordo com o *clearance* de creatinina: 10-50 mL/min/1,73m^2 – reduzir a dose em 50%; < 10 mL/min/1,73 m^2 – reduzir a dose em 70%).

- *Suporte nutricional:*

– Início precoce após estabilização clínica e metabólica.

– Via de administração: primeira escolha é a via enteral, sempre que for possível. Alternativa: nutrição parenteral.

– Necessidades energéticas determinadas pela doença de base e complicações associadas. Recomenda-se medir o gasto energético por calorimetria indireta, para adequação do aporte energético ao consumo real de calorias.

• Para pacientes com necessidade de restrição hídrica, dietas enterais com altas concentrações calóricas (até 2 a 3 kcal/mL) devem ser administradas lentamente em 2 h ou por infusão contínua, via gástrica ou pós-pilórica. Inicialmente, as preparações devem ser diluídas (< 1 kcal/mL), aumentando-se gradualmente suas concentrações até a densidade calórica desejada. Recomenda-se a utilização de dietas semielementares, que permitem melhor assimilação de nutrientes.

– Utilizar medicamentos pró-cinéticos (bromoprida ou domperidona) para pacientes com diminuição do esvaziamento gástrico e do trânsito intestinal.

– O uso de sonda gástrica para descompressão do estômago associada à sonda enteral para alimentação pode ser útil em pacientes com gastroparesia prolongada.

– Aporte proteico:

• Pacientes não catabólicos: 0,8 a 1 g/kg/dia; hipercatabólicos: 1,2 a 1,5 g/kg/dia (máximo 2 g/kg/dia).

• Pacientes submetidos a hemodiálise ou terapias contínuas de substituição renal: acréscimo de 0,2 g/kg/dia; diálise peritoneal: acréscimo de 0,4 g/kg/dia.

• Manter a concentração de ureia plasmática < 100 mg/dL.

• Para pacientes em nutrição parenteral, administrar aminoácidos essenciais e não essenciais, pois os aminoácidos não essenciais exercem importantes funções biológicas e apresentam síntese e excreção alteradas em pacientes com LRA.

• Fornecer 150-170 kcal não proteicas por grama de nitrogênio.

– Carboidratos e lipídios:

• Proporções de calorias não proteicas: 60% carboidratos/40% lipídios; ou 50% carboidratos/50% lipídios.

• Na prática, as preparações enterais existentes são moduladas, utilizando a quantidade de pó conforme o aporte proteico desejado e adicionando o restante das calorias sob a forma de carboidratos e lipídios, na proporção 60/40 ou 50/50.

• Suplementação de insulina quando necessário, para manter glicemia ≤ 150 mg/dL.

- Utilizar triglicérides de cadeia longa e de cadeia média: ambos com *clearance* reduzido na LRA.

- Manter a concentração de triglicérides no plasma < 350 mg/dL.

AJUSTE DE DOSES DE DROGAS

O ajuste de doses de drogas é feito de acordo com o *clearance* de creatinina estimado. A Tabela 17.8 mostra o ajuste das doses dos antimicrobianos mais usados em terapia intensiva pediátrica.

Entre as drogas vasoativas, recomenda-se ajustar as doses da milrinona como se segue:

- Taxa de filtração glomerular (TFG) 30-50 mL/min/1,73 m^2: 0,33-0,43 mcg/kg/min; TFG 10-29 mL/min/1,73 m^2: 0,23-0,33 mcg/kg/min; TFG < 10 mL/min/1,73 m^2: 0,2 mcg/kg/min.

- Hemodiálise intermitente/diálise peritoneal: 0,2 mcg/kg/min; terapia contínua de substituição renal: 0,33-0,43 mcg/kg/min, titular de acordo com o efeito desejado.

Tabela 17.8 Doses dos principais antimicrobianos utilizados em unidade de terapia intensiva pediátrica de acordo com a taxa de filtração glomerular (TFG) (entre 30 e 50, entre 10 e 29 e menor que 10 mL/minuto/1,73 m^2) e a suplementação para pacientes em diálise (HD = hemodiálise intermitente, DP = diálise peritoneal, TCSR= terapia contínua de substituição renal)

Droga	Dose para função renal normal	TFG 30-50 mL/min/1,73m^2	TFG 10-29 mL/min/1,73m^2	TFG < 10 mL/min/1,73m^2	Suplemento para diálise
Aciclovir	30 mg/kg/dia cd 8h	10 mg/kg/dose cd 12h	10 mg/kg/dose cd 24h	5 mg/kg/dose cd 24h	HD: 5 mg/kg/dose cd 24h após diálise DP: 5 mg/kg/dose cd 24h TCSR: 10 mg/kg/dose cd 12h
Amicacina*	5-7,5 mg/kg/dose cd 8h	cd 12-18h	cd 18-24h	cd 48-72h	HD/ DP: 5 mg/kg de acordo com concentração sérica TCSR: 7,5 mg/kg cd 12h, monitorar concentração sérica
Amoxicilina/ Clavulanato	80-90 mg/kg/dia cd 8h	100%	20 mg/kg/dose cd 12h	20 mg/kg/dose cd 24h	HD: 20 mg/kg/dose cd 24h após diálise DP: 20 mg/kg/dose cd 24h TCSR: não aplicável

(continua)

(continuação)

Droga	Dose para função renal normal	TFG 30-50 mL/ min/1,73m²	TFG 10-29 mL/ min/1,73m²	TFG < 10 mL/ min/1,73m²	Suplemento para diálise
Ampicilina	100-200 mg/kg/dia cd 6h	35-50 mg/kg/ dose cd 6h	35-50 mg/ kg/dose cd 8-12h	35-50 mg/kg/ dose cd 12h	HD/DP: 35-50 mg/ kg/dose cd 12h TCSR: 35-50 mg/kg/ dose cd 6h
Anfotericina B	0,25-1 mg/ kg/dia cd 24h	100%	100%	100%	HD/ DP/ TCSR: 100%
Anfotericina B (complexo lipídico)	3-5 mg/kg/ dia cd 24h	100%	100%	100%	HD/ DP/ TCSR: 100%
Cefazolina	50-100 mg/ kg/dia cd 8h	100%	25 mg/kg/ dose cd 12h	25 mg/kg/ dose cd 24h	HD/DP: 25 mg/kg/ dose cd 24h TCSR: 25 mg/kg/ dose cd 8h
Cefepime	50 mg/kg/ dose cd 8-12h	50 mg/kg/dose cd 24h	50 mg/kg/ dose cd 24h	50 mg/kg/ dose cd 48h	HD/DP: 50 mg/kg/ dose cd 24h TCSR: 50 mg/kg/ dose cd 12h
Ceftazidima	75-150 mg/ kg/dia cd 8h	50 mg/kg/dose cd 12h	50 mg/kg/ dose cd 24h	50 mg/kg/ dose cd 48h	HD: 50 mg/kg/dose cd 48h; dê no dia da HD, após término da sessão DP: 50 mg/kg/dose cd 48h TCSR: 50 mg/kg/ dose cd 12h
Ceftriaxona	50-100 mg/ kg/dia cd 12-24h	100%	100%	Todas as doses cd 24h	HD/DP/TCSR: 50 mg/kg/dose cd 24h
Ceturoxima sódica	75-150 mg/ kg/dia cd 8h	100%	25-50 mg/ kg/dose cd 12h	25-50 mg/kg/ dose cd 24h	HD/DP: 25-50 mg/ kg/dose cd 24h TCSR: 25-50 mg/kg/ dose cd 8h
Claritromicina	15mg/kg/ dia cd12h	100%	4 mg/kg/ dose cd 12h	4 mg/kg/dose cd 24h	HD/DP: 4 mg/kg/ dose cd 24h TCSR: não aplicável
Colistimetato sódico	50.000- 75.000 UI/ kg/dia cd 8h	17.000-25.000 UI/kg/dose cd 12h	17.000- 25.000 UI/ kg/dose cd 24h	17.000-25.000 UI/kg/dose cd 48h	
Eritromicina	30-50 mg/ kg/dia via oral cd 6-8h	100%	100%	10-17 mg/kg/ dose cd 8h	HD/DP: 10-17 mg/ kg/dose cd 8h TCSR: 100%

(continua)

(continuação)

Droga	Dose para função renal normal	TFG 30-50 mL/ min/1,73m²	TFG 10-29 mL/ min/1,73m²	TFG < 10 mL/ min/1,73m²	Suplemento para diálise
Fluconazol	3-12 mg/ kg/dia cd 24h	1,5-6 mg/kg/ dia cd 24h	1,5-6 mg/ kg/dia cd 24h	1,5-6 mg/kg/ dose cd 48h	HD: 1,5-6 mg/kg/ dose cd 48h após diálise DP: 1,5-6 mg/kg/ dose cd 48h TCSR: 6 mg/kg/dose cd 24h
Gentamicina*	2-2,5 mg/ kg/dose cd 8h	cd 12-18h	cd 18-24h	cd 48-72h	HD/ DP: 2 mg/ kg de acordo com concentração sérica TCSR: 2-2,5 mg/kg cd 12-24h, monitorar concentração sérica
Meropenem	60-120 mg/ kg/dia cd 8h	20-40 mg/kg/ dose cd 12h	10-20 mg/ kg/dose cd 12h	10-20 mg/kg/ dose cd 24h	HD: 10-20 mg/kg/ dose cd 24h após diálise DP: 10-20 mg/kg/ dose cd 24h TCSR: 20-40 mg/kg/ dose cd 12h
Metronidazol	15-30 mg/ kg/dia cd 6-8h	100%	100%	4 mg/kg/dose cd 6h	HD/DP: 4 mg/kg/ dose cd 6h TCSR: 100%
Oxacilina	200 mg/kg/ dia cd 6h	100%	100%	100%	HD/ DP/ HF: 100%
Penicilina G**	100.000-200.000 UI/kg/dia cd 4-6h	100%	25.000-50.000 UI/ kg/dose cd 8-12h	25.000-50.000 UI/kg/dose cd 12-18h	HD: dose após diálise DP/ TCSR: dose p/ TFG < 10
Polimixina B	15.000-25.000 UI/ kg/dia cd 12h	Primeiro dia: 25.000 UI/kg/ dia; depois, 10.000-15.000 UI/kg/dia	Primeiro dia: 25.000 UI/kg/dia; depois, 10.000-15.000 UI/ kg cd 2-3 dias	Primeiro dia: 25.000 UI/kg/ dia; depois, 10.000 UI/kg cd 5-7 dias	
Teicoplanina	Primeiro dia: 10 mg/kg/ dose cd 12 h; depois, 6-10 mg/ kg/dia cd 24h	1-4 mg/kg/ dose cd 24h	1-4 mg/kg/ dose cd 24h	1 mg/kg/dose cd 24h	HD: 1 mg/kg/dose cd 24h, após diálise DP: 1 mg/kg/dose cd 24h TCSR: 1-4 mg/ kg/dose cd 24h, monitorar concentração sérica

(continua)

(continuação)

Droga	Dose para função renal normal	TFG 30-50 mL/ min/1,73m²	TFG 10-29 mL/ min/1,73m²	TFG < 10 mL/ min/1,73m²	Suplemento para diálise
Tobramicina*	2,5 mg/kg/ dose cd 8h	cd 12-18h	cd 18-24h	cd 48-72h	HD/DP: 2 mg/kg de acordo com concentração sérica TCSR: 2-2,5 mg/kg cd 12-24h, monitorar concentração sérica
Vancomicina*	10 mg/kg/ dose cd 6 h ou 15 mg/ kg/dose cd 8h	10 mg/kg/dose cd 12h	10 mg/kg/ dose cd 18-24h	10 mg/kg/ dose conforme necessário, de acordo com monitoração da concentração sérica	HD/ DP: 10 mg/ kg/dose conforme necessário de acordo com a monitoração da concentração sérica TCSR: 10 mg/ kg/dose cd 12-24h, monitorar concentração sérica

Cálculo do *clearance* de creatinina estimado em mL/min/1,73 m² pela fórmula de Schwartz:

k x altura (cm)/creatinina sérica (mg/dL); k: 0,33 (recém-nascidos pré-termo até 1 ano);

0,45 (recém-nascidos a termo até 1 ano); 0,55 (1 a 18 anos).

* Concentrações terapêuticas ótimas pré-dose (0-30 minutos antes da próxima dose) de vancomicina 5 a 10 mg/L; gentamicina e tobramicina < 2 mg/L; amicacina < 10 mg/L.

** Limite de dose em LRA grave 6.000.000 U/dia.

REFERÊNCIAS

1. Akcan-Arikan A et al. Modified RIFLE criteria in critically ill children with acute kidney injury. Kidney Int 2007;71(10): 1028-35.

2. Aronoff GR et al., eds. Drug Prescribing in Renal Failure. 5. ed. Philadelphia: American College of Physicians; 2007.

3. Bellomo R et al. Acute renal failure – definition, outcome measures, animal models, fluid therapy and information technology needs: the Second International Consensus Conference of the Acute Dialysis Quality Initiative (ADQI) Group. Crit Care 2004;8(4):R204-12.

4. BMJ Group, The Royal Pharmaceutical Society of Great Britain. BNF for Children 2011-2012. London: Pharmaceutical Press; 2011.

5. Brierley J et al. 2007 American College of Critical Care Medicine clinical practice parameters for hemodynamic support of pediatric and neonatal septic shock. Crit Care Med 2009;37(2):666-88.

6. Carlotti APCP. Insuficiência renal aguda. In: Jyh JH, Nóbrega RF, Souza RL, editores. Atualizações em Terapia Intensiva Pediátrica. São Paulo: Atheneu; 2007. p. 313-33.

7. Griffiths K, ed. The Hospital For Sick Children Drug Handbook and Formulary 2006-2007. 25. ed. Toronto: The Graphic Centre, SickKids; 2006.

8. Jetton JG, Askenazi DJ. Update on acute kidney injury in the neonate. Curr Op Pediatr 2012;24(2):191-6.

9. Khwaja A. KDIGO Clinical Practice Guidelines for Acute Kidney Injury. Nephron Clin Pract 2012; 120(4):c179-84.

10. Mehta RL et al. Acute Kidney Injury Network: report of an initiative to improve outcomes in acute kidney injury. Crit Care 2007;11(2):R31.

11. Nigwekar SU, Waikar SS. Diuretics in acute kidney injury. Semin Nephrol 2011;31(6):523-34.

12. Olyaei AJ et al. Prescribing drugs in renal disease. In: Brenner BM, ed. The Kidney. 6. ed. Philadelphia: W. B. Saunders; 2000. p. 2606-53.

CAPÍTULO 18
MÉTODOS DIALÍTICOS

Ana Paula de Carvalho Panzeri Carlotti

Inalda Facincani

Fabio Carmona

INDICAÇÕES DE DIÁLISE

- Lesão renal aguda (LRA):

   – Sobrecarga hídrica: em crianças com LRA associada à disfunção de múltiplos órgãos e sistemas, a sobrevida se associa à sobrecarga hídrica menor que 20% no início da diálise. Portanto, em pacientes com balanço hídrico positivo e sobrecarga de volume refratária à terapia com diuréticos, o início precoce de diálise pode ser benéfico.

   – Síndrome urêmica: vômitos intratáveis, encefalopatia (diminuição do nível de consciência, sonolência, coma, hiper-reflexia, crises convulsivas), sangramento, pericardite urêmica.

   – Distúrbios eletrolíticos e metabólicos graves: hiperpotassemia, hipo ou hipernatremia, hipermagnesemia, hiperfosfatemia, hiperuricemia e acidose metabólica.

   – Hipercatabolismo acentuado com aumentos rápidos das concentrações plasmáticas de ureia e creatinina.

- Alterações metabólicas:

   – Síndrome de lise tumoral.

– Erros inatos do metabolismo: hiperamonemia, acúmulo de ácidos orgânicos.

• Intoxicações exógenas:

– Salicilatos, aminoglicosídeos, fenobarbital, etanol, metanol, lítio.

MODALIDADES DE DIÁLISE

A escolha da modalidade de diálise deve ser individualizada, considerando-se as particularidades do paciente, como idade, peso e condições hemodinâmicas, as indicações e os objetivos da diálise, os recursos institucionais disponíveis e as vantagens e desvantagens de cada método.

DIÁLISE PERITONEAL (DP)

• Baixo custo e necessidade de poucos recursos institucionais.

• Mais eficiente na criança que no adulto, porque a superfície peritoneal é proporcionalmente maior em relação ao peso na faixa etária pediátrica (383 *vs*. 177 cm^2/kg).

• Proporciona *clearance* de solutos e ultrafiltração de maneira gradual e contínua, com menor risco de síndrome do desequilíbrio, hipotensão arterial e arritmias cardíacas, e não necessita de acesso vascular nem de anticoagulação.

• Pode ser realizada em pacientes com instabilidade hemodinâmica, mas sua eficácia pode ser comprometida na presença de hipotensão arterial e má perfusão tecidual.

Aspectos técnicos

• Consiste na infusão de líquido no espaço peritoneal, com transferência de soluto e líquido entre o sangue e a solução de diálise. A remoção de solutos e água ocorre por difusão e ultrafiltração.

• Geralmente, o acesso à cavidade peritoneal é obtido por meio do cateter de Tenckhoff, que normalmente é implantado no centro cirúrgico, mas pode ser inserido à beira do leito em pacientes instáveis.

– Os cateteres de Tenckhoff retos são de fácil inserção na cavidade peritoneal. Possuem linha radiopaca e são disponíveis nos tamanhos neonatal, pediátrico e adulto. Podem ter 1 ou 2 *cuffs*. Os cateteres com *cuff* único são utilizados em pacientes que necessitam de acesso peritoneal temporário (por exemplo, LRA) e os com *cuff* duplo são colocados tanto em pacientes com LRA quanto em pacientes que necessitam de acesso peritoneal definitivo (doença renal crônica terminal).

– Nas crianças com menos de 3 kg, recomenda-se a utilização de cateter neonatal com *cuff* único. Para crianças com peso entre 3 e 10 kg, utiliza-se o cateter pediátrico, e crianças com mais de 10 kg já podem receber o cateter adulto.

• A diálise peritoneal pode ser realizada por meio de trocas manuais ou pela utilização de máquina cicladora (diálise peritoneal automática), quando disponível. Entretanto, recomenda-se a diálise peritoneal manual para todos os pacientes nas primeiras 12-24 h após o implante do cateter abdominal, para melhor observação e identificação de possíveis problemas.

• O material necessário à DP manual é mostrado na Tabela 18.1.

Tabela 18.1 Material para diálise peritoneal manual.

Recém-nascidos e lactentes	Pré-escolares e escolares
Cateter de Tenckhoff – neonatal/ pediátrico	Cateter de Tenckhoff – pediátrico/ adulto
Equipo de soro tipo microgotas	Equipo de múltiplas vias
Bolsas de solução de diálise	Bolsas de solução de diálise
Bolsa para efluente	Bolsa para efluente e bolsa intermediária
Mesa, balança, local para aquecer a bolsa de solução de diálise	Mesa, balança, local para aquecer a bolsa de solução de diálise

• A Tabela 18.2 mostra a composição das soluções de diálise. Em pacientes com insuficiência hepática ou instabilidade hemodinâmica grave, dá-se preferência às soluções de diálise contendo o tampão bicarbonato, pelo risco de acúmulo de lactato e agravamento da acidose metabólica.

Tabela 18.2 Composição de algumas soluções de diálise comercialmente disponíveis.

Conteúdo	Dianeal® 1,5%	Dianeal® 2,5%	Dianeal® 4,25%	Duosol® com K⁺ 2 mEq/L	Duosol® com K⁺ 4 mEq/L
Na^+ (mEq/L)	132	132	132	140	140
K^+ (mEq/L)	0	0	0	2,0	4,0
Ca^{++} (mEq/L)	3,5	3,5	3,5	3,0	3,0
Mg^{++} (mEq/L)	0,5	0,5	0,5	1,0	1,0
Cl^- (mEq/L)	96	96	96	111	113
HCO_3^- (mEq/L)	0	0	0	35	35
Lactato (mEq/L)	40	40	40	0	0
Glicose monoidratada (dextrose) (g/L)	15	25	42,5	10	10
Osmolaridade (mOsm/L)	346	396	485	296	300

• Em crianças gravemente doentes, usualmente são prescritos banhos de 10-20 mL/kg (máx. 40-50 mL/kg ou 1.100-1.200 mL/m²).

    – Trocas com volumes baixos de 10-20 mL/kg (300-600 mL/m²) não somente ajudam a evitar o extravasamento de fluidos e as complicações respiratórias, mas também fornecem taxas de ultrafiltração adequadas em crianças gravemente enfermas. Esse volume pode ser aumentado gradativamente, de acordo com a tolerância do paciente, até atingir o valor máximo de 40-50 mL/kg (1100-1200 mL/m²) em alguns dias, porque quanto maior o volume infundido maior será o *clearance* de solutos e a taxa de ultrafiltração.

• A duração dos ciclos é, geralmente, de 1 h:

    – Tempo de infusão de 10 minutos – dá-se por gravidade e depende do grau de elevação da bolsa da solução de diálise em relação ao abdome.

    – Tempo de banho (permanência) de 30 minutos, ou mais curto, quando se deseja maior remoção de líquido do paciente.

    – Tempo de saída de 20 minutos – dá-se por sifonagem e gravidade. Novo banho deve ser infundido quando houver lentidão da drenagem, para evitar obstrução do cateter. O banho inicial pode levar a balanço positivo em decorrência da reserva peritoneal.

    – Duração total da diálise – variável, geralmente 48-72 h.

    – Estratégias para aumentar a remoção de líquidos:

       ▪ Usar soluções com dextrose 2,5% ou 4,25% (efeitos adversos: hiperglicemia, hipernatremia, irritação peritoneal).

       ▪ Alternar soluções 1,5% e 2,5% ou 1,5% e 4,25%.

       ▪ Diminuir o tempo do banho.

• O líquido de diálise deve ser aquecido à temperatura corporal para evitar desconforto e aumentar o transporte de solutos.

    – Pode ser necessário acrescentar KCl (2,5-3 mEq/L) na solução de diálise, conforme o nível sérico de potássio. Usualmente, adiciona-se heparina 500-1000 UI/L ao dialisato para evitar adesão de fibrina e obstrução do cateter. Para pacientes que evoluem com hiperglicemia, acrescentar insulina, de acordo com a concentração de dextrose na solução de diálise (Tabela 18.3).

Tabela 18.3 Dose de insulina regular de acordo com a concentração de dextrose na solução de diálise para pacientes hiperglicêmicos.

Concentração de dextrose na solução de diálise	Dose de insulina regular
1,5%	4-5 UI/litro
2,5%	5-7 UI/litro
4,25%	7-10 UI/litro

Monitoração da DP

- Peso diário do paciente.
- Peso das bolsas.
- Balanço hídrico horário.
- Sinais clínicos de desidratação ou sobrecarga de volume.
- Sinais vitais: pressão arterial, frequência cardíaca, frequência respiratória, temperatura.
- Eletrólitos, glicemia e gasometria de 12/12 h; ureia, creatinina e hemograma uma vez ao dia.

Principais complicações da DP

- Peritonite: febre, dor abdominal e efluente turvo, com aumento do número de leucócitos no efluente (maior que $100/mm^3$, com mais de 50% de neutrófilos).
- Dificuldades de drenagem e retenção de líquido na cavidade peritoneal, em virtude de mau posicionamento ou deslocamento do cateter (sua extremidade deve ficar preferencialmente na fossa ilíaca esquerda) ou obstrução deste por dobra ou angulação do cateter, omento ou fibrina.
- Insuficiência respiratória secundária à diminuição do volume da caixa torácica.
- Hidrotórax, com entrada de solução de diálise na cavidade pleural, por defeitos congênitos ou adquiridos do diafragma.
- Hérnias por aumento da pressão abdominal – comuns em recém-nascidos.

Contraindicações da DP

- Patologias abdominais.
- Cirurgia abdominal recente.
- Choque com hipotensão arterial grave.
- Insuficiência respiratória grave, especialmente em pacientes em ventilação mecânica, necessitando de pressões elevadas.

HEMODIÁLISE (HD)

- Promove remoção rápida de líquidos, solutos e substâncias tóxicas dialisáveis. Terapia de escolha para pacientes que necessitam de correção rápida de distúrbio eletrolítico (por exemplo, hiperpotassemia grave) ou remoção rápida de tóxico dialisável em doses potencialmente letais. Ressalta-se que a correção rápida de distúrbios hidroeletrolíticos não é bem tolerada nos pacientes gravemente enfermos e pode causar arritmia cardíaca e hipotensão arterial.

- Modalidade de escolha em pacientes hipercatabólicos (por exemplo, traumas graves).

- Hemodinamicamente estáveis.

- Procedimento de curta duração.

- Incapacidade de realizar diálise peritoneal em decorrência de patologias abdominais e torácicas.

Aspectos técnicos

- Na hemodiálise, o sangue passa de um lado da membrana semipermeável, enquanto uma solução (dialisato) é bombeada do outro lado da membrana, na direção oposta ao fluxo sanguíneo. A troca de solutos entre sangue e dialisato ocorre por convecção e difusão através de membrana semipermeável (dialisador), e a remoção de líquido ocorre por ultrafiltração hidrostática e osmótica.

- O acesso vascular é obtido por meio de cateteres rígidos de duplo lúmen próprios de HD inseridos pela técnica de Seldinger em veia jugular interna, veia subclávia ou veia femoral.

    – Existem dois tipos de cateter: o de duplo lúmen, sem *cuff*, utilizado quando a necessidade de acesso é temporária (HD aguda), e o de longa permanência, com *cuff*, tipo Permcath®, para os casos de HD crônica.

- O diâmetro do cateter deve ser individualizado para cada paciente (Tabela 18.4).

Tabela 18.4 Tamanhos de cateteres de duplo lúmen de hemodiálise de acordo com o peso do paciente.

Peso do paciente (kg)	Tamanho do cateter
< 10	7 ou 8 Fr
10-20	8 Fr
20-30	9 Fr
30-40	10 Fr
> 40	11,5 ou 12,5 Fr

- Tamanho do dialisador (capilar):

  – Relação superfície do dialisador/superfície corpórea do paciente ao redor de 0,8:

    ▪ A superfície corpórea do paciente pode ser calculada pela fórmula: [Peso (kg) x 4 + 7] / [peso (kg) + 90].

    ▪ As superfícies dos capilares disponíveis no serviço são mostradas na Tabela 18.5.

Tabela 18.5 Superfície de área efetiva (m^2) de capilares de hemodiálise.

Capilares da marca Fresenius®						
	F3	F4	F5	F6	F7	F8
Superfície de área efetiva (m^2)	0,4	0,7	1,0	1,3	1,6	1,8

- *Prime* (volume do circuito extracorpóreo, incluindo linhas e dialisador): não deve exceder 10% da volemia do paciente (7,5-8% do peso corpóreo). É preenchido com soro fisiológico ou sangue (pacientes < 5 kg, hipovolêmicos ou anêmicos).

- Composição habitual do dialisato: Na^+ 140 mEq/L, K^+ 0-4 mEq/L, Ca^{++} 3,5 mEq/L, Mg^{++} 0,5-1 mEq/L, glicose 100-200 mg/dL, HCO_3^- 30 mEq/L. A água deve ser isenta de contaminantes químicos e partículas em suspensão, embora não precise ser estéril (bactérias e micro-organismos não ultrapassam a membrana dialisadora).

Prescrição da HD

- Duração da sessão: 4-5 h. A primeira sessão de HD deve ser mais curta (1-2 h), para prevenir a síndrome do desequilíbrio.

- Intervalo: variável, usualmente três vezes/semana.

- Fluxo sanguíneo inicial 1-2 mL/kg/min; aumentar 1 mL/kg/min por hora, até no máximo 4 mL/kg/min. Crianças maiores e adolescentes: 125 180 mL/min. Adultos 200-250 mL/min (máximo 350-450 mL/min).

- *Clearance* da ureia: 3 mL/kg/min (ajuste pelo fluxo sanguíneo). Depurar 60% a 70% por sessão: [ureia] pós / [ureia] pré = 0,3 a 0,4. Na primeira sessão, o *clearance* de ureia deve ser menor que 30% a 40%, para prevenir a síndrome do desequilíbrio. Se ureia sérica acima de 150 mg/dL, fazer manitol 1 g/kg na primeira hora.

- Heparinização: *bolus* 40 UI/kg e manutenção 20 UI/kg/h (máximo 1000 UI/h), mantendo tempo de tromboplastina parcial ativada (TTPA) duas vezes o normal. Em pacientes com distúrbios da coagulação, pode ser feita HD sem heparina, com *flush* de salina a cada 30 minutos.

- Fluxo de dialisato: 500 mL/min ou 30 L/h.

- Ultrafiltração: usualmente 5% do peso (máx. 7% a 8% do peso, por sessão de 4 h).

- Medicações: suplementar após término da HD (antibióticos e anticonvulsivantes).

- Monitoração: pressão arterial, frequência cardíaca e temperatura. Peso antes e após a HD, sempre que possível.

Principais complicações da HD

- Hipotensão arterial, hipóxia, arritmias cardíacas.

- Síndrome do desequilíbrio: náuseas, vômitos, cefaleia, crises convulsivas, sonolência, coma. Ocorre por diminuição rápida da concentração de solutos no plasma durante a diálise, com desvio da água do plasma (hipotônico) para as células cerebrais (hipertônicas).

- Hemólise, sangramento, extravasamento de sangue, trombose, embolia, veno-oclusão.

- Ativação de complemento, leucopenia, reação anafilactoide.

- Infecção.

TERAPIAS CONTÍNUAS DE SUBSTITUIÇÃO RENAL (TCSR)

- Promovem mudança gradual na composição de solutos do plasma e remoção gradativa do excesso de líquido em período de tempo prolongado, resultando em maior estabilidade cardiovascular e menor chance de síndrome do desequilíbrio.

- Proporcionam remoção de grandes quantidades de líquidos.

- Indicadas em pacientes hemodinamicamente instáveis (por exemplo, sepse), especialmente quando há necessidade de administração de grandes volumes de líquidos para ressuscitação hídrica, transfusões e nutrição.

- Incapacidade de realizar diálise peritoneal em virtude de doenças abdominais ou torácicas.

Modalidades

- Hemofiltração arteriovenosa contínua – CAVH.

- Hemodiafiltração arteriovenosa contínua – CAVHDF.
- Hemofiltração venovenosa contínua – CVVH.
- Hemodiafiltração venovenosa contínua – CVVHDF.
- Hemodiálise venovenosa contínua – CVVHD.
- Ultrafiltração contínua lenta – SCUF.

Aspectos técnicos

- Na hemofiltração, o sangue passa por membrana altamente permeável e uma solução de reposição é adicionada pré ou pós-filtro. A água plasmática é filtrada através da membrana e arrasta os solutos (mecanismo de convecção). Em adição à convecção, a eliminação de solutos ocorre também por adsorção à membrana do filtro. A ultrafiltração do sangue e a eliminação de água ocorrem por gradiente de pressão hidrostática entre o compartimento sanguíneo e do ultrafiltrado, sendo utilizados fluidos de reposição para compensação das perdas hídricas em excesso.

- Na hemodiafiltração, há passagem de dialisato em contracorrente ao fluxo sanguíneo. Além da remoção por convecção e adsorção, os solutos também são eliminados por difusão, e a água é adicionalmente ultrafiltrada por gradiente osmótico.

- Nas modalidades arteriovenosas, o gradiente de pressão hidrostática é determinado pela pressão arterial média e pela pressão negativa no compartimento do ultrafiltrado. As modalidades venovenosas requerem bomba para circular o sangue e, dessa forma, proporcionam fluxo sanguíneo estável, com menor chance de coagulação do sistema e menos flutuações na taxa de ultrafiltração e no *clearance* de ureia.

- Acesso vascular:
    - Modalidades arteriovenosas: artéria e veia umbilical, artéria e veia femoral.
    - Modalidades venovenosas: cateteres de duplo lúmen de HD em veia jugular interna, veia subclávia, veia femoral (Tabela 18.4)

- *Prime*: menor que 10% da volemia do paciente (7,5-8% do peso corporal).
    - Atenção! O sangue deve ser especialmente preparado para o *prime* no equipamento PRISMA®, pelo risco da "síndrome de liberação de bradicinina" (ver instruções no manual da máquina). Alguns serviços fazem pré-medicação com hidrocortisona e anti-histamínicos para evitar reação anafilática.

- O fluxo sanguíneo varia de 5 a 10 mL/kg/min (mín. 20 mL/min; máx. 150 mL/min), e o fluxo de dialisato, de 15 a 20 mL/min/m² (400-2000 mL/h) (Tabela 18.6).

Tabela 18.6   Fluxo sanguíneo e fluxo de dialisato de acordo com o peso e a faixa etária do paciente.

Paciente	Fluxo de sangue (mL/min)	Fluxo de dialisato (mL/h)
3-8 kg	20-50	400
8-12 kg	60-70	400-600
12-25 kg	70-90	600-1000
> 25 kg	90-120	1000-1500
Adulto	125-150	1000-2000

• Remoção de líquido (taxa de ultrafiltração): 1-2 mL/kg/h.

• Hemofiltros e dialisadores (Tabela 18.7).

• Líquidos de reposição:

  – Fluxo do líquido de reposição: inicia-se com 0,5-1,0 mL/kg/min (30-60 mL/kg/h); usualmente, 1/5 a 1/7 da taxa de fluxo sanguíneo até, no máximo, 1/3 do fluxo sanguíneo. Em CAVH, utilizar 10-20 mL/kg/h.

  – Composição dos líquidos de reposição:

    ▪ Soluções de diálise (com lactato ou bicarbonato), Ringer Lactato (Na^+ 130 mEq/L, K^+ 4 mEq/L, Ca^{++} 2,7 mEq/L, Cl^- 109 mEq/L, lactato 28 mEq/L), soro fisiológico com bicarbonato, soro fisiológico com eletrólitos + soro fisiológico com bicarbonato.

• Taxa de efluente (volume de ultrafiltrado + dialisato + fluido de reposição) recomendada para CVVHDF: 20-30 mL/kg/h.

• Anticoagulação:

  – Heparina:

    ▪ Dose de ataque: 100 UI/kg

    ▪ Dose de manutenção: 5-20 UI/kg/h

    ▪ Esquema de baixas doses de heparina: ataque 20-50 UI/kg e manutenção 5-20 UI/kg/h.

    ▪ Monitorar TTPA ou tempo de coagulação ativado (TCA) a cada 4 h: manter TTPA 1,5-2 vezes o normal, TCA 175-200 segundos.

Tabela 18.7 Características da membrana, da área de superfície e do volume do *prime* dos principais hemofiltros e dialisadores.

	Membrana	Área (m²)	*Prime* (mL) capilar	*Prime* (mL) capilar + linhas
PRISMA M60	AN 69	0,6	49	90
PRISMA M100	AN 69	0,9	66	107
F3	Polissulfona	0,4	30	98
F4	Polissulfona	0,7	44	112
F5	Polissulfona	0,9	60	131

– *Flush* de salina:

■ Lavagem do filtro *on-line* com 100 mL de salina a cada 30-60 minutos.

■ Indicado para pacientes com insuficiência hepática ou plaquetopenia grave.

– Heparinização regional:

■ Protamina na linha venosa: 1 mg/100-200 UI de heparina.

– Citrato:

■ Indicações: alto risco de hemorragias e de coagulação do filtro (coagulação intravascular disseminada, filtros pequenos), trombocitopenia induzida pela heparina. Contraindicação: insuficiência hepática moderada a grave.

■ Infundir citrato de sódio 4% na linha pré-filtro (roxa) ou na linha arterial (vermelha):

■ Velocidade inicial de infusão (mL/h) = 1,5 x fluxo de sangue (mL/min).

■ Manter cálcio iônico na linha venosa (azul) entre 0,25 e 0,39 mmol/L.

■ Ajustar a velocidade de infusão da solução de citrato conforme a Tabela 18.8.

Tabela 18.8 Ajuste da velocidade de infusão da solução de citrato de acordo com a concentração de cálcio iônico na linha venosa e o peso do paciente.

Cálcio iônico (mmol/L)	Peso ≤ 10 kg	Peso > 10 kg
< 0,25	Reduzir em 5 mL/h	Reduzir em 10 mL/h
0,25-0,39	Manter	Manter
0,40-0,50	Aumentar em 5 mL/h	Aumentar em 10 mL/h
> 0,50	Aumentar em 10 mL/h	Aumentar em 20 mL/h

* Caso a velocidade ultrapasse 200 mL/h, verificar problemas nas soluções ou no circuito.

– Reposição de cálcio: diluir 80 mL de cloreto de cálcio 10% ou 240 mL de gluconato de cálcio 10% para 1000 mL de soro fisiológico:

- Velocidade inicial de infusão (mL/h) = 0,4 x fluxo do citrato (mL/h).
- Manter cálcio iônico sérico entre 1,1 e 1,3 mmol/L.
- Ajustar a velocidade de infusão da solução de cálcio conforme a Tabela 18.9.

Tabela 18.9   Ajuste da velocidade de infusão da solução de cálcio de acordo com a concentração sérica de cálcio iônico e o peso do paciente.

Cálcio iônico (mmol/L)	Peso ≤ 10 kg	Peso > 10 kg
> 1,3	Reduzir em 5 mL/h	Reduzir em 10 mL/h
1,1-1,3	Manter	Manter
0,9-1,1	Aumentar em 5 mL/h	Aumentar em 10 mL/h
< 0,9	Aumentar em 10 mL/h	Aumentar em 20 mL/h

* Caso a velocidade ultrapasse 150 mL/h, verificar problemas nas soluções ou no circuito.

– Solução de diálise: deve conter como tampão o bicarbonato e não pode conter cálcio. Podem ser consideradas soluções alternativas, sem glicose ou com menor concentração de bicarbonato (25 mEq/L) (Tabela 18.10).

Tabela 18.10   Soluções de diálise contendo bicarbonato e sem cálcio.

Componente	Solução manufaturada	Normocarb25®	Normocarb35®
Sódio (mEq/L)	136	140	140
Cloro (mEq/L)	101	116	106
Cálcio (mEq/L)	0	0	0
Potássio (mEq/L)	0	0	0
Magnésio (mEq/L)	1,5	1,5	1,5
Bicarbonato (mEq/L)	35	25	35
Dextrose (g/L)	5	0	0

– Monitoração:

- Cálcio iônico no circuito (pós-filtro) e no paciente a cada 30-60 minutos ao início da terapia e após cada mudança na infusão de citrato ou cálcio, ou a cada 4 h, se estável.

- Gasometria, eletrólitos, glicemia, lactato a cada 4-6 h.
- Cálcio total, fosfato, magnésio, albumina, ureia, creatinina, coagulograma a cada 24 h.
  – Sinais de alerta:
  - Infusão de citrato > 200 mL/h.
  - Infusão de cálcio > 150 mL/h.
  - Bicarbonato sérico > 30 mEq/L.
  - Cálcio iônico sérico < 0,75 mmol/L.
  - Sódio sérico > 150 mEq/L.

Complicações das TCSR

- Ruptura do filtro – manifesta-se por ultrafiltrado tingido de sangue.
- Coagulação do filtro – diminuição do fluxo sanguíneo, redução da capacidade de ultrafiltração ou altas pressões transmembrana.
- Sangramento.
- Exsanguinação, por fixação inadequada de acesso vascular ou circuito.
- Distúrbio hidroeletrolítico.
- Infecção.
- Hipotermia.
- Ativação dos sistemas biológicos de cascata pela interação sangue-membrana.

REFERÊNCIAS

1. Arikan AA et al. Fluid overload is associated with impaired oxygenation and morbidity in critically ill children. Pediatr Crit Care Med 2012;13(3):253-8.

2. Bojan M et al. Early initiation of peritoneal dialysis in neonates and infants with acute kidney injury following cardiac surgery is associated with a significant decrease in mortality. Kidney Int 2012;82(2):474-81.

3. Daugirdas JT, Ing TS, eds. Handbook of Dialysis. 3. ed. Boston: Little, Brown and Company; 2001.

4. Forni LG, Hilton PJ. Current concepts: Continuous hemofiltration in the treatment of acute renal failure. New Engl J Med 1997;336(18): 1303-9.

5. Goldstein SL. Advances in pediatric renal replacement therapy for acute kidney injury. Semin Dial 2011; 24(2):187-91.

6. Goldstein SL. Continuous renal replacement therapy: mechanism of clearance, fluid removal, indications and outcomes. Curr Opin Pediatr 2011;23(2): 181-5.

7. Goldstein SL et al. Pediatric patients with multi-organ dysfunction syndrome receiving continuous renal replacement therapy. Kidney Int 2005; 67(2):653-8.

8. Kierdorf HP et al. Lactate- or bicarbonate--buffered solutions in continuous extracorporeal renal replacement therapies. Kidney Int 1999;56(Suppl 72):S32-6.

9. Meyer M. Renal replacement therapies. Crit Care Clin 2000;16(1):29-58.

10. Walters S, Porter C, Brophy PD. Dialysis and pediatric acute kidney injury: choice of renal support modality. Pediatr Nephrol 2009;24(1):37-48.

CAPÍTULO 19
SÍNDROME DE LISE TUMORAL

Carlos Alberto Scrideli

DEFINIÇÃO

A síndrome de lise tumoral (SLT) é uma série de distúrbios bioquímicos decorrentes de lise celular tumoral espontânea ou relacionada a tratamento quimioterápico ou radioterápico. É causada pela lise de grande massa celular, com liberação de conteúdo intracelular mais rapidamente do que o organismo pode eliminar. Associa-se a alta morbidade, podendo progredir para falência de múltiplos órgãos e morte.

Os principais distúrbios são:

- Hiperpotassemia.
- Hiperfosfatemia.
- Hipocalcemia.
- Hiperuricemia.

CLASSIFICAÇÃO DE RISCO

PRIMEIRO PASSO: DIAGNÓSTICO

• Diagnóstico laboratorial de SLT: presença de duas ou mais das seguintes alterações laboratoriais: aumento das concentrações plasmáticas (> 25%) de ácido úrico, potássio ou fosfato, diminuição (< 25%) do cálcio plasmático (de 3 dias antes até 7 dias após o início da terapia anticâncer).

• Diagnóstico de SLT clínica: diagnóstico de SLT laboratorial e um ou mais dos seguintes fatores: creatinina sérica 1,5 vezes o valor basal ajustado para a idade, arritmia cardíaca ou convulsão não diretamente atribuída a um agente terapêutico.

SEGUNDO PASSO: CLASSIFICAÇÃO DE RISCO DE DESENVOL-VIMENTO DE SLT DE ACORDO COM O TIPO, O TAMANHO E A QUIMIOSSENSIBILIDADE DA NEOPLASIA

Critérios clínicos e laboratoriais

• Alto risco (> 5%): linfomas não Hodgkin em estágios avançados e altas concentrações de desidrogenase láctica (DHL) sanguínea (duas vezes maior que o normal), especialmente subtipos Burkitt e linfoblástico, e leucemias agudas com contagem de leucócitos maior ou igual a 100.000/mm^3.

• Risco intermediário (1-5%): leucemias agudas com contagens de leucócitos < 100.000/mm^3, leucemia mieloide crônica (fase acelerada), linfoma não Hodgkin de grau intermediário e com DHL baixa, tumores sólidos com grandes massas e sensíveis à quimioterapia, como tumores de células germinativas, carcinoma pulmonar de pequenas células e neuroblastoma.

• Baixo risco (< 1%): leucemia mieloide crônica (fase crônica), linfoma de Hodgkin e demais tumores sólidos.

As neoplasias classificadas como de risco intermediário devem ser consideradas como de alto risco na presença de envolvimento e/ou alteração da função renal ou elevação das concentrações de ácido úrico, potássio e/ou fosfato pré-tratamento.

TERCEIRO PASSO: DETERMINAÇÃO DE FATORES DE RISCO ADICIONAIS

• Massa tumoral grande (> 10 cm de diâmetro)

• Organomegalia importante

• Hiperleucocitose

- Concentrações elevadas de ácido úrico e DHL pré-tratamento
- Baixo débito urinário
- Acidose
- Quimiossensibilidade do tumor
- Depleção de volume
- Urina ácida
- Disfunção renal preexistente

PREVENÇÃO

- Identificar pacientes de risco para SLT: a detecção e o manejo devem ser precoces.
- Monitorização rigorosa e exames laboratoriais seriados: hemograma, eletrólitos (sódio, potássio, cálcio, fósforo, cloro), gasometria, ureia, creatinina, ácido úrico, urina tipo I.
- Minimizar ou eliminar qualquer fator de risco que possa ser modificado.
- Medidas profiláticas devem preferencialmente ser iniciadas 48-72 h antes do início da terapia para o tumor.
- Avaliar o uso de terapêuticas concomitantes com agentes nefrotóxicos em pacientes de alto risco.
- Avaliar o estado de hidratação, devendo-se dar preferência à hiper--hidratação.
- Avaliar terapias com potencial de contribuir com anormalidades eletrolíticas ou que possam comprometer a excreção renal de ácido úrico:
    - Suplementos orais contendo potássio e fósforo.
    - Diuréticos poupadores de potássio.
    - Inibidores da enzima conversora de angiotensina.
    - Diuréticos tiazídicos.
    - Clindamicina.
    - Medicações nefrotóxicas concomitantes.
    - Nutrição enteral ou parenteral.

MEDIDAS PROFILÁTICAS

Devem ser feitas de acordo com o risco de desenvolvimento de SLT e incluem:

- Hiper-hidratação:

– Volume: 3-5 L/m²/dia (duas a quatro vezes as necessidades hídricas de manutenção).

– Objetivos:

- Diluir o soluto intravascular (urato e fósforo).
- Aumentar o fluxo sanguíneo renal e a filtração glomerular.
- Eliminar os solutos precipitados no túbulo renal.

– Complicações: sobrecarga cardiovascular, hiponatremia, edema pulmonar e edema cerebral.

– Monitorização:

- Pressão venosa central.
- Débito urinário: deve ser maior que 100 mL/m²/hora ou 3 mL/kg/h, em pacientes recebendo 3 L/m²/dia.
- Diurético pode ser necessário: furosemida 1-2 mg/kg a cada 6-8 h, de acordo com o balanço hídrico.

- Alcalinização da urina:

– Bicarbonato de sódio: infusão no soro de hiper-hidratação na concentração de 20-40 mEq/L.

– Manter pH urinário entre 6,5-7,3.

– Se $PaCO_2$ for menor que 30 mmHg ou pH urinário maior que 7,3: diminuir a infusão de bicarbonato. Em pH maior que 7,3, ocorre a precipitação de fosfato de cálcio nos túbulos renais e outros órgãos.

– Considerar acetazolamida 150 mg/m² a cada 6-8 h, se o bicarbonato sérico for maior que 30 mEq/L, com urina não alcalina.

- Alopurinol ou urato oxidase:

– Alopurinol: inibidor da xantina oxidase que diminui a produção de ácido úrico por reduzir a conversão da hipoxantina para xantina e da xantina para ácido úrico.

- Dose: 300-450 mg/m²/dia, 8/8 h (máximo 800 mg/dia). A dose deve ser reduzida se houver lesão renal. Lactentes com < 10 kg, dar a dose de 3,3 mg/kg a cada 8 h.

– Rasburicase (urato oxidase): enzima que metaboliza o ácido úrico em alantoína, que é cinco a dez vezes mais solúvel que o ácido úrico.

- Dose: 0,15-0,2 mg/kg em 30 min, a cada 24 h. O tempo de tratamento é variável e depende da velocidade de controle da hiperuricemia (em geral, 3-5 dias).

O paciente de alto risco ou com SLT estabelecida deve ser preferencialmente internado em unidade de terapia intensiva e tratado por equipe multidisciplinar, composta por onco-hematologista, intensivista e nefrologista.

Recomendação de profilaxia

- Baixo risco: monitorização, hidratação ± alopurinol.
- Risco intermediário: monitorização, hidratação, alopurinol.
- Alto risco: monitorização, hidratação, alopurinol ou rasburicase (preferível).

TRATAMENTO DA HIPERPOTASSEMIA

- Diminuir o aporte de potássio no soro e na dieta.
- Kayexalate ou sorcal 1g/kg/dia VO a cada 6 h ou enema de retenção.
- Diurético de alça.
- Na presença de alterações eletrocardiográficas:
    - Gluconato de cálcio 10% 1 mL/kg, EV em *bolus*.
    - Bicarbonato de sódio 1 mEq/kg EV, em *bolus*.
    - Solução polarizante 1-2 g/kg de glicose e 0,3 U de insulina/g de glicose. Infusão EV por 2 h.
    - Salbutamol aerossol (2,5 mg se peso < 25 kg ou 5 mg se peso > 25 kg, em 10 minutos) ou EV (10 mcg/kg, em 10 minutos).

TRATAMENTO DA HIPERFOSFATEMIA

- Na presença de baixos níveis plasmáticos de cálcio: carbonato de cálcio 50-150 mg/kg/dia, via oral, a cada 6 h.
- Na presença de altos níveis plasmáticos de cálcio: hidróxido de alumínio 50-150 mg/kg/dia, via oral, a cada 6 h, ou sevelamer 500-1800 mg/dia, via oral, a cada 4-8 h.

TRATAMENTO DA HIPOCALCEMIA

- Sintomática: gluconato de cálcio 10% 1 mL/kg EV, em 30 minutos.
- Assintomática: carbonato de cálcio 50-150 mg/kg/dia, via oral, a cada 6 h.
- A administração de cálcio em *bolus* deve ser evitada na presença de hiperfosfatemia, porque leva à precipitação de fosfato de cálcio nos tecidos, podendo causar lesão renal aguda ou agravar lesão renal pre-existente.

DIÁLISE

Se houver falha no tratamento anterior, considerar diálise precoce, pois pode evitar falência renal irreversível e outras complicações com risco de morte.

- Indicação individualizada:
  - Sobrecarga de volume.
  - Uremia.
  - Hiperpotassemia.
  - Hiperfosfatemia.
  - Hiperuricemia.
  - Hipocalcemia sintomática.
- Hemodiálise:
  - Melhor *clearance* de fosfato e de ácido úrico.
  - Correção mais rápida da hipocalcemia e hiperpotassemia em pacientes com risco de morte.
  - Maior instabilidade hemodinâmica em crianças.
- Hemofiltração/hemodiafiltração:
  - Alterações eletrolíticas e metabólicas, com sobrecarga de volume.
  - Menos instabilidade hemodinâmica.
  - Baixa taxa de *clearance* de fosfato e de ácido úrico.
- Diálise peritoneal:
  - Pode piorar o padrão respiratório.
  - Procedimento de risco em pacientes imunocomprometidos.
  - Difícil realização em pacientes com tumores abdominais ou no pós--cirúrgico abdominal.

REFERÊNCIAS

1. Cairo MS et al. Recommendations for the evaluation of risk and prophylaxis of tumour lysis syndrome (TLS) in adults and children with malignant diseases: an expert TLS panel consensus. Br J Haematol 2010;149(4):578-86.

2. Coiffier B et al. Guidelines for the management of pediatric and adult tumor lysis syndrome: an evidence-based review. J Clin Oncol 2008;26(16):2767-78.

3. Fisher MJ, Rheingold SR. Oncologic emergencies. In: Pizzo PA, Poplack DG, editors. Principles and practice of pediatric oncology. 6. ed. Philadelphia: Lippincott Williams & Wilkins; 2011. p. 1125-51.

4. Ganzel C et al. Hyperleukocytosis, leukostasis and leukapheresis: practice management. Blood Rev 2012;26(3):117-22.

5. Howard SC, Jones DP, Pui CH. The tumor lysis syndrome. New Engl J Med 2011;364(19):1844-54.

6. Mccurdy MT, Shanholtz CB. Oncologic emergencies. Crit Care Med 2012;40(7): 2212-22.

7. Mughal TI et al. An integrated clinical approach for the identification, prevention, and treatment of tumor lysis syndrome. Cancer Treat Rev 2010;36(2)164-76.

8. Nicolin G. Emergencies and their management. Eur J Cancer 2002;38(10): 1365-77.

9. Pui CH et al. Recombinant urate oxidase for the prophylaxis or treatment of hyperuricemia in patients with leukemia or lymphoma. J Clin Oncol 2001;19(3): 697-704.

10. Tosi P et al. Consensus conference on the management of tumor lysis syndrome. Haematologica 2008;93(12):1877-85.

11. Will A, Tholouli E. The clinical management of tumour lysis syndrome in haematological malignancies. Br J Haematol 2011;154(1): 3-13.

12. Yarpuzlu AA. A review of clinical and laboratory findings and treatment of tumor lysis syndrome. Clin Chim Acta 2003;333(1):13-8.

CAPÍTULO 20
INSUFICIÊNCIA HEPÁTICA AGUDA

Regina Sawamura

Fabio Carmona

Maria Inez Machado Fernandes

DEFINIÇÃO

A insuficiência hepática aguda (IHA) é uma síndrome clínica decorrente de lesão hepática grave em pacientes sem doença hepática prévia, resultando em envolvimento multissistêmico, com ou sem associação com encefalopatia hepática. É relativamente rara, porém associada com alta mortalidade. O diagnóstico precoce e o encaminhamento rápido para centros de transplante hepático são fatores determinantes de bom desfecho. A IHA é responsável por 10-15% de todos os transplantes hepáticos pediátricos.

Segundo o *Pediatric Acute Liver Failure Study Group*, considera-se IHA quando há:

a) Evidência de lesão hepática aguda sem doença hepática crônica prévia.

b) Coagulopatia não corrigível (6-8 h após administração de uma dose de vitamina K parenteral) com INR (*International Normalized Ratio*) > 1,5 em pacientes com encefalopatia ou INR > 2,0 em pacientes sem encefalopatia.

ETIOLOGIAS

As causas de IHA na criança podem ser esquematicamente agrupadas em seis categorias: metabólicas, infecciosas, tóxicas, autoimunes, vasculares e induzidas por doenças malignas. As causas mais comuns em neonatos e lactentes são as doenças metabólicas, enquanto a hepatite viral e a induzida por drogas são predominantes em crianças mais velhas. Permanecem sem diagnóstico definitivo 18-47% dos casos (Tabela 20.1).

Tabela 20.1 Condições associadas com insuficiência hepática aguda nas diferentes faixas etárias (45% permanecem indeterminados).

Etiologia	Neonato	Lactente	Criança	Adolescente
Metabólica (10%)	Galactosemia, tirosinemia, IHF, defeitos do ciclo da ureia, hemocromatose neonatal, mitocondriopatias, defeitos da síntese de sais biliares, Niemann-Pick tipo C	IHF, defeito de oxidação de ácidos graxos, defeitos da síntese de sais biliares, mitocondriopatias, hemocromatose neonatal, Niemann-Pick tipo C	Doença de Wilson, mitocondriopatias, deficiência de alfa-1 antitripsina, síndrome de Reye, Niemann-Pick tipo C	Doença de Wilson, esteatose gravídica, Niemann-Pick tipo C
Infecciosa (8%)	Herpes simplex, adenovírus, echovírus, coxsackie, HBV, parvovírus B19, VZV, CMV, EBV, sarampo	HAV, HBV, NANB, adenovírus, EBV, echovírus, coxsackie	HAV, HBV, NANB, adenovírus, VZV, outros herpes vírus (CMV, EBV), paramixovírus, vírus influenza	HAV, HBV, NANB, adenovírus, VZV, outros herpes vírus, paramixovírus, vírus influenza
Vascular/ isquêmica	Asfixia grave, cardiopatia congênita, cirurgia cardíaca	Miocardite, asfixia grave, cirurgia cardíaca, cardiopatia congênita	Síndrome de Budd-Chiari, miocardite, pós-operatório, cardiomiopatia	Síndrome de Budd-Chiari, miocardite, pós-operatório, cardiomiopatia
Drogas/ toxinas (12%)	Incomum	Acetaminofem, valproato, SMX/ TMP	Acetaminofem, valproato, antibióticos (SMX/TMP, rifampicina), lisinopril, cogumelo, *Heliotropium* sp., *Senecio* sp.	Acetaminofem, valproato, SMX/ TMP, rifampicina, lisinopril, cogumelo, *Heliotropium* sp., *Senecio* sp.
Autoimune (7%)	Incomum	Hepatite de células gigantes com anemia hemolítica *Coombs positivo*	Hepatite autoimune	Hepatite autoimune
Malignidade	Leucemia neonatal, linfo-histiocitose hemofagocítica	Linfo-histiocitose hemofagocítica	Linfo-histiocitose hemofagocítica	Linfo-histiocitose hemofagocítica

IHF: intolerância herediatária a frutose; VZV: vírus da varicela zoster; EBV: vírus Epstein-Barr; HBV: vírus da hepatite B; HAV: vírus da hepatite A; NANB: vírus da hepatite não A não B; CMV: citomegalovírus; SMX/TMP: sulfametoxazol/ trimetoprim.

CLASSIFICAÇÃO

De acordo com o intervalo de tempo entre o início da doença hepática e a encefalopatia (O'Grady *et al.*, 1993), a IHA é classificada em:

- Hiperaguda: até 7 dias.

- Aguda: 8 a 28 dias.

- Subaguda: 4 a 24 semanas.

QUADRO CLÍNICO

Variável, de acordo com a causa e a idade da criança. No neonato, os sintomas são inespecíficos, às vezes apenas relacionados à alteração do estado geral, déficit ponderal e vômitos. Em lactentes ou crianças mais velhas, geralmente há fase prodrômica de mal-estar, anorexia, náuseas, vômitos, dor abdominal e desidratação. Na maioria das vezes, a icterícia desenvolve-se posteriormente. No entanto, pode estar ausente, especialmente quando a causa é metabólica ou tóxica. Mais tardiamente, podem surgir sinais decorrentes da coagulopatia e da encefalopatia.

Sinais de alerta: queda rápida das transaminases, tempo de protrombina (TP) aumentado não responsivo à vitamina K, icterícia persistente com aumento rápido da bilirrubina, diminuição rápida do tamanho do fígado, sinais de encefalopatia e sangramento.

COMPLICAÇÕES

Em ordem decrescente de incidência:

ENCEFALOPATIA HEPÁTICA

Definida como qualquer disfunção cerebral que ocorra em pacientes com disfunção hepática aguda. É completamente reversivel na maioria dos sobreviventes. Resulta da falha na biotransformação e excreção de toxinas normalmente processadas pelo fígado, como amônia, mercaptanos, ácidos graxos, aminoácidos de cadeia aromática, substâncias benzodiazepínico-símiles, GABA, glutamato e metais tóxicos. Também contribuem para a encefalopatia a redução inicial do fluxo sanguíneo cerebral, o edema cerebral, a infecção e a liberação de citocinas pró-inflamatórias e toxinas pelo fígado necrótico. O diagnóstico de encefalopatia hepática depende de alto índice de suspeita, sendo de difícil reconhecimento em crianças pequenas e em recém-nascidos. Manifestações sutis, como irritabilidade, sucção débil e sonolência são comuns no período neonatal. Hemorragia gastrintestinal, infecção, constipação, uso de sedativos, desequilíbrio eletrolítico, hipoglicemia e hipovolemia são fatores precipitantes de encefalopatia, que devem ser identificados e corrigidos prontamente (Tabelas 20.2 e 20.3).

Tabela 20.2 Classificação da encefalopatia hepática para crianças.

Estágio	Manifestação clínica	Alterações no EEG
Grau I	Confusão, alteração do humor	Mínimas
Grau II	Sonolência, comportamento inapropriado	Lentidão generalizada do ritmo
Grau III	Maior sonolência, mas obedece a ordens simples ou pode ser despertado	Lentidão anormal grosseira
Grau IVA	Coma, responde a estímulos dolorosos	Ondas delta, amplitude diminuída
Grau IVB	Coma profundo, não responde a estímulos	Ondas delta, amplitude diminuída

Tabela 20.3 Classificação da encefalopatia hepática para crianças do nascimento até os 3 anos de idade.

Grau	Manifestação clínica	Asterix/reflexo	Sinais neurológicos	Alterações do EEG
Inicial (I e II)	Choro inconsolável, pode ser acordado, desatenção para tarefas	Não se consegue testar/normal ou hiper-reflexia	Não se conseguem testar	Normal ou lentidão anormal generalizada/ ondas trifásicas
Moderado (III)	Sonolência, estupor, agressividade	Não se consegue testar/hiper-reflexia	Não se conseguem testar	Anormal, lentidão generalizada, ondas trifásicas
Tardio (IV)	Coma, responde a estímulos dolorosos (IVa), não responde (IVb)	Ausente	Descerebrado ou decorticado	Anormal, muito lento, atividade delta

COAGULOPATIA

Ocorre por diminuição dos fatores de coagulação I, II, V, VII, IX e X e diminuição do número e da função plaquetária. A coagulação intravascular disseminada (CIVD) não é parte usual da insuficiência hepática, mas pode ser secundária a sepse associada à IHA. Para diferenciar se a coagulopatia é resultado da IHA ou da CIVD, níveis de fator VIII podem auxiliar, pois estão normais ou altos na IHA e baixos em decorrência de consumo na CIVD.

EDEMA CEREBRAL

Ocorre em 75-80% dos pacientes com encefalopatia hepática grau IV, sendo a principal causa de óbito. A metabolização da amônia pelos astrócitos no cérebro produz glutamina, que aumenta a osmolaridade intracelular em quatro a seis vezes, levando a edema celular. Outros fatores que contribuem para o edema cerebral são aumento do fluxo sanguíneo cerebral por perda da autorregulação, desencadeamento do estresse oxidativo com formação de radicais livres de oxigênio e nitrogênio, hipertermia e hiperglicemia. O edema cerebral contribui para alta morbimortalidade. Clinicamente se manifesta por sinais de hipertensão intracraniana: hipertensão sistólica, bradicardia, hipotonia muscular, mioclonia, convulsões focais, posição de descerebração, pupilas dilatadas, anisocoria ou pupilas com reação anormal, perda dos reflexos do tronco cerebral e alterações do padrão respiratório.

DISTÚRBIO CARDIOVASCULAR

Estado hiperdinâmico com débito cardíaco aumentado e resistência vascular sistêmica reduzida.

DISTÚRBIOS ACIDOBÁSICOS

Alcalose respiratória (precoce), alcalose metabólica, acidose metabólica (lática), acidose respiratória.

HEMORRAGIA DIGESTIVA

Decorrente de coagulopatia e úlceras de estresse.

DISTÚRBIOS HIDROELETROLÍTICOS

Hipo ou hipernatremia, hipopotassemia, hipocalcemia, hipomagnesemia.

INSUFICIÊNCIA RENAL

Ocorre em 40-85% dos pacientes e se associa à piora do desfecho. Pode ocorrer insuficiência pré-renal, necrose tubular aguda e efeito tóxico direto (acetaminofen e hidrocarbonetos).

SEPSE

Em 80-90% dos casos, as infecções ocorrem nas primeiras 72 h. Os agentes mais comuns são bactérias gram-positivas e fungos. Febre e leucocitose podem estar ausentes.

DISTÚRBIOS RESPIRATÓRIOS

Hiper ou hipoventilação, edema pulmonar, infecções pulmonares, insuficiência respiratória.

OUTRAS

Hipoglicemia, pancreatite, anemia aplástica.

MANEJO DO PACIENTE

O manejo deve ser realizado em enfermaria altamente equipada (preferencialmente em unidade de terapia intensiva pediátrica), que permita monitorização cuidadosa, particularmente de mudanças no estado mental. Alteração comportamental, sinais de encefalopatia hepática, aumento do esforço respiratório e alteração da frequência cardíaca e da pressão arterial podem ser sinais de infecção, piora do edema cerebral ou desequilíbrio eletrolítico.

Os tópicos essenciais ao manejo do paciente incluem:

- Avaliação da causa da IHA, guiada pela idade do paciente, priorizando o diagnóstico de distúrbios tratáveis.
- Monitoração da função de cada órgão.
- Monitoração rigorosa do balanço hídrico.
- Identificação e tratamento das complicações.
- Suporte clínico para maximizar a saúde e a sobrevida do paciente.

EXAMES COMPLEMENTARES

A monitorização laboratorial deve incluir:

- Gasometria arterial.
- Hemograma completo.
- Bioquímica geral: transaminases, gama glutamil transferase, eletrólitos, glicemia, ureia, creatinina, cálcio, fosforo, amônia, bilirrubina total e direta.
- Coagulograma: TP, tempo de tromboplastina parcial ativada (TTPA), fibrinogênio, produtos de degradação da fibrina (PDF), dímeros-D.
- Microbiológicos.

Os exames para o diagnóstico etiológico da IHA também são importantes e devem ser planejados de acordo com a idade e a apresentação do paciente, priorizando as condições que podem melhorar com tratamento específico.

- Etiológicos: sorologias virais, triagem toxicológica, autoanticorpos (antimúsculo liso, antinúcleo, anticorpo contra a fração microssomal do fígado e rim – anti-LKM), ceruloplasmina, cobre urinário de 24 h, β-gonadotrofina coriônica humana urinária.
- Ultrassonografia com _Doppler_ e tomografia computadorizada do abdome.
- Tomografia computadorizada ou ressonância nuclear magnética do encéfalo.

TRATAMENTO DE SUPORTE (FIGURA 20.1)

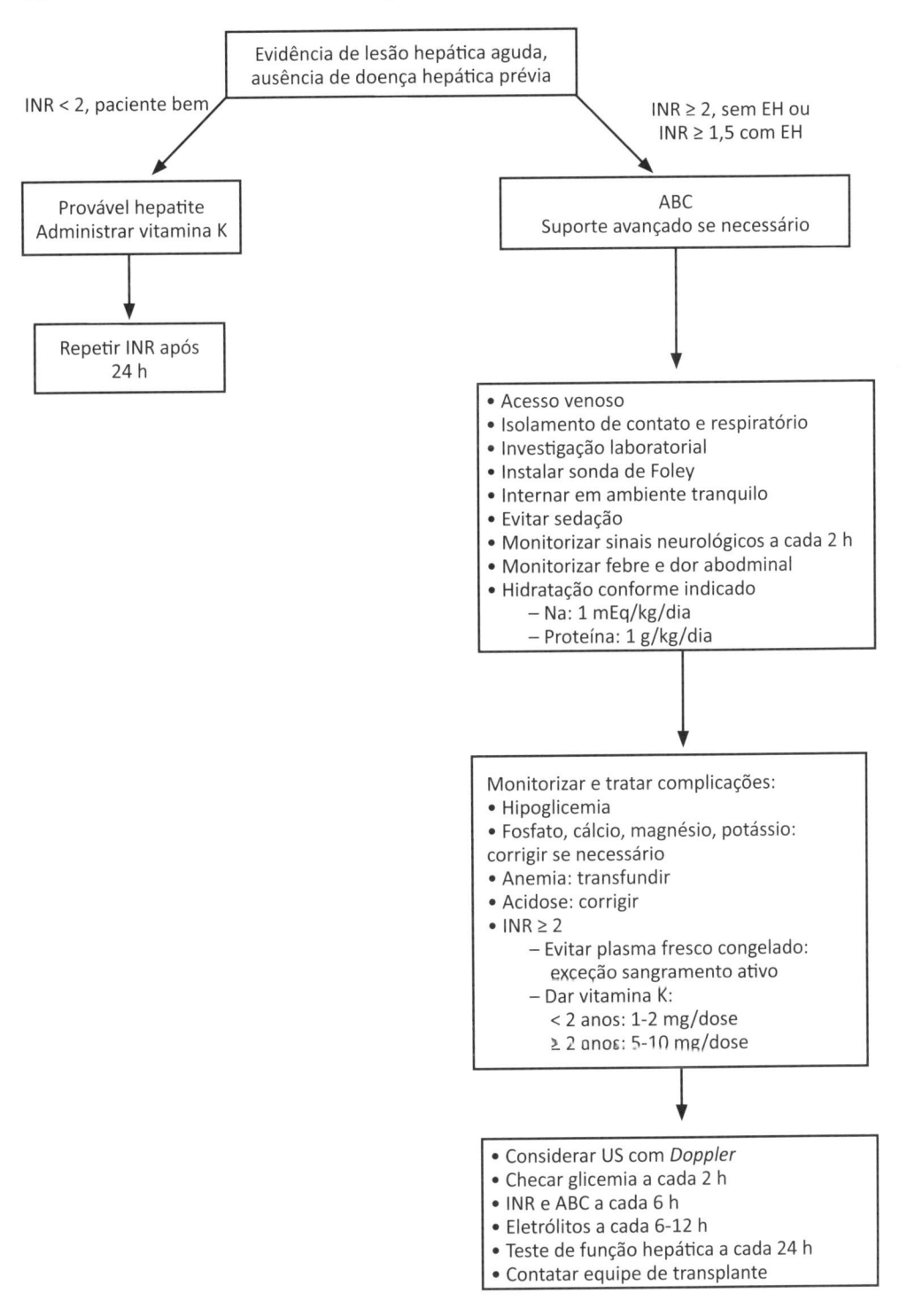

Figura 20.1 Manejo inicial de pacientes com insuficiência hepática aguda.

- Isolamento entérico, até estabelecer o diagnóstico etiológico.

- Sondagem gástrica e vesical.

- Balanço hídrico rigoroso.

- Jejum, até exclusão de doenças metabólicas relacionadas à alimentação (galactosemia, tirosinemia e defeitos do ciclo da ureia). Excluídas essas causas e após estabilização hemodinâmica e metabólica, iniciar suporte nutricional enteral ou parenteral.

- Restrição hídrica: 70% das necessidades basais, para diminuir a possibilidade de desenvolvimento de edema cerebral.

- Restrição proteica: 1 g/kg/dia. Atenção ao aporte de glicose: evitar hipoglicemia.

- Suspender quaisquer medicamentos suspeitos ou desnecessários.

- Manter hemoglobina acima de 10 g/dL.

- Corrigir acidose metabólica com bicarbonato de sódio, especialmente se pH < 7,20.

- Manter a homeostase eletrolítica.

- Intubação eletiva e ventilação mecânica para pacientes que evoluem com encefalopatia graus III e IV.

- Suporte cardiovascular:

    – Adequação da volemia (manter pressão venosa central 8-12 mm Hg).

    – Suporte inotrópico ou vasopressor.

- Em pacientes com hipotensão refratária, considerar insuficiência adrenal (presente em cerca de 60% dos pacientes) e iniciar hidrocortisona em doses de estresse.

- Prevenção de hemorragia digestiva:

    – Ranitidina 1-3 mg/kg/dose, EV, 8/8h.

    – Omeprazol 1 mg/kg/dia, VO/sonda gástrica ou EV, uma a duas vezes/dia.

    – Sucralfato 40-80 mg/kg/dia, divididos em 4 doses (máximo 1 g/dose, 4 doses por dia), VO ou por sonda nasogástrica.

- Correção da coagulopatia: deve ser realizada somente se o paciente já foi listado para transplante hepático, na vigência de hemorragia ativa ou antes de procedimento invasivo; não está indicada profilaticamente.

    – Plasma fresco congelado.

    – Crioprecipitado: se hipofibrinogenemia (< 100 mg/dL).

– Concentrado de plaquetas: quando plaquetas < 50.000/mm^3.

– Vitamina K 2-10 mg, EV.

– Fator recombinante VII (r FVII).

Como regra, antes de colocação de monitor para medida de pressão intracraniana, deve-se alcançar um INR < 2, pela administração de plasma fresco congelado e de crioprecipitado, assim como transfusão de plaquetas, se sua contagem for < 50.000/mm^3. Se esse INR não for alcançado, utiliza-se fator recombinante VII.

- Não administrar antibioticoterapia profilática. Fazer vigilância de infeções bacterianas e fúngicas através de culturas (sangue, urina e escarro). Ascite é local potencial de infecção secundária; paracentese diagnóstica deve ser considerada para avaliar peritonite bacteriana secundária em pacientes febris. Lactentes com disfunção de múltiplos órgãos e falência hepática podem ter infecção por herpes simplex, que deve ser tratada com aciclovir até que o resultado das pesquisas virais seja conhecido.

- Em caso de insuficiência renal, iniciar precocemente terapia lenta de substituição renal: hemodiafiltração venovenosa contínua (CVVHDF), com solução de bicarbonato de sódio.

- Manter ambiente calmo, evitar manipulações.

- Não sedar, exceto para realização de procedimentos, ventilação mecânica e casos com hipertensão intracraniana.

- Monitorização neurológica: nível de consciência a cada 2 h e eletroencefalograma seriado. Monitorização clínica e laboratorial rigorosa.

TRATAMENTO DA ENCEFALOPATIA HEPÁTICA

- Flumazenil: antagonista benzodiazepínico, pode reverter temporariamente a encefalopatia hepática. Sua administração é seguida em minutos por resposta clínica que pode durar várias horas. A ausência de resposta ao flumazenil pode indicar mau prognóstico.

- Restrição proteica: 1 g/kg/dia.

- Lactulose: 1-2 mL/kg/dose, três a quatro vezes/dia, sonda gástrica/VO ou via retal.

- Neomicina: 50-100 mg/kg/dia, quatro vezes/dia, sonda gástrica/VO.

TRATAMENTO DO EDEMA CEREBRAL E DA HIPERTENSÃO INTRACRANIANA

A monitorização da pressão intracraniana (PIC) está indicada em pacientes com encefalopatia graus III e IV, com o objetivo de manter a PIC menor que 20 mm Hg e a pressão de perfusão cerebral (PPC) maior que 50 mm Hg (abaixo de 10 anos) ou 60 mm Hg (acima de 10 anos).

MANEJO

- Cabeceira elevada a 30° e posição neutra da cabeça.

- Manipulação mínima.

- Restrição hídrica (70% das necessidades basais). Diuréticos e terapia lenta de substituição renal podem ser necessários.

- Sedação:

    – Midazolam 0,1-0,5 mg/kg/h.

    – Fentanil 1-5 mcg/kg/h.

    – Se necessário bloqueio neuromuscular, utilizar atracúrio (metabolizado pelo sistema enzimático de Hoffmann).

- Hiperventilação leve (manter $PaCO_2$ 30-35 mm Hg). Evitar hipercapnia.

- Manter sódio plasmático acima de 140 mEq/L.

    – Tratar hiponatremia agressivamente com solução salina hipertônica (NaCl a 3%) 5 ml/kg, em 30 minutos.

- Manitol 0,5-1 g/kg. Manter osmolaridade plasmática abaixo de 320 mOsm/L.

- Combater agressivamente a hipertermia com antitérmicos, compressas frias, colchão térmico.

- Casos refratários (mortalidade > 90%):

    – Coma barbitúrico – Tiopental: ataque 1-3 mg/kg e manutenção a partir de 20 mcg/kg/min, até obter efeito desejado.

    – Hipotermia moderada (32-33 °C).

    – Ventriculostomia.

    – Hepatectomia para a redução de substâncias tóxicas e mediadores inflamatórios liberados pelo fígado necrótico. Transplante em até 48 h.

TRATAMENTO ETIOLÓGICO ESPECÍFICO

- Hepatite por herpes simplex: Aciclovir 30 mg/kg/dia, 8/8 h, por 10-21 dias.

- Herpes tipo 6 ou citomegalovírus: ganciclovir.

- Hepatite B: lamivudina, fanciclovir.

- Intoxicação por acetaminofen: N-acetilcisteína: dose de ataque 140 mg/kg, seguida de 50 mg/kg durante 4h e 100 mg/kg durante 16 h, EV.

- Hepatite autoimune: prednisona (1-2 mg/kg/dia) + azatioprina (1,5-2 mg/kg/dia), VO.

- Galactosemia: dieta de exclusão da galactose.

INDICAÇÕES DE TRANSPLANTE HEPÁTICO

Diversos sistemas de escore prognóstico têm sido utilizados para predizer a mortalidade e identificar os pacientes que necessitam de transplante hepático, entre eles, os critérios do *King's College Hospital*, os critérios de Clichy (1986) e os escores MELD e PELD:

CRITÉRIOS DE O'GRADY (KING'S COLLEGE)

Insuficiência hepática aguda não associada ao paracetamol

- INR > 6,5 (TP > 100 segundos); ou

- três dos seguintes critérios: idade entre 10 e 40 anos; etiologia não A-B ou induzida por droga; intervalo entre a icterícia e a encefalopatia > 7 dias; bilirrubina > 17 mg/dL; INR > 3,5 (TP > 50 segundos).

Insuficiência hepática aguda por paracetamol

- pH < 7,30 (independente de encefalopatia); ou

- INR > 6,5 (TP > 100 segundos) e creatinina sérica > 3,4 mg/dL em pacientes com encefalopatia grau III ou IV.

CRITÉRIOS DE CLICHY

Em presença de encefalopatia grau III ou IV

- Idade < 30 anos → Fator V < 20; ou

- Idade > 30 anos → Fator V < 30%.

ESCORES *MODEL FOR END-STAGE LIVER DISEASE* (MELD) E *PEDIATRIC END-STAGE LIVER DISEASE* (PELD)

Empregados para predizer mortalidade em crianças (PELD, até 12 anos; MELD, acima de 12 anos) com doença hepática crônica, listadas para transplante hepático. A experiência deste escore na hepatite fulminante é limitada. Alguns autores determinaram que o valor de *cut-off* ≥ 33 para ambos os escores tem sensibilidade e especificidade adequadas para discriminar pacientes com pior evolução e, portanto, indicar transplante hepático em pacientes com IHA.

- MELD = [0,957 x Log_e (creatinina, mg/dL) + 0,378 x Log_e (bilirrubina, mg/dL) + 1,120 x Log_e (INR) + 0,643] x 10.

  – Arredondar para valor inteiro.

  – Caso os valores de laboratório sejam menores que 1, arredondar para 1.

  – A creatinina poderá ter valor máximo de 4,0. Caso seja maior que 4,0, considerar igual a 4,0. Caso o paciente faça diálise mais de duas vezes por semana ou tenha recebido terapia lenta de substituição renal por 24 h na última semana, o valor da creatinina automaticamente se torna 4,0.

- PELD = [0,480 x Log_e (bilirrubina, mg/dL) + 1,857 x Log_e (INR) – 0,687 x Log_e (albumina, mg/dL) + 0,436 (se idade < 24 meses) + 0,667 (se déficit de crescimento)] x 10.

  – Arredondar para valor inteiro.

  – Caso os valores de laboratório sejam menores que 1, arredondar para 1.

  – Déficit de crescimento: presente se o escore Z do peso ou da altura para idade < –2.

CONTRAINDICAÇÕES DO TRANSPLANTE HEPÁTICO

Sepse não controlada, doença cardiopulmonar grave, disfunção de múltiplos órgãos, neoplasia extra-hepática, doença mitocondrial e encefalopatia hepática grau IV com comprometimento neurológico grave.

REFERÊNCIAS

1. D'agostino D et al. Management and prognosis of acute liver failure in children. Curr Gastroenterol Rep 2012;14(3): 262-9.

2. Devictor D et al. Acute liver failure in children. Clin Res Hepatol Gastroenterol 2011; 35(6-7):430-7.

3. Dhawan A. Acute liver failure in children and adolescents. Clin Res Hepatol Gastroenterol 2012;36(3):278-83.

4. Harry R et al. The clinical importance of adrenal insufficiency in acute hepatic dysfunction. Hepatology 2002;36(2):395-402.

5. Kelly DA. Managing liver failure. Postgrad Med J 2002;78(925): 660-7.

6. Mouzaki M, Ng VL. Acute liver in children. Clin Pediatr Emerg Med 2010;11(3):198-206.

7. Murphy N et al. The effect of hypertonic sodium chloride on intracranial pressure in patients with acute liver failure. Hepatology 2004;39(2):464-70.

8. Rahman T, Hodgson H. Clinical management of acute hepatic failure. Intensive Care Med 2001;27(3):467-76.

CAPÍTULO 21
ENTEROCOLITE NECROSANTE

Edward Ken Sugo

DEFINIÇÃO

A enterocolite necrosante (ECN) é uma síndrome clínico-patológica caracterizada por sinais e sintomas gastrintestinais e sistêmicos de intensidade variável e progressiva, consequente à necrose do trato gastrintestinal. Acomete mais frequentemente íleo terminal, ceco e cólon ascendente.

FISIOPATOLOGIA

Apesar de não ser totalmente conhecida, acredita-se que a etiologia seja multifatorial, resultante da interação de diversos fatores como prematuridade, lesão hipóxico-isquêmica e de reperfusão, presença de substrato na luz intestinal, colonização bacteriana intestinal e ação de mediadores inflamatórios. Em recém-nascidos a termo, a síndrome ocorre principalmente na primeira semana de vida, enquanto nos recém-nascidos pré-termo, é mais frequente a partir da segunda semana de vida. No ambiente de terapia intensiva pediátrica, é comum o surgimento da enterocolite após evento hipóxico-isquêmico e instabilidade hemodinâmica, particularmente associados a cirurgia cardíaca e choque séptico.

FATORES DE RISCO

O principal fator de risco para o desenvolvimento da ECN é a prematuridade. Outros fatores incluem asfixia perinatal, cateterização de vasos umbilicais, policitemia, cardiopatia congênita cianosante, hipotensão arterial, alimentação com fórmulas industrializadas e hiperosmolares, período de jejum e idade de início da alimentação enteral. O uso de antibiótico por tempo prolongado também predispõe à enterocolite, pois diminui a diversidade da flora intestinal, induz a proliferação de bactérias resistentes e altera a homeostase da microbiota, favorecendo processos inflamatórios.

QUADRO CLÍNICO E LABORATORIAL

Sinais de comprometimento intestinal e sistêmico (o aparecimento dos sinais pode ser agudo ou insidioso):

- Intolerância alimentar, vômito, diarreia, resíduo gástrico, distensão abdominal.
- Íleo paralítico, resíduos com aspecto bilioso ou fecaloide, enterorragia, dor à palpação abdominal.
- Peritonite, celulite de parede abdominal e massa palpável fixa.
- Letargia, recusa alimentar, instabilidade térmica, apneias.
- Choque, acidose mista, insuficiência respiratória e insuficiência renal.
- Coagulação intravascular disseminada (CIVD), insuficiência hepática, distúrbios eletrolíticos.
- Alteração do hemograma e aumento das concentrações da proteína C reativa (PCR), identificação de agentes em culturas (a hemocultura é positiva em apenas 30% dos casos).

QUADRO RADIOLÓGICO

A radiografia do abdome (anteroposterior em decúbito dorsal com raios horizontais e em decúbito lateral esquerdo com raios horizontais) é útil no diagnóstico e acompanhamento. As principais alterações observadas são:

- Sinais inespecíficos, como distensão de alças intestinais e espessamento da parede intestinal, sugerindo edema de alça.
- Persistência de alças dilatadas, alça sentinela.
- Pneumatose (coleção de gás na parede das alças). A coleção de gás pode se estender para a circulação porta, estabelecendo o pneumoportograma.
- Ascite de volume variável (pode ser confirmada pela ultrassonografia).

- Pneumoperitônio evidenciado em radiografia em decúbito lateral esquerdo com raios horizontais, sinal da dupla parede.

CLASSIFICAÇÃO

A classificação de Bell para ECN segue critérios clínicos, laboratoriais e radiológicos, conforme a Tabela 21.1:

Tabela 21.1 Classificação de Bell da enterocolite necrosante (ECN).

Estágios	Sinais sistêmicos	Sinais intestinais	Sinais radiológicos
1-A suspeita de ECN	Instabilidade térmica, hipoatividade, apneia, bradicardia	Distensão abdominal, resíduo gástrico aumentado, vômitos, sangue oculto nas fezes	Normal ou com distensão de alça e íleo paralítico
1-B suspeita de ECN	Os mesmos de 1-A	Os mesmos de 1-A + enterorragia macroscópica	Os mesmos de 1-A
2-A definida ECN leve	Os mesmos de 1-A	Os mesmos de 1-B + ruídos hidroaéreos ausentes, dor à palpação abdominal	Pneumatose intestinal localizada
2-B definida ECN moderada	Os mesmos de 2-A + acidose metabólica, plaquetopenia, leucopenia, anemia	Os mesmos de 2-A + sinais de peritonite evidente, celulite de parede abdominal, massa palpável (plastrão) em fossa ilíaca direita	Os mesmos de 2-A + pneumatose difusa, pneumoportograma, ascite
3-A ECN grave sem perfuração	Os mesmos de 2-B + sinais de choque, hipotensão, CIVD, insuficiência de múltiplos órgãos	Os mesmos de 2-B + peritonite generalizada e piora da distensão abdominal	Os mesmos de 2-B + piora da ascite
3-B ECN com perfuração intestinal	Os mesmos de 3-A	Os mesmos de 3-A	Os mesmos de 3-A + pneumoperitônio

TRATAMENTO

O objetivo é evitar a progressão da lesão e recuperar a função do trato gastrintestinal. As principais medidas a serem tomadas incluem:

- Monitoração rigorosa em unidade de terapia intensiva por 72 h após o início dos sinais e sintomas, com acompanhamento em conjunto com a equipe da cirurgia pediátrica.

- Repouso intestinal: jejum (incluindo dieta e medicamentos) e descompressão gástrica com sonda de grosso calibre.

- Nutrição parenteral total, assim que possível, ou seja, quando houver estabilidade hemodinâmica e metabólica.

- Monitoração laboratorial com gasometria, eletrólitos, glicemia, coagulograma, função renal, função hepática, hemograma completo.

- Controle radiológico seriado do abdome, a cada 6-8 h nas primeiras 72 h da doença e depois, a cada 12-24 h, de acordo com a evolução do paciente.

- Coleta de culturas na tentativa de identificar possíveis agentes infecciosos (sangue, urina, fezes, líquido cefalorraquidiano, quando necessário).

- Introdução precoce de antibióticos de amplo espectro. Os germes mais frequentes nessa patologia são os Gram-negativos, mas a cobertura deve se estender para germes Gram-positivos. Nos pacientes com estágio 2 ou 3, assegurar ainda a cobertura para germes anaeróbios. Não há diferença de agentes etiológicos na população de pacientes com cardiopatia congênita. O uso de antibiótico via oral não é recomendado.

- Em pacientes com fatores de risco associados ou necessidade de jejum prolongado, considerar o uso de antifúngico profilático (fluconazol, na dose de 3 a 6 mg/kg/dia).

- Não há evidências de benefícios do uso de imunoglobulinas.

- Suporte hemodinâmico e ventilatório adequado. Manutenção do equilíbrio metabólico e eletrolítico, controle adequado da glicemia.

- Controle das disfunções secundárias (insuficiência renal, insuficiência hepática, alterações neurológicas).

- O período de jejum e o tempo de antibioticoterapia dependem do estadiamento da ECN:
    - Estágio 1A e 1B: 3 a 5 dias.
    - Estágio 2A: 7 a 10 dias.
    - Estágio 2B: 14 dias.
    - Estágio 3A e 3B: 14 dias ou mais, de acordo com a evolução do paciente.

TRATAMENTO CIRÚRGICO

A presença de pneumoperitônio é indicação absoluta de intervenção cirúrgica. Outros achados, como peritonite, presença de alça fixa, massa palpável, líquido abdominal marrom ou com presença de bactérias, acidose metabólica mantida e deterioração clínica também podem indicar a necessidade de tratamento cirúrgico.

Em pacientes sem condições de realizar laparotomia, a drenagem peritoneal pode ser uma opção inicial até a melhora clínica.

MEDIDAS PREVENTIVAS

- Evitar períodos prolongados de jejum (quando possível, utilizar a nutrição enteral mínima).

- Evitar e tratar agressivamente instabilidade hemodinâmica e situações de má perfusão tecidual e má oxigenação dos órgãos (principalmente em pacientes com comorbidades, como cardiopatia congênita cianosante).

- Cuidado com a velocidade de incremento da dieta (não realizar aumentos maiores que 20 mL/kg por dia em pacientes com fatores de risco) e atenção à concentração final dela.

- Fazer diluições maiores de medicações hiperosmolares (por exemplo, digitálicos, polivitamínicos, sulfato ferroso).

- Imunização passiva intestinal – utilização do leite humano (contém fatores imunoprotetores e propriedades anti-inflamatórias), quando for possível.

- Evitar o uso de medicamentos antiácidos (a acidez gástrica funciona como barreira contra antígenos e patógenos).

- Utilização criteriosa de antibióticos durante a internação em unidade de terapia intensiva. O uso excessivo pode levar ao desequilíbrio da homeostase da microbiota intestinal e proliferação de agentes patogênicos e resistentes aos antimicrobianos.

REFERÊNCIAS

1. Downard CD et al. Treatment of necrotizing enterocolitis: an American Pediatric Surgical Association Outcomes and Clinical Trials Committee systematic review. J Pediatr Surg 2012;47(11):2111-22.

2. Ostlie DJ et al. Necrotizing enterocolitis in full-term infants. J Pediatr Surg 2003;38(7):1039-42.

3. Pickard SS et al. Short- and long-term outcomes of necrotizing enterocolitis in infants with congenital heart disease. Pediatrics 2009;123(5):e901-6.

4. Sharma R, Hudak ML. A clinical perspective of necrotizing enterocolitis: past, present and future. Clin Perinatol 2013;40(1):27-51.

5. Torrazza RM, Neu, J. The altered gut microbiome and necrotizing enterocolitis. Clin Perinatol 2013;40(1):93-108.

6. Young CM, Kingma SD, Neu J. Ischemia-reperfusion and neonatal intestinal injury. J Pediatr 2011;158(2 Suppl):e25-28.

7. Zanoutis TE et al. Risk factors and predictors for candidemia in pediatric intensive care unit patients: implications for prevention. Clin Infect Dis 2010;51(5):e38-45.

CAPÍTULO 22
INFECÇÕES HOSPITALARES EM UNIDADE DE TERAPIA INTENSIVA PEDIÁTRICA

Seila Israel do Prado

Alessandra Kimie Matsuno

INTRODUÇÃO

As infecções hospitalares têm consequências devastadoras, incluindo o aumento da morbimortalidade e dos custos sociais e financeiros, e maior tempo de hospitalização, além de sofrimento para a criança e seus familiares.

Os principais sítios de infecção hospitalar (ou nosocomial) em unidade de terapia intensiva (UTI) pediátrica são: infecção da corrente sanguínea relacionada a cateter vascular, pneumonia associada à ventilação mecânica e infecção urinária relacionada a sondagem vesical. Podem ocorrer também infecções cutâneas e do trato gastrointestinal, além de infecções de sítio cirúrgico.

Os principais fatores de risco para infecção hospitalar em UTI pediátrica são:

- Idade < 2 anos.
- Gravidade da doença de base – escore *Pediatric Risk of Mortality* (PRISM) > 10.
- Procedimentos invasivos.
- Internação prolongada.

- Uso de antibióticos de amplo espectro.
- Número de profissionais de enfermagem insuficiente em relação ao número de pacientes.
- Uso de nutrição parenteral total.
- Desnutrição.
- Imunodeficiências primárias ou secundárias.

PNEUMONIA HOSPITALAR

DEFINIÇÕES

Pneumonia hospitalar: pneumonia que ocorre 48 h ou mais após a admissão hospitalar, sem evidências de estar presente ou em incubação no momento da internação.

Pneumonia relacionada à assistência: pneumonia em pacientes com fatores de risco de infecção por germe hospitalar presentes já no momento da internação, como:

- hospitalização por dois ou mais dias nos últimos 90 dias;
- pacientes residentes em instituições de cuidados de longa permanência;
- pacientes que receberam nos últimos 30 dias antibioticoterapia endovenosa, quimioterapia ou tratamento para úlceras de pressão;
- pacientes em hemodiálise.

Pneumonia associada à ventilação mecânica (PAV): de acordo com os critérios do Centers for Disease Control and Prevention (CDC) de 2007, a pneumonia é associada à ventilação mecânica se o paciente estiver intubado e em ventilação mecânica no momento do diagnóstico ou dentro das 48 h que precedem o início do evento. Não há período mínimo de tempo em que o paciente deva estar em ventilação mecânica para a pneumonia ser considerada associada à ventilação.

FISIOPATOLOGIA (FIGURA 22.1)

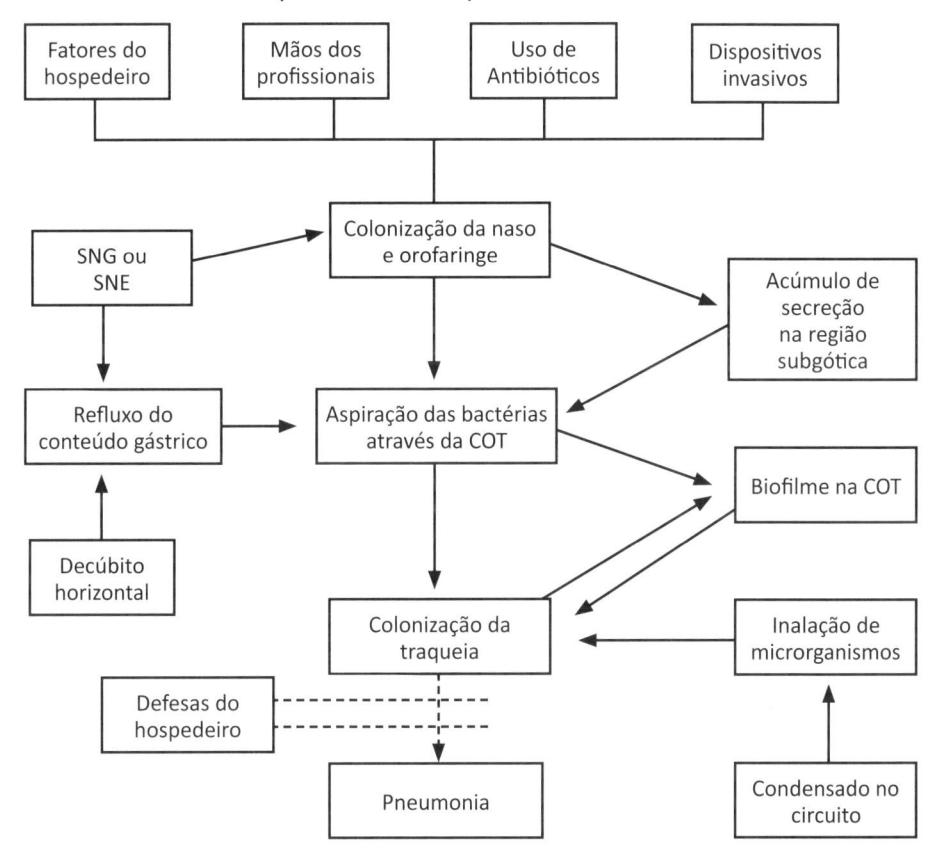

Figura 22.1 Fisiopatologia da pneumonia associada à ventilação mecânica.

Legenda: SNG, sonda nasogástrica; SNE, sonda nasoentérica; COT, cânula orotraqueal.

FATORES DE RISCO

- Idade.
- Gravidade da doença de base.
- Hospitalização prolongada.
- Decúbito horizontal.
- Uso de sonda nasogástrica.
- Uso prévio de antibióticos.
- Transporte para fora da UTI.
- Reintubação.
- Imobilização.

- Coma.

- Síndromes genéticas.

- Imunodeficiências.

- Uso de corticoides, bloqueadores dos receptores H_2 da histamina, opioides ou bloqueadores neuromusculares.

AGENTES ETIOLÓGICOS

Os agentes etiológicos variam conforme o momento de início da pneumonia e a presença de fatores de risco para germes multirresistentes (Tabela 22.1):

- *Pneumonia precoce*: ocorre nos primeiros 4 dias de ventilação mecânica. Geralmente, é causada pelos germes que já colonizavam a nasofaringe e a orofaringe do paciente em casa.

- *Pneumonia tardia*: ocorre a partir do 5º dia de ventilação mecânica. Tende a ser causada por patógenos multirresistentes que passam a colonizar a orofaringe e as vias aéreas do paciente durante a hospitalização. Associa-se à maior morbimortalidade.

Tabela 22.1 Agentes etiológicos das pneumonias associadas à ventilação mecânica (PAV) de acordo com o tempo de início e fatores de risco.

	Agentes mais prováveis	Agentes menos prováveis
Pneumonia precoce em pacientes sem fator de risco para germes multirresistentes e sem uso prévio de antibióticos	• *Streptococcus pneumoniae* • *Moraxella catarrhalis* • *Haemophilus influenzae*	• *Staphylococcus aureus* sensíveis à oxacilina • Bacilos Gram-negativos sensíveis (*Escherichia coli, Klebsiella pneumoniae*)
Pneumonia tardia e/ou em pacientes com fator de risco para germes multirresistentes	• *Pseudomonas aeruginosa* • *Klebsiella pneumoniae* resistente (ESBL - Beta-Lactamase de Espectro Estendido) • *Serratia* spp. • *Enterobacter* spp. • *Staphylococcus aureus* resistentes à oxacilina	• *Acinetobacter* spp. • *Stenotrophomonas maltophilia*

Ressalta-se que os vírus respiratórios são frequentes causadores de pneumonia hospitalar, principalmente nos períodos de maior circulação viral na comunidade, pois disseminam-se facilmente.

DIAGNÓSTICO

O diagnóstico de PAV pode ser difícil, pois os achados podem ter diversas causas. Os critérios diagnósticos incluem:

- Febre.
- Novas opacidades pulmonares radiográficas (presentes em duas ou mais radiografias consecutivas).
- Necessidade de aumento dos parâmetros ventilatórios.
- Mudança no aspecto da secreção pulmonar (valorizar a continuidade dessa observação dentro das 24 h e não em uma observação isolada) (Figura 22.2).

A persistência do velamento pulmonar em mais de uma radiografia de tórax é essencial, pois as pneumonias podem ter progressão rápida, mas resolvem-se lentamente. Alterações radiológicas decorrentes de pneumonia podem persistir por semanas, portanto uma rápida resolução radiográfica sugere um processo não infeccioso, como atelectasia ou edema pulmonar.

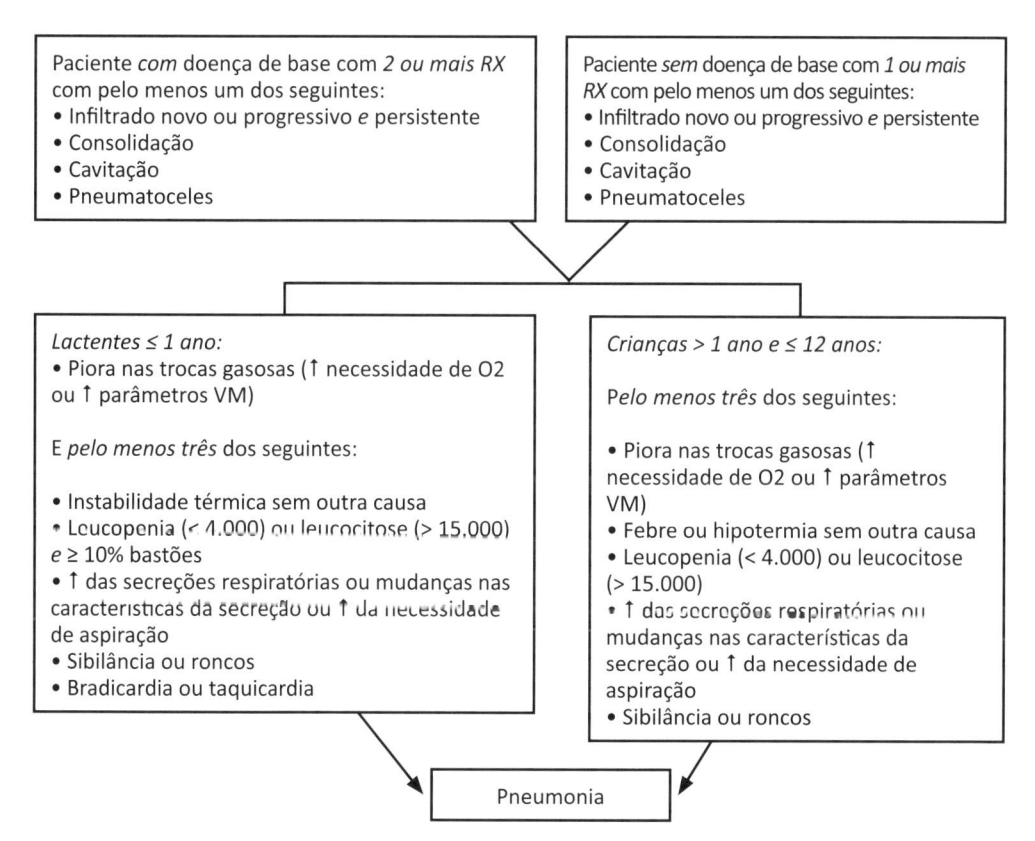

Figura 22.2 Critérios diagnósticos de pneumonia associada à ventilação mecânica. Fonte: CDC 2008; adaptada de Horan, Andrus e Dudeck, 2008.

Legenda: VM, ventilação mecânica.

DIAGNÓSTICO MICROBIOLÓGICO

O diagnóstico microbiológico é difícil, pois as hemoculturas são quase sempre negativas e as culturas de secreções respiratórias, bastante discutíveis. Um dos métodos mais disponíveis, o aspirado traqueal, obtém apenas a secreção presente na traqueia e não nos bronquíolos distais e alvéolos. Além disso, o material obtido pode representar apenas a colonização da traqueia ou da cânula orotraqueal, o que o torna um exame pouco específico.

Alguns cuidados podem ser úteis para melhorar a especificidade desse exame:

- Cultura quantitativa: considerar positivo apenas o crescimento $\geq 10^5$ UFC/mL. Esse ponto de corte possui sensibilidade de 84% e especificidade de 77%.

- Quantificar os leucócitos e células epiteliais no material obtido, só considerando representativa uma amostra que tenha ≥ 25 neutrófilos e < 10 células epiteliais por campo de pequeno aumento.

- Colher o exame apenas na suspeita de pneumonia associada à ventilação mecânica (presença de novo velamento, alteração no aspecto da secreção e piora dos parâmetros ventilatórios).

No Hospital das Clínicas da Faculdade de Medicina de Ribeirão Preto da Universidade de São Paulo temos coletado o lavado broncoalveolar modificado (LBAm) segundo a técnica descrita abaixo:

- O fluido do LBAm é coletado utilizando-se uma sonda gástrica introduzida pelo tubo endotraqueal até se sentir resistência. Em seguida, usando uma seringa, 1 mL/kg de soro fisiológico (no máximo 20 mL) é instilado através da sonda gástrica, seguido por pequena quantidade de ar para clarear o espaço morto da sonda e, subsequentemente, aplica-se sucção para obter o fluido. O LBAm é considerado positivo quando há crescimento de mais de 10^5 UFC/mL.

Importante!

Culturas de secreções respiratórias têm valor limitado quando não há sinais clínicos e radiológicos de pneumonia e não devem ser colhidas na ausência de suspeita clínico-radiológica de PAV.

DIAGNÓSTICO DIFERENCIAL

- Síndrome do desconforto respiratório agudo (SDRA).
- Atelectasia.
- Edema pulmonar.
- Insuficiência cardíaca congestiva.

- Contusão pulmonar.
- Hemorragia pulmonar.
- Embolia ou infarto pulmonar.
- TRALI (lesão pulmonar aguda associada à transfusão).
- Aspiração (pneumonite química).
- Reações a drogas.

TRATAMENTO

A escolha do antibiótico deve basear-se na gravidade do quadro clínico, no tempo de instalação do quadro (precoce ou tardia), na presença ou não de fatores de risco para infecção por germes resistentes e no perfil de resistência bacteriana de cada unidade.

Sempre que possível, preferir a monoterapia, reservando-se a terapia combinada para pacientes com risco de pneumonia por germes multirresistentes, especialmente bacilos Gram-negativos, pois as evidências científicas para a terapia combinada são inconclusivas (Figura 22.3).

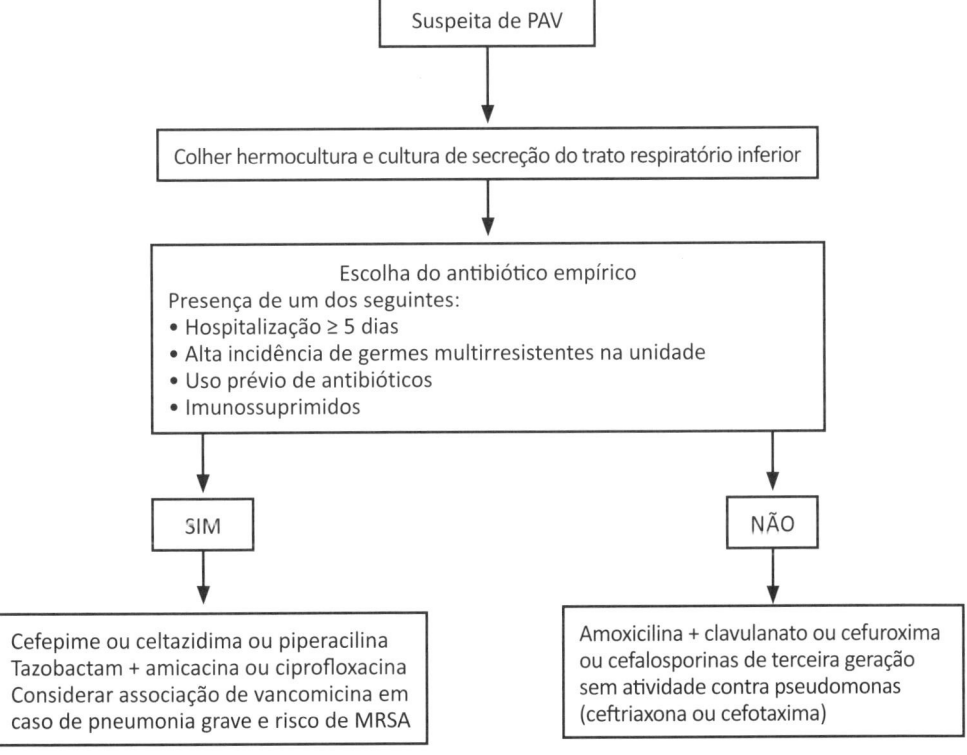

Figura 22.3   Escolha do tratamento empírico da pneumonia associada à ventilação mecânica (PAV). Fonte: adaptada de *American Thoracic Society*, 2005.

Legenda: MRSA = *Staphylococcus aureus* resistentes à meticilina.

ACOMPANHAMENTO DO TRATAMENTO

- Deve-se ampliar a terapia empírica caso haja deterioração clínica significativa após 24-48 h de tratamento, enquanto se aguarda o resultado das culturas.

- Após 72 h de tratamento, checar o resultado das culturas e reavaliar o paciente, definindo a conduta conforme o fluxograma abaixo (Figura 22.4).

- Mesmo que haja resposta ao tratamento, a cultura da secreção traqueal pode permanecer positiva, o que não indica falha terapêutica.

- Quando o diagnóstico inicial é duvidoso e a cultura é negativa em um paciente sem uso prévio de antibiótico, considerar suspensão do tratamento no 3º dia, principalmente se houve rápida melhora radiológica.

- O isolamento de um germe resistente na cultura não necessariamente indica mudança do esquema antibiótico caso tenha havido melhora clínica.

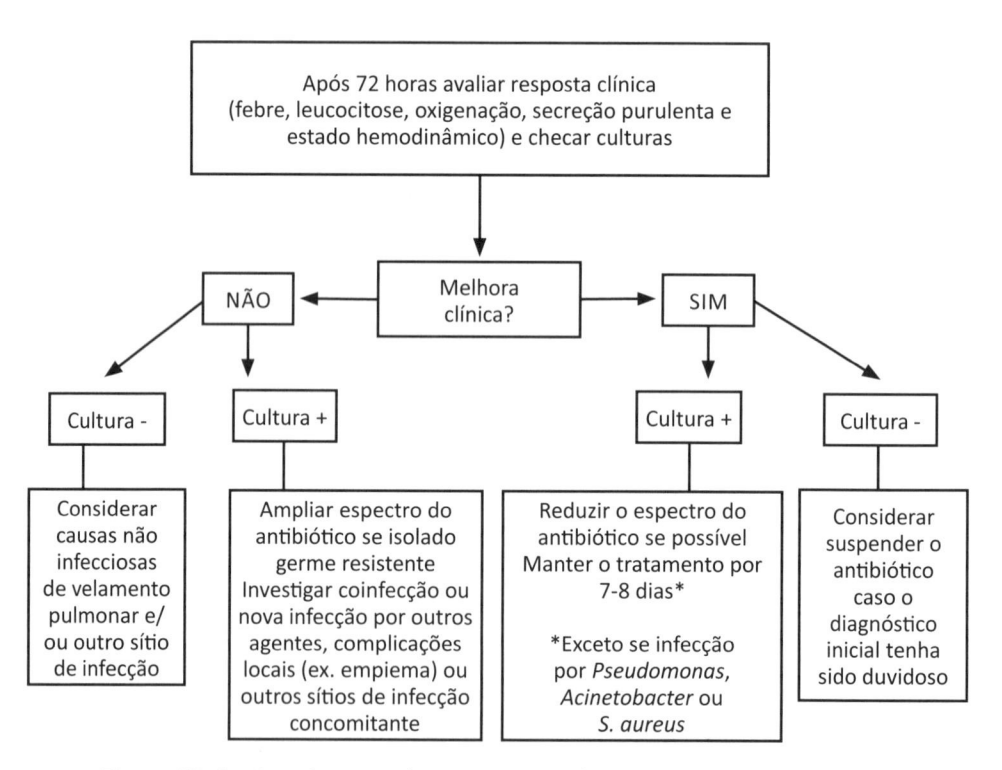

Figura 22.4   Seguimento do tratamento da pneumonia associada à ventilação mecânica após 72h. Fonte: Adaptado de *American Thoracic Society*, 2005.

TEMPO DE TRATAMENTO

- Na grande maioria dos casos, 7-8 dias de tratamento são suficientes em pacientes que apresentaram melhora clínica rápida após a instituição da terapia.

- O aminoglicosídeo deve ser suspenso após 5-7 dias, pois o risco de eventos adversos (oto e nefrotoxicidade) supera muito o benefício após esse tempo.

- O tratamento por 10-14 dias pode ser necessário no caso de pneumonia por *Pseudomonas aeruginosa* ou *Acinetobacter baumannii* ou em pacientes com alterações estruturais do parênquima pulmonar (por exemplo, doença pulmonar crônica, bronquiectasias).

- Pneumonias por *Staphylococcus aureus* devem ser tratadas por 14-21 dias.

- Caso tenha-se iniciado cobertura para *Staphylococcus aureus* resistente à oxacilina e ele não seja isolado em cultura, considerar a suspensão da vancomicina.

PREVENÇÃO DA PAV

- Higienização das mãos antes e após cada contato com o paciente.

- Manter a cabeceira elevada em 30° a 45° para lactentes e crianças maiores e 15° a 30° para recém-nascidos, exceto se formalmente contraindicado.

- Evitar a extubação acidental e a reintubação.

- Avaliar diariamente a prontidão para extubação.

- Aspirar a cânula orotraqueal com sonda e técnica estéreis apenas quando for preciso (a aspiração desnecessária pode introduzir microrganismos no trato respiratório inferior).

- Utilizar sempre que possível ventilação não invasiva.

- Manter a pressão do *cuff* entre 20-25 cmH$_2$O e aspirar secreção subglótica antes da extubação.

- Evitar a intubação nasotraqueal.

- Utilizar bloqueadores dos receptores H$_2$ da histamina ou inibidores da bomba de prótons apenas nos pacientes com elevado risco de úlcera de estresse.

- Nas crianças que possuem dentes, escová-los com escova macia e creme dental fluorado a cada 12 h. Em crianças acima de 6 anos, realizar também a higiene oral com solução antisséptica (clorexidina 0,12%) 30 minutos após a escovação.

- Drenar o condensado do circuito ventilatório a cada 2-4 h e sempre que for mover o paciente para evitar que ele retorne para a via aérea.

- Manter o circuito do ventilador fechado, trocando-o somente em caso de mau funcionamento ou na presença de sujidade visível.

INFECÇÕES RELACIONADAS AOS CATETERES VASCULARES

Os cateteres venosos centrais (CVC) são os principais responsáveis pelas infecções da corrente sanguínea (ICS), mas os acessos venosos periféricos também podem causar infecções locais ou sistêmicas.

FISIOPATOLOGIA

Os cateteres podem se contaminar pela superfície externa, em razão de falhas na antissepsia da pele ou na técnica de inserção do cateter. Também pode haver infecção intraluminal caso microrganismos sejam introduzidos na luz do cateter, sobretudo quando a desinfecção das conexões não é feita de maneira adequada. Essa é a principal forma de infecção nos cateteres inseridos há mais de 10 dias. Mais raramente, os cateteres podem se infectar por disseminação hematogênica ou pela infusão de soluções contaminadas.

AGENTES ETIOLÓGICOS

- Cocos Gram-positivos: *Staphylococcus* coagulase negativos (SCN), *Staphylococcus aureus* e *Enterococcus* spp.

- Bacilos Gram-negativos: *Klebsiella pneumoniae*, *Escherichia coli*, *Enterobacter* spp., *Pseudomonas aeruginosa*, *Serratia* spp. e *Acinetobacter baumannii*.

- Fungos: *Candida* spp.

FATORES DE RISCO

- Idade.

- Gravidade da doença de base.

- Instalação de urgência do cateter.

- Sítio de inserção: a possibilidade de infecção é crescente na seguinte ordem: subclávia, jugular, femoral.

- Técnica de inserção (cateteres inseridos por dissecção infectam até seis vezes mais).

- Tempo de permanência do cateter.

- Perda da integridade da pele no local de inserção do cateter.
- Tipo de solução infundida (maior risco com nutrição parenteral).
- Experiência e treinamento da pessoa que inseriu o cateter.
- Frequência com que o cateter é acessado e cuidados na manipulação.
- Material do cateter (teflon, poliuretano e silicone têm menor adesão bacteriana).

DIAGNÓSTICO (FIGURA 22.5)

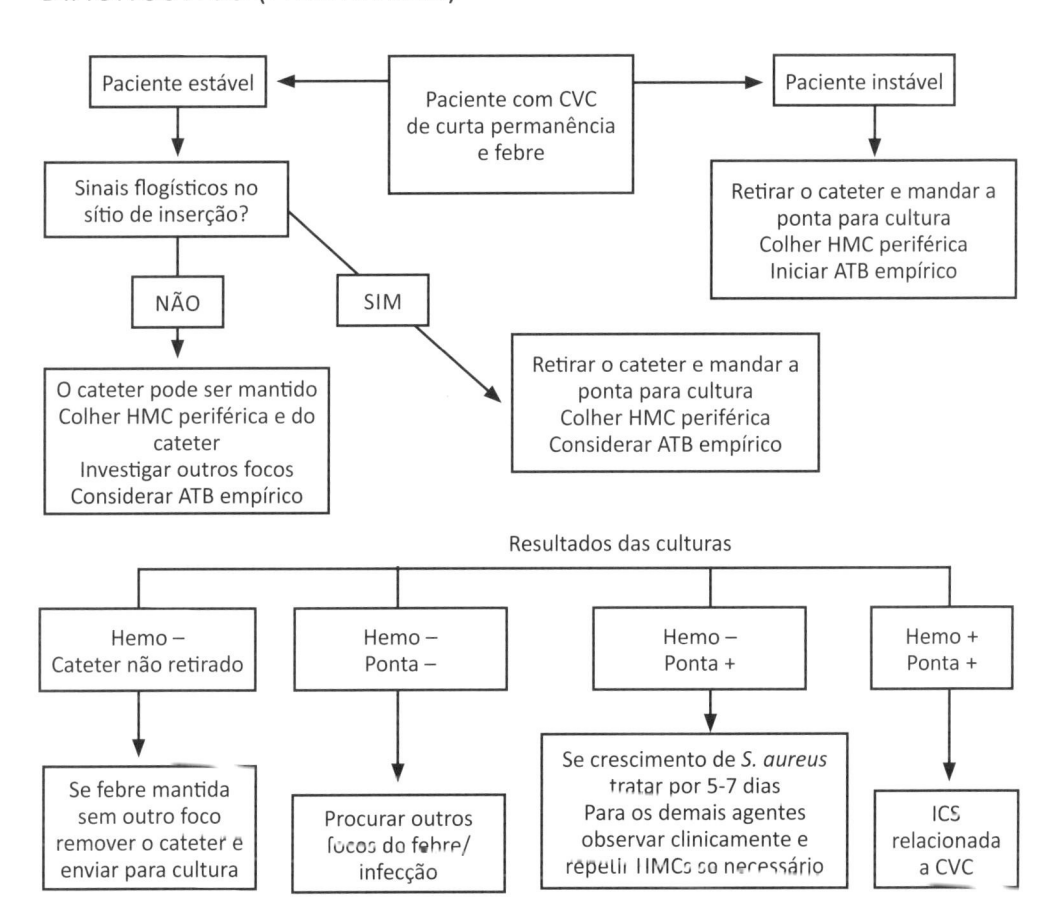

Figura 22.5 Diagnóstico de infecção da corrente sanguínea (ICS) relacionada a cateter. Fonte: adaptada de Mermel, Allon e Bouza, 2009.

Legenda: CVC, cateter venoso central; HMC, hemocultura; ATB, antibiótico.

Paciente em uso de CVC que apresente sinais clínicos de infecção (febre ou hipotermia, calafrios, hipotensão, taquicardia ou leucocitose), na ausência de outro foco infeccioso, associado a um dos seguintes fatores:

- Isolamento do mesmo microrganismo em uma ou mais amostras de hemocultura periférica e na ponta do cateter com contagem significativa (crescimento > 15 UFC/segmento pela técnica semiquantitativa ou > 10^2 UFC pela técnica quantitativa); *ou*

- Hemoculturas colhidas simultaneamente da veia periférica e do cateter com isolamento do mesmo agente, e quando o crescimento na amostra do cateter ocorre pelo menos 2 h antes da periférica. Essa técnica pode ser utilizada *apenas* quando se necessita manter o cateter e o paciente esteja hemodinamicamente estável.

Observação: em caso de crescimento de *Staphylococcus* coagulase negativo em uma única amostra de hemocultura, avaliar cuidadosamente se não se trata de contaminação da amostra.

Não enviar para a cultura uma ponta de cateter que tenha sido retirado por fim da necessidade de uso ou por outra razão que não seja a suspeita de infecção!

TRATAMENTO (FIGURA 22.6)

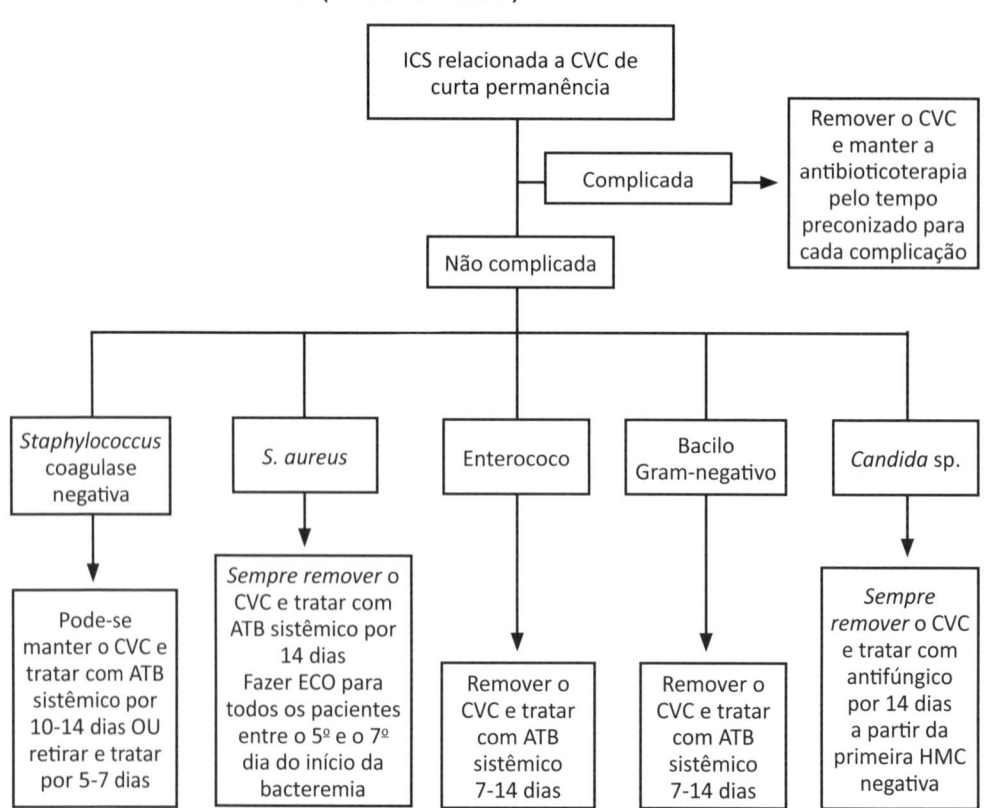

Figura 22.6 Tratamento das infecções da corrente sanguínea (ICS) relacionadas a cateter venoso central (CVC). Fonte: adaptada de Mermel, Allon e Bouza, 2009.

- Iniciar antibioticoterapia empírica logo após a coleta das culturas.

- Sempre realizar cobertura para *Staphylococcus* com vancomicina.

- Acrescentar cobertura para bacilos Gram-negativos em caso de pacientes sépticos, neutropênicos ou naqueles com cateter inserido em veia femoral.

- Considerar cobertura para *Candida* em pacientes sépticos que apresentem algum desses fatores de risco: nutrição parenteral, uso prolongado de antibióticos de amplo espectro, cirurgia do trato gastrointestinal, neoplasias hematológicas, receptores de transplante de medula óssea ou transplantes de órgãos sólidos, ou colonização por *Candida* em múltiplos sítios.

- Após o resultado das culturas, rever a antibioticoterapia, reduzindo o espectro do antimicrobiano sempre que possível.

Os CVC de curta permanência suspeitos de infecção devem sempre ser removidos. Os cateteres infectados por *Staphylococcus* coagulase negativos podem ser mantidos caso o paciente esteja estável e o cateter seja realmente necessário. Na situação em que se opta por manter o cateter, colher hemocultura periférica em 72 h para avaliar a resposta ao tratamento e retirar o CVC caso ela seja positiva.

TEMPO DE TRATAMENTO

Depende do agente isolado, se o cateter foi ou não retirado e se há ou não complicações, como endocardite ou tromboflebite séptica.

PREVENÇÃO DAS INFECÇÕES RELACIONADAS A CVC

- Indicar o uso de CVC apenas se o acesso venoso periférico não for possível ou suficiente.

- Questionar diariamente a necessidade de manutenção do cateter e retirá-lo assim que possível.

- Evitar inserir o cateter próximo a lesões de pele e/ou traqueostomias.

- Em pacientes recebendo nutrição parenteral, deixar para ela uma via exclusiva, evitando ao máximo a abertura do sistema.

- Cuidados na inserção:

    – Lavar as mãos e antebraços com clorexidina degermante e usar paramentação completa (gorro, máscara, luvas e avental de manga longa, estéreis). Caso mais de um médico participe da inserção, este também deve estar completamente paramentado.

    – Degermar a pele do paciente com clorexidina e remover o excesso com soro fisiológico e gaze estéril.

– A seguir, proceder à antissepsia com clorexidina alcoólica 0,5%, aplicando-a duas vezes em sentido centrífugo, aguardando secar entre cada aplicação.

– Utilizar campos estéreis que cubram a maior área possível do corpo do paciente.

– Realizar curativo oclusivo com gaze estéril seca no final da inserção.

- Cuidados na manutenção:

  – Realizar o primeiro curativo após 24 h da punção.

  – Trocar o curativo de gaze a cada 48 h e o curativo transparente a cada 7 dias. Trocá-lo antes caso esteja úmido, sujo ou solto.

  – Durante a troca, fazer antissepsia do sítio de inserção com clorexidina alcoólica 0,5% ou álcool 70%.

  – Antes de infundir medicações ou soluções, desinfetar as conexões com álcool 70%.

  – Trocar os equipos e conectores a cada 96 h, exceto aqueles de nutrição parenteral, que devem ser trocados a cada 24 h, e os de hemoderivados, a cada infusão.

  – Não há rotina de troca pré-programada de CVC.

INFECÇÃO DO TRATO URINÁRIO RELACIONADA A SONDAGEM VESICAL DE DEMORA

FISIOPATOLOGIA

A sonda vesical coloniza-se na superfície externa no momento da inserção ou através da migração de microrganismos presentes no meato urinário. A contaminação pela via intraluminal ocorre por refluxo do conteúdo da bolsa coletora ou caso haja desconexão do sistema fechado. Por volta do décimo dia de sondagem, mais da metade das amostras de urina apresentam bacteriúria, na grande maioria das vezes assintomática.

FATORES DE RISCO

- Duração da cateterização.
- Técnica de sondagem.
- Abertura do sistema fechado de drenagem.
- Cuidados no manuseio do sistema de drenagem.
- Sexo feminino.
- Diabetes.

DIAGNÓSTICO

É um diagnóstico difícil em razão da alta prevalência de bacteriúria assintomática e da ausência dos sintomas urinários em pacientes sondados. Além disso, neonatos e lactentes não podem referir sintomas como disúria ou algúria. A presença de piúria não ajuda a diferenciar infecção do trato urinário (ITU) e bacteriúria assintomática relacionadas à sonda vesical de demora (SVD), porém sua ausência pode excluir esse diagnóstico. Não é indicada a realização de urocultura periódica nos pacientes em uso de SVD. A urocultura só deve ser colhida na suspeita de ITU ou de sepse de provável origem urinária (Figura 22.7).

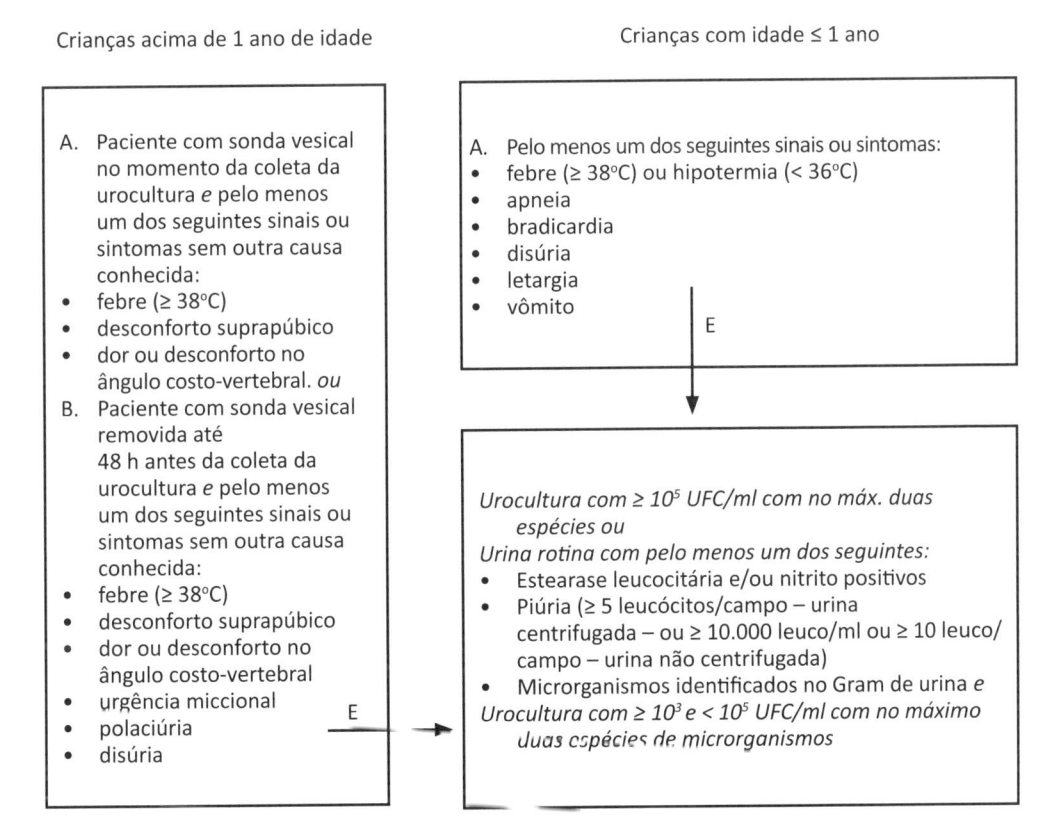

Crianças acima de 1 ano de idade   Crianças com idade ≤ 1 ano

A. Paciente com sonda vesical no momento da coleta da urocultura *e* pelo menos um dos seguintes sinais ou sintomas sem outra causa conhecida:
- febre (≥ 38°C)
- desconforto suprapúbico
- dor ou desconforto no ângulo costo-vertebral. *ou*

B. Paciente com sonda vesical removida até 48 h antes da coleta da urocultura *e* pelo menos um dos seguintes sinais ou sintomas sem outra causa conhecida:
- febre (≥ 38°C)
- desconforto suprapúbico
- dor ou desconforto no ângulo costo-vertebral
- urgência miccional
- polaciúria
- disúria

E

A. Pelo menos um dos seguintes sinais ou sintomas:
- febre (≥ 38°C) ou hipotermia (< 36°C)
- apneia
- bradicardia
- disúria
- letargia
- vômito

E

Urocultura com ≥ 10⁵ UFC/ml com no máx. duas espécies ou
Urina rotina com pelo menos um dos seguintes:
- Estearase leucocitária e/ou nitrito positivos
- Piúria (≥ 5 leucócitos/campo – urina centrifugada – ou ≥ 10.000 leuco/ml ou ≥ 10 leuco/campo – urina não centrifugada)
- Microrganismos identificados no Gram de urina *e*
Urocultura com ≥ 10³ e < 10⁵ UFC/ml com no máximo duas espécies de microrganismos

Figura 22.7 Diagnóstico da infecção do trato urinário relacionada à sondagem vesical de demora. Fonte: adaptada de Brasil, 2009.

TRATAMENTO

- A escolha do antibiótico deve basear-se no resultado da urocultura e no antibiograma. Caso este ainda não esteja disponível, iniciar empiricamente antibiótico de classe diferente daquele que o paciente utilizou recentemente. Uma boa opção são os aminoglicosídeos, em razão da excreção urinária e da baixa prevalência de resistência dos agentes causadores de ITU.

- Sempre que possível, a sonda vesical deve ser removida, o que facilita a erradicação da infecção. Se a sonda estiver presente há 2 semanas ou mais, sua troca apressa a resolução dos sintomas e reduz o risco de recidiva da infecção.

- Tempo de tratamento: 7 dias nos casos em que houve rápida melhora dos sintomas e 10-14 dias naqueles casos em que a resolução foi mais lenta ou quando há associação com malformações do trato urinário.

- Não está indicado o tratamento da bacteriúria assintomática, pois o tratamento não previne a ocorrência de ITU e promove aumento na resistência bacteriana.

- O crescimento de *Candida* na urocultura é bastante comum, sobretudo nos pacientes em uso de antibióticos. Na grande maioria dos casos, trata-se apenas de colonização do trato urinário e do sistema de drenagem (candidúria assintomática). A remoção ou troca da sonda resolve praticamente todos os casos. O tratamento com antifúngico raramente deve ser indicado.

PREVENÇÃO DA ITU RELACIONADA À SVD

- Indicação criteriosa da sondagem vesical.
- Inserir a sonda com técnica asséptica e material estéril.
- Utilizar sistema de drenagem fechado e com válvula antirrefluxo.
- Evitar a abertura desnecessária do sistema.
- Respeitar a drenagem da urina por gravidade mantendo a bolsa coletora sempre abaixo do nível da bexiga.
- Questionar diariamente a necessidade de manter a SVD e removê-la o quanto antes.
- Higienizar com água e sabonete a área perineal, incluindo a junção da sonda com o meato uretral, duas vezes por dia.
- Não há recomendação de troca rotineira da sonda, exceto quando ocorrer:
  - obstrução, mau funcionamento ou desconexão da sonda ou do sistema coletor;
  - incrustações na superfície interna da sonda;
  - urina com aspecto purulento na bolsa coletora;
  - urocultura com crescimento de bactérias multirresistentes ou fungos.

INFECÇÕES DO SÍTIO CIRÚRGICO

As infecções do sítio cirúrgico (ISC) podem ser graves em crianças submetidas a cirurgias de grande complexidade, como cirurgia cardíaca e neurocirurgia.

FISIOPATOLOGIA

Na maioria dos casos, os agentes que causam as ISC são provenientes da microbiota da pele ou das mucosas do próprio paciente. As bactérias também podem ser implantadas na ferida a partir de fontes exógenas como instrumentais cirúrgicos, próteses e outros corpos estranhos inseridos, mãos da equipe cirúrgica e, mais raramente, o ar da sala operatória.

CLASSIFICAÇÃO

As ISC classificam-se em:

- incisional superficial, quando envolve apenas pele e tecido subcutâneo;
- incisional profunda, quando envolve a fáscia e as camadas musculares;
- infecção de órgão-cavidade, quando acomete qualquer órgão ou cavidade que tenha sido manipulado durante a cirurgia.

AGENTES ETIOLÓGICOS

Os principais agentes das ISC são o *Staphylococcus aureus* e os *Staphylococcus* coagulase negativos. Nas cirurgias do trato digestivo, podem estar presentes também os bacilos Gram-negativos, *Enterococcus* e anaeróbios.

FATORES DE RISCO

- Extremos de idade.
- Hospitalização prolongada.
- Duração da cirurgia.
- Inserção de drenos e outros corpos estranhos.
- *Diabetes mellitus* descompensada.
- Uso de corticosteroides.
- Desnutrição.
- Obesidade (índice de massa corporal acima do percentil 95).
- Infecção concomitante em outros sítios.

- Transfusão sanguínea.

- Antissepsia inadequada da pele do paciente.

TRATAMENTO

Na ISC restrita aos tecidos moles, recomenda-se apenas a abertura da cicatriz, a retirada do material infectado e a realização de curativos diários. A antibioticoterapia por via sistêmica é indicada apenas quando o paciente possui sintomas sistêmicos ou os sinais locais de inflamação são muito exuberantes.

PREVENÇÃO

- Reduzir o tempo de hospitalização pré-operatória.

- Manter a glicemia abaixo de 200 mg/dL.

- Tratar previamente infecções a distância.

- Banho com clorexidina na noite anterior e na manhã da cirurgia nas cirurgias limpas de grande porte e/ou com implante de corpos estranhos. Nas demais cirurgias, o banho com água e sabonete é suficiente.

- Antissepsia da pele com clorexidina degermante 2% ou 4%, seguida de clorexidina alcoólica.

- Manter normotermia durante a cirurgia.

- Redução do tempo operatório.

- Antibioticoprofilaxia:

  – Está indicada nas cirurgias potencialmente contaminadas e contaminadas (aquelas que penetram os tratos respiratório, digestivo e geniturinário) e naquelas cirurgias limpas onde a ocorrência de infecção pode ser desastrosa (cirurgias cardíacas abertas, neurocirurgias e cirurgias ortopédicas com implantação de corpos estranhos).

  – O antibiótico deve ser iniciado dentro de 30 minutos a 1 h antes da incisão e suspenso ao final da cirurgia em praticamente todas as situações.

  – Caso a cirurgia seja prolongada ou haja sangramento significativo, pode ser necessário um repique da dose do antibiótico no intraoperatório.

  – Não está indicada manutenção da profilaxia apenas pela permanência de drenos.

REFERÊNCIAS

1. American Thoracic Society; Infectious Diseases Society of America. Guidelines for the management of adults with hospital--acquired, ventilator-

-associated, and healthcare-associated pneumonia. Am J Resp Crit Care Med 2005;171(4):388-416.

2. Anderson DJ. Strategies to prevent surgical site infections in acute care hospitals. Infect Control Hosp Epidemiol 2008;29(Suppl 1):S51-61.

3. Bigham MT et al. Ventilator-associated pneumonia in the pediatric intensive care unit: characterizing the problem and implementing a sustainable solution. J Pediatr 2009;154(4):582-7.

4. Brasil. Trato Urinário: Critérios Nacionais de Infecções Relacionadas à Assistência à Saúde. Brasília: Agência Nacional de Vigilância Sanitária; 2009.

5. Coffin SE et al. Strategies to prevent ventilator-associated pneumonia in acute care hospitals. Infect Control Hosp Epidemiol 2008;29(Suppl 1):S31-40.

6. Cooper VB, Haut C. Preventing ventilator-associated pneumonia in children: an evidence-based protocol. Crit Care Nurse 2013;33(3):21-30.

7. Foglia E. Ventilator-associated pneumonia in neonatal and pediatric intensive care unit patients. Clin Microbiol Rev 2007;20(3): 409-25.

8. Greene LR, Sposato K. A guide to the elimination of ventilator-associated pneumonia. Association for Professionals in Infection Control and Epidemiology. Washington: APIC, 2009. Disponível em: http://www.apic.org/Resource_/Elimination GuideForm/18e326ad-b484-471c-9c35-6822a53ee4a2/File/VAP_09.pdf.

9. Hooton TM. Diagnosis, prevention, and treatment of catheter-associated urinary tract infection in adults: 2009 international clinical practice guidelines from the Infectious Diseases Society of America. Clin Infect Dis 2010;50(5):625-63.

10. Horan TC, Andrus M, Dudeck MA. CDC/NHSN surveillance definition of health care–associated infection and criteria for specific types of infections in the acute care setting. Am J Infect Control 2008;36(5):309-32.

11. Lo F. et al. Strategies to prevent catheter-associated urinary tract infections in acute care hospitals. Infect Control Hosp Epidemiol. 2008;29(Suppl 1):S41-50.

12. Lorente L. Conservative methods for diagnosing catheter-associated bacteremia. Med Intensiva 2012;36(3):163-8.

13. Mermel LA et al. Clinical practice guidelines for the diagnosis and management of intravascular catheter-related infection: 2009 update by the Infectious Diseases Society of America. Clin Infect Dis 2009; 49(1):1-45.

14. O'Grady NP et al. Guidelines for the prevention of intravascular catheter--related infections. Clin Infect Dis 2011;52(9):e162-93.

15. Raad I et al. Management of the catheter in documented catheter-related coagulase- -negative staphylococcal bacteremia: remove or retain? Clin Infect Dis 2009;49(8):1187-94.

16. Srinivasan R et al. A prospective study of ventilator-associated pneumonia in children. Pediatrics 2009;123(4):1108-15.

17. Tablan OC et al. Guidelines for preventing healthcare-associated pneumonia, 2003: recommendations of CDC and the Healthcare Infection Control Practices Advisory Committee. MMWR Recomm Rep 2004;53(RR-3):1-36.

18. Venkatachalam V, Hendley O, Willson D. F. The diagnostic dilemma of ventilator--associated pneumonia in critically ill children. Pediatr Crit Care Med 2011; 12(3):286-96.

CAPÍTULO 23
TERAPIA NUTRICIONAL DA CRIANÇA GRAVEMENTE ENFERMA

Fabio Carmona

INTRODUÇÃO

Todo paciente com doença aguda grave apresenta alteração no equilíbrio entre oferta e consumo de nutrientes. Se a oferta de nutrientes estiver reduzida (no jejum, por exemplo), ocorrerá proteólise e lipólise para gerar energia. A proteólise leva ao consumo de proteínas com função biológica, gerando distúrbios funcionais, principalmente nos músculos estriados, na mucosa entérica, nos rins, fígado, coração e sistema imunológico. Assim, o balanço nitrogenado negativo está associado a piores desfechos. Todo esse processo é acompanhado de uma série de alterações hormonais, das quais se destacam flutuações na liberação de insulina e aumento na liberação de catecolaminas endógenas, cortisol, glucagon, aldosterona e hormônio antidiurético.

O balanço nitrogenado pode ser calculado de acordo com a equação a seguir:

Balanço nitrogenado = nitrogênio ingerido – ureia *appearance*

na qual:

- Ureia *appearance* = Ureia$_u$ + Δ *pool* ureia.
- Ureia$_u$ = [ureia]$_u$ × Volume$_u$.

- Δ *pool* ureia = {([ureia]pl$_f$ - [ureia]pl$_i$) × ACT} + {balanço H$_2$O × [ureia]pl$_f$}.
- 6,25 g de proteína contêm 1 g de nitrogênio.
- 1 mmol de ureia = 60 mg de ureia = 28 mg de nitrogênio.
- Legenda: u = urina, pl = plasma, i = inicial, f = final, ACT = água corporal total.

Para o planejamento da terapia nutricional do paciente gravemente enfermo, é necessário levar em consideração todo o quadro clínico, incluindo patologias prévias, especialmente as do sistema digestório, intolerância alimentar, alergias, cirurgias abdominais, estado nutricional, além da doença que levou à internação na unidade de terapia intensiva. Em todo paciente gravemente enfermo, a terapia nutricional deve ser iniciada tão logo haja estabilidade hemodinâmica.

AVALIAÇÃO DO ESTADO NUTRICIONAL

Em recém-nascidos, classifica-se de acordo com o peso de nascimento (Tabela 23.1) e a idade gestacional (Tabela 23.2). Lactentes, crianças e adolescentes podem ser classificados de acordo com a tabela proposta pela Organização Mundial da Saúde (Tabela 23.3).

Tabela 23.1 Classificação de recém-nascidos de acordo com o peso de nascimento.

Peso de nascimento (g)	Classificação
< 2500 g	Baixo peso
< 1500 g	Muito baixo peso
< 1000 g	Muitíssimo baixo peso
< 800 g	Microprematuro

Tabela 23.2 Classificação de recém-nascidos de acordo com o peso ao nascimento e a idade gestacional.

Peso de nascimento para a idade gestacional	Classificação
Abaixo do percentil 10	Pequeno para a idade gestacional (PIG)
Entre o percentil 10 e o 90	Adequado para a idade gestacional (AIG)
Acima do percentil 90	Grande para a idade gestacional (GIG)

Tabela 23.3 Classificação da Organização Mundial da Saúde (OMS) para lactentes, crianças e adolescentes de acordo com o índice de massa corporal (IMC).

IMC para a idade	Classificação
Abaixo do percentil 5	Desnutrição
Acima do percentil 85	Sobrepeso
Acima do percentil 95	Obesidade

ESTIMATIVA DO GASTO ENERGÉTICO

O padrão-ouro para determinação do gasto energético (GE) de crianças gravemente enfermas é a calorimetria indireta. Entretanto, o método não está disponível em todos os serviços e requer treinamento para sua utilização. O método mais utilizado rotineiramente para estimar o GE são as equações preditivas. Entretanto, a maioria dessas equações superestima o GE real medido por calorimetria indireta em crianças gravemente enfermas. As principais equações preditivas usadas em pediatria são a de Schofield (melhor para cardiopatas, Tabela 23.4), a da OMS (Tabela 23.5), a tabela de Talbot (Tabela 23.6), a equação de Holliday-Segar (Tabela 23.7) e a de Harris-Benedict (Tabela 23.8). Entre elas, evidências sugerem que a tabela de Talbot é a que menos superestima o GE em crianças gravemente enfermas.

Tabela 23.4 Equação de Schofield para cálculo do gasto energético (kcal).

Faixa etária	Fórmula
0-3 anos	Masculino: 0,167 x P + 1517,4 x A – 617,6 Feminino:16,25 x P + 1023,2 x A – 413,5
3-10 anos	Masculino:19,6 x P + 130,3 x A + 414,9 Feminino:16,97 x P + 161,8 x A + 371,2
10-18 anos	Masculino: 16,25 x P + 137,2 x A + 515,5 Feminino:8,365 x P + 465 x A + 200

P = peso (em kg); A – comprimento ou altura (em m).

Tabela 23.5 Equação da Organização Mundial da Saúde (OMS) para cálculo do gasto energético (kcal).

Sexo	Fórmula
Masculino	310,2 + 63,3 x P – 0,263 x P^2
Feminino	263,4 + 65,3 x P – 0,454 x P^2

P = peso (em kg).

Tabela 23.6 Necessidades energéticas de acordo com o peso e o sexo.

Peso (kg)	Total para 24 h (kcal)		Peso (kg)	Total para 24 h (kcal)	
	Meninas	Meninos		Meninas	Meninos
3	136	150	36	1.173	1.270
4	205	210	38	1.207	1.305
5	274	270	40	1.241	1.340
6	336	330	42	1.274	1.370
7	395	390	44	1.306	1.400
8	448	445	46	1.338	1.430
9	496	495	48	1.369	1.460
10	541	545	50	1.399	1.485
11	582	590	52	1.429	1.505
12	620	625	54	1.458	1.555
13	655	665	56	1.487	1.580
14	687	700	58	1.516	1.600
15	718	725	60	1.544	1.630
16	747	750	62	1.572	1.660
17	775	780	64	1.599	1.690
18	802	810	66	1.626	1.725
19	827	840	68	1.653	1.765
20	852	870	70	1.679	1.785
22	898	910	72	1.705	1.815
24	942	980	74	1.731	1.845
26	984	1.070	76	1.756	1.870
28	1.025	1.100	78	1.781	1.900
30	1.063	1.140	80	1.805	–
32	1.101	1.190	82	1.830	–
34	1.137	1.230	84	1.855	2.000

Fonte: Talbot, 1938.

Tabela 23.7 Equação de Holliday-Segar para cálculo do gasto energético (kcal).

Peso	Fórmula
< 10 kg	100 x P
10-20 kg	1.000 + 50 x (P − 10)
> 20 kg	1.500 + 20 x (P − 20)

P = peso (em kg).

Tabela 23.8 Equação de Harris-Benedict (revisada em 1984 por Roza *et al.*) para cálculo do gasto energético (kcal).

Sexo	Fórmula
Masculino	88,362 + (13,397 x P) + (4,799 x A) − (5,677 x I)
Feminino	447,593 + (9,247 x P) + (3,098 x A) − (4,330 x I)

P = peso (em kg), A = comprimento ou altura (em cm), I = idade (em anos).

CÁLCULO DAS NECESSIDADES DE ÁGUA

Como regra geral, cada 100 kcal necessitam de 50 a 150 mL de água para sua metabolização, de acordo com diferentes autores. Entretanto, crianças com necessidade de restrição hídrica rigorosa podem receber menor volume de água, concentrando-se a fórmula láctea ofertada. Deve-se também considerar que crianças gravemente doentes submetidas a ventilação pulmonar mecânica não têm perdas insensíveis de água pelos pulmões, em virtude da umidificação e do aquecimento dos gases inspirados e, portanto, suas necessidades hídricas serão menores. Além disso, o jejum prolongado e a inatividade física diminuem o gasto energético e, consequentemente, a quantidade de água necessária para compensar as perdas por evaporação para a dissipação do calor. De modo geral, no Hospital das Clínicas da Faculdade de Medicina de Ribeirão Preto da Universidade de São Paulo administramos inicialmente 50% a 70% do volume calculado pela regra de Holliday-Segar, fazendo ajustes de acordo com o balanço hídrico.

COMPOSIÇÃO DA DIETA

A composição da fórmula em relação aos macronutrientes deve seguir a seguinte distribuição:

- Proteínas: 6% a 15%.
- Gorduras: 30% a 35%.
- Carboidratos: 45% a 60%.

A relação entre calorias não proteicas por grama de nitrogênio deve ficar entre 150-200/1. Atenção especial deve ser prestada à suplementação de sais de cálcio, potássio, magnésio e fósforo, pois desequilíbrios são muito prevalentes. A Tabela 23.9 mostra as necessidades nutricionais normais.

Tabela 23.9 Requerimentos nutricionais normais.

	Recém--nascido	Lactente e pré-escolar	Escolar	Adolescente
Calorias (kcal/kg/dia)	RNT: 150 RNPT: 70-160	Lactente: 45-55 Recuperação: 95-120 Cardiopatas: 120-180 Pré-escolar: 40-50 Recuperação: 100	35-40 Recuperação: 60-90	25-35 Recuperação: 45-60
Calorias não proteicas/g N	150-200/1	150-200/1	150-200/1	150-200/1
Proteína (g/kg/dia)	1,4-2,5	Lactente: 1,2-2,2 Pré-escolar: 1,2-2	1-2	1-2
Lipídios (g/kg/dia)	0,5-3,5	3-4	3-4	2-3
Sódio (mEq/kg/dia)	2-5	2-3	2-3	1-3
Potássio (mEq/kg/dia)	2-3	2-3	2-3	0,7-2,5
Cálcio (mEq/kg/dia)	3-4	1-2,5	1-2,5	10-20 mEq/dia
Fósforo (mmol/kg/dia)	1-2	0,5-1	0,5-1	10-40 mmol/dia
Magnésio (mEq/kg/dia)	0,3-0,5	0,3-0,5	0,3-0,5	10-30 mEq/dia

ESCOLHA DA VIA DE ADMINISTRAÇÃO

A escolha da via de administração da terapia nutricional dependerá das condições clínicas do paciente. A nutrição via gástrica ou entérica está associada a menor mortalidade e menor incidência de complicações quando comparada à nutrição parenteral. Portanto, a nutrição parenteral deverá ser reservada aos pacientes com contraindicação à nutrição enteral.

O uso de sonda gástrica para descompressão do estômago associada à sonda enteral para alimentação pode ser útil em pacientes com gastroparesia prolongada. Medicamentos pró-cinéticos (bromoprida ou domperidona) podem ser úteis para pacientes com diminuição do esvaziamento gástrico e do trânsito intestinal.

ESCOLHA DA FÓRMULA NUTRICIONAL

A escolha da formulação para nutrição enteral deve ser feita com base nas condições clínicas do paciente. As principais formulações disponíveis para uso na faixa etária pediátrica estão listadas na Tabela 23.10.

Tabela 23.10 Principais fórmulas para nutrição enteral utilizadas em pediatria.

Fórmula	Principais características	Indicações
Fórmula láctea para prematuros ou recém-nascidos de baixo peso	Maior proporção de proteínas de soro de leite, maior quantidade de aminoácidos essenciais e ácidos graxos essenciais, grande proporção de lactose, baixa osmolaridade	Recém-nascidos prematuros ou de baixo peso
Fórmula láctea para o primeiro semestre de vida	Maior proporção de proteínas de soro de leite, grande quantidade de ácidos graxos essenciais, ácidos graxos de cadeia longa, carboidratos são lactose e maltodextrina; composição aproxima-se do leite materno	Recém-nascidos a termo e lactentes até o 6º mês
Fórmula láctea infantil de seguimento	A partir de 6 meses de idade, maior proporção de caseína, ácidos graxos essenciais, óleos vegetais, enriquecida com ferro	Lactentes a partir do 6º mês
Fórmula infantil semielementar	Contém apenas peptídios e aminoácidos, óleos vegetais, TCM, maltodextrina, amido e sacarose; osmolaridade maior do que as fórmulas lácteas	Lactentes com doenças críticas, síndromes de má absorção ou alergia à proteína do leite de vaca
Fórmula infantil elementar	Contém apenas aminoácidos livres, óleos vegetais e maltodextrina; alta osmolaridade	Síndrome do intestino curto, intolerância às demais fórmulas, fístulas entéricas, síndromes de má absorção graves

A maioria das fórmulas lácteas contém 0,7-1 kcal/mL. Em nosso serviço, utilizamos fórmulas com concentrações de até 2 a 3 kcal/mL para pacientes que necessitam de restrição hídrica. Inicialmente, as preparações devem ser diluídas (< 1 kcal/mL), aumentando-se gradualmente suas concentrações até a densidade calórica desejada, de acordo com a tolerância do paciente. Em caso de intolerância à dieta concentrada, pode-se fazer a infusão em 2 h, ou até mesmo infusão contínua da dieta, via gástrica ou pós-pilórica. Recomenda-se a utilização de dietas semielementares, que permitem melhor assimilação de nutrientes. Na prática, as preparações enterais existentes são moduladas, utilizando a quantidade de pó conforme o aporte proteico desejado e adicionando o restante das calorias sob a forma de carboidratos e lipídios.

NUTRIÇÃO PARENTERAL

Quando há contraindicação de nutrição via enteral, a nutrição parenteral deve ser iniciada tão logo haja estabilidade hemodinâmica e metabólica. Deve-se iniciar com infusão de glicose (2-4 g/kg/dia), aminoácidos (0,5-1 g/kg/dia) e lipídios (0,5-1 g/kg/dia), e aumentar gradativamente essas quantidades até o recomendado para a idade, conforme a tolerância. Monitorar a bioquímica plasmática regularmente, o lipidograma e os marcadores de colestase. Suplementar vitamina K semanalmente. A nutrição enteral deve ser reiniciada tão logo seja possível, descontando-se o volume correspondente da nutrição parenteral até sua suspensão. Quando não é possível avançar a nutrição enteral, recomenda-se manter um volume mínimo para reduzir o risco de translocação bacteriana.

Tabela 23.11   Quantidades diárias recomendadas de oligoelementos via parenteral.

Elemento	Recém-nascido pré-termo (mcg/kg)	Recém-nascido a termo (mcg/kg)	< 5 anos mcg/kg)	Crianças maiores e adolescentes
Zinco	400	300	100	2-5 mg
Cobre	20	20	20	200-500 mcg
Selênio	2	2	2-3	30-40 mcg
Cromo	0,2	0,2	0,14-0,2	5-15 mcg
Manganês	1	1	2-10	50-150 mcg
Iodo	1	1	1	–

Tabela 23.12   Quantidades diárias recomendadas de vitaminas via parenteral.

Vitamina	< 1,5 kg (kg/dia)	Lactentes e crianças (dia)	Adultos (dia)
A	1.400 UI	2.300 UI	3.300 UI
D	240 UI	400 UI	200 UI
E	4,2 UI	7 UI	10 UI
B1 (tiamina)	0,72 mg	1,2 mg	3 mg
B2 (riboflavina)	0,84 mg	1,4 mg	3,6 mg
B3 (niacina)	10,2 mg	17 mg	10-150 mg
B5 (pantotênico)	3 mg	5 mg	15 mg
B6 (piridoxina)	0,6 mg	1 mg	4 mg
B7 (biotina)	12 mcg	20 mcg	60 mcg
B9 (ácido fólico)	84 mcg	140 mcg	400 mcg
B12 (cianocobalamina)	0,6 mcg	1 mcg	5 mcg
C (ácido ascórbico)	48 mg	80 mg	100 mg

SITUAÇÕES ESPECIAIS

- *Insuficiência respiratória*: em pacientes com retenção de CO_2, a proporção de carboidratos deve ser reduzida para 45-50%, aumentando-se a proporção de gorduras para até 45-48%.

- *Insuficiência renal*: a quantidade de proteínas não deve exceder 1 g/kg/dia. Nos casos com oligoanúria, a quantidade de água deve ser restrita às perdas insensíveis.

- *Insuficiência hepática*: a quantidade de proteínas não deve exceder 1 g/kg/dia, e a quantidade de água deve ser restrita a 70% das necessidades ou menos, de acordo com o quadro clínico do paciente.

- *Pós-operatório de cirurgia cardíaca*: iniciar a dieta quando estável hemodinamicamente. Iniciar com fórmula láctea em diluição padrão (0,7-1 kcal/mL) e aumentar diariamente a concentração até atingir o GET estimado. A quantidade de água deve ser restrita, porém de maneira individualizada, de acordo com o tipo de cardiopatia e o quadro clínico.

REFERÊNCIAS

1. Briassoulis G, Venkataraman S, Thompson, AE. Energy expenditure in critically ill children. Crit Care Med 2000;28(4):1166-72.

2. Di Giusto A et al. Alterações endócrinas e metabólicas do paciente gravemente enfermo. In: Matsumoto T, Carvalho WB, Hirschheimer MR, editores. Terapia intensiva pediátrica. 2. ed. São Paulo: Atheneu; 1997. p. 499-518.

3. Holliday MA, Segar WE. The maintenance need for water in parenteral fluid therapy. Pediatrics 1957;19(5):823-32.

4. Lubchenco L et al. Intrauterine growth as estimated from liveborn birth weight data at 24 to 42 weeks of gestation. Pediatrics 1963;32:793-800.

5. Monteiro JP, Almada MORV, Pavesi VM. Nutrição da criança gravemente enferma. In: Monteiro JP, Camelo Junior JS, editores. Caminhos da nutrição e terapia nutricional: da concepção à adolescência. Rio de Janeiro: Guanabara Koogan; 2007. p. 338-52.

6. Roza AM, Shizgal HM. The Harris Benedict equation reevaluated: resting energy requirements and the body cell mass. Am J Clin Nutr 1984,40(1):168 82.

7. Schofield WN. Predicting basal metabolic rate, new standards and review of previous work. Hum Nutr Clin Nutr 1985;39(Suppl 1):5-41.

8. Talbot FB. Basal metabolism standards for children. Am J Dis Child 1938;55:455-9.

CAPÍTULO 24
INSUFICIÊNCIA RESPIRATÓRIA AGUDA

Alessandra Kimie Matsuno

DEFINIÇÃO

A insuficiência respiratória aguda é definida como a incapacidade do sistema respiratório de obter oxigênio (O_2) para suprir as necessidades teciduais e de eliminar dióxido de carbono (CO_2) proveniente do metabolismo celular. Caracteriza-se por hipoxemia, hipo/normo ou hipercapnia e distúrbios do equilíbrio ácido-base. As principais causas de insuficiência respiratória em crianças estão listadas na Tabela 24.1.

Tabela 24.1 Causas de insuficiência respiratória em crianças.

Depressão do centro respiratório
• Drogas (sedativos, anestésicos)
• Encefalopatia hipóxico-isquêmica
• Trauma cranioencefálico
• Infecções (meningites, encefalites)
• Intoxicações exógenas
Doenças neuromusculares
• Síndrome de Guillain-Barré
• *Miastenia Gravis*

(continua)

(continuação)

Distúrbios metabólicos
• Hipofosfatemia
• Hipomagnesemia
• Hipopotassemia
• Alcalose metabólica grave

Bloqueio neuromuscular por drogas

Patologias obstrutivas de vias aéreas
• Obstrução de vias aéreas superiores
– Laringite
– Epiglotite
– Corpo estranho
– Anafilaxia (edema de glote)
– Paralisia das cordas vocais
• Obstrução de vias aéreas inferiores
– Estenose de traqueia ou brônquios
– Traqueomalácia ou broncomalácia
– Asma brônquica
– Bronquiolite
– Fibrose cística
– Compressão extrínseca

Patologias restritivas do parênquima pulmonar
• Fibrose pulmonar
• Cifoescoliose
• Atelectasias
• Pneumotórax
• Coleções pleurais volumosas
• Tumores intratorácicos
• Tórax instável

Diminuição da complacência pulmonar
• Edema pulmonar
• Pneumonia
• Síndrome do desconforto respiratório agudo (SDRA)
• Doença da membrana hialina
• Aspiração de líquidos (lesão por submersão)

Patologias abdominais
• Aumento da pressão intra-abdominal e elevação do diafragma
– Ascites volumosas
– Tumores abdominais
– Hemorragia intra-abdominal
– Obstrução do trato gastrintestinal

(continua)

(continuação)

Diminuição do transporte de O_2 e CO_2
• Choque
• Anemia grave
• Intoxicação por monóxido de carbono
• Meta-hemoglobinemia
Alterações da relação ventilação/perfusão (V/Q)
• Hipertensão pulmonar
• Tromboembolismo pulmonar

TIPOS DE INSUFICIÊNCIA RESPIRATÓRIA AGUDA

• Falência da oxigenação

– Hipoxemia, com pressão parcial de oxigênio no sangue arterial (PaO_2) < 60 mmHg e saturação arterial de oxigênio (SaO_2) < 90% em ar ambiente.

• Insuficiência ventilatória

– Hipercapnia, com pressão parcial de dióxido de carbono no sangue arterial ($PaCO_2$) > 50 mmHg.

• Mista

– Com hipoxemia e hipercapnia.

FISIOPATOLOGIA

FALÊNCIA DA OXIGENAÇÃO

• *Baixa pressão parcial de O_2 inspirado*

– A baixa pressão parcial de oxigênio inspirado em regiões de alta altitude leva à hipoxemia, pois a pressão parcial de oxigênio alveolar (PAO_2) é diretamente proporcional à pressão barométrica:

$PAO_2 = PO_2$ inspirado – PCO_2 alveolar

ou seja:

PAO_2 = fração inspirada (Fi) O_2 x ($P_{barométrica} – P_{vapor\,H2O}$) – $PaCO_2$/ quociente respiratório

• *Hipoventilação*

– A ventilação alveolar é definida como o produto da frequência respiratória (FR) pelo volume corrente (VC) menos o volume do espaço morto (VD) [ventilação alveolar = FR x (VC – VD)].

– Hipoventilação ocorre quando há diminuição da FR, diminuição do VC e/ou aumento do VD. Caracteriza-se por diminuição da PAO_2 e da PaO_2

e aumento da $PaCO_2$, com gradiente alveoloarterial de oxigênio ($D(A\text{-}a)$ O_2) normal (5-20 mm Hg).

$$D(A\text{-}a)O_2 = PAO_2 - PaO_2$$

• *Desequilíbrio ventilação-perfusão (V/Q)*

 – *Tipo shunt*

▪ Caracteriza-se por unidades alveolares pouco ventiladas, mas com perfusão normal ou quase normal. Geralmente, há aumento de $D(A\text{-}a)O_2$, mas sem aumento significativo da $PaCO_2$. O *shunt* fisiológico é de 3% a 5% do débito cardíaco. O *shunt* (Qs/Qt) é considerado leve quando < 15%, moderado de 15% a 25% e grave > 25%:

$$Qs/Qt = D(A\text{-}a)\ O_2/\ 20$$

▪ Causas mais comuns: pneumonia, síndrome do desconforto respiratório agudo (SDRA), atelectasia e edema pulmonar.

 – *Tipo espaço morto*

▪ Caracteriza-se pela ventilação de alvéolos não perfundidos.

▪ Principais causas: hipovolemia, baixo débito cardíaco, embolia pulmonar, hiperinsuflação (por exemplo, asma, bronquiolite, pressão expiratória positiva final elevada na ventilação mecânica) e aumento da resistência vascular pulmonar (hipertensão pulmonar).

• *Comprometimento da difusão*

 – Caracteriza-se por hipoxemia, com aumento de $D(A\text{-}a)O_2$; a $PaCO_2$ pode estar normal (CO_2 é 20 vezes mais difusível que O_2).

 – Principais causas:

▪ *Aumento da espessura da barreira alveolocapilar* (por exemplo, pneumonias intersticiais, fibrose, edema pulmonar).

▪ *Diminuição da área de superfície alveolar* (por exemplo, enfisema pulmonar, ressecções pulmonares extensas).

• *Alterações do transporte de O_2*

 – Diminuição da oferta de O_2 (DO_2) pela diminuição do débito cardíaco (por exemplo, choque) ou do conteúdo arterial de oxigênio (CaO_2) (por exemplo, anemia).

$$DO_2 = \text{débito cardíaco} \times CaO_2$$

em que: CaO_2 = [hemoglobina] (g/dL) x 1,34 x SaO_2 + (PaO_2 x 0,003)

▪ Alteração da ligação do O_2 à hemoglobina (meta-hemoglobinemia, intoxicação por monóxido de carbono).

INSUFICIÊNCIA VENTILATÓRIA

- *Diminuição do volume minuto respiratório*

  – Diminuição da FR (por exemplo, depressão do sistema nervoso central por drogas, trauma, infecção).

  – Diminuição do VC (doenças neuromusculares, distúrbios metabólicos).

- *Aumento da ventilação do espaço morto*

  – Normalmente, a proporção de ventilação do espaço morto em relação ao volume corrente (VD/VC) é de 30%; acima de 60%, causa falência respiratória.

  $VD/VC = PaCO_2 - PetCO_2/PaCO_2$

  em que: $PetCO_2$ é a pressão de CO_2 no ar exalado, medida pelo capnógrafo.

MONITORAÇÃO

CLÍNICA

- *Sinais de gravidade*: bradipneia, respiração superficial, balançar de cabeça, gemido expiratório e pulso paradoxal.

- *Sinais de parada cardiorrespiratória iminente*: alteração do nível de consciência (agitação ou depressão do estado mental), bradicardia e queda da pressão arterial.

GASOMETRIA ARTERIAL

- Permite avaliar a eficácia da oxigenação e da ventilação, o estado ácido-base e a evolução da insuficiência respiratória aguda. Na fase inicial (fase I), há queda da PaO_2. A seguir (fase II), ocorre aumento do volume minuto respiratório, o que evita quedas maiores da PaO_2 e causa diminuição da $PaCO_2$. Na fase III, a PaO_2 diminui progressivamente e a $PaCO_2$ volta ao "normal", elevando-se gradativamente. A fase IV caracteriza-se por aumento progressivo da $PaCO_2$ e diminuição gradual da PaO_2 decorrentes de fadiga muscular (Figura 24.1).

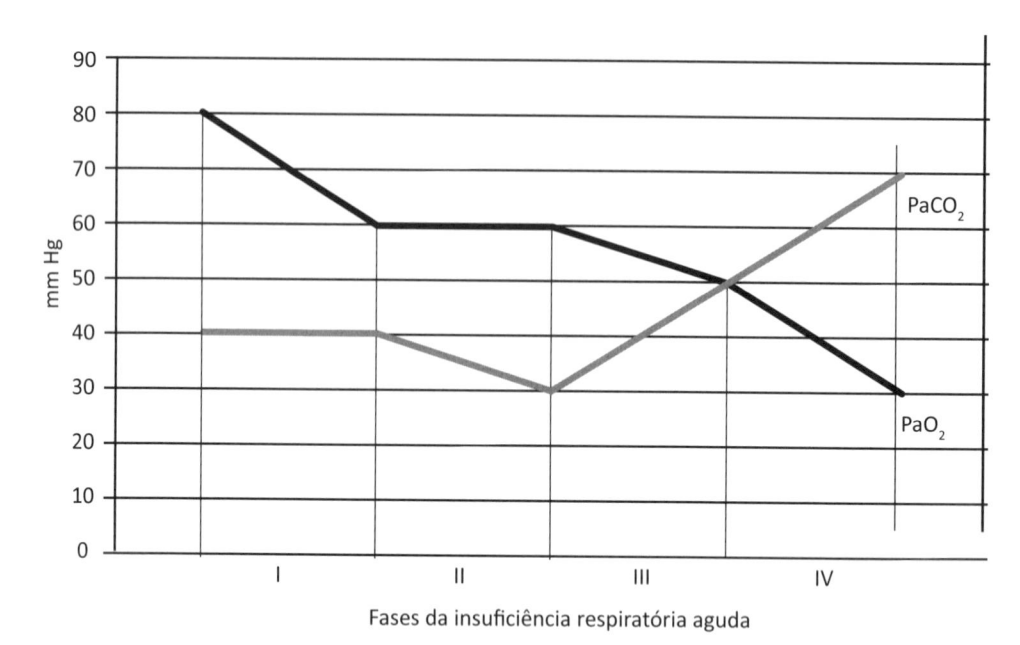

Fases da insuficiência respiratória aguda

Figura 24.1   Classificação das fases da insuficiência respiratória aguda de acordo com a gasometria arterial.

PULSOXIMETRIA

- Monitoração não invasiva da saturação de oxigênio (SpO_2).

- Acurada quando os valores de oxi-hemoglobina são maiores que 60%; imprecisa em situações de má perfusão (por exemplo, choque), vasoconstrição periférica (por exemplo, uso de norepinefrina, hipotermia), edema ou movimentação intensa de extremidades e na presença de meta-hemoglobina ou carboxi-hemoglobina.

- Possibilita detectar pulso paradoxal, evidenciado pela variabilidade respiratória no traçado pletismográfico do pulsoxímetro, associado com obstrução grave de vias aéreas superiores (por exemplo, crupe) e inferiores (por exemplo, asma).

CAPNOGRAFIA

- Monitoração contínua não invasiva da ventilação, especialmente em pacientes com pulmões normais, sendo a $PetCO_2$, usualmente, 1 a 3 mmHg menor que a $PaCO_2$.

- Permite detectar alterações no espaço morto, pelo cálculo de VD/VC [VD/VC = ($PaCO_2$ – $PetCO_2$) / $PaCO_2$].

- *Aumento da PetCO$_2$*: hipoventilação, aumento do débito cardíaco, administração de bicarbonato de sódio.

- *Diminuição da PetCO$_2$*: extubação acidental, obstrução do tubo endotraqueal, desconexão do ventilador, aumento do espaço morto, embolia pulmonar, diminuição do débito cardíaco.

ÍNDICES DE GRAVIDADE DA HIPOXEMIA

- *PaO$_2$/FiO$_2$*:
  - ≤ 300 mmHg: SDRA.

- *Índice de oxigenação* = (100 x FiO$_2$ x pressão média de vias aéreas)/PaO$_2$
  - ≥ 16: SDRA grave.

- *SpO$_2$/FiO$_2$*:
  - Estimativa não invasiva e confiável da relação PaO$_2$/FiO$_2$, quando a SpO$_2$ está entre 80% e 97% (curva de dissociação da oxihemoglobina aproximadamente linear).

  - SpO$_2$/FiO$_2$ ≤ 264: SDRA.

TRATAMENTO

PERMEABILIZAÇÃO DAS VIAS AÉREAS

Posicionamento

- Alinhar os eixos oral, traqueal e faríngeo, colocando um coxim embaixo dos ombros (crianças com menos de 2 anos) para evitar flexão do pescoço ou um coxim abaixo do occipício (a partir de 2 anos), alinhando a parte anterior do ombro com o meato auditivo.

Aspiração

- Remoção de secreções, muco ou sangue.

Abertura de vias aéreas

- Manobra manual de inclinação da cabeça e elevação do queixo. Se houver suspeita de lesão de coluna cervical, deve-se elevar a mandíbula, sem inclinação da cabeça; caso essa manobra não seja efetiva, pode-se fazer leve extensão da cabeça, pois a abertura das vias aéreas é prioridade.

Dispositivos adicionais

- Cânula orofaríngea ou de Guedel

  – Pode ser usada em pacientes inconscientes para aliviar a obstrução causada pela língua. Seu tamanho deve corresponder à distância do canto da boca ao ângulo da mandíbula.

- Cânula nasofaríngea

  – Pode ser usada em pacientes conscientes ou inconscientes, apresentando diminuição do tônus faríngeo ou da coordenação, que causa obstrução das vias aéreas superiores. O comprimento da cânula deve corresponder à distância entre a ponta do nariz e o lóbulo da orelha.

OXIGENOTERAPIA

- A escolha do sistema de oferta de O_2 é determinada pelo estado clínico do paciente e pela concentração de O_2 desejada (Tabela 24.2).

Tabela 24.2 Dispositivos de administração de oxigênio (O_2) e concentração fornecida.

Dispositivo	Fluxo de O_2 (L/min)	Concentração de O_2 fornecida
Sistemas de baixo fluxo		
Máscara simples de oxigênio	6-10	35-60%
Cânula ou cateter nasal de oxigênio	Máximo de 4	Máximo de 40%
Sistemas de alto fluxo		
Tenda facial	10-15	< 40%
Capacete ou capuz de oxigênio	10-15	80-90%
Tenda de oxigênio	10	< 50%
Máscara com reinalação parcial	10-12	50-60%
Máscara não reinalante	10-15	95-100%
Máscara de Venturi	Variável	24-50%

- *Cânula nasal de alto fluxo*

  – Fornece oxigênio umidificado e aquecido; promove liquefação das secreções e melhora o *clearance* mucociliar.

  – Provê suporte ventilatório por promover pressão positiva em vias aéreas. Constitui método alternativo à pressão positiva contínua em vias aéreas (CPAP) nasal, proporcionando maior conforto.

– Lactentes e crianças: 2-10 L/min.

– Adolescentes e adultos: 5-50 L/min.

VENTILAÇÃO MECÂNICA

Indicação clínica

- Comprometimento do estado geral.
- Agitação ou alteração do nível de consciência.
- Retrações acentuadas.
- Balanço de cabeça.
- Taquicardia.
- Respiração superficial, bradipneia, perda da consciência e bradicardia: sinais de iminência de parada cardiorrespiratória (intervenção tardia).

INDICAÇÕES DE INTUBAÇÃO TRAQUEAL

- Presença de obstrução funcional ou anatômica grave das vias aéreas.
- Necessidade de proteção das vias aéreas.
- Trabalho respiratório excessivo, levando à fadiga.
- Controle inadequado da ventilação pelo sistema nervoso central.

SEQUÊNCIA RÁPIDA DE INTUBAÇÃO

Indicada em pacientes com obstrução de vias aéreas (bronquiolite, asma), cardiopatia e trauma cranioencefálico, de acordo com os seguintes passos:

- Pré-oxigenação com O_2 100%.
- Pré-medicação:
    - Atropina (< 1 ano ou bradicárdico).
- Sedação:
    - Midazolam + ketamina (asma, bronquiolite); fentanil (cardiopatia); tiopental (trauma cranioencefálico).
- Manobra de Sellick.
- Bloqueador neuromuscular:
    - Rocurônio ou vecurônio.
- Intubação.

Diâmetro interno da cânula traqueal (Tabela 24.3)

- Recém-nascidos prematuros: 2, 2,5 ou 3 mm.
- Recém-nascidos a termo: 3 ou 3,5 mm.
- Lactentes até 1 ano: 4 ou 4,5 mm.
- Crianças maiores de 2 anos:
    - Cânula sem *cuff*: (Idade em anos/4) + 4 (mm).
    - Cânula com *cuff*: (Idade em anos/4) + 3,5 (mm).

Tabela 24.3   Tamanhos de tubo traqueal e de aspiração de acordo com a idade.

Tamanho aproximado para idade (peso)	Diâmetro interno do tubo traqueal (mm)	Tamanho do cateter de aspiração (F)
Bebês prematuros (< 1 kg)	2,5	5
Bebês prematuros (1-2 kg)	3,0	5 ou 6
Bebês prematuros (2-3 kg)	3,0 a 3,5	6 ou 8
0 mês a 1 ano (3-10 kg)	3,5 a 4,0	8
1 ano/criança pequena (10-13 kg)	4,0	8
3 anos/criança (14-16 kg)	4,5	8 ou 10
5 anos/criança (16-20 kg)	5,0	10
6 anos/criança (18-25 kg)	5,5	10
8 anos/crianças a adultos pequenos (24-32 kg)	6,0 com *cuff*	10 ou 12
12 anos/adolescente (32-54 kg)	6,5 com *cuff*	12
16 anos/adulto (> 50 kg)	7,0 com *cuff*	12
Mulher adulta	7,0-8,0 com *cuff*	12 ou 14
Homem adulto	7,0-8,0 com *cuff*	14

Profundidade da inserção da cânula traqueal

- A maioria das cânulas possui marcas que devem ficar na altura das cordas vocais, mas há fórmulas para estimar a profundidade de inserção da cânula; a mais simples é três vezes o diâmetro interno da cânula (por exemplo, o tubo de 5,0 mm deve ser inserido 15 cm). Para recém-nascidos prematuros, adiciona-se 6 ao peso da criança (por exemplo, criança de 1 kg, inserção de 7 cm).

Intubação traqueal

* O procedimento de intubação traqueal deve ser realizado de acordo com as diretrizes do SAVP/PALS. Após a intubação e a confirmação do posicionamento adequado do tubo, deve-se fixá-lo com o auxílio de fita adesiva e/ou cordões, e instalar a ventilação mecânica.

CAUSAS DE DETERIORAÇÃO AGUDA DE PACIENTES INTUBADOS "DOPE"

* *D* = Deslocamento do tubo ocasionado pela extubação ou pela inserção do tubo além da carina, fazendo com que a intubação fique seletiva em algum brônquio.
* *O* = Obstrução por secreção, sangue, corpo estranho ou torção do tubo.
* *P* = Pneumotórax.
* *E* = Falha de equipamento, tais como desconexão do fornecimento de oxigênio, escape de ar do ventilador ou do circuito, falha mecânica ou do fornecimento de energia.

REFERÊNCIAS

1. American Heart Association. PALS – Pediatric Advanced Life Support – Provider Manual. 2002.

2. American Heart Association. PALS – Pediatric Advanced Life Support – Provider Manual. 2006.

3. Hammer J. Acute respiratory failure in children. Paediatr Respir Rev 2013;14(2):64-9.

4. Holm-Knudsen RJ, Rasmussen LS. Paediatric airway management: basic aspects. Acta Anaesthesiol Scand 2009; 53(1):1-9.

5. Kelly GS, Simon HK, Sturm JJ. High flow nasal cannula use in children with respiratory distress in the emergency department. Pediatr Emerg Care 2013;29(8):888-92.

6. Khemani RG et al. Comparison of SpO_2 to PaO_2 based markers of lung disease severity for children with acute lung injury. Crit Care Med 2012;40(4):1309-16.

7. Kleinman ME et al. Part 10: Pediatric basic and advanced life support: 2010 international consensus on cardiopulmonary resuscitation and emergency cardiovascular care science with treatment recommendations. Circulation 2010;122(16 Suppl 2):S466-515.

8. Levy RJ, Helfaer MA. Pediatric airway issues. Crit Care Clin 2000;16(3): 489-504.

9. Matsuno AK. Insuficiência respiratória aguda na criança. Medicina 2012;45(2): 168-84.

10. Milési C et al. Is treatment with a high flow nasal cannula effective in acute viral bronchiolitis? A physiologic study. Intensive Care Med 2013;39(6):1088-94.

11. Santillanes G, Gausche-Hill M. Pediatric airway management. Emerg Med Clin North Am 2008;26(4):961-75.

12. Schneider J, Sweberg T. Acute respiratory failure. Crit Care Clin 2013; 29(2):167-83.

13. The Pediatric Acute Lung Injury Consensus Conference Group. Pediatric acute respiratory distress syndrome: consensus recommendations from the pediatric acute lung injury consensus conference. Pediatr Crit Care Med 2015; 16:428–39.

CAPÍTULO 25
ASMA AGUDA GRAVE

Dulceléia da Mata Pasti
Karla Maria Barbosa Piffer

DEFINIÇÃO

A asma aguda grave caracteriza-se por insuficiência respiratória aguda decorrente de crise grave de asma que não responde às doses iniciais adequadas de broncodilatadores por via inalatória e corticoide oral ou intravenoso. A deterioração da função respiratória pode ocorrer em semanas, dias, horas ou até mesmo minutos.

CLASSIFICAÇÃO DA GRAVIDADE DAS EXACERBAÇÕES DA ASMA

As crises de asma devem ser classificadas segundo sua gravidade, com base em condições clínicas. Medidas de função pulmonar, como o pico de fluxo expiratório, são difíceis de realizar em crianças e adolescentes, e não têm sido recomendadas para avaliação da gravidade. A presença de vários parâmetros, mas não obrigatoriamente de todos, indica a classificação geral da exacerbação (Tabela 25.1).

Tabela 25.1   Classificação das exacerbações da asma.

	Leve	Moderada	Grave	Parada respiratória iminente
Sintomas				
Dispneia	Enquanto anda	Enquanto fala (lactente: choro fraco, encurtado; dificuldade na alimentação)	Em repouso (lactente: para a alimentação)	*Gasping*
Fala em	Sentenças	Frases curtas	Palavras	Nada
Estado de alerta	Pode estar agitado	Usualmente agitado	Usualmente agitado	Sonolento ou confuso
Sinais				
Frequência respiratória	Aumentada	Aumentada	Frequentemente > 30/min	
Uso da musculatura acessória; retrações esternais	Em geral, não	Comumente	Frequentemente	Respiração paradoxal toracoabdominal
Sibilos	Moderados, no final da expiração	Sonoros, durante toda a expiração	Frequentemente sonoros, inspiratórios e expiratórios	Ausentes
Frequência cardíaca	< 100/min	100-120/min	> 120/min	Bradicardia
Pulso paradoxal	Ausente	Pode estar presente	Frequente	Ausente, sugere exaustão
Variação da pressão de pulso entre a inspiração e a expiração	< 10 mmHg	10-25 mmHg	20-40 mmHg na criança; > 25 mmHg no adulto	
Trocas gasosas				
$SatO_2$ (ar ambiente)	> 95%	91-95%	< 91%	
PaO_2 (ar ambiente)	Normal	> 60 mmHg	< 60 mmHg: possível cianose	< 60 mmHg: possível cianose
$PaCO_2$	< 42 mmHg	< 42 mmHg	Maior ou igual a 42 mmHg	Maior ou igual a 42 mmHg

Fonte: Koninckx, Buysse e Hoog, 2013.

CRITÉRIOS PARA ADMISSÃO DOS PACIENTES EM UNIDADE DE TERAPIA INTENSIVA (UTI)

• História de internação prévia em UTI ou de deterioração clínica rápida.

- Desconforto respiratório grave (sibilos inspiratórios e expiratórios, entrada de ar limitada, incapacidade de emitir sons vocais) apesar da terapêutica broncodilatadora inicial.

- Alteração do estado mental.

- Aumento da PaCO2 em conjunto com sinais clínicos de fadiga.

- Parada respiratória.

- Escore de Becker maior ou igual a 7 (Tabela 25.2) ou de Wood-Downes maior ou igual a 5 (Tabela 25.3).

A necessidade de admissão em UTI indica falha do tratamento médico para reversão do broncoespasmo e o desenvolvimento iminente de fadiga da musculatura respiratória. Sinaliza a necessidade de intensificar o tratamento para evitar o suporte ventilatório mecânico.

Tabela 25.2   Escore de Becker.

	0	1	2	3
Frequência respiratória	< 30/min	30-40/min	41-50/min	> 50/min
Sibilos	Ausentes	Final da expiração	Toda a expiração	Inspiração e toda a expiração
Relação inspiração/ expiração	1:1,5	1:2	1:3	> 1:3
Uso da musculatura acessória	Nenhum	Um local	Dois locais	Três locais ou uso da musculatura do pescoço

Tabela 25.3   Escore de Wood-Downes.

	0	1	2
PaO_2 (mmHg) ou cianose	70-100 ou cianose ausente (ar ambiente)	Menor ou igual a 70 ou cianose presente (ar ambiente)	Menor ou igual a 70 ou cianose presente (FiO_2 = 40%)
Murmúrio vesicular	Normal	Desigual ou diminuído	Ausente
Utilização de musculatura acessória	Ausente	Moderada	Máxima
Sibilos expiratórios	Ausentes	Moderados	Acentuados
Função cerebral	Normal	Deprimido ou agitado	Coma
< 5 = crise leve; 5-6 = crise moderada; maior ou igual a 7 = crise grave ou falência respiratória.			

TRATAMENTO DO ESTADO DE MAL ASMÁTICO

OXIGÊNIO A 100%

- Administrado por máscara facial não reinalante ou suficiente para manter a saturação arterial de O_2 maior ou igual a 94%.

HIDRATAÇÃO

- Evitar hiper-hidratação. A despeito das perdas insensíveis pelo trabalho respiratório e da baixa ingestão, o aumento da secreção de hormônio antidiurético (ADH), a elevação da permeabilidade capilar e o edema peribrônquico indicam cautela na hidratação.
  - Volume inicial de 50-70% das necessidades basais, adequado de acordo com o balanço hídrico.

β_2-AGONISTAS ADRENÉRGICOS

- Promovem relaxamento da musculatura lisa brônquica, resultando em broncodilatação.

- A administração inalatória e endovenosa têm efeito cardiovascular β_1: diminuem a resistência vascular sistêmica e aumentam a frequência cardíaca e o índice cardíaco.

- β_2-*agonistas nebulizados* (Tabela 25.4)

Tabela 25.4 β_2-agonistas utilizados por via inalatória.

Droga	Dose	Apresentação
Fenoterol	Intermitente: 0,05 mg/kg/dose (1 gota/5 kg) Máx. 1,5 mg = 6 gotas	Frasco 20 mL de solução a 0,5% 1 mL = 20 gotas = 5 mg 1 gota = 0,25 mg
	Nebulização contínua*: 0,05 a 0,15 mg/kg/h Máx. 20 mg = 80 gotas	
Salbutamol	Intermitente: 0,1-0,15 mg/kg/dose (1 a 2 gotas/3 kg) Máx. 5 mg = 20 gotas	Frasco 10 mL de solução a 0,5% 1 mL= 20 gotas = 5 mg 1 gota = 0,25 mg
	Nebulização contínua*: 0,5 mg/kg/h = 2 gotas/kg/h Máx. 20 mg = 80 gotas	

(continua)

(continuação)

Droga	Dose	Apresentação
Terbutalina	Intermitente: 0,1-0,15 mg/kg/dose (0,6 a 1 gota/3 kg) Máx. 5 mg = 10 gotas	Frasco 10 mL de solução a 1% 1 mL = 20 gotas = 10 mg 1 gota = 0,5 mg
	Nebulização contínua*: 0,5 mg/kg/h = 1 gota/kg/h Máx. 15 mg = 30 gotas	

* Diluir em 10 mL de soro fisiológico e nebulizar com O_2 a 7-8 L/min.

- β_2-*agonistas endovenosos*
    - Terbutalina ou salbutamol.

    - Indicações: falha em responder à terapia com doses apropriadas de β_2-agonista inalado em intervalos frequentes ou por inalação contínua. Em estado de mal asmático grave, a quantidade de β_2-agonista nebulizado que atinge as vias aéreas periféricas é imprevisível.

    - Paciente internado em UTI, com monitoração seriada de eletrocardiograma, frequência cardíaca, pressão arterial, pulsoximetria, gasometria arterial, CK-MB, troponina I e potássio.

    - Dose:

        ◆ Ataque: 10 mcg/kg em 10 minutos.

        ◆ Manutenção: inicial de 0,2 mcg/kg/min, com aumentos de 0,1-0,2 mcg/kg/min, a cada 20 a 30 minutos. Dose máxima de 4 mcg/kg/min. O aumento da infusão endovenosa deve prosseguir até que haja melhora clínica (respeitando-se a dose máxima) ou até a ocorrência de efeitos colaterais graves (frequência cardíaca maior ou igual a 200 bpm, arritmias cardíacas, hipotensão arterial). Desmame:

        ◆ Manter infusão ótima por 12-24 h.

        ◆ Iniciar retirada rápida, com reinício do β_2-agonista via inalatória de h/h concomitante à diminuição da dose da infusão endovenosa.

    - Apresentação: terbutalina ampola 0,5 mg/mL; salbutamol ampola 0,5 mg/mL.

    - Efeitos colaterais: arritmias cardíacas, hipotensão arterial, hipopotassemia, agitação, tremores, cefaleia, náuseas.

CORTICOSTEROIDES

- Anti-inflamatórios potentes. Potencializam o efeito dos agonistas β-adrenérgicos no relaxamento da musculatura lisa e diminuem a produção de muco e a permeabilidade microvascular.

- Início de ação 2-4 h, efeito máximo em 12 h.
- As administrações oral ou endovenosa são igualmente eficazes.
- Duração da terapia variável conforme a gravidade (em geral, 5-10 dias).
- Desmame:

  – Uso < 5 dias: retirar de uma vez.

  – Uso > 5 dias: diminuir 20% da dose a cada 2 dias; se administração oral for possível, dar 25% da dose endovenosa diária e retirar em dias alternados.

- Os corticosteroides mais usados no tratamento do estado de mal asmático estão na Tabela 25.5.

Tabela 25.5 Corticosteroides mais usados no tratamento do estado de mal asmático.

Droga	Dose e via de administração	Apresentação
Metilprednisolona*	Ataque: 2-4 mg/kg (máx. 125 mg) EV Manutenção: 1-2 mg/kg/dose 6/6h EV nas primeiras 24-48 h; após, 1-2 mg/kg a cada 8-12 h	Frasco com 125 ou 500 mg
Hidrocortisona	Ataque: 5-10 mg/kg EV Manutenção: 2,5-5 mg/kg/dose 6/6h EV nas primeiras 24-48 h; após, 2,5-5 mg/kg a cada 8-12 h	Frasco com 100 ou 500 mg
Prednisolona ou prednisona	1 a 2 mg/kg/dia VO, 1 a 2 vezes/dia (máx. 40-60 mg/dia)	Solução oral com 1 ou 3 mg/mL Comprimido de 5 ou 20 mg

* Menor efeito mineralocorticoide.

ANTICOLINÉRGICOS

- Diminuem as secreções, o edema de mucosa e o tônus broncomotor.
- Efeito broncodilatador aditivo quando associado ao β_2-adrenérgico.
- Pico de ação em 2-4 h.
- A medicação mais utilizada é o brometo de ipratrópio (solução a 0,25 mg/mL) (1 mL = 20 gotas = 250 mcg): 250-500 mcg a cada 20 minutos por até três vezes e, após, 125-250 mcg a cada 4-6 h.

SULFATO DE MAGNÉSIO

- Inibe a recaptação de cálcio e diminui a liberação de aceticolina na junção neuromuscular. Promove relaxamento muscular e broncodilatação, estabilização da membrana dos mastócitos e inibição da liberação de histamina.

- Dose: 25-75 mg/kg (máx. 2 g) EV, em 20 a 30 minutos (manter infusão contínua de 10 a 20 mg/kg/h ou em *bolus*, a cada 3-4h). A concentração sérica terapêutica máxima de magnésio na asma aguda grave ainda não foi estabelecida, mas a maioria dos pacientes tolera níveis de até 4 mEq/L.

VENTILAÇÃO MECÂNICA NÃO INVASIVA

O uso de pressão positiva contínua nas vias aéreas (CPAP) ou em dois níveis (BiPAP) pode reduzir o trabalho respiratório e a dispneia, reduzindo a necessidade de intubação orotraqueal. Deve ser a primeira tentativa de suporte ventilatório antes de iniciar a ventilação mecânica invasiva.

- Recomenda-se EPAP de 5 cmH$_2$O, IPAP menor ou igual a 20 cmH$_2$O e O$_2$ umidificado aplicado na máscara, com fluxo mínimo de 4 L/min.

VENTILAÇÃO MECÂNICA INVASIVA

A ventilação mecânica invasiva está associada ao aumento da morbimortalidade em asmáticos. O manejo da ventilação é difícil e frequentemente requer sedação profunda com paralisia muscular. A indicação da intubação é essencialmente clínica e deve ser considerada em pacientes com deterioração progressiva ou resposta inadequada ao tratamento medicamentoso associado ou não a ventilação não invasiva.

- Indicações absolutas: apneia, bradicardia sintomática, parada cardíaca e rebaixamento significativo do nível de consciência.
- Indicações relativas: fadiga muscular, diminuição acentuada do murmúrio vesicular, pulso paradoxal maior do que 20-40 mmHg, diaforese, PaO$_2$ < 70 mmHg, hipercapnia progressiva a despeito do escalonamento da terapia, acidose respiratória ou metabólica (pH < 7,20), dificuldade para falar, cianose generalizada e incapacidade para se deitar.

A intubação pode causar deterioração cardiopulmonar grave nos pacientes com mal asmático em virtude dos efeitos diretos dos sedativos empregados e da diminuição do retorno venoso secundária à alta pressão intratorácica decorrente da própria patologia e que piora com a ventilação mecânica. Os cuidados indicados antes e durante a intubação traqueal incluem:

- Adequar a volemia, com a infusão de 10 mL/kg de soro fisiológico a 0,9% imediatamente antes ou durante a intubação.

- Utilizar cânula de tamanhos adequados, pois cânulas menores podem contribuir para o aumento da resistência das vias aéreas.

  – O tamanho adequado da cânula pode ser estimado pela regra: idade ÷ 4 + 4 (sem *cuff*) ou idade ÷ 4 + 3,5 (com *cuff*).

- A intubação deve ser feita por pessoa experiente, realizando a sequência rápida de intubação:

  1. Pré-oxigenação com oxigênio a 100% por 3 a 5 minutos.

  2. Pré-medicação com atropina 0,01-0,02 mg/kg (mín. 0,1 mg; máx. 1 mg) 1 a 2 minutos antes da intubação.

  3. Sedação com midazolam (0,1 a 0,3 mg/kg) e ketamina (1 a 2 mg/kg).

  4. Manobra de Sellick (pressão sobre a cartilagem cricoide, visando comprimir o esôfago e minimizar a possibilidade de refluxo e aspiração de conteúdo gástrico, além de melhorar a visualização das cordas vocais).

  5. Bloqueio neuromuscular com succinilcolina (1 a 2 mg/kg) ou rocurônio (0,6 a 1,2 mg/kg).

  6. Intubação orotraqueal.

- Manter sedação e analgesia por infusão contínua durante a ventilação mecânica. O esquema de escolha é a ketamina (1-2 mg/kg/h) associada ao midazolam (0,1-0,3 mg/kg/h). Deve-se evitar o uso de morfina, que pode causar reações alérgicas e exacerbação do broncoespasmo. Pode ser necessário utilizar bloqueador neuromuscular (vecurônio 1-5 mcg/kg/min ou rocurônio 10-12 mcg/kg/min); atracúrio é contraindicado, pois promove a liberação de histamina. Ressalta-se que a associação de corticosteroides com bloqueadores neuromusculares pode aumentar o risco de neuromiopatia do paciente crítico.

- Estratégia ventilatória invasiva:

  – Modos: volume-controlado, pressão-controlada ou volume-controlado com pressão regulada (*pressure regulated volume control* – PRVC).

  – Volume corrente: 6-8 mL/kg com pressão de platô < 30 cm H2O.

  – Tempo inspiratório: 0,75-1,5 segundo.

  – Frequência respiratória: baixa (12-16/min para pacientes entre 1 e 5 anos e 10-12/min em maiores de 5 anos, ou 2/3 da frequência respiratória normal para a idade).

  – Relação inspiração/expiração (I/E): 1:4-1:5.

  – Pressão inspiratória de pico (PIP): < 35-40 cmH2O.

– Fluxo alto, cinco a seis vezes o volume-minuto, com padrão em desaceleração.

– Uso de pressão expiratória positiva final (PEEP) é controverso: alguns autores recomendam não utilizar PEEP, pelo risco de piora do aprisionamento de ar, aumento do auto-PEEP e hipotensão arterial. Outros argumentam que o uso de PEEP pode melhorar a relação ventilação/perfusão em áreas hipoventiladas, diminuir o colapso dinâmico das vias aéreas e diminuir o trabalho para o disparo da ventilação mecânica. Recomenda-se iniciar com PEEP de 5 cmH2O e monitorizar cuidadosamente as trocas gasosas, a radiografia de tórax, o nível de auto-PEEP e a hemodinâmica. Ressalta-se que o nível de PEEP não deve exceder 80% do valor do auto-PEEP.

– Pode ser necessário empregar a estratégia de hipercarpnia permissiva, mantendo o pH acima de 7,20 e a $PaCO_2$ abaixo de 90 mmHg, visando assegurar as trocas gasosas adequadas sem agravar a hiperinsuflação pulmonar, além de minimizar a lesão induzida pela ventilação.

- Complicações da ventilação mecânica:

– Comprometimento hemodinâmico (hipotensão arterial causada pela hiperinsuflação e diminuição do retorno venoso, vasodilatação pelo β_2-agonista, depressão miocárdica pela sedação e acidose, e aumento da resistência vascular pulmonar, com compressão dos capilares pulmonares), pneumotórax, pneumomediastino, parada cardíaca, mau posicionamento do tubo traqueal e mau funcionamento do equipamento.

BRONCOSCOPIA E LAVAGEM BRÔNQUICA

Terapia de exceção indicada nos pacientes com bronquite plástica ou rolhas brônquicas maciças. Pode ser feita com solução de bicarbonato ou desoxirribonuclease. Pode ser útil em pacientes com atelectasia e colapso lobar.

REFERÊNCIAS

1. Akingbola OA et al. Noninvasive positive-pressure ventilation in pediatric status asthmaticus. Pediatr Crit Care Med 2002;3(2):181-4.

2. Bohn D, Kissoon N. Acute asthma. Pediatr Crit Care Med 2001;2(2):151-63.

3. Carroll CL et al. Endotracheal intubation and pediatric status asthmaticus: Site of original care affects treatment. Pediatr Crit Care Med 2007;8(2):91-5.

4. Koninckx M, Buysse C, Hoog M. Management of status asthmaticus in children. Paediatr Resp Rev 2013;14(2):78-85.

5. Marcoux KK. Current management of status asthmaticus in the pediatric ICU. Crit Care Nurs Clin North Am 2005;17(4):463-79.

6. Matsuno AK, Carlotti APCP, Carmona F. Mal asmático. In: Roxo Jr P, ed. Diagnóstico e tratamento de doenças alérgicas em pediatria. São Paulo: Atheneu; 2011. p. 277-90.

7. Saharan S, Lodha R, Kabra SK. Management of status asthmaticus in children. Indian J Pediatr 2010;77(12):1417-23.

8. Sarnaik AP et al. Pressure-controlled ventilation in children with severe status asthmaticus. Pediatr Crit Care Med 2004; 5(2):133-8.

9. Stather DR, Stewart TE. Clinical review: Mechanical ventilation in severe asthma. Crit Care 2005;9(6):581-7.

10. Thill PJ et al. Noninvasive positive- -pressure ventilation in children with lower airway obstruction. Pediatr Crit Care Med 2004;5(4):337-42.

CAPÍTULO 26
PRINCÍPIOS BÁSICOS DE VENTILAÇÃO MECÂNICA EM PEDIATRIA

Fernando Palvo

Fabio Carmona

DEFINIÇÃO

A ventilação mecânica caracteriza-se por movimento de gás para dentro e para fora dos pulmões através de uma fonte externa conectada diretamente ao paciente, fornecendo suporte à função pulmonar até que o paciente tenha condições de respirar adequadamente sem auxílio.

OBJETIVOS

- Permitir oxigenação sanguínea adequada.
- Facilitar a ventilação alveolar (remoção de CO_2).
- Reduzir o trabalho da respiração (esforço da musculatura respiratória).
- Garantir conforto ao paciente e sincronia com o respirador.
- Controlar a ventilação em situações específicas, como a hipertensão intracraniana e a hipertensão pulmonar, e no perioperatório de algumas cardiopatias congênitas (por exemplo, síndrome da hipoplasia do coração esquerdo).

MECÂNICA RESPIRATÓRIA

- Bomba ventilatória: composta dos pulmões e da caixa torácica.

- Propriedades do sistema respiratório que determinam o trabalho da respiração: complacência e resistência.

  – *Complacência (C)*: capacidade de estiramento dos pulmões e da caixa torácica. Pulmões com baixa complacência são difíceis de expandir. Representada por unidade de volume produzido por unidade de variação na pressão (C = ΔV/ΔP).

  – *Resistência (R)*: variação de pressão transpulmonar necessária para produzir fluxo de gás através das vias aéreas aos pulmões (R = ΔP/Fluxo). Reflete a dificuldade da passagem de ar pelas vias aéreas. Como a resistência de um cilindro é inversamente proporcional à quarta potência de seu raio, pequenas alterações no calibre das vias aéreas têm grande impacto na resistência e, consequentemente, resultam em menor fluxo.

- *Constante de tempo (CT)*: tempo necessário para igualar as pressões entre as vias aéreas e os alvéolos (tempo necessário para atingir o equilíbrio do volume alveolar). Em geral, 1 CT equilibra 63% da pressão nos alvéolos, 3 CT equilibram 95% e 5 CT equilibram 99%. Em recém-nascidos, a CT é de 0,15 segundo e, em adultos, 0,3 segundo. São necessárias 3-5 CT durante a inspiração para insuflação pulmonar adequada (0,45 segundo em recém-nascidos e aproximadamente 1 segundo em adultos) e 3-5 CT na expiração para evitar auto-PEEP (pressão positiva expiratória final).

VOLUMES E CAPACIDADES PULMONARES

São descritos a seguir apenas os conceitos fundamentais à ventilação mecânica:

- *Volume corrente (VC)*: volume de gás que entra e sai dos pulmões a cada respiração.

- *Capacidade residual funcional (CRF)*: volume de gás presente nos pulmões ao final de cada expiração normal. Resulta do equilíbrio entre as forças que mantêm o alvéolo inflado e aquelas que favorecem o colapso alveolar.

- *Volume de fechamento (VF)*: volume de gás nos pulmões a partir do qual as unidades alveolares começam a colapsar. CRF > VF: os alvéolos permanecem abertos; VF > CRF: os alvéolos colapsam.

INDICAÇÕES

As principais indicações de ventilação mecânica estão na Tabela 26.1.

Tabela 26.1 Principais indicações de ventilação mecânica.

Situação	Indicações
Falência respiratória	• **Aumento do trabalho respiratório** – Doenças do parênquima pulmonar ▪ Síndrome do desconforto respiratório agudo (SDRA) ▪ Pneumonia ▪ Doença da membrana hialina ▪ Atelectasia ▪ Fibrose pulmonar – Doenças das vias aéreas ▪ Asma ▪ Bronquiolite ▪ Traqueomalacia ou broncomalacia graves – Alterações da complacência torácica ▪ Queimaduras extensas ▪ Traumatismos ▪ Ascite volumosa • **Redução da capacidade de sustentar o trabalho respiratório** – Doenças neuromusculares – Distúrbios eletrolíticos ▪ Hipocalemia ▪ Hipocalcemia ▪ Hipofosfatemia • **Alteração do controle da respiração** – Traumatismo cranioencefálico – Anestesia geral ou sedação intensa – Convulsões e estado pós-ictal – Apneia da prematuridade – Doenças neurológicas graves
Manejo de doenças extrapulmonares	• **Necessidade de controle da ventilação** – Hipertensão intracraniana – Cardiopatias congênitas – Hipertensão pulmonar • **Estados pós-operatórios** • **Redução do trabalho respiratório** – Choque séptico ou cardiogênico – Insuficiência cardíaca grave

CLASSIFICAÇÃO DOS VENTILADORES

MECANISMOS DE DISPARO

• Disparo corresponde à mudança da fase expiratória para a inspiratória.
  – Modo controlado: disparo a tempo, independente do esforço do paciente.

– Modos com ciclos assistidos e espontâneos: disparo a pressão ou fluxo, de acordo com o limiar selecionado – sensibilidade ou *trigger*. Normalmente, a sensibilidade é configurada inicialmente em 2 cmH_2O ou 2 L/segundo.

MECANISMOS DE CICLAGEM

- Ciclagem refere-se ao modo como o ventilador encerra a inspiração e passa para a fase expiratória do ciclo.

  – *Ciclagem a tempo:* a inspiração é encerrada após tempo inspiratório (TI) predeterminado.

  - TI configurado de acordo com a idade; limite de pressão ou volume.
  - Fluxo: 1-3 L/kg.
  - VC = TI x fluxo.
  - Pressão inspiratória (PI) = TI x fluxo/C.

  – *Ciclagem a volume:* o ventilador muda da fase inspiratória para a expiratória após o fornecimento de VC predeterminado, independente das pressões geradas.

  - VC = 6-10 mL/kg.
  - Volume minuto (Vm) = VC x frequência respiratória (FR).
  - PI varia com C e R (PI = VC/C).
  - *Peak flow* = 3 x Vm.

  – *Ciclagem a pressão:* a inspiração é concluída após pressão pré-selecionada ter sido atingida.

  - VC varia com C e R (VC= PI x C).

  – *Ciclagem a fluxo:* o ventilador muda da inspiração para a expiração após um fluxo mínimo predeterminado ter sido atingido. A PI e o VC são variáveis.

  - *Fluxo contínuo:* há fluxo de gás durante todo o ciclo respiratório.
  - *Fluxo de demanda:* o ventilador possui válvula de demanda que controla o fluxo de gás, cuja abertura é deflagrada pelo esforço inspiratório do paciente, detectado pelo aparelho como alteração de pressão ou de fluxo.
  - *Flow-by:* há fluxo contínuo basal de gás pelo circuito. O esforço inspiratório do paciente promove queda do fluxo de base, detectada pelo aparelho, que adiciona fluxo de gás de acordo com a demanda ventilatória do paciente.

MODOS VENTILATÓRIOS

A escolha do modo ventilatório deve ser individualizada, baseada nas condições clínicas do paciente e na presença de *drive* respiratório efetivo. Os principais modos são descritos a seguir:

- *Modo controlado*: todas as variáveis da ventilação são fornecidas pelo aparelho. Nesse modo, FR, fluxo, TI e pressão ou volume são predeterminados e o paciente não interage com o ventilador.

- *Modo assistido*: os ciclos são realizados após detecção de esforço inspiratório do paciente. Nesse modo, a frequência é controlada pelo paciente e o aparelho auxilia na duração e no término da inspiração.

- *Modo assistido-controlado (A/C)*: o paciente pode controlar a FR quando o aparelho detectar seu esforço; quando isso não ocorrer, o aparelho controlará todo o ciclo. Deve-se estar atento ao ajuste da sensibilidade do aparelho: se muito alta, o ventilador pode autociclar; se muito baixa, implica em grande esforço inspiratório do paciente.

- *Modo mandatório intermitente (IMV)*: as ventilações mandatórias (controladas) são fornecidas em frequência predeterminada e, no intervalo entre elas, o paciente pode respirar espontaneamente. Ocasionalmente, a respiração espontânea do paciente pode coincidir com a ventilação mandatória, o que pode causar assincronia paciente-ventilador e aumento da pressão inspiratória de pico.

- *Modo mandatório intermitente sincronizado (SIMV)*: as ventilações mandatórias são todas predeterminadas e ocorrem simultaneamente ao esforço do paciente e, entre as mandatórias, o paciente pode respirar espontaneamente.

- *Modo espontâneo (pressão de suporte)*: o aparelho libera um fluxo para atingir uma pressão predeterminada. O paciente controla a FR, o TI e o VC. É um modo disparado e ciclado pelo paciente; o ventilador assiste à ventilação pela manutenção de pressão positiva predeterminada durante a inspiração até que o fluxo inspiratório do paciente diminua a um nível crítico (25% do pico de fluxo inspiratório). Assim, o VC depende do esforço inspiratório, da pressão de suporte preestabelecida e da mecânica do sistema respiratório. Exige programação de ventilação de reserva (frequência de *backup*).

- *Modo volume controlado com pressão regulada (PRVC)*: é um modo controlado em que o VC é preestabelecido; a pressão atingida para fornecer o VC varia e é controlada por microprocessador, que calcula a mínima pressão necessária para o fornecimento do VC predeterminado. Proporciona Vm e VC constantes com controle da pressão, além de reduzir automaticamente o limite de pressão quando há melhora da mecânica respiratória.

VENTILAÇÃO VOLUME-CONTROLADO VS. PRESSÃO-CONTROLADA

VOLUME-CONTROLADO

- Vantagens:

    – Fornece VC predeterminado com fluxo constante (onda quadrada de fluxo) durante TI predefinido, em determinada FR. PI varia com C e R.

    – Garante a manutenção do Vm – indicada em patologia pulmonar instável, com alterações frequentes de C e R.

- Desvantagens:

    – VC varia se houver vazamento de ar.

    – Maiores picos de PI (aumento do risco de barotrauma).

    – Onda de fluxo constante em pulmões de baixa C pode não atender às demandas do paciente e gerar assincronia com o ventilador.

PRESSÃO-CONTROLADA

- Vantagens:

    – Respiração limitada à pressão é fornecida em TI e FR pré-selecionados. VC variável; depende do limite de pressão, C e R.

    – Pico de PI usualmente menor em comparação à ventilação volume-controlado para o mesmo VC obtido (menor risco de barotrauma).

    – Onda de fluxo em desaceleração abre alvéolos colapsados, promove pressão de platô e melhora a distribuição da relação ventilação-perfusão (indicada para pacientes com pulmões com baixa C).

    – Compensa vazamento de ar pela manutenção de pressão nas vias aéreas durante a fase inspiratória.

- Desvantagens:

    – Não garante o Vm.

SELEÇÃO DOS PARÂMETROS INICIAIS DA VENTILAÇÃO MECÂNICA

- VC 6-10 mL/kg (máx. 12 mL/kg)
- FR: recém-nascidos 25-30/min, lactentes 20-25/min, pré-escolares e escolares 15-20/min, adolescentes 12-15/min.

- TI: recém-nascidos 0,4-0,5 segundo, lactentes 0,5-0,6 segundo, pré-escolares e escolares 0,7-0,8 segundo, adolescentes 0,9-1,3 segundo.

- Relação inspiração/expiração (I/E) 1:2.

- Sensibilidade (*trigger*): a pressão -2 cmH_2O ou a fluxo 2 L/s.

- Fração inspirada de oxigênio (FiO_2): 100%, mas tentar diminuir a $\leq 50\%$ o quanto antes.

- PEEP 5 cmH_2O.

  – PEEP ideal para permitir $PaO_2 \geq 60$ mmHg e saturação de $O_2 \geq 90\%$ com $FiO_2 \leq 50\%$, com efeitos hemodinâmicos mínimos (diminuição do retorno venoso e do débito cardíaco).

- PI 15 cmH_2O, ajustada para VC exalado 6-8 mL/kg (limite máximo 30-35 cmH_2O).

- Pressão de platô: manter ≤ 30 cm H_2O.

- Pressão média de vias aéreas (PMVA) = [(PI x TI) + (PEEP x TE)]/(TI + TE).

VENTILAÇÃO MECÂNICA DE ACORDO COM A FISIOPATOLOGIA

- *Falência da bomba ventilatória:*

  – Fraqueza da musculatura respiratória (por exemplo, doenças neuromusculares).

    ▪ VC e FR ajustados para Vm normal e normocapnia. Em pacientes com hipoventilação crônica, hipercapnia é aceitável desde que o pH > 7,20.

    ▪ Evitar atrofia do desuso – permitir respiração espontânea (usar pressão de suporte).

    ▪ Evitar bloqueio neuromuscular.

    ▪ Ajuste da sensibilidade para evitar fadiga.

    ▪ FiO_2 mínima (< 30%) – em geral, oxigenação não é problema.

    ▪ PEEP 5 cmH_2O.

- *Patologias com baixa complacência pulmonar:*

  – Diminuição da CRF, com VF acima da CRF e presença de atelectasias difusas (por exemplo, SDRA, edema agudo de pulmão, doença da membrana hialina). Oxigenação inadequada em decorrência do desequilíbrio ventilação-perfusão e *shunt* intrapulmonar.

  – Os objetivos são manter os volumes pulmonares acima do VF durante o ciclo respiratório e reduzir o desequilíbrio ventilação-perfusão e o *shunt* intrapulmonar:

■ Usar PEEP suficiente para impedir o colapso de alvéolos instáveis e reduzir a formação de atelectasias. Em geral, a PEEP ideal é aquela que permite uma $PaO_2 \geq 60$ mmHg com $FiO_2 \leq 50\%$.

■ VC baixo, em geral 5-8 mL/kg.

■ Limitar pico de PI em 35 cmH_2O.

■ Hipercapnia permissiva: tolerância de retenção de CO_2 até valor de pH que não comprometa o quadro hemodinâmico. Em geral, tolera-se $PaCO_2 \leq 65$ mmHg e pH $\geq 7,20$.

■ Tratamentos complementares: posição prona, óxido nítrico inalatório, manobras de recrutamento alveolar, ventilação de alta frequência, aspiração traqueal com sistema fechado.

• *Patologias com alta resistência de vias aéreas:*

– Obstrução de vias aéreas superiores (por exemplo, laringite, epiglotite):

■ Colocação de via aérea artificial, com parâmetros ventilatórios mínimos.

– Obstrução de vias aéreas inferiores (por exemplo, asma, bronquiolite viral):

■ Pulmões hiperinsuflados.

■ O objetivo é reverter a hipoxemia, permitir repouso da musculatura respiratória e ventilação alveolar compatível com pH aceitável, sem hiperinsuflar ainda mais os pulmões:

– FR baixa (2/3 do normal para a idade) para permitir maior tempo expiratório, aumentando a relação I:E (para 1:3, 1:4).

– Pode ser necessário TI pouco acima do habitual para atingir VC adequado.

– O uso de PEEP deve ser avaliado quanto ao risco de produzir barotrauma e deterioração hemodinâmica. Iniciar com PEEP de 5 cmH_2O e monitorar cuidadosamente as trocas gasosas, a radiografia de tórax, o nível de auto-PEEP e o estado hemodinâmico do paciente.

– Evitar PI > 35 cmH_2O.

• *Insuficiência cardíaca:*

– Os objetivos são prevenir e aliviar o colapso pulmonar causado pelo edema pulmonar e diminuir as necessidades de oxigênio do coração, diminuindo o trabalho da respiração:

■ Uso de PEEP (5 cmH_2O) para alívio das atelectasias.

■ Evitar hiperinsuflação, que causa aumento da resistência vascular pulmonar (RVP) e da pós-carga do ventrículo direito.

■ Usar sedação, analgesia e bloqueio neuromuscular s/n.

■ Como regra: quanto maior o suporte inotrópico necessário, maior o suporte ventilatório fornecido.

- *Cardiopatias congênitas:*

   – A RVP e o desempenho miocárdico são muito influenciados pela mecânica respiratória, e podem ser comprometidos na presença de hipoxemia, hipercapnia e acidose.

   – Nas cardiopatias de hiperfluxo pulmonar, pode ser útil aumentar a RVP pelo uso de FiO_2 baixa, FR baixa, aumento de PMVA e de PEEP.

   – Nas cardiopatias de hipofluxo pulmonar, pode ser útil diminuir a RVP, por meio de PMVA baixa e FR alta.

   – Condições de fluxo pulmonar passivo (por exemplo, pós-operatórios de cirurgias de Glenn ou Fontan): manter RVP baixa, PEEP baixo (~ 5 cmH_2O), $PaCO_2$ normal. Extubar precocemente o paciente.

   – Condições de ventrículo único: a modificação da RVP pela ventilação mecânica, com o uso de medidas que favoreçam o aumento ou a diminuição da RVP, permite equilibrar o fluxo sanguíneo pulmonar e o sistêmico. Em geral, isso é obtido com pH de 7,40, PaO_2 de 40 mmHg e $PaCO_2$ de 40 mmHg, o que resulta em uma relação fluxo sanguíneo pulmonar/fluxo sanguíneo sistêmico (Qp/Qs) ~1,0.

AJUSTES DO APARELHO PARA MELHORAR AS TROCAS GASOSAS

- *Melhorar a oxigenação* – aumentar a PMVA (por meio de aumentos na PEEP, principalmente) e/ou a FiO_2, de preferência até 60%, no máximo.
- *Melhorar a ventilação alveolar (eliminação de CO_2)* – aumentar o Vm por meio de aumentos na FR ou no VC ou na PI. Para aumentar o VC em modos controlados a pressão, aumenta-se o ΔP (*driving pressure*), isto é, PI menos PEEP.

"PÉROLAS" DA VENTILAÇÃO MECÂNICA

- FiO_2, PMVA e PEEP influenciam PaO_2
- FR e VC determinam $PaCO_2$
- Reduzir FiO_2 para ≤ 50% assim que possível (idealmente dentro de 24 h).
- Pressão de platô é importante indicador da distensão alveolar (manter ≤ 30 cmH_2O).
- Manter tempo expiratório adequado para prevenir hiperinsuflação e auto-PEEP.
- Considerar o uso de baixos VC com alta PEEP em pacientes com lesão pulmonar aguda e SDRA.

- Sempre selecionar os alarmes depois de iniciar a ventilação mecânica.

- Instabilidade hemodinâmica após início da ventilação mecânica normalmente melhora com *bolus* de fluido (10-20 mL/kg) – descartar pneumotórax.

MEDIDAS ADICIONAIS

- Sedação e analgesia.

- Conforto físico e térmico.

- Ajustar a temperatura do umidificador (32-34 °C).

- Fisioterapia respiratória e aspiração de cânula traqueal.

COMPLICAÇÕES

- *Vias aéreas superiores*: lesão de musculatura vocal e de cartilagem (paralisia de cordas vocais/anquilose cricoaritenoide), edema de glote, estenose subglótica, malácia traqueal, traumatismos (cavidade oral, orofaringe, laringe).

- *Síndromes de extravasamento de ar:* pneumotórax, pneumomediastino, pneumoperitônio, enfisema intersticial.

- *Hemodinâmicas*: redução do retorno venoso devido ao aumento da pressão intratorácica, hipotensão arterial, aumento da pressão arterial pulmonar.

- *Infecciosas*: pneumonia associada à ventilação, traqueobronquite.

- *Retenção de água e hiponatremia*: secreção inapropriada de hormônio antidiurético (SIADH).

- *Hipotrofia/atrofia muscular do desuso*: relacionadas ao tempo prolongado de ventilação.

- *Neurológica*: aumento da pressão intracraniana.

REFERÊNCIAS

1. Carmona F. Ventilação mecânica em crianças. Medicina (Ribeirão Preto) 2012;45(2):185-96.

2. Carvalho WB, ed. Ventilação pulmonar mecânica em neonatologia e pediatria. 2. ed. São Paulo: Atheneu; 2004.

3. Goldsmith JP, Karotkin EH. Assisted ventilation of the neonate. 5. ed. St. Louis: Elsevier; 2011.

4. Keane JF, Fyler DC, Lock JE, editors. Nada's pediatric cardiology. 2. ed. Philadelphia: Saunders; 2006.

5. Maruvada S, Rotta AT. Mechanical ventilation strategies in children. Pediatr Health 2008;2(3):301-14.

6. Mesiano G, Davis GM. Ventilatory strategies in the neonatal and pediatric intensive care units. Paediatr Resp Rev 2008; 9(4):281-9.

7. Ofori-Amanfo G, Cheifetz IM. Pediatric postoperative cardiac care. Crit Care Clin 2013;29(2):185-202.

8. Society of Critical Care Medicine. Pediatric Fundamental Critical Care Support. Mount Prospect: Society of Critical Care Medicine; 2008.

CAPÍTULO 27
VENTILAÇÃO NÃO INVASIVA

Marcio Henrique Carvalho Grade

Karina Tavares Weber

Rosangela Lobato

DEFINIÇÃO

A ventilação não invasiva (VNI) caracteriza-se por suporte ventilatório sem o estabelecimento de uma via aérea endotraqueal. Pode ser realizada com pressão negativa externa e oscilação da parede torácica (pulmões de aço e couraças). No entanto, a forma mais comum é com pressão positiva, sendo que a conexão entre o ventilador e o paciente é feita através de três tipos de interfaces (nasal, oronasal ou facial, facial total). Podem ser utilizados aparelhos específicos de VNI ou aparelho de ventilação mecânica convencional, assim como os modos ventilatórios, desde que o seu funcionamento não seja prejudicado pela presença de vazamentos.

EFEITOS FISIOLÓGICOS

- Aumenta a capacidade residual funcional (CRF).
- Diminui tendências a atelectasias.
- Diminui o trabalho respiratório.
- Reduz o *shunt* intrapulmonar.

- Promove estabilização das vias aéreas.
- Diminui apneias.
- Redistribui a água pulmonar.
- Melhora o débito cardíaco pela diminuição da pré-carga e da pós-carga.

INDICAÇÕES

Apresenta-se como opção terapêutica útil no manejo da insuficiência respiratória hipoxêmica ou hipercápnica em quadros agudos, crônicos agudizados ou crônicos. Considerar sua instalação precoce para melhor efetividade. As principais indicações de suporte ventilatório não invasivo são:

- Bronquiolites.
- Pneumonias.
- Atelectasias.
- Exacerbações de doença pulmonar reativa (broncodisplasia, asma).
- Insuficiência cardíaca congestiva.
- Edema pulmonar.
- Fibrose cística.
- Doenças neuromusculares (distrofia de Duchenne, trauma raquimedular, amiotrofia espinhal, síndrome de Guillan-Barré, *miastenia gravis*).
- Hipoventilação central (intoxicações exógenas, encefalites).
- Apneia obstrutiva do sono.
- Insuficiência respiratória após extubação/desmame da ventilação mecânica.

TIPOS DE VENTILAÇÃO NÃO INVASIVA COM PRESSÃO POSITIVA

- CPAP (*Continuous positive airway pressure*): pressão positiva contínua em vias aéreas com pressão positiva expiratória final (PEEP). Necessita de aparelho que forneça fluxo contínuo (BiPAP, Inter III, Sechrist ou gerador de fluxo) e de PEEP, que pode ser fornecida por meio de uma válvula de PEEP ou de um selo d'água (1 cmH_2O equivale a 1 cmH_2O de PEEP). A aplicação pode ser através de máscara nasal, pronga nasal ou máscara facial. Inicia-se com pressão ao redor de 5 cmH_2O e fluxo de 1 a 3 L/kg.

- BiPAP (*bilevel positive airway pressure*): pressão positiva em vias aéreas com ciclo e dois níveis pressóricos: pressão mais baixa ou expiratória (*expiratory positive airway pressure* – EPAP) e pressão mais alta ou inspiratória (*inspiratory positive airway pressure* – IPAP). A diferença (gradiente de pressão) entre a IPAP e a EPAP representa a pressão de suporte, que irá determinar o volume corrente do paciente. Todos os modos aplicados à ventilação invasiva podem ser utilizados para VNI.

CONTRAINDICAÇÕES

- Parada respiratória.
- Instabilidade hemodinâmica, não responsiva ao controle volêmico.
- Falência de múltiplos órgãos.
- Paciente não cooperativo que não tolera a máscara nasal ou facial.
- Malformações craniofaciais significativas.
- Estado de alerta rebaixado (escala de coma de Glasgow < 10).
- Incapacidade de eliminar secreções (ausência de reflexo de tosse) ou grande produção de secreção pulmonar com necessidade de aspirações frequentes.
- Pneumotórax não drenado.
- Hipoxemia refratária.
- Alto risco de aspiração (vômitos ou hemorragia digestiva alta).
- Evolução muito rápida da insuficiência respiratória.
- Cirurgia recente facial, esofágica ou gástrica.
- Trauma ou queimadura facial.

APLICAÇÃO

- Sempre que possível, explicar ao paciente o tratamento, como será instalado e mostrar a interface (máscara nasal, facial, total ou pronga nasal) para sua adaptação. Crianças pequenas ou sem compreensão podem requerer sedação leve. Lembrar-se de avaliar possível agitação por hipoxemia ou hipercapnia graves, com necessidade de suporte respiratório mais estável (ventilação mecânica invasiva).
- Ajustar a interface de maneira que se adapte à face ou às narinas com o mínimo de escape de ar possível, sem o uso de pressões excessivas. Selecionar a pressão expiratória (EPAP) ao redor de 5 cmH$_2$O.
- Para a realização de ventilação não invasiva com pressão positiva com dois níveis, selecionar a pressão inspiratória (IPAP) cerca de 2 cmH$_2$O acima da pressão expiratória. Permanecer ao lado do paciente e aumentar a IPAP 2 cmH$_2$O por vez, lentamente, até prover suporte ventilatório

adequado. Ajustar o valor da EPAP de acordo com as necessidades do paciente. Adicionar O_2 umidificado por entrada lateral na máscara nasal/facial/total, selecionando fluxo acima de 5 L/min, para evitar a reinalação de CO_2 em aparelhos de ramo respiratório único.

- Iniciar preferencialmente no modo espontâneo ou espontâneo/ciclado com frequência de *backup* de 8-12 ciclos abaixo da frequência respiratória do paciente. Colocar proteção almofadada em septo nasal (prongas nasais) ou em ponte nasal (máscara nasal/facial), para evitar lesões de pressão. Não há necessidade do uso de sonda gástrica em drenagem se a IPAP estiver abaixo de 20 cmH_2O.

MONITORAÇÃO

Acompanhar de perto o paciente nas primeiras horas de uso da VNI. Avaliar os seguintes parâmetros para comparar com a situação prévia à ventilação não invasiva:

- Frequência respiratória.
- Frequência cardíaca.
- Pressão arterial.
- Saturação de oxigênio.
- Padrão respiratório e sincronia entre o paciente e o ventilador.
- Necessidade de oxigenoterapia – fração inspirada de oxigênio (FiO_2).
- Alteração do nível de consciência (escala de coma de Glasgow).
- Gasometria controle entre 2 h e 6 h do início da ventilação não invasiva.
- Relação PaO_2/FiO_2.

CRITÉRIOS PARA INTERRUPÇÃO DA VNI E INTUBAÇÃO TRAQUEAL

- Parada cardíaca ou respiratória.
- Choque ou instabilidade hemodinâmica não responsiva a fluidos e aminas vasoativas em baixas doses.
- Intolerância e agitação pelo uso da máscara de VNI.
- Rebaixamento de nível de consciência ou encefalopatia grave com pontuação na escala de coma de Glasgow < 10.
- Elevação progressiva dos parâmetros da VNI, principalmente FiO_2 > 60%, PEEP > 10 cmH_2O.

- Aumento da frequência cardíaca e/ou respiratória nas primeiras 2 h a 6 h.
- Ausência de melhora na gasometria ($PaCO_2$ > 60 mmHg; pH < 7,25 ou relação PaO_2/FiO_2 < 150).
- Secreção respiratória abundante (necessidade de abertura do sistema VNI > 1 vez /hora para aspiração de vias aéreas).
- Pacientes que evoluírem para situações que podem implicar em alto risco de aspiração (íleo paralítico, distensão abdominal, vômitos).
- Dependência continua da VNI por mais de 24 h (caracterizada por incapacidade de permanecer fora da VNI por pelo menos 1 h a cada período de 6 h, após as primeiras 24 h) associada à queda rápida da saturação com abertura do sistema de VNI.

RETIRADA

- Diminuição gradual da pressão inspiratória (IPAP) com controle clínico e gasométrico.
- Diminuição gradual da pressão expiratória (EPAP) se estava acima de 5 cmH_2O, até este valor.
- Considerar o uso intermitente em pacientes com dificuldade no desmame do suporte respiratório.
- Iniciar alternando o suporte de hora em hora.
- Aumentar o intervalo sem o suporte ventilatório para 2 h, 3 h e 4 h progressivamente, de acordo com o conforto do paciente.
- Em pacientes com desmame difícil ou naqueles portadores de doenças neuromusculares, avaliar o uso noturno.

COMPLICAÇÕES

- Escape de ar e suporte ventilatório ineficiente.
- Retenção de CO_2 decorrente de grandes áreas de espaço morto.
- Assincronia do paciente com o ventilador.
- Ulceração de ponte e septo nasal.
- Irritação da pele da face.
- Ressecamento nasal e epistaxe.
- Irritação ocular e conjuntivite.
- Distensão gástrica.

- Sinusites.

- Rinite vasomotora.

- Alteração do crescimento dos ossos da face no uso crônico.

O fluxograma mostra o uso da VNI na insuficiência respiratória.

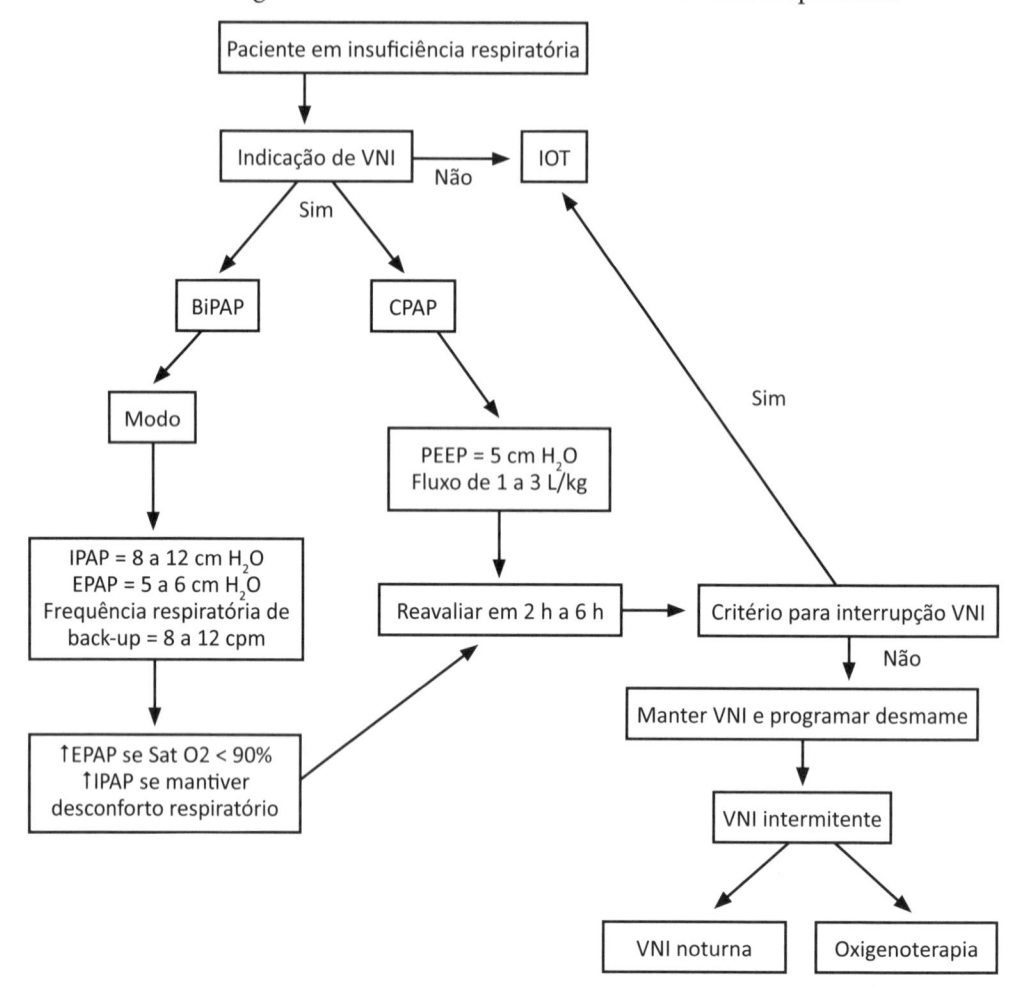

Figura 27.1   Fluxograma do uso da ventilação não invasiva (VNI) na insuficência respiratória.

REFERÊNCIAS

1. Abadesso C et al. Non-invasive ventilation in acute respiratory failure in children. Pediatr Rep 2012;4(2):e16.

2. Bernet V, Hug MI, Frey B. Predictive factors for the success of noninvasive mask ventilation in infants and children with acute respiratory failure. Pediatr Crit Care Med 2005;6(6):660-4.

3. Dohna-Schwake C et al. Non-invasive ventilation on a pediatric intensive care unit: feasibility, efficacy, and predictors of success. Pediatr Pulmonol 2011;46(11): 1114-20.

4. Ganu SS et al. Increase in use of non- -invasive ventilation for infants with severe bronchiolitis is associated with decline in intubation rates over a decade. Intensive Care Med 2012;38(7):1177-83.

5. James CS et al. Predicting the success of non-invasive ventilation in preventing intubation and re-intubation in the paediatric intensive care unit. Intensive Care Med 2011;37(12):1994-2001.

6. Mayordomo-Colunga J et al. Non invasive ventilation after extubation in paediatric patients: a preliminary study. BMC Pediatr 2010;10:29.

7. Mesiano G, Davis GM. Ventilatory strategies in the neonatal and paediatric intensive care units. Paediatr Respir Rev 2008;9(4):281-9.

8. Muñoz-Bonet JI et al. Predictive factors for the outcome of noninvasive ventilation in pediatric acute respiratory failure. Pediatr Crit Care Med 2010;11(6): 675-80.

9. Pavone M et al. Non-invasive positive pressure ventilation in children. Early Hum Dev 2013;89(Suppl 3):S25-31.

10. Teague WG. Non-invasive positive pressure ventilation: current status in paediatric patients. Paediatr Respir Rev 2005;6(1):52-60.

11. Yañez LJ et al. A prospective, randomized, controlled trial of noninvasive ventilation in pediatric acute respiratory failure. Pediatr Crit Care Med 2008;9(5):484-9.

CAPÍTULO 28
DESMAME DA VENTILAÇÃO MECÂNICA INVASIVA

Felipe Varella Ferreira

Karina Tavares Weber

Rosangela Lobato

Thalis Henrique da Silva

DEFINIÇÕES

DESMAME

O desmame é o processo de transição da ventilação artificial para a respiração espontânea em pacientes que permanecem por tempo superior a 24 h em ventilação mecânica invasiva (VMI). Considerando a duração e a dificuldade no processo do desmame, este pode ser classificado como: simples, quando há sucesso no desmame e extubação após o primeiro teste de respiração espontânea (TRE); difícil, quando requer até três TRE ou pelo menos 7 dias para obter sucesso no desmame; ou prolongado, quando ocorre falha em mais do que três TRE ou necessidade de mais do que 7 dias para se obter sucesso.

RETIRADA DA VENTILAÇÃO MECÂNICA

A retirada da ventilação mecânica refere-se ao processo em que os pacientes que toleraram o TRE podem ou não ser elegíveis para extubação. Caracteriza-se insucesso quando o paciente não tolera o TRE e permanece em VMI.

EXTUBAÇÃO

A extubação é a remoção do tubo endotraqueal; em pacientes traqueostomizados, utiliza-se o termo decanulação. O fracasso é caracterizado pela reinstituição da via aérea artificial em período inferior a 48 h após a extubação ou decanulação.

CRITÉRIOS PARA INICIAR O DESMAME

• Resolução ou controle da etiologia da insuficiência respiratória que acarretou a necessidade de VMI.

• FiO_2 (fração inspirada de oxigênio) menor ou igual a 40%.

• PEEP (pressão positiva expiratória final) menor ou igual a 7 cmH_2O.

• PI (pressão inspiratória) menor ou igual a 25 cmH_2O.

• Frequência respiratória (FR) menor que 60 ciclos por minuto (cpm) para lactentes, menor que 40 para pré-escolares e escolares, e menor que 30 para adolescentes.

• Ausência de infecção respiratória (definida por aparecimento ou progressão de um infiltrado na radiografia de tórax, temperatura corporal maior que 38 °C, presença de leucocitose ou leucopenia).

• Presença de *drive* respiratório adequado.

• Sem sedação contínua em altas doses.

• Sem uso de bloqueador neuromuscular nas últimas 24-48 h.

• Correção de distúrbios hidroeletrolíticos (valores normais de potássio, sódio, fósforo, cálcio e magnésio).

• Estabilidade hemodinâmica (dobutamina ou dopamina menor que 10 mcg/kg/min).

• Hemoglobina maior ou igual a 8 g/dL.

• Ausência de acidose e de hipercapnia significativas (pH maior que 7,3 e $PaCO_2$ menor que 50 mmHg).

• Ausência de arritmias com repercussão hemodinâmica.

• Reflexo de tosse e de engasgo preservados.

TÉCNICAS DE DESMAME

VENTILAÇÃO MANDATÓRIA INTERMITENTE SINCRONIZADA (SIMV) COM PRESSÃO DE SUPORTE

- Reduzir a pressão de suporte (PS) 2 a 4 cmH_2O, duas a quatro vezes ao dia, garantindo volume corrente expirado (VCexp)* de 6 a 8 mL/kg, até atingir PS de 10-7 cmH_2O.

- Diminuir a FiO_2 abaixo ou igual a 50%.

- Diminuir a frequência mandatória de 2 a 4 cpm, de acordo com a tolerância do paciente, até 6 a 10 cpm.

- Reduzir a PEEP até 5 cmH_2O.

   * Cálculo do VC_{exp}: pelo ventilômetro durante 1 minuto ou diretamente pelo aparelho de ventilação mecânica.

VENTILAÇÃO COM PRESSÃO DE SUPORTE (PSV)

- Reduzir a PS 2 a 4 cmH_2O, duas a quatro vezes ao dia, garantindo VC_{exp} de 6 a 8 mL/kg, até atingir PS de 10-7 cmH_2O.

- Diminuir a FiO_2 abaixo ou igual a 50%.

- Reduzir a PEEP até 5 cmH_2O.

TESTE DE RESPIRAÇÃO ESPONTÂNEA (TRE)

O TRE consiste em permitir que o paciente respire espontaneamente durante cerca de 30 minutos a 2 h, com o objetivo de avaliar e identificar pacientes que estão aptos à extubação. Dessa forma, durante esse processo deve ser utilizada ventilação com pressão positiva contínua em vias aéreas (CPAP) com 5 cmH_2O, ou ventilação com pressão de suporte (PSV) de 7 a 10 cmH_2O. Para que o paciente seja considerado aprovado no teste, é necessário apresentar troca gasosa adequada, estabilidade hemodinâmica, padrão ventilatório adequado e não apresentar alteração no nível de consciência. O paciente que não consegue concluir o TRE necessita de repouso da musculatura ventilatória, com retorno à VM com parâmetros prévios ao TRE por 24 h, e após esse período, se possível, inicia-se um novo teste.

AVALIAÇÃO DURANTE O DESMAME

- Frequência respiratória.

- Trabalho da respiração (W_{resp}).

- Pressão arterial.

- Saturação de O_2 pela pulsoximetria (SpO_2).
- Gasometria (PaO_2, $PaCO_2$, pH).

CRITÉRIOS DE FALHA DO DESMAME

- Aumento da FC acima de 20% do valor basal.
- Aumento da FR acima de 50% do valor basal.
- Apneia.
- Sinais de aumento de trabalho respiratório (uso de musculatura acessória, retrações intercostais, supraesternal e supraclavicular, respiração paradoxal e batimentos de aletas nasais).
- Rebaixamento do nível de consciência.
- Hipo ou hipertensão.
- SpO_2 menor que 90% ou queda de 5 pontos no valor basal.
- $PaCO_2$ maior que 50 mmHg (ou aumento de 10 mmHg em 1 h em paciente com doença pulmonar crônica); pH menor que 7,32 e PaO_2 menor que 60 mmHg.
- Diaforese e ansiedade.
- Agitação.

CRITÉRIOS DE EXTUBAÇÃO

- Reversão do processo que causou a insuficiência respiratória.
- *Drive* respiratório adequado.
- Nível de consciência adequado (pontuação na escala de coma de Glasgow maior que 8).
- Radiografia de tórax sem alterações significativas (derrame pleural importante, atelectasias, pneumotórax ou sinais de velamentos).
- Ausência de distúrbios metabólicos e hidroeletrolíticos.
- pH maior que 7,30; PaO_2 maior ou igual a 60 mmHg com FiO_2 menor ou igual a 50% e PEEP de 5 cm H_2O.
- VC_{exp} maior que 5 mL/kg.
- SpO_2 maior ou igual a 95%.
- Presença de escape aéreo.
- Estabilidade hemodinâmica.

- Reflexo de tosse e de engasgo presentes.
- Sem necessidade de aumento dos parâmetros ventilatórios nas últimas 24 h.

CRITÉRIOS RELATIVOS

- Hemoglobina maior que 8 g/dL.
- Sem programação cirúrgica nas próximas 24 h.
- Sedação mínima.
- Hipertermia controlada.
- Suporte nutricional adequado.
- Índice de respiração superficial e rápida (IRS) = [FR/VC (mL)/Peso (kg)] menor ou igual a 11.

PROCEDIMENTO APÓS EXTUBAÇÃO

MÁSCARA DE TRAQUEOSTOMIA

- *Indicação*: pacientes traqueostomizados.
- *Método*: utilização de máscara de traqueostomia acoplada a sistema de macronebulização com oxigênio, com fluxo mínimo de 5 L/min, de forma intermitente com a ventilação mecânica. O tempo de permanência deverá ser gradativamente aumentado até que atinja 24 h. Concomitante ao procedimento descrito acima, deve-se otimizar o desmame do oxigênio.

VENTILAÇÃO NÃO INVASIVA

- *Indicações*:
    - "Profilática": lactentes jovens ou crianças em ventilação mecânica prolongada (acima de 5-7 dias).
    - Insuficiência respiratória pós-extubação.
    - Doenças neuromusculares.
    - História de atelectasias de repetição.
    - Doença pulmonar crônica.

OXIGENOTERAPIA

- *Indicação*: pacientes que permaneceram por tempo curto em suporte ventilatório e que ainda necessitam de oxigênio suplementar.

- *Método*: utilização de máscara de oxigênio com reservatório (por exemplo, máscara de Venturi) ou cateter nasal de oxigênio.

A Figura 28.1 mostra o algoritmo de desmame da ventilação mecânica.

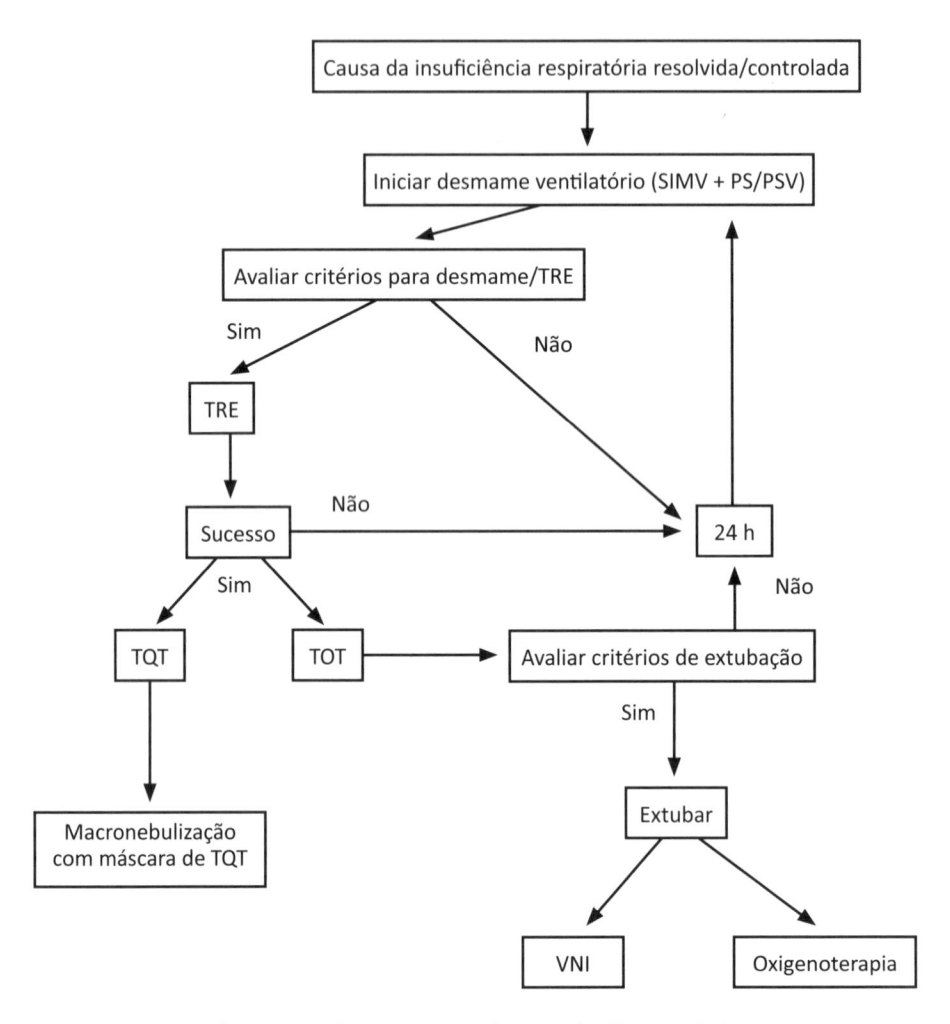

Figura 28. 1   Algoritmo de desmame da ventilação mecânica.

SIMV: ventilação mandatória intermitente sincronizada; PS: pressão de suporte; PSV: ventilação com pressão de suporte; TRE: teste de respiração espontânea; TQT: traqueostomia; TOT: tubo orotraqueal; VNI: ventilação não invasiva.

REFERÊNCIAS

1. Ferguson LP et al. A spontaneous breathing trial with pressure support overestimates readiness for extubation in children. Pediatr Crit Care Med 2011;12(6):330-5.

2. Foronda FK et al. The impact of daily evaluation and spontaneous breathing test on the duration of pediatric mechanical ventilation: a randomized controlled trial. Crit Care Med 2011;39(11):2526-33.

3. Glossop AJ et al. Non-invasive ventilation for weaning, avoiding reintubation after extubation and in the postoperative period: a meta-analysis. Br J Anaesth 2012;109(3):305-14.

4. Goldwasser R et al. Desmame e interrupção da ventilação mecânica. III Consenso Brasileiro de Ventilação Mecânica. J Bras Pneumol 2007;33(Suppl 2):S128-36.

5. Haas CF, Loik PS. Ventilator discontinuation protocols. Respir Care 2012; 57(10):1649-62.

6. João PRD. Retirada (desmame) da ventilação mecânica. I Consenso Brasileiro de Ventilação Mecânica em Pediatria e Neonatologia, 2009. Disponível em: http://www.sbp.com.br/pdfs/Retirada_Desmame_Ventilacao_Mecanica.pdf.

7. Jouvet P et al. Weaning children from mechanical ventilation with a computer--driven system (closed-loop protocol): A pilot study. Pediatr Crit Care Med 2007; 8(5):425-32.

8. Jouvet P, Hernert P, Wysocki M. Development and implementation of explicit computerized protocols for mechanical ventilation in children. Ann Intensive Care 2011;1(1):51.

9. Mayordomo-Colunga J et al. Noninvasive ventilation after extubation in paediatric patients: a preliminary study. BMC Pediatr 2010;10:29.

10. Newth CJL et al. Weaning and extubation readiness in pediatric patients. Pediatr Crit Care Med 2009;10(1):1-11.

11. Ornico SR et al. Noninvasive ventilation immediately after extubation improves weaning outcome after acute respiratory failure: a randomized controlled Trial. Crit Care 2013;17(2):R39.

12. Thille AW, Cortés-Puch I, Esteban A. Weaning from the ventilator and extubation in ICU. Curr Opin Crit Care 2013;19(1):57-64.

13. Thille AW, Richard JC, Brochard L. The decision to extubate in the intensive care unit. Am J Respir Crit Care Med 2013;187(12): 1294-302.

CAPÍTULO 29
ESTADO DE MAL EPILÉPTICO

Dulceléia da Mata Pasti

INTRODUÇÃO

As crises epilépticas representam a manifestação clínica de uma atividade anormal de neurônios no córtex cerebral. Algumas crises refletem a presença de uma anormalidade cerebral subjacente, enquanto outras correspondem a uma resposta natural do parênquima cerebral normal a eventos externos como febre, distúrbios hidroeletrolíticos ou intoxicação exógena. Crises epilépticas com manifestação motora são denominadas convulsões. Crises sensitivas ou de ausência não se manifestam com movimentos e são consideradas não convulsivas.

O estado de mal epiléptico (EME) é a emergência neurológica mais comum na unidade de terapia intensiva pediátrica (UTIP), com incidência de 10 a 58 casos para cada 100 mil crianças por ano. É definido como a presença de crise única ou crises repetitivas, de duração maior do que 30 minutos, sem que haja retorno do nível de consciência nesse período. Nos últimos 10 anos, alguns autores têm considerado diferentes períodos de duração das crises para o estabelecimento do diagnóstico do EME, variando de 5 a 20 minutos, conforme a idade e o tipo de crise. O estado de mal epiléptico refratário é aquele que persiste por mais de 60 minutos ou que mantém atividade epileptiforme no eletroencefalograma (EEG), a despeito do tratamento convencional com dois ou mais fármacos de primeira linha (benzodiazepínicos e fenitoína/fenobarbital).

ETIOLOGIAS

As principais etiologias do EME estão na Tabela 29.1.

Tabela 29.1   Etiologias do estado de mal epiléptico de acordo com a faixa etária.

Neonatos
• Encefalopatia hipóxico-isquêmica
• Infecção
• Erros inatos do metabolismo
• Hemorragia intraventricular
• Malformações congênitas do SNC
• Alterações cromossômicas
• Deficiência e dependência de piridoxina
Após o período neonatal
• Infecção
• Crise convulsiva febril
• Distúrbio metabólico
• Malformação congênita
• Apresentação de epilepsia

SNC = sistema nervoso central

CLASSIFICAÇÃO

O EME pode ser classificado em formas generalizadas ou parciais, de acordo com critérios clínicos e eletrográficos. Na primeira forma, ocorre atividade epiléptica em ambos os hemisférios cerebrais; na segunda, a descarga neuronal é proveniente de um grupo isolado de neurônios. Ambas as formas podem ser convulsivas (manifestações motoras) ou não convulsivas (manifestações não motoras).

Formas de EME de acordo com manifestações clínicas, localizações anatômicas e etiologia:

• EME generalizado convulsivo (tônico-clônico, clônico, tônico, mioclônico).

• EME generalizado não convulsivo (ausência típica, ausência atípica, EME atônico).

• EME parcial convulsivo (EME parcial simples, epilepsia parcial contínua).

• EME parcial não convulsivo (crises parciais complexas/psicomotoras).

• EME unilateral/errático (neonatos).

Do ponto de vista eletrográfico, o EME define-se por padrão ictal no EEG durante, pelo menos, 80% do registro eletrográfico.

FISIOPATOLOGIA

O fenômeno epiléptico corresponde à alteração no funcionamento cerebral caracterizada pela descarga excessiva e síncrona de agrupamento neuronal, associada a desequilíbrio entre impulsos excitatórios aferentes e eferentes. Essa alteração pode ocorrer por excesso de estímulos excitatórios (mediados pelos neurotransmissores glutamato e aspartato) ou por deficiência de mecanismos inibitórios (mediados pelo ácido gama aminobutírico – GABA). A lesão neuronal é decorrente de alterações de enzimas intracelulares (fosfolipases, endonucleases, proteases, óxido nítrico sintetase) induzidas pelo aumento da concentração de cálcio no compartimento intracelular e de alterações sistêmicas, associadas ao hipermetabolismo celular (Tabela 29.2).

Tabela 29.2 Alterações fisiopatológicas no estado de mal epiléptico.

	< 30 minutos	> 30 minutos	Horas (refratariedade)
Alterações sistêmicas			
Pressão arterial	↑	↓	Hipotensão
PaO_2	↓	↓	Hipoxemia
$PaCO_2$	↑	Variável	Hipercapnia
Fluido pulmonar	↑	↑	Edema pulmonar
Atividade autonômica	↑	↑	Arritmias
Temperatura	↑ 1°C	↑ 2°C	Febre
Alterações metabólicas			
pH	↓	Variável	Acidose
Lactato	↑	↑	Acidose láctica
Glicose	↑	Normal	Hipoglicemia
Potássio	↑ ou normal	↑	Hipercalemia
Creatina kinase	Normal	↑	Insuficiência renal
Sistema nervoso central			
Fluxo sanguíneo	↑ 900%	↑ 200%	Edema cerebral
Consumo de O_2	↑ 300%	↑ 300%	Isquemia cerebral
Estado metabólico	Compensado	Descompensado	Isquemia

EXAMES COMPLEMENTARES

Os exames laboratoriais iniciais incluem eletrólitos, glicemia, hemograma, gasometria arterial, ureia, creatinina, nível sérico de anticonvulsivantes, enzimas hepáticas e triagem toxicológica. Deve-se avaliar a necessidade de punção lombar, tomografia computadorizada de crânio e EEG.

TRATAMENTO

O tratamento inclui três prioridades:

- Manutenção das funções vitais:
  - Avaliação da integridade cardiorrespiratória.

    - Permeabilização de vias aéreas (posicionamento adequado e aspiração de vias aéreas), oxigenoterapia (O_2 a 100%), ventilação com bolsa-valva e máscara, intubação traqueal e ventilação mecânica, se necessário.

    - Acesso venoso (ou intraósseo).

- Controle das convulsões o mais rápido possível.
- Tratamento das complicações.

A terapêutica medicamentosa deve ser individualizada, de acordo com a faixa etária: recém-nascidos (Tabela 29.3), crianças menores de 2 anos (Tabela 29.4) e acima de 2 anos de idade (Tabela 29.5).

Tabela 29.3   Tratamento das crises convulsivas neonatais.

Droga	Dose
Glicose 10%	2 mL/kg EV
Fenobarbital sódico	20 mg/kg EV em 10 a 15 minutos (pode ser repetido até completar 40 mg/kg)
Fenitoína*	20 mg/kg EV
Midazolam	0,1-0,2 mg/kg EV em *bolus*; 0,1-0,4 mg/kg/h em infusão contínua
Tiopental	5 mg/kg EV em 2 minutos (*bolus*); 2-3 mg/kg/h em infusão contínua
Lidocaína	4–6 mg/kg/h EV com ou sem dose de ataque em bolus
Piridoxina	100 mg EV ou enteral

* Velocidade máxima de infusão 1 mg/kg/min; deve ser administrada em veia de grosso calibre.

Tabela 29.4 Tratamento do estado de mal epiléptico em crianças com menos de 2 anos de idade.

Duração da crise (minutos)	Tratamento medicamentoso	Tratamento de suporte
0		Garantir vias aéreas, O_2 100%, intubação traqueal, se necessário
2-3		Colher exames complementares
5	Diazepam 0,3 mg/kg EV; 0,5 mg/kg via retal	
7-8	Fenobarbital 20 mg/kg	Piridoxina 100 mg EV
10	Benzodiazepínico (repetir s/n)	Correção dos distúrbios hidroeletrolíticos
30-40	Fenitoína* 20 mg/kg	
50-60	Fenitoína* 10 mg/kg	
70	Midazolam 0,4 mg/kg em *bolus* EV; 0,1-1 mg/kg/h em infusão contínua Tiopental 3-5 mg/kg em *bolus* EV; 2-6 mg/kg/h em infusão contínua	Intubação traqueal

* Velocidade máxima de infusão 1 mg/kg/min; deve ser administrada em veia de grosso calibre.

Tabela 29.5 Tratamento do estado de mal epiléptico em crianças acima de 2 anos de idade.

Duração da crise (minutos)	Tratamento medicamentoso	Tratamento de suporte
0		Garantir vias aéreas, O_2 100%, intubação traqueal, se necessário
2-3		Colher exames complementares
5	Diazepam 0,3 mg/kg EV; 0,5 mg/kg via retal	
7-8	Fenitoína* 20 mg/kg	Piridoxina 100 mg EV
10	Benzodiazepínico (repetir s/n)	Correção dos distúrbios hidroeletrolíticos
30-40	Fenitoína* 10 mg/kg	
50-60	Fenobarbital 20 mg/kg	
70	Midazolam 0,4 mg/kg em *bolus* EV; 0,1-1 mg/kg/h em infusão contínua Tiopental 3-5 mg/kg em *bolus* EV; 2-6 mg/kg/h em infusão contínua	Intubação traqueal

* Velocidade máxima de infusão 1 mg/kg/min; deve ser administrada em veia de grosso calibre.

Iniciar doses de manutenção de fenobarbital (3-5 mg/kg/dia) 12 h após a dose de ataque e de fenitoína (5-7,5 mg/kg/dia), 8 h após a dose de ataque.

As particularidades das drogas anticonvulsivantes frequentemente usadas na UTI pediátrica estão na Tabela 29.6.

Tabela 29.6 Drogas anticonvulsivantes frequentemente usadas na UTI pediátrica.

Droga	Tempo de ação	Efeitos adversos	Dose	Apresentação
Diazepam*	Início 3 minutos (EV) ou 5 minutos (via retal) e duração 20-30 minutos.	Depressão respiratória, sensorial e laringoespasmo. Uso em recém-nascidos associado à encefalopatia bilirrubínica.	0,1-0,5 mg/kg EV; 0,5 mg/kg via retal (pode ser repetido com intervalo de 5 minutos). Dose máx.: 10 mg/dose. Velocidade de infusão: 5 mg/min.	Ampola 10 mg/ 2 mL.
Lorazepam#	Início 5 minutos e duração 4-14 h (até 48 h).	Hipotensão, vômitos, depressão respiratória e rebaixamento do nível de consciência.	0,05-0,2 mg/kg EV, via retal, sublingual, ou intraóssea (pode ser repetido a cada 10 minutos). Dose máx.: 4 mg/dose.	Não há apresentação injetável no Brasil.
Midazolam**	Início 1-2 minutos (EV) e duração curta (1-5 minutos).	Sedação, bradicardia e hipotensão arterial.	0,2-0,3 mg/kg EV ou intraósseo; 0,3 mg/kg sublingual; 0,3-0,5 mg/kg IM ou 0,5 mg/kg intranasal. Dose máx.: 5-10 mg/dose. Infusão contínua no EME refratário: 10-30 mcg/kg/min, com aumentos rápidos e progressivos das doses.	Ampola 15 mg/ 3 mL, 50 mg/ 10 mL, 5 mg/ 5 mL.
Fenitoína	Início 10-30 minutos, duração 12 h.	Hipotensão arterial, prolongamento do intervalo QT, arritmias, tromboflebite e necrose no local de aplicação. Não causa depressão respiratória ou alteração do nível de consciência. Droga de escolha em pacientes com trauma cranioencefálico grave.	Ataque: 20-30 mg/kg EV. Dose máx.: 1 g. Velocidade máxima de infusão 1 mg/kg/min (até 50 mg/min).	Ampola 250 mg/ 5 mL.
Fenobarbital	Início 10-20 minutos (se IM, 4 h), duração 1-3 dias.	Depressão sensorial, respiratória e cardíaca, hipotensão.	Ataque: 20-40 mg/kg. Dose máx.: 1 g; no EME refratário podem ser usadas doses de até 70-80 mg/kg/dia (nível sérico > 1.000 mcmol/L). Velocidade de infusão: < 100 mg/min.	Ampola 200 mg/ 2mL.

(continua)

(continuação)

Droga	Tempo de ação	Efeitos adversos	Dose	Apresentação
Tiopental	Início 30 segundos, duração ultracurta.	Hipotensão, depressão miocárdica, lesão hepática, perda de padrão de avaliação neurológica. Requer intubação traqueal e ventilação mecânica, além de monitorização dos sinais vitais.	Ataque: 5 mg/kg (aumentar 1-2 mg/kg a cada 5 minutos, até o controle das crises). Manutenção: 3-5 mg/kg/h (pode-se usar dose maior s/n, até 100 mcg/kg/min).	Frasco de 1 g (pó para reconstituição).
Ácido valproico	Início 3 minutos (EV).	Contraindicado em doenças hepáticas e metabólicas.	20-30 mg/kg, infusão contínua de 5 mg/kg/h. Dose máx.: 500 mg/dia.	250 mg/5 mL (xarope), 250 mg (cápsula) e 500 mg/5 mL (EV).
Ketamina	Início 1 minuto.	Apneia, depressão respiratória, laringoespasmo, aumento da pressão intracraniana.	Ataque: 1-2 mg/kg. Manutenção: 10-50 mcg/kg/h.	Ampola 10 mg/mL, 50 mg/mL.
Lidocaína		Hipotensão, sonolência, arritmias ventriculares, bloqueios cardíacos, convulsões (quando usada em altas doses, com nível sérico > 15-20 mcg/mL).	Ataque: 1-2 mg/kg. Manutenção: 2-4 mg/kg/h.	
Topiramato##	Início em 24h.	Sonolência, anorexia, aumento da salivação.	Ataque: 2-5 mg/kg/dia via gástrica. Dose máx.: 25 mg/kg/dia ou 300-1600 mg/dia.	

* Não usar via IM e não diluir.

Melhor controle das convulsões em relação ao diazepam, com menor risco de depressão respiratória e menos sedação.

** Uso intranasal é tão efetivo quanto o diazepam EV e mais efetivo que via retal, porém sua ação ocorre em 8 minutos; uso IM tem boa resposta, com ação em 5-10 minutos; uso SL mais eficaz que diazepam via retal, com resposta rápida e menor taxa de recorrência.

Usado como terapia adjuvante aos medicamentos EV no EME refratário.

NÍVEIS SÉRICOS TERAPÊUTICOS

- Fenobarbital: 10 a 40 mcg/mL.
- Fenitoína: 10 a 20 mcg/mL.
- Ácido valproico: 50 a 100 mcg/dL.
- Carbamazepina: 4 a 12 mcg/mL.

TERAPIAS ALTERNATIVAS

- Terapia imunomoduladora (corticosteroides, corticotropina, imunoglobulina intravenosa e plasmaférese).
- Hipotermia.
- Dieta cetogênica.
- Terapia eletroconvulsiva.
- Cirurgia (resseção focal, lobectomia, transecção subpial múltipla, hemiesferotomia e secção do corpo caloso).

COMPLICAÇÕES

São decorrentes dos efeitos colaterais da terapia e efeitos sistêmicos causados pela crise prolongada, como: hipóxia, acidose láctica, hipercalemia, hipoglicemia, choque, hiperpirexia, falência renal e pulmonar, deficiência motora ou cognitiva, aspiração levando à pneumonia, edema pulmonar neurogênico, arritmias cardíacas, hipotensão arterial.

PROGNÓSTICO

A taxa de mortalidade na criança é menor do que no adulto. Maior mortalidade ocorre em menores de 1 ano de idade. Aproximadamente 9% dos pacientes com estado de mal convulsivo generalizado não respondem aos agentes convencionais de primeira linha.

Crianças que sofrem um insulto neurológico agudo (encefalite, choque) ou com doença neurológica de base podem evoluir para EME refratário, assim como aquelas com epilepsia intratável, na ausência de lesão progressiva ou doença metabólica. O EME prolongado, com duração maior que 1 h, tem pior prognóstico.

REFERÊNCIAS

1. Abend NS, Dlugos DJ. Treatment of refractory status epilepticus: literature review and a proposed protocol. Pediatr Neurol 2008;38(6):377-90.

2. Basu H, O'Callaghan F. Status epilepticus: beyond guidelines. Curr Paediatr 2005; 15(4):324-32, 2005.

3. Casella EB, Mângla CMF. Abordagem da crise convulsiva aguda e estado de mal epiléptico em crianças. J Pediatr (Rio J) 1999;75(Suppl 2):S197-206.

4. Goldstein J. Status epilepticus in the pediatric emergency department. Clin Pediatr Emerg Med 2008;9(2):96-100.

5. Hanhan UA, Fiallos MR, Orlowski JP. Status epilepticus. Pediatr Clin North Am 2001; 48(3):683-94.

6. Ozdilek B et al. Episodes of status epilepticus in young adults: etiologic factors, subtypes, and outcomes. Epilepsy Behav 2013;27(2):351-54.

7. Ramsay RE. Treatment of status epilepticus. Epilepsia 1993;34(Suppl 1):S71-81.

8. Shearer P, Riviello J. Generalized convulsive status epilepticus in adults and children: treatment guidelines and protocols. Emerg Med Clin North Am 2011;29(1):51-64.

9. Wheless JW. Treatment of refractory convulsive status epilepticus in children: other therapies. Semin Pediatr Neurol 2010; 17(3):190-4.

10. Wilkes R, Tasker RC. Pediatric intensive care treatment of uncontrolled status epilepticus. Crit Care Clin 2013;29(2):239-57.

CAPÍTULO 30
PÓS-OPERATÓRIO DE NEUROCIRURGIA

Ana Paula de Carvalho Panzeri Carlotti

INTRODUÇÃO

Os cuidados do paciente na unidade de terapia intensiva visam à manutenção da homeostase e observação rigorosa de possível deterioração neurológica no período pós-operatório (PO). Hemorragia, hidrocefalia ou edema, resultantes da lesão original ou da própria intervenção cirúrgica, podem levar à hipertensão intracraniana, que deve ser reconhecida e tratada prontamente. O trabalho coordenado do intensivista e do neurocirurgião, assim como a comunicação efetiva entre os profissionais, são de importância fundamental para que o manejo pós-operatório seja bem-sucedido.

AVALIAÇÃO CLÍNICO-LABORATORIAL

- Monitoração contínua dos sinais vitais: frequência e ritmo cardíaco, frequência e ritmo respiratório, pressão arterial e saturação de oxigênio.
- Diurese horária e balanço hídrico rigoroso nas primeiras 24-48 h.
- Colher exames laboratoriais a cada 12 h nas primeiras 48 h: sangue para avaliação das concentrações de sódio ($[Na^+]$), potássio ($[K^+]$), cloro ($[Cl^-]$), cálcio ($[Ca^{++}]$), ureia, creatinina, glicemia, gasometria arterial, hemo-

globina, hematócrito, plaquetas e osmolaridade sanguínea, e urina para avaliação de [Na⁺], [K⁺], [Cl⁻] e osmolaridade urinária.

AVALIAÇÃO NEUROLÓGICA

- Avaliação seriada do nível de consciência pela escala de coma de Glasgow (ECG) (Anexo), pupilas (tamanho e reatividade à luz), pesquisa de déficits motores e reflexos de proteção de vias aéreas (tosse e engasgo). É importante conhecer o estado neurológico prévio do paciente e os déficits neurológicos esperados de acordo com o tipo de cirurgia realizada, para que estes não sejam erroneamente interpretados como complicações agudas.

- Monitoração de sinais de hipertensão intracraniana:

  – Recém-nascidos e lactentes: abaulamento e aumento da tensão da fontanela, irritabilidade, choro intenso e recusa alimentar.

  – Crianças maiores: cefaleia, vômitos, diminuição do nível de consciência (irritabilidade, letargia, confusão mental, desorientação, piora da pontuação na ECG), anisocoria e reação pupilar fraca ou ausente à luz;

  Atenção: a tríade de Cushing, caracterizada por aumento reflexo da pressão arterial, bradicardia e alteração do ritmo respiratório é fenômeno tardio que aparece em fases mais avançadas de descompensação da hipertensão intracraniana.

- Verificação do surgimento de crises convulsivas e suas características.

- Realização de tomografia computadorizada de crânio controle no primeiro dia pós-operatório e sempre que necessário. O exame deve ser visto pelo intensivista e pelo neurocirurgião, buscando discriminar entre achados rotineiros ou esperados e achados inesperados ou potencialmente graves.

- *Comunicar o neurocirurgião imediatamente se houver surgimento de sinais de hipertensão intracraniana ou deterioração neurológica.*

MANEJO DO PACIENTE NO PÓS-OPERATÓRIO IMEDIATO

- Manter a cabeça elevada a 30° e em posição neutra, para melhorar a drenagem venosa, a reabsorção liquórica e a ventilação. A flexão e a rotação da cabeça levam à diminuição do fluxo sanguíneo jugular e ao aumento da pressão intracraniana (PIC).

- Sondagem vesical de demora (sonda de Foley) para monitoração da diurese.

- *Manejo hidroeletrolítico:*

  – O objetivo é minimizar o edema cerebral que ocorre após a manipulação cirúrgica, mas com o cuidado de manter a volemia normal, garantindo perfusão tecidual adequada. Deve-se manter a concentração plasmática de Na^+ maior ou igual a 140 mEq/L e a glicemia normal (70-110 mg/dL), pois hiponatremia agrava o edema cerebral, e hipo e hiperglicemia se associam a lesão neuronal.

  – *Volume do soro de manutenção*: inicialmente, administra-se 60-70% do volume calculado pela regra de Holliday-Segar, mas ajustes devem ser feitos de acordo com o balanço hídrico.

  – *Composição do soro de manutenção*: glicose 0-2 g/kg/dia, Na^+ 150 mEq/L, K^+ 20-40 mEq/L e Ca^{++} 2 a 4 mL/kg/dia de gluconato de cálcio a 10% (máx. 80 mL/dia), de acordo com as concentrações plasmáticas. Evitar o uso de soluções hipotônicas que podem exacerbar o edema cerebral.

  – *Tratar hiponatremia agressivamente*: se Na^+ < 135 mEq/L, fazer correção rápida com solução salina hipertônica (NaCl 3% 5 mL/kg, em 30 minutos). Em serviços em que não se dispõe de NaCl 3%, deve-se diluir a solução de NaCl 20% 1:7, ou seja, adicionando-se uma parte de NaCl 20% a 6 partes de água destilada, transformando-a em solução a aproximadamente 3%.

  – Na ausência de complicações, em geral, o soro pode ser suspenso no dia seguinte e o paciente pode se alimentar por via oral ou por sonda.

- *Cuidados respiratórios*:

  – Manter oxigenação e ventilação adequadas (PaO_2 80-100 mmHg, $SatO_2$ maior ou igual a 94% e $PaCO_2$ 35-40 mmHg). A necessidade de manter a intubação no pós-operatório depende do estado neurológico do paciente e do risco de elevação persistente da PIC. A extubação será realizada se a criança estiver acordada e for capaz de proteger as vias aéreas e eliminar secreções apropriadamente.

- *Controle da temperatura.*

  – Manter normotermia. Tratar febre agressivamente com antitérmicos e medidas físicas (colchao térmico, bolsas de gelo etc.).

- *Antibioticoprofilaxia*:

  – Cirurgia com abertura da dura-máter com duração < 4 h: vancomicina 10 mg/kg/dose 6/6 h + amicacina 7,5 mg/kg/dose 12/12 h, por 24 h.

  – Cirurgia com abertura da dura-máter com duração > 4 h: vancomicina 10 mg/kg/dose 6/6 h + amicacina 7,5 mg/kg/dose 12/12 h, por 48 h.

  – Cirurgia sem abertura da dura-máter: cefazolina 40 mg/kg/dose 8/8 h, por 24 h.

- *Anticonvulsivante profilático*: fenitoína – ataque 10-20 mg/kg EV e manutenção 5 mg/kg/dia, 12/12 h. Caso o paciente faça uso de outras medicações anticonvulsivantes, em geral, elas podem ser reiniciadas depois das primeiras 24 h pós-operatórias, exceto quando houver orientação contrária do neurologista ou neurocirurgião.

- *Protetores de mucosa gástrica*: ranitidina 3 mg/kg/dia EV, 12/12h ou omeprazol 1-2 mg/kg/dia EV, 12/12h.

- *Corticoide*: dexametasona 0,6 mg/kg/dia EV, 6/6 h, por 48 h, com diminuição progressiva da dose (total de 5 dias de utilização). Uso indicado em pós-operatório de tumores do sistema nervoso central.

- *Controle da dor*: evitar sedativos. Utilizar analgésicos comuns para o tratamento da dor (dipirona, paracetamol). Para pacientes submetidos a cirurgias de correção de deformidades craniofaciais, recomenda-se a utilização de analgésicos mais potentes (tramadol 1,25 mg/kg/dose EV, administrado em infusão durante 30 a 60 minutos, até de 6/6 h).

- Verificar curativos e débitos por drenos (por exemplo, Hemovac) e derivação ventricular externa (DVE). Transfundir concentrado de hemácias se houver sangramento significativo, com queda do hematócrito. Em todo paciente com instabilidade hemodinâmica ou queda aguda no hematócrito, o curativo deve ser aberto imediatamente para verificar sangramento. Pode ser necessário soro de reposição de perdas, em casos de drenagem de grandes volumes de líquido cefalorraquidiano (LCR) pela DVE. Ressalta-se que a composição eletrolítica do LCR é semelhante à do plasma e, portanto, a reposição das perdas deve ser realizada inicialmente com NaCl 0,9%, com monitoração dos níveis séricos de eletrólitos. Em alguns pacientes, pode haver drenagem de LCR pela incisão cirúrgica, podendo resultar em fístula liquórica. Suspeitar sempre que os curativos ou a cama estiverem molhados ou úmidos. Alguns pacientes podem apresentar fístulas liquóricas com saída de LCR pelas narinas ou pelos ouvidos. O neurocirurgião deve ser sempre comunicado, pelo risco de infecção.

- *Controle da PIC*:

    – A monitoração da PIC será instalada no intraoperatório, caso se antecipe a presença de edema significativo no pós-operatório, a critério do neurocirurgião. Além disso, a monitoração da PIC deverá ser instalada a qualquer momento no pós-operatório, caso o paciente evolua com sinais clínicos e/ou exames de imagem sugestivos de hipertensão intracraniana, com ECG menor ou igual a 8.

– A PIC deve ser mantida entre 5-15 mmHg, e a pressão de perfusão cerebral (PPC = pressão arterial média (PAM) – PIC), acima de 50 mmHg em crianças < 10 anos e acima de 60 mmHg em pacientes > 10 anos. A terapêutica para o controle da hipertensão intracraniana deve ser iniciada quando a PIC ultrapassar 20 mmHg. Medidas para o controle da hipertensão intracraniana incluem:

▪ Intubação traqueal se ECG menor ou igual a 8, utilizando a sequência rápida de intubação:

1. Pré-oxigenação com O_2 a 100%.

2. Pré-medicação: atropina 0,01-0,02 mg/kg (mínimo 0,1 mg) (indicações: < 1 ano, bradicardia) e lidocaína 1-2 mg/kg (opcional).

3. Sedação: Tiopental é a droga de escolha (3-5 mg/kg). Alternativamente, pode-se utilizar midazolam (0,1-0,3 mg/kg) associado ao fentanil (1-3 mcg/kg).

4. Manobra de Sellick – compressão da cartilagem cricoide.

5. Bloqueio neuromuscular: rocurônio 0,6-1,2 mg/kg ou vecurônio 0,1 mg/kg.

6. Intubação.

▪ Manter sedação e analgesia ± bloqueio neuromuscular em infusão contínua.

▪ Drenagem de LCR por DVE.

▪ Hiperventilação leve, mantendo a $PaCO_2$ entre 30 e 35 mmHg, até a diminuição da PIC. Após o controle da hipertensão intracraniana, manter a $PaCO_2$ em torno de 35 mmHg. Ressalta-se que a hiperventilação por período prolongado é prejudicial pelo risco de induzir isquemia cerebral.

▪ Osmoterapia: manitol 20% 0,25-1 g/kg EV, administrado em 20 minutos e/ou solução salina hipertônica (NaCl 3%) 5 mL/kg EV, administrada em 30 minutos. Atentar para o efeito diurético do manitol, que pode levar a poliúria e hipovolemia depois da administração.

▪ Em casos refratários:

Coma barbitúrico: tiopental – dose de ataque 5 mg/kg EV e manutenção 1 a 3 mg/kg/h EV, em infusão contínua.

Craniectomia descompressiva.

DISTÚRBIOS DO SÓDIO NO PÓS-OPERATÓRIO DE NEUROCIRURGIA

Os distúrbios do sódio podem causar complicações graves e potencialmente fatais no pós-operatório de neurocirurgia. A hiponatremia agrava o edema cerebral associado à patologia de base ou que ocorre após a manipulação cirúrgica do cérebro, enquanto a hipernatremia relaciona-se ao aumento do risco de hemorragia intracraniana. A situação clínica mais frequente no pós-operatório de neurocirurgia associada à ocorrência de hiponatremia é a síndrome de secreção inapropriada do hormônio antidiurético (SIADH), e à hipernatremia, o *diabetes insipidus* central.

SÍNDROME DE SECREÇÃO INAPROPRIADA DO HORMÔNIO ANTIDIURÉTICO (SIADH)

A hiponatremia na SIADH ocorre por retenção de água livre, em virtude das ações do ADH liberado em resposta ao estresse, dor, náuseas, ansiedade e uso de drogas (opioides). Além disso, a liberação aumentada de ADH pode ser exacerbada após cirurgias envolvendo as regiões perisselares. O tratamento consiste em:

- Restrição hídrica.
- Manter a concentração plasmática de $Na^+ \geq 140$ mEq/L.
- *Hiponatremia aguda (menos de 48 h de duração)*: fazer correção rápida com salina hipertônica (NaCl 3% – 5 mL/kg, em 30 minutos) para elevar a concentração plasmática de Na^+ acima de 135 mEq/L. A quantidade de Na^+ necessária para a elevação de suas concentrações plasmáticas pode ser calculada pela fórmula:

  Quantidade de Na^+ = ([Na^+] desejada – [Na^+] atual) x ACT

  sendo: ACT = água corporal total, que correspondente a aproximadamente 2/3 do peso corporal.

    – Furosemida (1 mg/kg) pode ser útil se houver expansão do volume extracelular, porque compromete os mecanismos de concentração urinária, promovendo a eliminação de urina com menor concentração de Na^+.

- *Hiponatremia crônica (duração maior que 48 h)*: elevar a concentração plasmática de Na^+ no máximo 8 mEq/L/dia. Em casos sintomáticos (convulsões, coma), recomenda-se uma correção rápida inicial com salina hipertônica 3%, elevando-se a concentração plasmática de Na^+ 5 mEq/L em 2 h a 3 h, até melhora dos sintomas, não ultrapassando o total diário de 8 mEq/L.

DIABETES INSIPIDUS CENTRAL

É mais frequente após cirurgia de craniofaringioma e outros procedimentos cirúrgicos que envolvem a manipulação da hipófise e do hipotálamo, e após trauma cranioencefálico. Ocorre quando a secreção de ADH pela neuro-hipófise é parcial ou totalmente interrompida, levando ao comprometimento da capacidade de concentração urinária. A hipernatremia geralmente ocorre por perda de água livre. Raramente, a causa da hipernatremia é o ganho de Na⁺, como em situações em que o volume de reposição de perdas pela poliúria é administrado na forma de soluções com concentração de Na⁺ superior à concentração de Na⁺ da urina. O tratamento consiste em:

* *Reposição hormonal:*

    – DDAVP (1-deamino-8-arginina vasopressina) intranasal: 2,5-20 µg/dia – dose individualizada de acordo com a resposta do paciente. Duração de ação prolongada: 8-20 h. Em lactentes, iniciar o tratamento com doses menores, 1 µg/dia. Recomenda-se diluir a medicação até 1:10 com soro fisiológico ou água destilada para facilitar a administração de doses pequenas.

    – Vasopressina aquosa em infusão intravenosa contínua: 0,25-2 mU/kg/h. Maior facilidade de titulação da droga, com estado hidroeletrolítico mais estável.

* *Terapia hidroeletrolítica:*

    – Hipernatremia por déficit de água:

        ▪ NaCl 0,9% 10 a 20 mL/kg em *bolus*, se houver sinais de choque.

        ▪ Déficit de H_2O (L) = ACT x (1 – [Na⁺] atual/[Na⁺] desejada)

        Ressalta-se que a melhor maneira de se administrar água livre é pela via oral.

    – Hipernatremia por excesso de Na⁺:

        ▪ Diurético de alça (furosemida) para induzir a perda de salina isotônica na urina e a reposição desse volume na forma de salina 0,45%.

    – Se a hipernatremia for de duração maior que 48 h (crônica), diminuir a natremia no máximo 12 mEq/L/dia.

Atenção!

Em alguns pacientes, pode ocorrer uma resposta trifásica após cirurgias suprasselares ou trauma cranioencefálico, caracterizada por *diabetes insipidus* inicialmente, seguido da SIADH após 4 a 7 dias e retornando posteriormente ao *diabetes insipidus*. A resolução transitória do *diabetes insipidus* na segunda semana pós-operatória decorre da liberação de ADH por tecidos em degeneração na hipófise posterior, havendo reversão subsequente ao estado permanente de *diabetes insipidus*. Nesse período, pode ocorrer hiponatremia associada à SIADH, que, se não for prontamente diagnosticada e tratada, pode causar morbidade significativa aos pacientes.

ALTA DA UTI

Em geral, na ausência de complicações, os pacientes recebem alta da UTI entre 24 h e 48 h após a cirurgia, preferencialmente para unidade especializada no tratamento desse tipo de pacientes.

REFERÊNCIAS

1. Carlotti APCP. Cuidados no pós- -operatório. In: Oliveira RS, Machado HR, eds. Neurocirurgia pediátrica. Rio de Janeiro: Di Livros; 2009. p. 367-72.

2. Chambers IR et al. Critical thresholds of intracranial pressure and cerebral perfusion pressure related to age in paediatric head injury. J Neurol Neurosurg Psychiatry 2006; 77(2):234-40.

3. Khanna S et al. Use of hypertonic saline in the treatment of severe refractory posttraumatic intracranial hypertension in pediatric traumatic brain injury. Crit Care Med 2000;28(4):1144-51.

4. Kochanek P et al. Guidelines for the acute medical management of severe traumatic brain injury in infants, children, and adolescents. 2. ed. Pediatr Crit Care Med 2012;13(Suppl 1):S1-82.

5. Laffey JG, Kavanagh BP. Hypocapnia. N Engl J Med 2002;347(1):43-53.

6. Mazzola CA, Adelson D. Critical care management of head trauma in children. Crit Care Med 2002;30(Suppl 11):S393-401.

7. Swearingen B. Perioperative management of the neurosurgical patient. In: Todres D, Fugate JH, eds. Critical care of infants and children. Boston: Little, Brown and Company; 1996. p. 378-80.

8. Zelicof-Paul A et al. Controversies in rapid sequence intubation in children. Curr Opin Pediatr 2005;17(3):355-62.

ANEXO: ESCALA DE COMA DE GLASGOW

Abertura ocular		
4 – Espontânea		
3 – Ao comando verbal		
2 – À dor		
1 – Nenhuma		
Melhor resposta verbal		
0-23 meses	**2-5 anos**	**> 5 anos**
5 – Sorri, balbucia	Palavras apropriadas	Orientado, conversa
4 – Choro apropriado	Palavras inapropriadas	Confuso
3 – Choro inapropriado, grito	Choro, gritos	Palavras inapropriadas
2 – Gemidos	Gemidos	Sons incompreensíveis
1 – Nenhuma	Nenhuma	Nenhuma
Melhor resposta motora		
< 1 ano	**> 1 ano**	
6	Obedece a comando	
5 – Localiza a dor	Localiza a dor	
4 – Flexão normal	Flexão normal	
3 – Flexão anormal	Flexão anormal	
2 – Extensão	Extensão	
1 – Nenhuma	Nenhuma	

CAPÍTULO 31
TRAUMATISMO CRANIOENCEFÁLICO

Daniele da Silva Jordan Volpe
Ana Paula de Carvalho Panzeri Carlotti

INTRODUÇÃO

O trauma, no Brasil, representa a principal causa de morte em crianças com mais de cinco anos, sendo responsável por mais de 50% dos óbitos entre os adolescentes. O traumatismo cranioencefálico (TCE) é a principal causa de óbito por trauma.

O TCE é classificado segundo a gravidade, conforme a pontuação da Escala de Coma de Glasgow (ECG) na avaliação inicial, sendo considerado leve quando o escore inicial da ECG é de 13 a 15, moderado quando é de 9 a 12, e grave quando igual ou inferior a 8. Pacientes com TCE grave têm risco de déficit neurológico permanente em decorrência da perda neuronal associada à lesão primária, ou seja, aquela que ocorre no momento do trauma, e às lesões secundárias, que ocorrem em intervalo de tempo após o trauma.

As lesões cerebrais secundárias de origem sistêmica relacionam-se a hipotensão, hipóxia, anemia, hipertermia, hiper/hipocapnia, distúrbios eletrolíticos e metabólicos e resposta inflamatória sistêmica. As lesões secundárias de origem intracraniana são causadas pelo aumento da pressão intracraniana (PIC) ocasionado por hematomas, hidrocefalia e *brain swelling*.

As medidas gerais de prevenção de acidentes têm impacto direto na redução das lesões primárias, enquanto a prevenção das lesões secundárias está vinculada às práticas de assistência e aos cuidados às vítimas de TCE, desde o atendimento pré-hospitalar e o transporte, até o tratamento em unidades de terapia intensiva (UTI). O manejo clínico-cirúrgico adequado é essencial para melhorar o desfecho neurológico desses pacientes.

AVALIAÇÃO INICIAL

- Verificar a permeabilidade das vias aéreas, a ventilação e a circulação. Hipóxia e hipotensão devem ser tratadas agressivamente, pois se associam a lesões secundárias do sistema nervoso central e piora da mortalidade e do desfecho neurológico.

- Avaliar o nível de consciência pela ECG.

- Avaliar o diâmetro e a resposta pupilar à luz.

- Avaliar a força muscular nos quatro membros.

A intubação orotraqueal deve ser feita em todos os pacientes com ECG menor ou igual a 8, pela sequência rápida de intubação, descrita a seguir:

- *Pré-oxigenação* com oxigênio a 100% por 3 a 5 minutos; se o paciente estiver respirando espontaneamente, recomenda-se administrar oxigênio a 100% por meio de máscara não reinalante, postergando a ventilação com pressão positiva com bolsa-valva e máscara, que pode causar distensão gástrica e aumento do risco de aspiração do conteúdo do estômago.

- *Pré-medicação*:

    – Atropina 0,01 a 0,02 mg/kg EV (mín. 0,1 mg; máx. 1 mg), 1 a 2 minutos antes da intubação; o objetivo é minimizar as respostas desfavoráveis ao estímulo vagal (bradicardia ou assistolia) durante a laringoscopia. O uso de atropina é indicado para todas as crianças menores de 1 ano de idade e para os pacientes que estejam bradicárdicos no momento da intubação.

    – Lidocaína 1 a 2 mg/kg EV, 2 a 5 minutos antes da laringoscopia, para reduzir o aumento da PIC que ocorre com a laringoscopia (provavelmente relacionado ao efeito anestésico da lidocaína no sistema nervoso central).

- *Sedação*: o tiopental (3-5 mg/kg EV) é o agente de escolha no TCE, pois reduz o consumo cerebral de oxigênio e a PIC. Em pacientes com instabilidade hemodinâmica, recomenda-se administrar doses baixas de tiopental (2 mg/kg). Alternativamente, pode-se utilizar midazolam (0,1-0,3 mg/kg EV) associado ao fentanil (1-3 mcg/kg EV). A ketamina é contraindicada em pacientes com TCE, porque aumenta a PIC.

- *Manobra de Sellick* (pressão sobre a cartilagem cricoide) e ventilação assistida com bolsa-valva e máscara. A pressão cricoide comprime o esôfago, minimizando a entrada de ar no estômago e a possibilidade de refluxo e aspiração do conteúdo gástrico. Além disso, melhora a visualização das cordas vocais, pois desloca a laringe posteriormente.

- *Bloqueio neuromuscular:* o agente de escolha no TCE é o rocurônio (0,6-1,2 mg/kg EV). A succinilcolina é agente despolarizante, contraindicado no TCE, porque aumenta a PIC.

- Intubação traqueal.

EXAME DE IMAGEM – TOMOGRAFIA COMPUTADORIZADA DE CRÂNIO

- Indicada em todos os pacientes com TCE moderado ou grave.

- Em crianças com TCE leve, a tomografia computadorizada de crânio deve ser feita se houver pelo menos um dos seguintes fatores de risco de lesão intracraniana:

  - ECG menor que 15.

  - Sinais focais.

  - Evidência de fratura de crânio significante (com diástase, afundamento, fratura aberta ou basilar).

  - Perda da consciência no momento do trauma.

  - Vômitos persistentes.

  - Hematoma em couro cabeludo.

  - Alteração do comportamento.

  - Coagulopatia.

MONITORAÇÃO DA PRESSÃO INTRACRANIANA

A PIC deve ser monitorada em todos os pacientes com ECG menor ou igual a 8, independentemente dos achados da tomografia computadorizada de crânio.

- Em situações em que o paciente necessite de outro procedimento cirúrgico, a monitoração da PIC será instalada no centro cirúrgico. Caso contrário, a monitoração poderá ser instalada à beira do leito, na UTI pediátrica.

- Tipos de dispositivos para monitoração da PIC:

  - No Hospital das Clínicas da Faculdade de Medicina de Ribeirão Preto da Universidade de São Paulo, dá-se preferência aos cateteres intraparenquimatosos.

– Cateteres intraventriculares têm a vantagem de possibilitar a remoção de líquido cefalorraquidiano, que pode contribuir para o controle da PIC.

CRITÉRIOS DE EXCLUSÃO

- Fraturas múltiplas ou com afundamentos extensos (efeito de tamponamento).

- Crianças acima de 2 anos de idade, com ECG 3 após estabilização clínica, sem reflexos de tronco e achados altamente sugestivos de morte encefálica.

  – Todas as crianças menores de 2 anos, com ECG 3, devem ter a PIC monitorada.

MEDIDAS TERAPÊUTICAS GERAIS

- *Posicionamento da cabeça*: manter a cabeça em posição neutra e a cabeceira do leito elevada a 30° para facilitar a ventilação e melhorar a drenagem venosa e a reabsorção liquórica.

- *Sonda nasogástrica ou orogástrica* (na suspeita de fratura de base de crânio) em drenagem.

- *Sonda vesical de demora*, para monitoração rigorosa da diurese.

- *Sedação e analgesia*:

  – Manter infusão EV contínua de midazolam (0,1-0,3 mg/kg/h) e fentanil (1-3 mcg/kg/h), pois a dor e o estresse aumentam o metabolismo cerebral e a pressão intracraniana, favorecendo o dano cerebral secundário.

  – Antes de procedimentos dolorosos e aspiração de cânula endotraqueal, administrar *bolus* adicionais EV de midazolam (0,1-0,2 mg/kg) e fentanil (1-3 mcg/kg).

- *Bloqueio neuromuscular*: pode ajudar a controlar a elevação da PIC por promover redução na pressão de vias aéreas e intratorácica, facilitando o retorno venoso cerebral, além de prevenir tremores e assincronia entre o paciente e o respirador. As drogas mais utilizadas são:

  – Vecurônio: 0,1 mg/kg EV em *bolus* e 1-10 mcg/kg/min em infusão contínua.

  – Rocurônio: 1 mg/kg EV em *bolus* e 5-10 mcg/kg/min em infusão contínua.

- *Manejo hidroeletrolítico*:

  – O objetivo é minimizar o edema cerebral que ocorre após o trauma, mas com o cuidado de manter a volemia normal, garantindo perfusão tecidual adequada. Deve-se manter a concentração plasmática de Na^+ maior ou igual a 140 mEq/L e a glicemia normal (70-110 mg/dL), pois a hiponatremia agrava o edema cerebral, e hipo e hiperglicemia se associam a lesão neuronal.

– *Volume do soro de manutenção*: inicialmente, administra-se 50-70% do volume calculado pela regra de Holliday-Segar, mas ajustes devem ser feitos de acordo com o balanço hídrico.

– *Composição do soro de manutenção*: glicose 0-2 g/kg/dia, Na^+ 150 mEq/L, K^+ 20-40 mEq/L e Ca^{++} 2-4 mL/kg/dia de gluconato de cálcio a 10% (máximo 80 mL/dia), de acordo com as concentrações plasmáticas. Evitar o uso de soluções hipotônicas que podem exacerbar o edema cerebral.

– *Tratar hiponatremia agressivamente*: se Na^+ < 135 mEq/L, fazer correção rápida com solução salina hipertônica (NaCl 3% 5 mL/kg, em 30 minutos) e diurético (furosemida 1 mg/kg), quando indicado. Em serviços em que não se dispõe de NaCl 3%, deve-se diluir a solução de NaCl 20% 1:7, ou seja, adicionando-se uma parte de NaCl 20% a 6 partes de água destilada, transformando-a em solução a aproximadamente 3%.

- *Suporte nutricional*: introdução precoce de nutrição enteral, assim que houver estabilidade hemodinâmica e mobilidade adequada do trato gastrintestinal (idealmente, em 24-48 h). Se houver impossibilidade do uso da via enteral, iniciar nutrição parenteral.

- *Protetores gástricos*: ranitidina 2-4 mg/kg/dia ou omeprazol 1-2 mg/kg/dia, EV.

- *Cuidados respiratórios*: manter oxigenação e ventilação adequadas, com PaO_2 > 70 mmHg, saturação de O_2 > 94% e $PaCO_2$ entre 35 e 38 mmHg.

- *Monitoração invasiva da pressão arterial*: instalar cateter arterial para monitoração da pressão arterial média (PAM), coleta de exames e cálculo da pressão de perfusão cerebral (PPC = PAM – PIC):

    – Manter PPC > 50 mmHg em menores de 10 anos e > 60 mmHg em maiores de 10 anos.

    – Utilizar drogas vasoativas para aumentar a PAM e otimizar a PPC, se necessário:

        ▪ Dopamina (5-15 mcg/kg/min) ou norepinefrina (0,01-1 mcg/kg/min).

- *Controle da temperatura*:

    – Manter temperatura esofágica entre 36,5 e 37 °C.

    – Tratar hipertermia agressivamente com antitérmicos e resfriamento com colchão térmico e bolsas de gelo.

- *Anticonvulsivantes*: administração profilática de fenitoína aos pacientes com contusão cerebral e hemorragia subaracnoidea.
  - Ataque: 20 mg/kg.
  - Manutenção: 5 mg/kg/dia.

TRATAMENTO DA HIPERTENSÃO INTRACRANIANA

Manter a PIC < 20 mmHg. As medidas clínicas para o controle da PIC incluem:

- *Drenagem de líquido cefalorraquidiano*, se houver cateter intraventricular instalado para monitoração da PIC.
- *Hiperventilação*:
  - Não fazer hiperventilação profilática.
    - A hiperventilação prolongada é prejudicial, pois causa isquemia cerebral e se associa a aumento da morbimortalidade.
  - A hiperventilação aguda deve ser utilizada no manejo de emergência da deterioração neurológica aguda, com sinais de herniação e/ou elevações acentuadas da PIC.
- *Osmoterapia*:
  - Solução salina hipertônica (NaCl 3%) 5 mL/kg EV em 30 minutos ou 0,1 a 1 mL/kg/h por infusão contínua. Manter a osmolaridade plasmática < 360 mOsm/L.
  - Manitol 20% 0,25 a 1 g/kg, em 20 minutos. Manter a osmolaridade plasmática < 320 mOsm/L.
    - O objetivo é manter normovolemia com hiperosmolaridade. A escolha do agente hiperosmolar (salina hipertônica vs. manitol) deve levar em consideração o estado hemodinâmico do paciente. Na presença de instabilidade cardiovascular, deve-se dar preferência à solução salina hipertônica, em virtude do efeito diurético do manitol.
- *Diurético* não osmótico: furosemida (1 mg/kg) associado ao manitol.
- *Coma barbitúrico*: utilizado em casos de hipertensão intracraniana refratária à terapêutica inicial.
  - Iniciar somente se o paciente estiver hemodinamicamente estável.
  - Tiopental: ataque de 5 mg/kg EV em 30 minutos, manutenção de 1-5 mg/kg/h. Desmame gradual após 24-48 h do controle da PIC.
- *Hipotermia*: atualmente, não há evidências que suportem o uso de hipotermia terapêutica em crianças com TCE.

- *Craniectomia descompressiva*:

  – Indicada em casos de hipertensão intracraniana refratária ao tratamento clínico.

  – Deve ser feita precocemente (de preferência, nas primeiras 24-48 h após o trauma).

REFERÊNCIAS

1. Adelson PD et al. Comparison of hypothermia and normothermia after severe traumatic brain injury in children (Cool Kids): a phase 3, randomized controlled trial. Lancet Neurol 2013;12(6):546-53.

2. Bahloul M et al. Severe head injury among children: Prognostic factors and outcome. Injury 2009;40(5):535-40.

3. Bor-Seng-Shu E et al. Decompressive craniectomy: a meta-analysis of influences on intracranial pressure and cerebral perfusion pressure in the treatment of traumatic brain injury. J Neurosurg 2012;117(3):589-96.

4. Ducrocq SC et al. Epidemiology and early predictive factors of mortality and outcome in children with traumatic severe brain injury: Experience of a French pediatric trauma center. Pediatr Crit Care Med 2006;7(5):461-7.

5. Huh JW, Raghupathi R. New concepts in treatment of pediatric traumatic brain injury. Anesthesiol Clin 2009;27(2):213-40.

6. Khanna S et al. Use of hypertonic saline in the treatment of severe refractory posttraumatic intracranial hypertension in pediatric traumatic brain injury. Crit Care Med 2000;28(4):1144-51.

7. Kochanek P et al. Guidelines for the acute medical management of severe traumatic brain injury in infants, children, and adolescents. 2. ed. Pediatr Crit Care Med 2012;13(Suppl 1):S1-82.

8. Laffey JG, Kavanagh BP. Hypocapnia. N Eng J Med 2002;347(1):43-53.

9. Ma C et al. Is therapeutic hypothermia beneficial for pediatric patients with traumatic brain injury? A meta-analysis. Childs Nerv Syst 2013;29(6):979-84.

10. Mazzola CA, Adelson D. Critical care management of head trauma in children. Crit Care Med 2002;30(Suppl 11):S393-401.

11. Sagher O. Decompressive craniectomy. J Neurosurg 2012;117(3):587-8.

CAPÍTULO 32
MORTE ENCEFÁLICA E DOAÇÃO DE ÓRGÃOS

Marcio Henrique Carvalho Grade

DEFINIÇÃO DE MORTE ENCEFÁLICA

O conceito e o diagnóstico de morte, historicamente, eram relacionados com a cessação total e permanente das funções vitais (respiratória e cardiocirculatória). No entanto, o avanço em técnicas de ressuscitação cardiorrespiratória, equipamentos e medicações para manutenção das funções vitais em pacientes com lesões cerebrais graves, associado ao desenvolvimento de tecnologia de transplantes de órgãos, criou a necessidade de evolução do conceito de morte, associado à parada cardiorrespiratória para o de morte encefálica. Esta é definida como a parada total e irreversível das funções encefálicas.

O diagnóstico de morte encefálica deve ser feito com a maior brevidade possível para evitar abalo psicológico ainda maior à família do paciente, assim como ônus material causado pelo prolongamento do suporte avançado de vida para a manutenção de funções vegetativas. Além disso, diante da dificuldade de obtenção de órgãos para transplante, o diagnóstico de morte encefálica, quando suspeitado, deve ser confirmado rapidamente, para que os receptores sejam beneficiados com o possível ato de doação.

DIAGNÓSTICO DE MORTE ENCEFÁLICA

A determinação de morte encefálica é baseada na ausência das funções neurológicas centrais (coma aperceptivo com ausência de atividade motora supraespinal), de causa irreversível e conhecida, associada à apneia. No Brasil é regulamentada pela Resolução do Conselho Federal de Medicina (CFM) nº 1480/97.

Os pré-requisitos para iniciar a avaliação de morte encefálica são:

* Correção de quadros de hipotensão, hipotermia e distúrbios metabólicos e eletrolíticos que possam afetar o exame neurológico.

* O uso de sedativos, analgésicos, bloqueadores neuromusculares e agentes anticonvulsivantes deve ser descontinuado por período de tempo razoável, baseado na meia-vida de eliminação dessas drogas (Tabela 32.1). O conhecimento das doses utilizadas e a determinação da concentração plasmática do fármaco (se disponível) são de grande utilidade para a avaliação do tempo necessário para início dos exames (ver Tabela 32.1). Quando a concentração desses medicamentos está abaixo ou dentro da faixa terapêutica, esses efeitos não são suficientes para alterar o exame neurológico.

* Após parada cardiorrespiratória ou outra situação de lesão cerebral aguda grave, deve-se aguardar pelo menos 24-48 h para fazer a avaliação neurológica clínica de morte encefálica.

Tabela 32.1 Recomendação de tempo para iniciar testes de morte encefálica após a parada de administração de medicações.

Medicação	Meia-vida de eliminação Lactentes e crianças	Meia-vida de eliminação Neonatos
Indução intravenosa, anestésicos e sedativos		
Tiopental	Adultos 3-11,5 h (meia-vida menor em crianças)	
Ketamina	2,5 h	
Etomidato	2,6-3,5 h	
Midazolam	2,9-4,5 h	4-12 h
Propofol	2-8 minutos meia-vida terminal 200 minutos (var. 300-700 minutos)	
Dexmedetomidina	Meia-vida terminal 83-159 minutos	Lactentes têm *clearance* mais rápido

Medicação	Meia-vida de eliminação Lactentes e crianças	Meia-vida de eliminação Neonatos
Drogas anticonvulsivantes		
Fenobarbital	Lactentes 20-133 h Crianças 37-73 h	45-500 h
Pentobarbital	25 h	
Fenitoína	11-55 h	63-88 h
Diazepam	1 mês-2 anos: 40-50 h 2-12 anos: 15-21 h 12-16 anos: 18-20 h	50-95 h
Lorazepam	Lactentes 40,2 h (var. 18-73 h) Crianças 10,5 h (var. 6-17 h)	40 h
Clonazepam	22-33 h	
Ácido valproico	Crianças > 2 meses: 7-13 h Crianças 2-14 anos: Média 9 h (var. 3,5-20 h)	10-67 h
Levetiracetam	Crianças 4-12 anos: 5 h	
Narcóticos intravenosos		
Sulfato de morfina	Lactentes 1-3 meses: 6,2 h (5-10 h) 6 meses-2,5 anos: 2,9 h (1,4-7,8 h) Crianças 1-2 h	7,6 h (var. 4,5-13,3 h)
Meperidina	Lactentes < 3 meses: 8,2-10,7 h (var. 4,9-31,7 h) Lactentes 3-18 meses: 2,3 h Crianças 5-8 anos: 3 h	23 h (var. 12-39 h)
Fentanil	5 meses-4,5 anos: 2,4 h 0,5-14 anos: 21 h (var. 11-36 h para uso prolongado)	1-15 h
Sulfentanil	Crianças 2-8 anos: 97 ± 42 minutos	382-1162 minutos
Relaxantes musculares		
Succinilcolina	5-10 minutos – Ação prolongada em pacientes com deficiência ou mutação da pseudocolinesterase	
Pancurônio	110 minutos	
Vecurônio	41 minutos	65 minutos
Brometo de atracúrio	17 minutos	20 minutos
Rocurônio	3-12 meses: 1,3 ± 0,5 h 1 - < 3anos: 1,1 ± 0,7 h 3 - < 8 anos: 0,8 ± 0,3 h Adultos: 1,4-2,4 h	

Fonte: Nakagawa, 2011.

EXAME NEUROLÓGICO

1 – Coma

O paciente deve estar arresponsivo, com total ausência de consciência, vocalização ou atividade própria, incluindo a ausência de abertura ocular ou movimentos oculares e ausência de qualquer resposta motora (excetuando--se reflexos medulares) aos estímulos dolorosos.

2 – Reflexos do tronco cerebral abolidos

a) Pupilas fixas e arreativas: a ausência de resposta pupilar à luz deve ser avaliada nos dois olhos, estando usualmente de tamanho médio ou em midríase (4-9 mm).

b) Reflexo córneo-palpebral: a ausência é demonstrada tocando-se a córnea com um pedaço de papel, cotonete ou gotas de água. Nenhum movimento palpebral deve ser visto em resposta.

c) Reflexo oculocefálico: é pesquisado movimentando-se a cabeça do paciente para os dois lados com os olhos abertos. Se os olhos permanecerem fixos, é comprovada a ausência do reflexo; caso os olhos se movimentem em sentido contrário ao da cabeça, é sinal de preservação do arco reflexo, que inclui os núcleos motores oculares (tronco cerebral).

d) Reflexo oculovestibular: é pesquisado irrigando-se cada conduto auditivo com água gelada a 0 grau (também chamado de prova calórica). Antes de testar o reflexo, deve-se realizar otoscopia para verificar a integridade da membrana timpânica e descartar obstrução do conduto auditivo por rolha de cerúmen ou outra condição. A cabeça deve ser elevada a 30º e cada conduto deve ser irrigado, um de cada vez, com 50 mL de água. Os movimentos dos olhos devem estar ausentes pelo período de 1 minuto, para que o reflexo seja considerado ausente. Deve haver um intervalo de alguns minutos entre a realização dos testes de cada lado.

e) Reflexos de tosse e engasgo: o reflexo da tosse é pesquisado por meio de aspiração traqueal com sonda introduzida até a carina, e realizadas duas sucções. O reflexo de engasgo é testado após a estimulação da faringe posterior com um abaixador de línguas ou sonda de aspiração.

f) Ausência de movimentos de musculatura facial: forte pressão sobre os côndilos ao nível de articulação temporomandibular e sobre a saliência supraorbital não produzem qualquer movimento de musculatura facial.

3 – Apneia

O paciente não deve apresentar movimentos respiratórios durante teste que promova elevação da $PaCO_2$ até ou acima de 55 mmHg. Antes de iniciar o teste de apneia, verificar se a criança apresenta pH e PCO_2 normais em gasometria arterial, temperatura corporal maior que 35 °C e pressão arterial normal para a idade. Procede-se, então, da seguinte maneira:

a) Ventilar o paciente com oxigênio a 100% por 10 minutos.

b) Desconectar o paciente do respirador e instalar cateter traqueal de oxigênio, com fluxo de 6 litros por minuto.

c) Monitorar continuamente a frequência cardíaca, a pressão arterial e a saturação de oxigênio, observando a presença de movimentos respiratórios; caso ocorram, deve-se encerrar o teste (o resultado é negativo).

d) Se não houver movimentos respiratórios por 10 minutos ou até que a gasometria arterial demonstre a elevação da $PaCO_2$ acima de 55 mm Hg, o teste de apneia é compatível com morte encefálica (positivo).

e) O período de tempo em que essas elevações ocorrem geralmente é de 6 a 10 minutos. Se, durante a realização do teste de apneia, houver queda da saturação de oxigênio abaixo de 85%, instabilidade hemodinâmica ou bradicardia, o teste deve ser interrompido.

4 – Flacidez e ausência de movimentos induzidos ou espontâneos

Deve ser feita movimentação passiva do paciente e de suas extremidades, demonstrando-se flacidez e ausência de movimentos induzidos e espontâneos, excluindo-se eventos de atividade reflexa medular, tais como: reflexos osteotendinosos ("reflexos profundos"), cutâneo-abdominais, cutâneo-plantar em flexão ou extensão, cremastérico superficial ou profundo, ereção peniana reflexa, arrepio, reflexos flexores de retirada dos membros inferiores ou superiores, reflexo tônico cervical.

PERÍODO DE OBSERVAÇÃO E AVALIADORES

São necessários dois exames clínicos neurológicos completos, separados por período de observação que varia de acordo com a idade do paciente. Um dos testes clínicos deve ser realizado por neurologista, e nenhum dos testes pode ser realizado por médicos envolvidos com a captação e o transplante de órgãos. À família é facultada a indicação de médico de confiança para acompanhar os procedimentos diagnósticos. Os períodos de observação definidos no Brasil pela Resolução nº 1480/97 do CFM, de acordo com a idade do paciente, são:

- de 7 dias a 2 meses incompletos: 48 h.
- de 2 meses a 1 ano incompleto: 24 h.
- de 1 ano a 2 anos incompletos: 12 h.
- acima de 2 anos: 6 h.

EXAMES COMPLEMENTARES

A Resolução nº 1480/97 do CFM dispõe que, para ser constatada a morte encefálica no Brasil, é necessário ser realizado um exame complementar à avaliação clínica neurológica descrita acima. Esses exames complementares deverão demonstrar de forma inequívoca a ausência de atividade elétrica cerebral – eletroencefalograma (EEG) ou potencial evocado auditivo do tronco encefálico (BERA), ou ausência de atividade metabólica cerebral – tomografia por emissão de pósitrons (PET) ou extração cerebral de oxigênio, ou ausência de perfusão sanguínea cerebral – angiografia cerebral, cintilografia radioisotópica, *Doppler* transcraniano, tomografia computadorizada com xenônio, tomografia por emissão de fóton único (SPECT).

Ficam estabelecidos, também, os exames complementares que poderão ser utilizados de acordo com a faixa etária do paciente:

- Acima de 2 anos: qualquer um que demonstre a ausência de atividade elétrica cerebral ou de atividade metabólica cerebral ou de perfusão sanguínea cerebral.

- De 1 a 2 anos incompletos: qualquer um como descrito acima, porém, quando se optar por EEG, serão necessários dois exames com intervalo de 12 h.

- De 2 meses a 1 ano incompleto: dois EEGs com intervalo de 24 h.

- De 7 dias a 2 meses incompletos: dois EEGs com intervalo de 48 h.

COMUNICAÇÃO À FAMÍLIA E DECLARAÇÃO DE ÓBITO

A equipe multidisciplinar que está cuidando do paciente na Unidade de Terapia Intensiva (UTI) deve estar atenta aos pacientes gravemente enfermos com lesões cerebrais que possam evoluir para morte encefálica. É necessário manter uma comunicação clara e objetiva com a família desde o início, deixando-a ciente da gravidade do caso. Diante da suspeita de morte encefálica, os familiares devem ser comunicados de que serão realizados os exames para o diagnóstico correto. Após o primeiro exame clínico neurológico positivo para morte encefálica, no Hospital das Clínicas da Faculdade de Medicina de Ribeirão Preto da Universidade de São Paulo, costuma-se realizar uma comunicação à Organização de Procura de Órgãos para que estejam preparados para a abordagem da família e verifiquem a viabilidade de doação de órgãos. No entanto, não se deve entrar no assunto de doação com a família, para que não haja uma interpretação equivocada de que a preocupação da equipe da UTI seja com a doação e não com o paciente. Essa tarefa fica a cargo da equipe de doação e transplante.

Concluído o diagnóstico, é preciso fazer a comunicação do óbito aos familiares. Sempre que possível, conversar em um local reservado e com algum membro da equipe que tenha desenvolvido maior empatia com os familiares. Se possível, recomenda-se também a presença de um psicólogo. Opcionalmente, pode ser útil a presença de um membro do serviço de capelania institucional, principalmente se a família tiver forte religiosidade. Não existe maneira boa ou pré-formulada de comunicar notícia tão ruim. Mostrar convicção no diagnóstico, dispor-se a esclarecer todas as dúvidas e solidarizar-se com o sofrimento da família são atitudes esperadas para o momento.

A Declaração de Óbito deverá ser preenchida pelo médico assistente em casos de mortes por causas naturais, ou pelo Instituto Médico Legal em mortes por causas externas. A Resolução nº 1827/2007 do CFM normatiza que a data e a hora que serão colocadas na Declaração de Óbito são as do momento em que foi concluído o diagnóstico de morte encefálica (2º exame clínico ou exame complementar). Estes devem estar adequadamente anotados no prontuário médico do paciente, assim como anexado o Termo de Declaração de Morte Encefálica (Res. 1480/97 CFM, Anexo). Uma vez constatada a morte encefálica, cópia desse termo de declaração deve obrigatoriamente ser enviada ao órgão controlador estadual (Lei 9.434/97, Art. 13).

DOAÇÃO DE ÓRGÃOS

A doação de órgãos é um ato solidário que foi manifestado pela pessoa como sua intenção antes de falecer ou foi autorizado pelos familiares. A desproporção entre a grande demanda por transplantes de órgãos e sua baixa frequência de realização é um grave problema de saúde pública.

A equipe da UTI tem papel fundamental no sucesso do processo de captação de órgãos para transplante de pacientes que receberam o diagnóstico de morte encefálica. Sua atuação consiste na avaliação de quadros com suspeita de morte encefálica, com procedimentos diagnósticos corretos, claros e rápidos, e notificação em tempo hábil às centrais de captação e distribuição de órgãos, além de abordagem adequada da família durante esse processo. É fundamental que a equipe da UTI empenhe todos os esforços para a manutenção clínica da viabilidade dos órgãos dos pacientes que evoluíram para morte encefálica, visando à redução de perdas de doadores e ao aumento da qualidade e efetivação dos transplantes.

A Associação de Medicina Intensiva Brasileira tem diretrizes para a manutenção de múltiplos órgãos em potenciais doadores falecidos para adultos. Propomos uma adaptação destas para o paciente pediátrico, como se segue.

SUPORTE GERAL

- Deve-se manter as funções orgânicas, corrigir disfunções e agilizar a retirada de órgãos para transplante, idealmente no prazo de até 24 h a partir do diagnóstico de morte encefálica. Os objetivos são prevenir e corrigir, de forma agressiva, coordenada e simultânea, todas as disfunções orgânicas e metabólicas.

TEMPERATURA

- Evitar e reverter a hipotermia. Manter a temperatura corporal acima de 35 °C, idealmente entre 36-37,5 °C. Se possível, monitorar a temperatura central. Se necessário, usar aquecedores, berço aquecido e mantas térmicas.

EXAMES LABORATORIAIS

- Monitorar gasometria, eletrólitos e glicemia a cada 6 h; demais exames de rotina, a cada 24 h. Solicitar tempo de protrombina, tempo de tromboplastina parcial ativada e fibrinogênio, apenas quando houver sangramentos.

SUPORTE HEMODINÂMICO

- Se possível, monitorizar a pressão de forma invasiva ou não invasiva com frequência.
- Tratar a hipertensão arterial sustentada por mais de 30 minutos. Usar nitroprussiato de sódio, caso necessário.
- Manter a pressão arterial adequada, de acordo com a idade. Caso haja hipotensão, fazer expansões volêmicas (20 mL/kg de solução cristaloide) e basear a resposta na pressão venosa central e na oxigenação tecidual adequada. Se não houver resposta, usar vasopressores (dopamina, epinefrina ou norepinefrina).
- Tentar reverter a parada cardíaca em doadores e verificar a possibilidade de encaminhar o doador ao centro cirúrgico para remoção de órgãos, mantendo a reanimação cardiopulmonar. Em centros que dispõem de oxigenação por membrana extracorpórea (ECMO), pode-se usar a técnica para manter a viabilidade dos órgãos do doador até que seja feita a retirada cirúrgica.

VENTILAÇÃO MECÂNICA

- Ventilar os potenciais doadores com pulmões normais utilizando estratégia protetora (pressão controlada, volume corrente de 6 a 8 mL/kg, FiO_2 para manter $PaO_2 \geq 90$ mmHg, PEEP 6-10 cmH_2O, pico de pressão < 30 cmH_2O).
- Ventilar pacientes com síndrome do desconforto respiratório agudo ou outras patologias pulmonares com as estratégias usuais, conforme a doença.

CONTROLE ENDÓCRINO-METABÓLICO

- Manter o suporte nutricional enteral ou parenteral sempre que possível. Suspender o suporte enteral se houver necessidade de doses elevadas de drogas vasoativas ou sinais de hipoperfusão tecidual.

- Monitorizar a glicemia e iniciar insulina contínua, caso glicemia > 200 mg/dL.

- Controlar o *diabetes insipidus* com desmopressina intranasal. Administrar por via endovenosa em *bolus*, caso não se consiga o controle e associar vasopressina, em casos de refratariedade.

- Manter a natremia entre 140-150 mEq/L. Manter o débito urinário normal, evitando poliúria. Corrigir a hipernatremia, administrando água livre endovenosa com solução glicosada 5% ou salina a 0,45%.

- Avaliar e corrigir demais distúrbios hidroeletrolíticos (potássio, cálcio, magnésio e fósforo) como em todos os pacientes graves.

- Manter pH arterial > 7,2.

CONTROLE HEMATOLÓGICO

- Não transfundir concentrado de hemácias se a concentração de hemoglobina (Hb) for maior ou igual a 10 g/dL ou entre 7 e 10 g/dL em potenciais doadores hemodinamicamente estáveis, com adequada perfusão tecidual. Transfundir concentrado de hemácias se Hb menor ou igual a 7 g/dL ou abaixo de 10 g/dL em potenciais doadores quando houver instabilidade hemodinâmica.

- Transfundir plaquetas se houver sangramento ativo significativo associado à plaquetopenia (< 100.000/mm³).

- Transfundir plasma fresco se INR > 1,5 associado a alto risco de sangramento, antes de procedimento invasivo ou com sangramento ativo significativo.

- Transfundir crioprecipitado se fibrinogênio < 100 mg/dL (mesmo após infusão de plasma fresco) associado a alto risco de sangramento, pré-procedimento invasivo ou com sangramento ativo significativo.

CONTROLE DE INFECÇÕES

- A presença de infecção não contraindica de forma absoluta a doação de órgãos. Não interromper a manutenção das funções vitais do doador falecido com base em culturas positivas ou diagnóstico clínico de infecção.

- Em casos de infecção bacteriana não controlada, definida pela equipe clínica que assiste o doador falecido, está contraindicada a doação.

- Outras infecções não bacterianas devem ser analisadas caso a caso com a central de captação de órgãos e as equipes transplantadoras.

- A antibioticoterapia (empírica ou guiada por cultura) deve ser mantida ou iniciada durante a manutenção do doador falecido caso haja indicação clínica, e deve-se informar a coordenação de transplante da possibilidade clínica da infecção.

REFERÊNCIAS

1. Banasiak KJ, Lister G. Brain death in children. Curr Opin Pediatr 2003;15(3): 288-93.

2. Brasil. Decreto n. 2.268, de 30 de junho de 1997. Regulamenta a Lei No. 9.434, de 4 de fevereiro de 1997, que dispõe sobre a remoção de órgãos, tecidos e partes do corpo humano para fins de transplante e tratamento e dá outras providências. In: Diário Oficial da União. Brasília; 1 jun. 1997. Seção 1, p. 13739-13742.

3. Brasil. Lei n. 9434, de 4 de fevereiro de 1997. Dispõe sobre a remoção e órgãos, tecidos e partes do corpo humano para fins de transplante e dá outras providências. In: Diário Oficial da República Federativa do Brasil. Brasília; 5 fev. 1997. Seção 1.

4. Conselho Federal de Medicina (CFM). Resolução CFM n. 1.480, de 8 de agosto de 1997. Critérios de morte encefálica. In: Diário Oficial da União. Brasília; 21 ago. 1997. Seção 1, p. 18227-18228.

5. Conselho Federal de Medicina (CFM). Resolução CFM n. 1.826, de 24 de outubro de 2007. Suspensão de suporte terapêutico na determinação de morte encefálica. Diário Oficial da União. Brasília; 6 dez. 2007. Seção 1, p. 133.

6. Díaz FG. Comunicando malas noticias en medicina: recomendaciones para hacer de la necesidad virtud. Med Intensiva 2006;30(9):452-9.

7. Nakagawa TA et al. Clinical report – Guidelines for the determination of brain death in infants and children: an update of the 1987 task force recommendations. Pediatrics 2011;128(3):e720-40.

8. Santos MJ, Moraes EL, Massarollo MCKB. Comunicação de más notícias: dilemas éticos frente à situação de morte encefálica. O Mundo da Saúde 2012;36(1):34-40.

9. Shemie SD et al. Diagnosis of brain death in children. Lancet Neurol 2007; 6(1):87-92.

10. Workman JK et al. Pediatric organ donation and transplantation. Pediatrics 2013;131(6):e1723-30.

ANEXO

IDENTIFICAÇÃO DO HOSPITAL

TERMO DE DECLARAÇÃO DE MORTE ENCEFÁLICA

(Res. CFM nº 1.480 de 08/08/97)

NOME:_____

PAI:_____

MÃE:_____

IDADE:_____ANOS_____MESES_____DIAS   DATA DE NASCIMENTO____/____/____

SEXO: (M)   (F)   RAÇA: (A) (B) (N)   Registro Hospitalar:_____

A. CAUSA DO COMA

A.1. Causa do coma:

A.2. Causas do coma que devem ser excluídas durante o exame

a) Hipotermia (   ) SIM   (   ) NÃO

b) Uso de drogas depressoras do sistema nervoso central (   ) SIM   (   ) NÃO

   Se a resposta for sim a qualquer um dos itens, interrompe-se o protocolo

B. EXAME NEUROLÓGICO – Atenção: verificar o intervalo mínimo exigível entre as avaliações clínicas, constantes da tabela abaixo:

IDADE	INTERVALO
7 dias a 2 meses incompletos	48 horas
2 meses a 1 ano incompleto	24 horas
1 ano a 2 anos incompletos	12 horas
Acima de 2 anos	6 horas

(Ao efetuar o exame, assinalar uma das duas opções SIM/NÃO obrigatoriamente, para todos os itens abaixo)

Elementos do exame neurológico	Resultados			
	1º exame		2º exame	
Coma aperceptivo	( ) SIM	( ) NÃO	( ) SIM ( ) NÃO	
Pupilas fixas e arreativas	( ) SIM	( ) NÃO	( ) SIM ( ) NÃO	
Ausência de reflexo córneo-palpebral	( ) SIM	( ) NÃO	( ) SIM ( ) NÃO	
Ausência de reflexos oculocefálicos	( ) SIM	( ) NÃO	( ) SIM ( ) NÃO	
Ausência de respostas às provas calóricas	( ) SIM	( ) NÃO	( ) SIM ( ) NÃO	
Ausência de reflexo de tosse	( ) SIM	( ) NÃO	( ) SIM ( ) NÃO	
Apneia	( ) SIM	( ) NÃO	( ) SIM ( ) NAO	

C. ASSINATURAS DOS EXAMES CLÍNICOS

(Os exames devem ser realizados por profissionais diferentes, que não poderão ser integrantes da equipe de remoção e transplante.)

1 – PRIMEIRO EXAME	2 – SEGUNDO EXAME
DATA:____/____/____HORA:_____:_____	DATA:____/____/____HORA:_____:_____
NOME DO MÉDICO:_____	NOME DO MÉDICO:_____
CRM:_____FONE:_____	CRM:_____FONE:_____
END.:_____	END.:_____
ASSINATURA: _____	ASSINATURA: _____

CAPÍTULO 33
POLITRAUMATISMO

Leila Costa Volpon

Sandro Scarpelini

INTRODUÇÃO

O trauma é uma das principais causas de morte e sequelas em crianças e adolescentes no mundo inteiro. Diferenças anatômicas, fisiológicas e psicológicas entre crianças e adultos trazem implicações importantes para a avaliação e o manejo dos pacientes pediátricos vítimas de trauma. As crianças têm menos gordura, mais tecido conjuntivo elástico e esqueleto mais flexível. Além disso, a força de um impacto é transmitida amplamente ao corpo da criança, resultando em traumas multissistêmicos em quase 50% daquelas com trauma grave. Em relação à resposta fisiológica, as crianças podem manter a pressão arterial normal mesmo na vigência de perdas sanguíneas consideráveis (até 25% a 30% da volemia). Nessas situações, alterações na frequência cardíaca e na perfusão de extremidades devem ser valorizadas. Quanto ao aspecto emocional, as crianças podem ser pouco cooperativas após um acidente. O ideal é que sejam cuidadas em ambiente calmo com a presença de um familiar. Há evidências de que até 25% das crianças vítimas de acidente automobilístico sofram de transtorno de estresse pós-traumático.

A avaliação em equipe, rápida e bem organizada, desde o local do evento, seguindo os protocolos do *Advanced Trauma Life Support* (ATLS) e do *Pediatric Advanced Life Support* (PALS) é essencial ao desfecho positivo.

AVALIAÇÃO PRIMÁRIA

A avaliação primária é apresentada em uma sequência por razões didáticas, mas, na realidade, a equipe realiza a avaliação primária simultaneamente para que o processo dure poucos minutos. Essa abordagem é direcionada para identificar e tratar as lesões com risco imediato de vida.

A avaliação primária é conhecida como a abordagem "ABCDE" e envolve a avaliação e o manejo das vias aéreas (*airway*), seguidos pela avaliação da respiração (*breathing*), circulação (*circulation*) e condição neurológica (*disability*), e exposição de todo o corpo e manutenção da normotermia (*exposure and enviromental control*). Essa abordagem implica em reavaliações frequentes para confirmar ou excluir lesões que requerem intervenções imediatas.

VIA AÉREA E RESPIRAÇÃO

A avaliação da via aérea significa determinar se o ar é capaz de passar pelas vias aéreas até os pulmões sem obstruções. A via aérea pode estar obstruída em qualquer local entre os lábios e a carina por trauma direto, sangue, secreções, edema, vômitos ou corpos estranhos. Para aspiração, pode-se utilizar um dispositivo de sucção rígido e de grosso calibre, como a sonda *Yankauer*. Se o nível de consciência estiver deprimido (escala de coma de Glasgow menor ou igual a 8), a criança não será capaz de manter a via aérea patente e de proteger os pulmões de aspiração em decorrência do comprometimento dos reflexos de tosse e engasgo.

O sinal clássico de obstrução de vias aéreas superiores é o estridor inspiratório. Em virtude do risco de lesão da coluna cervical, a via aérea da criança vítima de trauma deve ser aberta pela manobra de elevação da mandíbula com estabilização manual simultânea da coluna cervical (Figura 33.1). Após a abertura efetiva da via aérea com estabilização da coluna, deve-se colocar colar cervical semirrígido, ajustado de modo a impedir flexão ou hiperextensão do pescoço. O occipício proeminente da criança frequentemente causa leve flexão do pescoço quando esta é colocada numa superfície plana, sendo necessário colocar lençóis ou outros tecidos dobrados sob o tronco da criança para manter a posição neutra. Outra opção é a prancha com depressão para a cabeça.

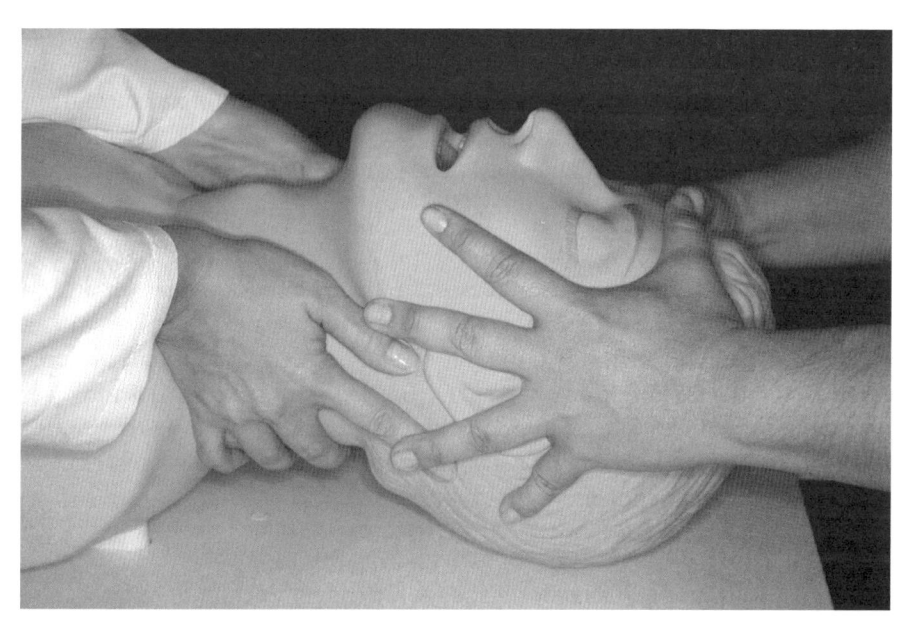

Figura 33.1 Abertura das vias aéreas pela elevação da mandíbula com estabilização manual simultânea da coluna cervical.

As lesões de coluna cervical são relativamente raras em crianças (< 2%). Entretanto, quando não diagnosticadas, podem causar consequências devastadoras. Dessa forma, deve-se considerar a possibilidade de lesão cervical em todas as vítimas de trauma, até que se prove o contrário, por meio de exame clínico objetivo e, quando necessário, investigação radiológica, que poderá incluir ressonância nuclear magnética 72 h após o trauma. Aproximadamente 30% a 40% das crianças com mielopatia traumática não apresentam anormalidades radiológicas. Portanto, na impossibilidade da realização de um exame clínico objetivo da região cervical ou com resultado não confiável, não é seguro retirar o colar cervical mesmo se as radiografias e a tomografia de coluna cervical forem normais.

Inicialmente, deve-se administrar oxigênio a 100% a todas as vítimas de trauma, utilizando-se dispositivos de alto fluxo (máscara não reinalante). A intubação traqueal está indicada se houver comprometimento das vias aéreas em decorrência do trauma ou de obstrução, sinais de desconforto respiratório ou diminuição do nível de consciência. A intubação traqueal na criança com trauma é preferencialmente feita pela via orotraqueal por meio de laringoscopia direta, geralmente realizando a sequência rápida de intubação, com manobra de Sellick. Se houver chance de a via aérea ser difícil (por exemplo, trauma maxilofacial, fratura de mandíbula ou trauma laríngeo), a sequência rápida é contraindicada e pode ser necessário garantir a via aérea por intubação via endoscópica, cirúrgica ou utilizando máscara laríngea até a chegada de equipamento ou equipe especializada. É importante lembrar que, para a sequência rápida de intubação, é preciso prover sedação e analgesia adequadas, ressaltando-se que a ketamina é contraindicada em pacientes com suspeita de traumatismo cranioencefálico (TCE). O bloqueio neuromuscular é habitualmente feito com agentes não despolarizantes, como rocurônio, vecurônio ou cisatracúrio. Agentes despolarizantes como a succinilcolina são contraindicados em pacientes com TCE.

O objetivo do suporte ventilatório é o restabelecimento e a manutenção de oxigenação e ventilação adequadas. A função respiratória deve ser avaliada, procurando-se estar alerta aos sinais de lesões intratorácicas, mesmo na ausência de sinais externos de trauma torácico. Lesões graves potencialmente fatais incluem o pneumotórax hipertensivo, o hemotórax, as feridas torácicas abertas, o tórax instável e o tamponamento cardíaco. Essas lesões devem ser identificadas e tratadas durante a avaliação primária, mesmo na ausência de radiografia de tórax confirmatória (Tabela 33.1).

Tabela 33.1 Manejo inicial das lesões torácicas potencialmente fatais.

Lesão	Manejo inicial
Pneumotórax hipertensivo	"ABC", descompressão rápida do espaço pleural com agulha e drenagem torácica.
Hemotórax	"ABC", descompressão do espaço pleural, *bolus* de fluido.
Tórax instável	"ABC", ventilação com pressão positiva, drenagem torácica em casos com pneumotórax ou hemotórax associado.
Tamponamento cardíaco	"ABC", drenagem ou punção pericárdica, *bolus* de fluido.
Pneumotórax aberto	"ABC", curativo oclusivo sobre a ferida torácica, descompressão do espaço pleural e drenagem torácica.

O tratamento do pneumotórax hipertensivo consiste na descompressão por agulha inserida no segundo espaço intercostal, na borda superior da terceira costela na linha hemiclavicular. A agulha inicialmente deve estar conectada a uma seringa contendo 5 mL de soro fisiológico e inserida em ângulo de 90º. Após a saída de ar, a seringa é desconectada e a agulha permanece. A seguir, realiza-se a drenagem pleural no quinto espaço intercostal, entre as linhas axilar média e axilar anterior, introduzindo um dreno de calibre adequado, que deve ser mantido em sistema com selo d'água.

CIRCULAÇÃO

O suporte da circulação nas vítimas de trauma inclui a avaliação rápida e repetida da perfusão sistêmica e a identificação e o tratamento adequado imediato do choque. Os sinais de choque podem ser evidentes imediatamente depois do trauma ou podem se desenvolver gradualmente. O choque hipovolêmico secundário à hemorragia é o mais comum e se caracteriza por taquicardia, diminuição da intensidade dos pulsos, enchimento capilar lento, extremidades frias e alteração do nível de consciência. A aplicação de pressão direta sobre o local de sangramento pode auxiliar no controle da hemorragia externa. Raramente, outros tipos de choque podem ocorrer em vítimas de trauma, incluindo choque cardiogênico secundário à contusão miocárdica e choque neurogênico decorrente de lesão medular. Este se caracteriza por hipotensão e bradicardia, com diferencial de pressão aumentado e extremidades aquecidas. Além disso, pode haver choque obstrutivo secundário a pneumotórax hipertensivo ou tamponamento cardíaco. Nesses casos, a condição hemodinâmica do paciente só melhora após punção de alívio ou drenagem do pneumotórax, ou pericardiocentese para diminuição da pressão intrapericárdica (Tabela 33.2).

Tabela 33.2 Manejo dos diferentes tipos de choque no trauma.

Tipo de Choque	Manejo Inicial
Hipovolêmico	"ABC", *bolus* de fluidos e controle da hemorragia.
Obstrutivo	"ABC", descompressão do espaço pleural, drenagem ou punção pericárdica, *bolus* de fluido.
Neurogênico	"ABC", *bolus* de fluidos e norepinefrina em casos de hipotensão arterial sistêmica.
Cardiogênico	"ABC", suporte inotrópico.

Obter acesso vascular no paciente pediátrico pode ser um desafio. Nos últimos anos, algumas técnicas especiais foram desenvolvidas para facilitar a punção venosa como aquecimento local, transiluminação, nitroglicerina tópica e ultrassonografia. O uso de anestésicos tópicos também facilita a punção.

No paciente estável, é ideal obter pelo menos um e, se possível, dois acessos venosos periféricos. Os sítios preferenciais são a fossa antecubital, a veia jugular externa e as veias safenas. No paciente instável, o acesso venoso preferencial é aquele que pode ser mais fácil e rapidamente obtido. Além das veias periféricas, pode ser considerada a punção percutânea de veias femorais, veias jugulares internas, subclávias ou axilares. Como o atraso na punção venosa pode retardar o tratamento do paciente politraumatizado, os protocolos do PALS e do ATLS recomendam a punção intraóssea se um acesso venoso adequado não for obtido em 90 segundos ou após três tentativas de punção no paciente instável. Além das agulhas intraósseas tradicionais, existem dispositivos com bateria próprios para a obtenção de acesso intraósseo em pacientes de qualquer idade. Os sítios preferenciais são a tíbia proximal, o fêmur distal, a tíbia distal, o úmero proximal e a crista ilíaca.

Na criança com sinais de choque, deve-se administrar *bolus* de 20 mL/kg de solução cristaloide (Ringer lactato ou solução fisiológica). Em lactentes jovens (< 6 meses) a glicemia deve ser monitorada e, caso ocorra hipoglicemia, deve-se administrar glicose. Se os sinais de perfusão inadequada se mantiverem após a administração de 20 mL/kg de cristaloide, recomenda-se repetir o *bolus*. Se após 40 mL/kg de cristaloide ainda houver sinais de perfusão inadequada, sugere-se repetir o *bolus* pela terceira vez, porém, nesse ponto, considera-se a transfusão de hemocomponentes, especialmente se houver suspeita de hemorragia. Assim, imediatamente após a chegada da criança na sala de emergência, deve-se obter uma amostra de sangue para exame de tipo sanguíneo e contraprova. Se sangue do mesmo tipo da criança não estiver disponível, pode-se administrar sangue tipo O-negativo.

A decisão quanto à transfusão de hemocomponentes não é simples. Há associação entre mortalidade aumentada, maior tempo de ventilação mecânica e aumento do tempo de internação com a transfusão de sangue. Além disso, não existe protocolo universalmente aceito sobre as indicações de transfusão e o nível de hemoglobina aceitável em crianças. Desse modo, cada paciente deve ser avaliado individualmente, levando em consideração, principalmente, as condições hemodinâmicas, a presença ou suspeita de TCE e a necessidade de oxigênio. Lembrar que grandes volumes de transfusão podem resultar em hipocalcemia e, se necessário, deve-se administrar gluconato de cálcio 10% (1 mL/kg em 15-30 minutos).

Após assegurar a permeabilidade da via aérea, a adequação da oxigenação e da ventilação e o controle da circulação, recomenda-se inserir uma sonda naso ou orogástrica para prevenir ou aliviar a distensão gástrica. Em pacientes com trauma maxilofacial ou suspeita de fratura de base de crânio, a sonda deve ser inserida pela via orogástrica.

COAGULOPATIA

Em pacientes com hemorragia maciça, o choque e a coagulopatia são as principais causas de mortalidade. O primeiro objetivo na abordagem do paciente com hemorragia maciça é parar o sangramento, o que quase sempre requer abordagem cirúrgica de controle de danos. O segundo grande objetivo nesses pacientes é restabelecer a perfusão tecidual, corrigir a acidose, reverter a hipotermia e controlar a coagulação.

Cerca de um terço dos pacientes que chegam às salas de emergência de centros de trauma já têm coagulopatia ou irão desenvolvê-la, aumentando ainda mais o risco de hemorragia não controlável. A mortalidade dos pacientes com coagulopatia chega a ser quatro vezes maior do que a dos pacientes com coagulograma normal. Dessa forma, um dos objetivos cruciais da ressuscitação é o manejo adequado e a prevenção dos distúrbios de coagulação.

Classicamente, a coagulopatia do trauma tem sido atribuída a hipotermia, acidose metabólica, hemodiluição secundária ao excesso de fluidos intravenosos e consumo de fatores da coagulação. A hipotermia é induzida por perda de calor na cena do trauma e pelo tratamento hospitalar com fluidos não aquecidos. Conforme a temperatura corporal cai, há redução na função plaquetária. A acidose metabólica secundária à hipoperfusão tecidual intensifica ainda mais o mau funcionamento das plaquetas e das proteases da coagulação. A hemodiluição é causa importante de coagulopatia, contudo, os distúrbios hemostáticos encontrados nos primeiros minutos após a lesão tecidual, aparentemente, estão mais relacionados com a hipoperfusão tecidual.

Recentemente, novos conceitos têm surgido, como a hipotensão permissiva, que é a aceitação de uma pressão arterial sistólica relativamente baixa (80 a 90 mmHg em adultos) até que o sangramento seja controlado cirurgicamente, limitando a quantidade de fluidos administrada. Os estudos a respeito de hipotensão permissiva são escassos, controversos e foram realizados em pacientes adultos.

A relação ideal entre as quantidades de hemocomponentes que devem ser administradas a esses pacientes também é controversa. Estudo randomizado controlado em andamento compara a transfusão de hemocomponentes no esquema 1:1:1 (plasma fresco congelado: concentrado de plaquetas: concentrado de hemácias) com o esquema 1:1:2. É fundamental monitorar os exames de coagulação e individualizar o esquema de transfusão, inclusive o fibrinogênio, que é um substrato essencial para a formação do coágulo. Em pacientes com hemorragia e hipofibrinogenemia, deve-se transfundir crioprecipitado. Não há evidência de benefício do uso de fator VII ativado no tratamento dos pacientes traumatizados com hemorragia maciça. Atualmente, recomenda-se que o ácido tranexâmico, agente antifibrinolítico, seja administrado rotineiramente aos adultos traumatizados com evidência de sangramento, apenas nas 3 primeiras horas após o trauma, na dose de 1 g por via endovenosa, em *bolus* em 10 minutos, seguido pela infusão de 1 g ao longo de 8 h.

AVALIAÇÃO DA CONDIÇÃO NEUROLÓGICA

A equipe deve realizar uma avaliação rápida da condição neurológica no fim da avaliação primária e repeti-la na avaliação secundária para monitorar mudanças no nível de consciência da criança. As principais causas de rebaixamento de consciência são TCE, hipoxemia e baixa perfusão cerebral.

A escala de coma de Glasgow modificada segundo a faixa etária é a escala de escolha para a avaliação neurológica da criança traumatizada. Essa escala compreende três itens, com pontuação total variando de 3 a 15 em crianças maiores de 1 ano e adultos: abertura ocular (1 a 4), melhor resposta verbal (1 a 5) e melhor resposta motora (1 a 6). Em lactentes < 1 ano, a pontuação da escala varia de 3 a 14 (não há o item "obedece a comando") na melhor resposta motora.

EXPOSIÇÃO

A exposição em geral é realizada pela retirada das roupas, utilizando tesouras para facilitar o acesso e, imediatamente após a remoção das roupas, deve-se prevenir a hipotemia por meio da utilização de lençóis e cobertores.

SIMULTANEAMENTE À AVALIAÇÃO PRIMÁRIA

Dependendo da condição clínica do paciente politraumatizado, vários exames, procedimentos e dispositivos podem ser adjuntos à avaliação primária, como:

- Monitorização cardíaca
- Pulsoximetria
- Capnografia
- Gasometria arterial
- Lactato
- Coagulograma
- Sondagem vesical de demora (em pacientes sem sangue no meato uretral)
- Radiografias de pelve, tórax e coluna cervical (podem ser realizadas na avaliação secundária)
- Ultrassonografia (*Focused assessment with sonography for trauma* – FAST)

AVALIAÇÃO SECUNDÁRIA

A avaliação secundária deve ser realizada após a estabilização inicial do paciente. Para a obtenção de uma história dirigida às circunstâncias do trauma, utiliza-se o mnemônico SAMPLE, perguntando sobre a presença de sintomas (*Symptoms*), alergias (*Allergies*), uso de medicações (*Medications*), antecedentes mórbidos, cirurgias anteriores e imunização (*Past medical history*), tempo desde a última refeição e tipo de alimento ingerido (*Last meal*), e eventos relacionados ao trauma, mecanismos de lesão, tratamentos recebidos na cena, tempo decorrido desde o acidente até a chegada ao serviço de referência (*Events leading to current injury*).

Posteriormente, realiza-se um exame físico detalhado "da cabeça aos pés" à procura de lesões. Deve-se estar atento a sinais de maus-tratos, como a presença de lesões de gravidade desproporcional à história relatada, escoriações, hematomas e equimoses em diferentes estágios de evolução, lesões de queimadura por imersão, marcas de instrumentos na pele, fraturas múltiplas, particularmente de ossos longos e costelas, hemorragias retinianas ao exame de fundo de olho, além de sinais de abuso sexual. Nessas situações, o conselho tutelar deve ser notificado.

Após o exame físico, traça-se um plano para a realização de estudos diagnósticos, incluindo exames laboratoriais e de imagem, com base na suspeita clínica.

SUPORTE PSICOSSOCIAL

Experiências com acidentes, lesões, abusos e hospitalizações podem trazer graves consequências psicológicas para as crianças e suas famílias. Para esses pacientes, deve ser oferecido suporte multidisciplinar composto por assistentes sociais, psicólogos e psiquiatras para os auxiliarem a lidar com os aspectos desta experiência traumática.

REFERÊNCIAS

1. American College of Surgeons. ATLS – Advanced Trauma Life Support: Student Course Manual. 9. ed. Chicago: The Committee on Trauma of the American College of Surgeons; 2012.

2. American Heart Association. PALS – Pediatric Advanced Life Support: Provider Manual. 2002.

3. Carlotti APCP. Ressuscitação no trauma. Medicina (Ribeirão Preto) 2012;45(2): 234-43.

4. CRASH-2 collaborators. The importance of early treatment with tranexamic acid in bleeding trauma patients: an exploratory analysis of the CRASH-2 randomised controlled trial. Lancet 2011;377(9771): 1096-101.

5. Greene N, Bhananker SM, Ramaiah R. Vascular access, fluid resuscitation, and blood transfusion in pediatric trauma. Int J Crit Illn Inj Sci 2012;2(3):135-42.

6. Mcfadyen JG, Ramaiah R, Bhananker SM. Initial assessment and management of pediatric trauma patients. Int J Crit Illn Inj Sci 2012;2(3):121-7.

7. Rappold JF, Pusateri AE. Tranexamic acid in remote damage control resuscitation. Transfusion 2013;53(Suppl 1):S96-99.

8. Society of Critical Care Medicine. Pediatric Fundamental Critical Care Support. Mount Prospect: Society of Critical Care Medicine; 2008.

9. Theusinger OM, Madjpour C, Spahn DR. Resuscitation and transfusion management in trauma patients: emerging concepts. Curr Opin Crit Care 2012;18(6):661-70.

10. Tyrrel CT, Bateman ST. Critically ill children: to transfuse or not to transfuse packed red blood cells, that is the question. Pediatr Crit Care Med 2012;13(2):204-9.

11. Wetzel RC, Burns RC. Multiple trauma in children: Critical care overview. Crit Care Med 2002;30(Suppl 11):S468-77.

CAPÍTULO 34
QUEIMADURA

Leila Costa Volpon

INTRODUÇÃO

As lesões por queimadura são frequentes em crianças no mundo todo. Aproximadamente um quarto de todas as lesões por queimadura ocorre em menores de 16 anos. Diante de qualquer lesão suspeita, principalmente em menores de 2 anos, a possibilidade de maus-tratos deve ser considerada.

O diagnóstico apropriado e o tratamento na sala de emergência são fundamentais ao bom desfecho. A abordagem inicial inclui a remoção de roupas, acessórios e a avaliação "ABC". Os protocolos atuais da Associação Americana de Queimaduras recomendam a transferência para centros de tratamento específico de todos os pacientes em extremos de idade e daqueles com queimaduras extensas ou envolvendo áreas anatômicas nobres. Antes da transferência, curativos úmidos devem ser evitados por causa do risco de hipotermia. Profilaxia antitetânica, controle da dor e sondagem vesical de demora durante a ressuscitação são recomendados. Naqueles pacientes que requerem hospitalização, ressuscitação apropriada, suporte nutricional e tratamento cirúrgico precoce podem minimizar as taxas de morbidade e mortalidade.

CLASSIFICAÇÃO

A classificação inicial da queimadura envolve tanto a profundidade quanto a extensão. O diagrama de Lund-Browder (Figura 34.1) é o mais utilizado para avaliar a extensão da queimadura em crianças, porque leva em consideração as mudanças nas proporções corporais com a idade. A "regra dos nove" é bastante utilizada em adultos, mas é inadequada para crianças, pois considera as proporções corporais dos adultos: cabeça e pescoço, 9%; tórax anterior, 9%; tórax posterior, 9%; abdome anterior, 9%; abdome posterior (incluindo nádegas), 9%; cada membro superior, 9%; cada coxa, 9%; cada perna e pé, 9%; genitais, 1%. A superfície palmar da criança pode ser utilizada para calcular a extensão de queimaduras irregulares ou não confluentes, considerando que a área da palma (não incluindo os dedos) equivale a 0,5% da superfície corporal.

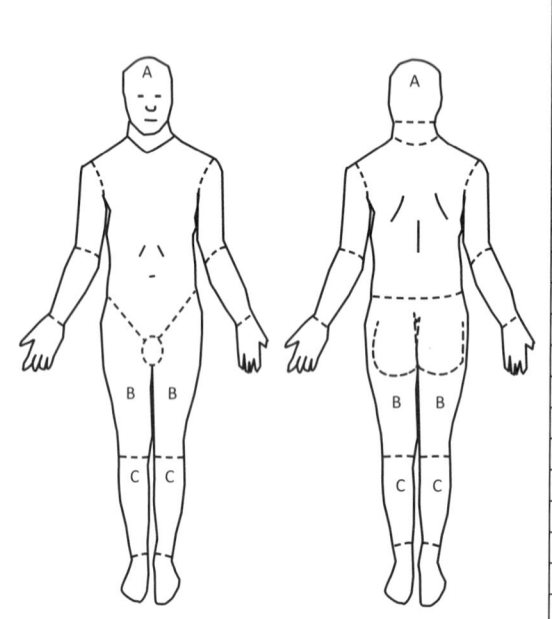

Área	Idade					
	< 1	1-4	5-9	10-14	15	adulto
cabeça	19	17	13	11	9	7
pescoço	2	2	2	2	2	2
tronco ant.	13	13	13	13	13	13
tronco post.	13	13	13	13	13	13
nádega direita	2 ½	2 ½	2 ½	2 ½	2 ½	2 ½
nádega esqueda	2 ½	2 ½	2 ½	2 ½	2 ½	2 ½
genitália	1	1	1	1	1	1
braço direito	4	4	4	4	4	4
braço esquerdo	4	4	4	4	4	4
antebraço D.	3	3	3	3	3	3
antebraço E.	3	3	3	3	3	3
mão direita	2 ½	2 ½	2 ½	2 ½	2 ½	2 ½
mão esquerda	2 ½	2 ½	2 ½	2 ½	2 ½	2 ½
coxa direita	5 ½	6 ½	8	8 ½	9	9 ½
coxa esquerda	5 ½	6 ½	8	8 ½	9	9 ½
perna direita	5	5	5 ½	6	6 ½	7
perna esquerda	5	5	5 ½	6	6 ½	7
pé direito	3 ½	3 ½	3 ½	3 ½	3 ½	3 ½
pé esquerdo	3 ½	3 ½	3 ½	3 ½	3 ½	3 ½

Figura 34.1   Diagrama de Lund-Browder para mapeamento da área queimada.

Em relação à profundidade, as queimaduras podem ser classificadas como superficiais (primeiro grau), segundo grau superficial de espessura parcial, segundo grau profunda de espessura parcial, terceiro grau (profunda de espessura total) e quarto grau (Tabela 34.1).

Tabela 34.1 Classificação das queimaduras.

Classificação	Acometimento	Aspecto
Primeiro grau (superficial)	Epiderme	Eritema
Segundo grau superficial de espessura parcial	Epiderme e < 50% da derme	Eritema úmido, empalidece à pressão, com bolhas
Segundo grau profunda de espessura parcial	Epiderme e > 50% da derme	Bolhas, com bases pálidas a eritematosas, a pele não empalidece à pressão
Terceiro grau (profunda de espessura total)	Epiderme e toda a derme	Esbranquiçado, aspecto de couro
Quarto grau	Epiderme, derme, fáscia, músculos e ossos	Tecidos carbonizados

MANEJO DE VIAS AÉREAS

A extensão da queimadura e a idade são preditores independentes da necessidade de intubação. Quanto maior a área de superfície corporal queimada e mais jovem a criança, maior a possibilidade de o paciente necessitar de intubação. O uso de tubos com *cuff* parece reduzir o número de complicações e de reintubações e melhorar a eficácia da ventilação.

- Terapia com oxigênio a 100% deve ser fornecida inicialmente a todos os pacientes.

- Pacientes com suspeita de lesão por inalação (vítimas de incêndios em ambientes fechados, presença de fuligem na orofaringe, cílios nasais chamuscados, escarro enegrecido, queimaduras de face e pescoço) podem evoluir rapidamente para falência respiratória. Sinais clínicos, incluindo estridor, sibilância, sialorreia, rouquidão, taquidispneia, agitação e alteração do nível de consciência são fortemente sugestivos de lesão por inalação. Nesses pacientes, a intubação deve ser considerada precocemente, já que eles podem evoluir com edema precoce e progressivo das vias aéreas.

ACESSO VENOSO

É preferível puncionar acessos venosos periféricos em áreas não queimadas. Entretanto, em pacientes com áreas muito extensas de queimadura, não é contraindicada a punção de acessos venosos em áreas de pele queimada. Na sala de emergência, deve ser considerada a punção intraóssea em pacientes com acesso venoso difícil. Nos pacientes mais graves, acesso venoso central é necessário e sua manutenção deve ser reavaliada diariamente por causa do risco de infecção relacionada a cateter. O cateter central inserido por via periférica (PICC) é opção segura e aceitável.

MANEJO DE FLUIDOS

Um dos maiores determinantes da sobrevida dos pacientes gravemente queimados é a ressuscitação volêmica adequada durante a fase inicial após a lesão. Se a ressuscitação for excessiva, ocorre acúmulo de fluidos, formação de edema e complicações como síndrome de compartimento, edema cerebral e pulmonar. Já a ressuscitação insuficiente se associa a instabilidade hemodinâmica e hipoperfusão de órgãos, levando a disfunção orgânica e pior desfecho clínico.

* Os objetivos da ressuscitação são obter estabilidade hemodinâmica, débito urinário > 1 mL/kg/h, nível de consciência normal e estabilidade de biomarcadores, como lactato sérico e déficit de base. Nessa fase, é fundamental a monitoração rigorosa clínica e laboratorial, a fim de determinar se o volume está adequado, excessivo ou insuficiente.

* As necessidades hídricas na fase aguda são calculadas pela fórmula de Parkland – 4 mL/kg/% superfície corporal queimada (SCQ), máximo de 50%, sendo que metade desse volume é administrada nas primeiras 8 h após o trauma e o restante, nas 16 h seguintes. O tipo de fluido recomendado é a solução fisiológica (cloreto de sódio a 0,9%). Além do volume calculado pela fórmula de Parkland, principalmente em crianças menores, é recomendável prescrever soro de manutenção (volume inicial calculado pela fórmula de Holliday-Segar) com glicose e eletrólitos, de acordo com os exames laboratoriais.

* Em pacientes com sinais de má perfusão sistêmica, deve-se complementar a terapia de reposição volêmica calculada pela fórmula de Parkland com expansões de 10 a 20 mL/kg de solução fisiológica em *bolus*, conforme o necessário.

* Após as primeiras 24 h, a ressuscitação é finalizada e o paciente deve receber aporte por via enteral ou parenteral de acordo com a condição clínica, o balanço hídrico, a extensão da queimadura e os exames laboratoriais. É importante lembrar que as perdas de líquido pela pele são maiores em pacientes queimados.

USO DE SOLUÇÕES COLOIDES

Originalmente, as soluções coloides eram o pilar da maioria das fórmulas de ressuscitação do paciente queimado. Essa estratégia foi mudando com o tempo, e novas fórmulas baseadas no uso de soluções cristaloides foram propostas. Recentemente, vem surgindo novo interesse no uso de soluções coloides na fase aguda, com o intuito de diminuir o volume de ressuscitação e evitar o fenômeno *fluid creep*, que representa as consequências deletérias do acúmulo de fluidos. Em estudos com animais, o uso de soluções coloides na fase aguda não diminuiu a formação de edema nas áreas de tecido queimado, porém, manteve o gradiente de pressão osmótica na circulação pulmonar e na microcirculação em áreas de tecido não queimado, 8-12 h após a lesão, resultando em menor edema, preservação do volume intravascular e redução das necessidades hídricas. Estudos com humanos mostraram que o uso imediato de albumina humana promoveu ressuscitação adequada, com menor necessidade de volume. Outros achados sugerem que o uso de albumina na ressuscitação promove manutenção transitória do volume intravascular e do débito cardíaco durante a segunda metade do primeiro dia, mas o uso imediato pode estar associado a aumento do extravasamento de água no interstício pulmonar durante a primeira semana após o trauma.

- Os protocolos mais recentes da Associação Americana de Queimaduras recomendam o uso de soluções coloides como opção na ressuscitação de pacientes queimados em choque entre 12 h e 24 h após o trauma para diminuir as necessidades totais de volume. O uso de albumina humana não é indicado para corrigir hipoalbuminemia crônica em pacientes queimados após a fase de ressuscitação.

DISFUNÇÃO CARDÍACA

A disfunção cardíaca é um dos principais componentes da resposta de fase aguda após grandes queimaduras, e sua gravidade é um dos determinantes do desfecho clínico. Na fase inicial do choque, ocorre diminuição do débito cardíaco por hipovolemia e retorno venoso reduzido. O excesso de vasoconstritores e citocinas pró-inflamatórias circulantes provocam depressão da contratilidade miocárdica. Além disso, outros agentes catabólicos, como glucagon e cortisol, induzem resposta cardiovascular hiperdinâmica e aumento do consumo de oxigênio.

- Em pacientes com sinais de baixo débito cardíaco após a restauração da volemia, deve-se considerar a introdução de suporte inotrópico, como milrinona, se a pressão arterial estiver adequada, ou dopamina/epinefrina em doses inotrópicas, em pacientes hipotensos. Nesses pacientes, é recomendável a realização de ecocardiograma.

SUPORTE NUTRICIONAL

A queimadura induz estado hipermetabólico que pode persistir por até 12 meses após a lesão. Muitos distúrbios metabólicos são relacionados a inflamação sistêmica e disfunção hipotalâmica, que resulta em aumento da temperatura corporal e da produção de catecolaminas. Esse processo leva a aumento do catabolismo proteico e lipólise, culminando em perda de massa corporal, retardo na cicatrização de lesões e queda da imunidade. O suporte nutricional adequado de pacientes queimados é fundamental para o processo de cicatrização, mediação da inflamação, supressão da resposta hipermetabólica, melhora da resposta imune e redução da morbimortalidade.

- A via oral é a mais fisiológica, porém crianças com mais de 20% de SCQ dificilmente conseguem ingerir a quantidade adequada de calorias por essa via. Assim, nesses casos, recomenda-se iniciar dieta enteral complementar por sonda gástrica ou entérica. Além disso, a dieta oral pode ser enriquecida com leite em pó, módulos de proteína, laticínios, entre outros.

- O início precoce de nutrição enteral em pacientes queimados após estabilização é conduta universalmente aceita. A nutrição enteral mantém a barreira da mucosa intestinal íntegra, prevenindo a translocação bacteriana e reduzindo a incidência de infecções. A nutrição parenteral deve ser reservada para os casos com contraindicação absoluta para o uso da via enteral.

- É fundamental administrar quantidades suficientes de calorias ao paciente queimado. Existem diversas fórmulas para estimar o gasto energético total (GET), que se baseiam no gasto energético de repouso (GER), calculado por fórmulas, multiplicado por fatores de correção por estresse ou atividade. Há evidências de que a utilização de dietas hipercalóricas em crianças queimadas é eficaz em evitar a perda de peso, porém relaciona-se a disfunção hepática, imunossupressão e maior mortalidade. Sempre que possível, deve-se medir o GER por calorimetria indireta, para a determinação mais precisa das necessidades energéticas individuais. Em crianças queimadas, recomenda-se multiplicar o GER medido por calorimetria indireta por fator de atividade e estresse de 1,2 a 1,7.

- Deve-se ressaltar que o desbridamento e a enxertia precoce das lesões diminuem o gasto energético, enquanto os procedimentos cirúrgicos e a presença de sepse e disfunção de múltiplos órgãos e sistemas aumentam as necessidades calóricas da criança queimada. Em pacientes submetidos a procedimentos cirúrgicos semanalmente ou várias vezes por semana, é recomendável oferecer o aporte calórico programado em 24 h nas 16 h que antecedem o jejum para o procedimento.

- A quantidade de carboidratos oferecidos na dieta deve ser titulada individualmente, de maneira a obter aporte calórico adequado, constituindo de 55% a 60% do total de calorias, mas com o cuidado de manter a glicemia < 150 mg/dL.

- A quantidade ideal da oferta proteica a crianças queimadas é desconhecida. Atualmente, a maioria dos autores recomenda a administração de 1,5 a 2 g/kg/dia de proteínas (máx. 3 g/kg/dia) com relação de calorias não proteicas por grama de nitrogênio entre 100 e 150.

- A oferta de quantidades elevadas de lipídios a crianças queimadas pode reduzir a lipólise, mas não influencia o metabolismo de carboidratos e proteínas. É recomendável, portanto, a utilização de gorduras em quantidades suficientes para fornecer quantidade adequada de calorias, constituindo 25-30% das calorias totais, e suprindo as necessidades de ácidos graxos essenciais.

- O paciente queimado pode apresentar deficiências parciais de oligoelementos e vitaminas, como vitaminas B, C e E, zinco e ferro. Os micronutrientes são essenciais a várias reações enzimáticas celulares, e sua deficiência amplifica os distúrbios metabólicos do paciente queimado. Alguns autores recomendam a administração de dez vezes as necessidades diárias de micronutrientes.

- A vitamina C exerce um papel vital na síntese de colágeno e tem efeito antioxidante. Recomenda-se a suplementação de vitamina C na dose de 250 mg de 12/12 h por via oral ou enteral.

MANEJO DAS LESÕES

A limpeza e o desbridamento das lesões devem ser realizados com água e sabão ou solução salina e clorexidina. Alguns especialistas recomendam o desbridamento de todas as bolhas maiores do que 0,5 cm. A pele queimada se torna colonizada poucas horas após o trauma por bactérias Gram-positivas como *Staphylococcus aureus* e *S. epidermidis.* Cerca de 5 dias após, predomina a colonização por Gram-negativos como *Pseudomonas aeruginosa*, *Enterobacter cloacae* e *Escherichia coli.* A colonização da pele não requer necessariamente tratamento com antibióticos sistêmicos.

Após a limpeza e o desbridamento, é aplicado um agente antimicrobiano tópico para controlar a colonização. O agente tópico mais usado é a sulfadiazina de prata.

Além do cuidado tópico, as queimaduras profundas são manejadas com excisão cirúrgica e cobertura da área com aloenxertos, homoenxertos, curativos biológicos ou substitutos de pele.

- A maioria dos especialistas recomenda excisão cirúrgica precoce dentro da primeira semana após o trauma para atenuar os efeitos da resposta inflamatória sistêmica e reduzir os riscos de sepse.

MANEJO DA DOR

O manejo adequado da dor é essencial no cuidado do paciente queimado. O controle inadequado da dor se associa a diminuição da capacidade de reabilitação, maiores níveis de dor crônica, desenvolvimento de estresse pós--traumático e comprometimento ventilatório e hemodinâmico. Ansiedade e depressão também podem diminuir o limiar de dor. Diferentes tipos de dor devem ser levados em conta (aguda, relacionada a procedimentos, basal). A combinação de opioides e benzodiazepínicos é comumente usada para o manejo da dor aguda e relacionada a procedimentos. Ketamina e dexmedetomidina são opções eficazes e seguras.

Em pacientes com queimaduras extensas e internações prolongadas, submetidos a vários curativos e procedimentos cirúrgicos, há preocupações em relação à tolerância, abstinência e hiperalgesia induzida por opioides. Nesses pacientes, o manejo multimodal da dor de início precoce tem sido preconizado:

- Carbamazepina (< 6 anos – 10 mg/kg/dia, duas vezes ao dia; 6 a 12 anos – 100 mg/dose, 12/12 h; > 12 anos – 200 mg/dose, 12/12 h).

- Amitriptilina – começar com 0,1 mg/kg, uma vez ao dia, à noite. A dose pode ser aumentada para 0,5 mg/kg no decorrer das semanas.

- Metadona – 0,05 mg/kg/dose, até de 6/6 h.

Medidas não farmacológicas também auxiliam no manejo da dor, como musicoterapia, massagens, terapia ocupacional e técnicas de relaxamento.

INFECÇÕES

Pele não íntegra, pulmões lesados e cateteres venosos e urinários colocam o paciente queimado em risco constante de infecções e sepse. Entretanto, o diagnóstico pode ser difícil, pois pacientes com queimaduras extensas podem ter elevação da temperatura basal e permanecer com taquicardia e taquipneia por meses. Além disso, altas concentrações de mediadores inflamatórios circulantes podem levar a alterações na contagem de leucócitos. Dessa forma, deve-se estar atento a outros indicadores de sepse ou infecção não controlada, como aumento da necessidade de fluidos, queda progressiva do número de plaquetas, alteração do nível de consciência, piora da função pulmonar e disfunção renal.

- Não há indicação de uso profilático de antibióticos. A antibioticoterapia sistêmica deve ser guiada por culturas e administrada pelo menor tempo possível.

CONSIDERAÇÕES ESPECIAIS

- Pacientes que sofreram queimaduras elétricas podem apresentar arritmias cardíacas, necrose muscular, mioglobinúria e disfunção renal.

- Monitorização da pressão intra-abdominal deve ser parte do protocolo de ressuscitação de todo paciente com > 30% de SCQ. Pacientes que receberam mais do que 250 mL/kg de solução cristaloide nas primeiras 24 h têm maior risco de desenvolver síndrome de compartimento abdominal.

- Pacientes com queimaduras circunferenciais têm risco de apresentar síndrome de compartimento e podem necessitar de escarotomias ou fasciotomias. Prolongamento do tempo de enchimento capilar, parestesias e dor em extremidades aparecem antes da diminuição dos pulsos.

- Por causa do risco de úlceras gástricas por estresse, está indicado o uso de omeprazol profilático.

- Em pacientes com queixa de prurido, está indicado o uso de drogas anti-histamínicas.

REFERÊNCIAS

1. Cartotto R, Callum J. A review of the use of human albumin in burn patients. J Burn Care Res 2012;33(6): 702-17.

2. Dorsey DP et al. Perioperative use of cuffed endotracheal tubes is advantageous in young pediatric burn patients. Burns 2010;36(6):856-60.

3. Endorf FW, Ahrenholz D. Burn management. Curr Opin Crit Care 2011; 17(6):601-5.

4. Jeschke MG et al. Glucose control in severely thermally injured pediatric patients: what glucose range should be target? Ann Surg 2010;252(3): 521-8.

5. Kasten KR, Makley AT, Kagan RJ. Update on the critical care management of severe burns. J Intensive Care Med 2011; 26(4):223-36.

6. Kraft R et al. Optimized fluid management improves outcomes of pediatric burn patients. J Surg Res 2013;181(1):121-8.

7. Krishnamoorthy V, Ramaiah R, Bhanaker SM. Pediatric burn injuries. Int J Crit Illn Inj Sci 2012;2(3):128-34.

8. Latenser BA. Critical care of the burn patient: The first 48 hours. Crit Care Med 2009;37(10):2819-26.

9. Pharm TN, Cancio LC, Gibram NS. American Burn Association practice guidelines: burn shock resuscitation. J Burn Care Res 2008;29(1):257-66.

10. Pruitt BA. Protection from excessive resuscitation: "pushing the pendulum back". J Trauma 2000;49(3):567-8.

11. Sheridan RL. Burns. Crit Care Med 2002;30(Suppl):S500-14.

12. Warner P et al. Thrombocytopenia in the pediatric burn patient. J Burn Care Res 2011;32(3):410-4.

13. Williams FN et al. Changes in cardiac physiology after severe burn injury. J Burn Care Res 2011;32(2): 269-74.

CAPÍTULO 35
TRAUMA ABDOMINAL

Leila Costa Volpon

Luís Donizeti da Silva Stracieri

INTRODUÇÃO

O trauma abdominal representa cerca de 10% dos atendimentos por trauma em crianças e adolescentes. O retardo no diagnóstico e, consequentemente, no tratamento é uma das principais causas de insucesso na ressuscitação de pacientes pediátricos vítimas de trauma e pode levar a mortalidade próxima a 15%. No entanto, o desfecho desses pacientes depende mais do índice de gravidade do trauma e das lesões associadas do que da classificação da lesão intra-abdominal.

As crianças têm maior risco de lesões intra-abdominais após trauma abdominal fechado em decorrência de suas características anatômicas, como o menor desenvolvimento do sistema musculoesquelético. Além disso, os órgãos intra-abdominais das crianças são proporcionalmente maiores e relativamente mais próximos da parede abdominal, em comparação com os adultos. Adicionalmente, a menor quantidade de gordura, tecido conjuntivo e musculatura na parede abdominal e o gradil costal parcialmente ossificado e mais elevado promovem menor proteção ao conteúdo intra-abdominal. Outro fator importante é o tamanho menor da criança que resulta em maior grau de força por área de superfície corporal, o que aumenta o risco de lesões em múltiplos órgãos.

ABORDAGEM INICIAL

Consiste no "A" (via aérea), "B" (respiração) e "C" (circulação). Como os pacientes com trauma abdominal frequentemente apresentam dilatação gástrica, em virtude do controle inapropriado das vias aéreas, aerofagia e íleo reflexo, ressalta-se a importância da sondagem gástrica (naso ou orogástrica) para descompressão do estômago, prevenção de insuficiência respiratória, diminuição da probabilidade de aspiração e facilitação do exame físico do abdome.

TRAUMA ABDOMINAL PENETRANTE

FERIMENTO POR ARMA DE FOGO

O ferimento que penetra a cavidade peritoneal ou suas imediações (região de T5 ao ligamento inguinal) deve ser tratado por laparotomia exploradora, pela dissipação de alta energia cinética que pode produzir lesão visceral.

FERIMENTO POR ARMA BRANCA

Se o paciente estiver estável, faz-se a exploração local do ferimento, com anestesia local. Se o ferimento não penetrou a cavidade abdominal, a lesão deve ser suturada e o paciente pode receber alta. Se houver dúvidas em relação à penetração, deve-se realizar tomografia computadorizada (TC) de abdome com contraste endovenoso. A utilização de contraste via oral ou através de enema é reservada a casos especiais, principalmente com grande suspeita de lesão de víscera oca. A videocirurgia também é uma opção diagnóstica a ser considerada. As indicações de laparotomia exploradora são instabilidade hemodinâmica, sinais de peritonite, penetração confirmada após exploração do ferimento e evisceração.

TRAUMA ABDOMINAL FECHADO

Paciente hemodinamicamente instável com evidências clínicas de lesão intra-abdominal (presença de equimoses, escoriações, marcas de pneu, ruídos hidroaéreos hipoativos, abdome tenso e doloroso à palpação) deve ser submetido à laparotomia exploradora.

Paciente hemodinamicamente estável à chegada ou após ressuscitação volêmica: o manejo é conservador (taxas de sucesso ao redor de 90%).

Após a avaliação primária e a secundária, traça-se um plano para a realização de estudos diagnósticos, incluindo exames laboratoriais e de imagem, com base na suspeita clínica:

- *FAST (Focused Assessment Sonography in Trauma)*: é um exame ultrassonográfico de triagem para a detecção de líquido livre na cavidade, realizado na sala de trauma. O examinador avalia o pericárdio, os quadrantes superiores direito e esquerdo do abdome e a região suprapúbica. As vantagens desse exame são a facilidade e a rapidez de sua realização, sem necessidade de submeter o paciente a sedação, radiação ou contrastes radiológicos. O exame tem sensibilidade moderada para detecção de hemoperitônio e utilidade questionável para descartar a presença de lesão intra-abdominal como exame isolado. A associação entre mecanismo do trauma, exame físico, ultrassom (US) e alteração de enzimas hepáticas aumenta a sensibilidade e a especificidade para detecção de lesão intra-abdominal.

- *Enzimas hepáticas*: podem ser um exame complementar adjunto da avaliação do paciente estável com suspeita de lesão intra-abdominal, principalmente de lesão hepática.

- *Lavado peritoneal*: é indicado na impossibilidade da realização de US. É considerado positivo quando contém mais que 100.000 hemácias/mm³, fezes ou bile; na presença de 50.000 a 100.000 hemácias/mm³, o lavado é duvidoso.

- *Tomografia computadorizada*: é o exame diagnóstico de escolha para avaliação dos pacientes com suspeita de trauma intra-abdominal. Além de diagnóstico, é fundamental para a determinação da gravidade da lesão e, consequentemente, para a tomada de decisões terapêuticas. Segundo a literatura, deve ser realizado nas seguintes situações:

  – Presença de tensão e dor abdominais.

  – Suspeita forte de trauma intra-abdominal, como presença de equimoses, escoriações, marcas de pneu, guidão de bicicleta ou cinto de segurança no abdome.

  – Alteração do nível de consciência, com prejuízo do exame físico seriado.

  – Lesoes na transição toracoabdominal ou presença de líquido livre na cavidade evidenciada pelo US.

  - A repetição da TC tem sido cada vez mais criteriosa na criança, pois esse exame expõe o paciente a quantidades significativas de radiação, o que pode aumentar o risco de câncer induzido por radiação.

- *Embolização angiográfica*: é terapia segura e efetiva para o manejo não cirúrgico de pacientes com trauma de vísceras sólidas e sangramento ativo, especialmente aqueles com sinais de extravasamento agudo de sangue (*blush*) na tomografia. Pode ser realizada primariamente ou no controle de hemorragia após laparotomia. Quanto mais jovem o paciente, maiores serão as dificuldades técnicas do procedimento e as chances de complicações. Para o sucesso dessa terapia, é fundamental a boa comunicação entre as equipes de pediatria, cirurgia, radiologia e anestesia. Lesões hepáticas e esplênicas com *blush* evidenciado pela tomografia computadorizada têm taxas de sucesso maiores do tratamento não operatório quando a angioembolização é associada.

INDICAÇÕES DE LAPAROTOMIA EXPLORADORA

• Instabilidade hemodinâmica.

• Necessidade de transfusão de mais que 40 mL/kg (metade da volemia do paciente).

• Pneumoperitônio.

• Lavado peritoneal positivo.

• Sinais de irritação peritoneal no exame físico (indicação relativa, lembrar que sangue na cavidade abdominal leva à irritação peritoneal).

• Ruptura de bexiga.

• Transecção ureteral.

• Lesão pancreatoduodenal.

TRAUMA DE FÍGADO E BAÇO

A Tabela 35.1 mostra a classificação das lesões hepáticas e esplênicas.

Tabela 35.1   Classificação de lesão hepática e esplênica.

Lesão	Grau I	Grau II	Grau III	Grau IV	Grau V	Grau VI
Hematoma: hepático, esplênico	Subcapsular, < 10% da área de superfície	Subcapsular, 10-50% da área de superfície, intraparenquimatoso diâmetro < 10 cm (fígado) *vs.* < 5 cm (baço)	Subcapsular > 50% da área de superfície ou em expansão; ruptura subcapsular ou hematoma parenquimatoso; hematoma intraparenquimatoso > 10 cm (fígado) *vs.* > 5 cm (baço) ou em expansão			

(continua)

(continuação)

Lesão	Grau I	Grau II	Grau III	Grau IV	Grau V	Grau VI
Laceração hepática	Laceração capsular < 1 cm de profundidade do parênquima	1-3 cm de profundidade do parênquima, < 10 cm de extensão (fígado) *vs.* não envolvimento de vasos trabeculares (baço)	> 3 cm de profundidade do parênquima ou envolvimento de vasos trabeculares (baço)	Ruptura parenquimatosa de 25-75% do lobo hepático, ou 1-3 segmentos de um lobo	Ruptura parenquimatosa de > 75% do lobo hepático, ou > 3 segmentos de um lobo	
Laceração esplênica				Envolvimento de vasos hilares com > 25% de desvascularização	Baço despedaçado	
Lesão vascular hepática					Lesão venosa justa hepática	Avulsão hepática
Lesão vascular esplênica					Lesão do hilo com desvascularização	

Nota: avance um grau para lesões múltiplas, até o grau III.

Fonte: adaptada de Moore, 1995.

MANEJO NÃO OPERATÓRIO

- Jejum.

- Internação em centro de terapia intensiva para monitorização por 24-72 h.

- Avaliação clínica seriada e controle do hematócrito e hemoglobina de 6/6 h, até estabilização.

- Transfusão de concentrado de hemácias (10 a 15 mL/kg) apenas em pacientes com hemoglobina < 10 g/dL e sinais de repercussao hemodinâmica ou pacientes estáveis com hemoglobina < 7 g/dL.

- Repouso absoluto no leito por 48-72 h. Repouso relativo por uma semana a 10 dias, para pacientes estáveis, com lesões menores. Pacientes com lesões graves devem ficar em repouso por períodos mais prolongados. A *American Pediatric Surgical Association* recomenda que as crianças retornem a suas atividades normais após período correspondente ao grau da lesão mais duas semanas.

- O manejo não operatório é apropriado para pacientes com sinais vitais estáveis que necessitam de transfusão de menos que 40 mL/kg. *A decisão de realizar a laparotomia deve ser baseada nas condições clínicas do paciente e não apenas na extensão da lesão evidenciada pela TC.*

- Exames de imagem controle (US ou TC) devem ser realizados em casos de lesões graves, de modo criterioso.

Os familiares devem ser orientados a procurar o hemocentro para doação de sangue para o paciente, para eventual necessidade de transfusão sanguínea.

COMPLICAÇÕES DO MANEJO NÃO OPERATÓRIO

São relativamente raras, com taxas variando entre 4% e 12%. Bilioma, hemobilia, pseudoaneurisma, fístula arteriovenosa, hemorragia tardia e abscesso são as mais relatadas. Febre, íleo com distensão abdominal, intolerância à dieta, dor e enzimas canaliculares persistentemente elevadas devem levantar a suspeita de complicações e indicam a necessidade de reavaliações mais frequentes.

TRAUMA DE VÍSCERAS OCAS

Embora a tomografia computadorizada seja altamente sensível para a detecção de lesões de órgãos sólidos, não é tão sensível para identificar lesões de vísceras ocas. Os achados tomográficos nessas lesões podem incluir: presença de líquido peritoneal sem lesão de órgãos sólidos, reforço e espessamento da parede de alça, presença de gás extraluminal e descontinuidade da parede. Em pacientes com achados inespecíficos, observação rigorosa e seriada pode ser considerada alternativa à laparotomia exploradora.

TRAUMA RENAL

A Tabela 35.2 mostra a classificação das lesões renais.

Tabela 35.2   Classificação de lesão renal.

Lesão	Grau I	Grau II	Grau III	Grau IV	Grau V
Contusão	Hematúria microscópica ou macroscópica, exames urológicos normais				
Hematoma	Subcapsular sem aumento	Hematoma perirrenal sem aumento, confinado ao retroperitônio renal			

(continua)

(continuação)

Lesão	Grau I	Grau II	Grau III	Grau IV	Grau V
Laceração		< 1 cm de profundidade do parênquima (córtex renal) sem extravasamento de urina	> 1 cm de profundidade do parênquima (córtex renal) sem extravasamento de urina	Extensão através do córtex renal, medula e sistema coletor	Rim despedaçado
Lesão vascular				Lesão da artéria renal principal ou da veia renal com hemorragia contida	Avulsão do hilo renal

Nota: avance um grau para múltiplas lesões do mesmo órgão.

Fonte: adaptada de Moore et al., 1989.

A hematúria macroscópica é o sinal mais confiável de lesão urológica grave e indica necessidade de exame de imagem (TC com contraste). O tratamento conservador é indicado para pacientes com lesão renal grau I a grau III. Em crianças com lesão renal grau IV e grau V, as indicações de exploração cirúrgica incluem hemorragia persistente, hematoma retroperitoneal em expansão ou não contido e suspeita de avulsão do pedículo renal.

CONSIDERAÇÕES FINAIS

Após a ressuscitação hídrica, o paciente permanece em jejum por 24-48 h pela possibilidade de abordagem cirúrgica e deve receber aporte via parenteral de acordo com a condição clínica, o balanço hídrico e os exames laboratoriais. De maneira geral, administra-se soro de manutenção com volume de 50% a 70% do calculado pela regra de Holliday-Segar, aporte de glicose de acordo com a glicemia, sódio de 130 a 150 mEq/L para evitar hiponatremia, potássio de 30 a 50 mEq/L e gluconato de cálcio 4 mL/kg (máx. 80 mL) em 24 h.

Se não houver evidências de sangramento gástrico ou associação com trauma cranioencefálico grave, não está indicado o uso de protetores de mucosa gástrica.

A analgesia deve ser realizada de acordo com a avaliação da dor do paciente pela equipe e não prescrita de horário rotineiramente.

Não há indicação de terapia profilática para trombose venosa profunda em razão dos riscos de sangramento.

O paciente traumatizado tem maior risco de infecção, tanto pela imunossupressão consequente à hemorragia ou às transfusões, como pela possibilidade de lesões intestinais. Apesar disso, a antibioticoprofilaxia ainda suscita dúvidas, principalmente em relação ao tempo de administração. Contudo, o uso de cefalosporina de primeira geração (cefazolina) é indicado para os pacientes que são submetidos à laparotomia exploradora. Por outro lado, a antibioticoterapia deve ser instituída de acordo com o tipo de infecção adquirida após o evento traumático. Como orientação geral, a cobertura para germes Gram-negativos e anaeróbios deve ser iniciada em infecções abdominais.

É importante ressaltar que a hipertensão intra-abdominal é frequente em vítimas de trauma. Sua presença está associada a morbidade e mortalidade consideráveis. Como o exame clínico isolado é inadequado para o diagnóstico de hipertensão intra-abdominal, está indicada a monitorização da pressão intra-abdominal por meio de sonda vesical de demora em pacientes com um ou mais fatores de risco, como cirurgia abdominal, acidose metabólica e balanço hídrico acumulado muito positivo após a ressuscitação volêmica.

REFERÊNCIAS

1. Ameh EA, Chirdan LB, Nmadu PT. Blunt abdominal trauma in children: epidemiology, management and problems in a developing country. Pediatr Surg Int 2000;16(7):505-9.

2. Gaines BA, Ford HR. Abdominal and pelvic trauma in children. Crit Care Med 2002;30(Suppl):S416-23.

3. Giss SR et al. Complications of nonoperative management of pediatric blunt hepatic injury: diagnosis, management and outcomes. J Trauma 2006;61(2):334-9.

4. Holmes JF, Gladman A, Chang CH. Performance of abdominal ultrasonography in pediatric blunt trauma patients: a meta-analysis. J Pediatr Surg 2007;42(9):1588-94.

5. Holmes JF et al. Identifying children at very low risk of clinically important blunt abdominal injuries. Ann Emerg Med 2013;62(2):107-16.

6. Holodinsky KJ et al. Risk factors for intra-abdominal hypertension and abdominal compartment syndrome among adult intensive care unit patients: a systematic review and meta-analysis. Crit Care 2013;17:R249.

7. Kiankhooy A et al. Angiographic embolization is safe and effective therapy for blunt abdominal solid organ injury in children. J Trauma 2010;68(3):526-31.

8. Lacroix J, Demaret P, Tucci M. Red blood cell transfusion: decision making in pediatric intensive care units. Semin Perinatol 2012;36(4):225-31.

9. Letoublon C. et al. Hepatic arterial embolization in the management of blunt hepatic trauma: indications and complications. J Trauma 2011;70(5): 1032-7.

10. Moore EE et al. Organ injury scaling: spleen and liver (1994 revision). J Trauma 1995;38(3):323-4.

11. Moore EE et al. Organ injury scaling: spleen, liver, and kidney. J Trauma 1989; 29(12):1664-6.

12. Ong CC et al. Primary hepatic artery embolization in pediatric blunt hepatic trauma. J Pediatr Surg 2012;47(12):2316-20.

13. Schonfeld D, Lee KL. Blunt abdominal trauma in children. Curr Opin Pediatr 2012;24(3):314-8.

14. Van Der Vlies CH et al. The failure rate of nonoperative management in children with splenic or liver injury with contrast blush on computed tomography: a systematic review. J Pediatr Surg 2010;45(5):1044-9.

CAPÍTULO 36
SÍNDROME DE COMPARTIMENTO ABDOMINAL

Silvia Keiko Kavaguti Moreira
Ana Paula de Carvalho Panzeri Carlotti

INTRODUÇÃO

A síndrome de compartimento abdominal (SCA) representa a progressão natural da disfunção de órgãos-alvo causada pelo aumento da pressão intra--abdominal (PIA) e se desenvolve quando a hipertensão intra-abdominal (HIA) não é reconhecida e tratada apropriadamente. O aumento da PIA afeta a função de múltiplos órgãos e sistemas, incluindo o respiratório, o cardiovascular, o renal, o hepático, o gastrintestinal e o neurológico. A mortalidade da SCA permanece elevada (50-60%) mesmo quando a descompressão do abdome é feita precocemente, o que ressalta a importância da detecção e do tratamento da elevação da PIA antes que ocorra dano orgânico.

DEFINIÇÕES

- PIA é a pressão dentro da cavidade abdominal em situação de equilíbrio.
- Valores de PIA variam de subatmosféricos a 0 mmHg em indivíduos normais, de 5 a 7 mmHg em adultos gravemente doentes e de 1 a 8 mmHg

em crianças gravemente doentes após cirurgia cardíaca com circulação extracorpórea.

– Fatores que aumentam a PIA: inspiração, posição prona, contração da musculatura abdominal e índice de massa corpórea elevado.

• Pressão de perfusão abdominal (PPA) é a diferença entre a pressão arterial média (PAM) e a PIA.

– Constitui índice preciso da perfusão visceral e alvo potencial da ressuscitação.

– Valores > 60 mmHg se associam à melhor sobrevida de pacientes com HIA e SCA.

• HIA é o aumento patológico mantido ou repetido da PIA ≥ 12 mmHg.

– Em crianças, HIA é definida como elevação patológica mantida ou repetida da PIA > 10 mmHg.

– Classificação da HIA de acordo com sua duração:

  ▪ Hiperaguda: duração de segundos ou minutos (por exemplo, durante tosse ou exercício físico).

  ▪ Aguda: desenvolve-se em horas (por exemplo, resultante de trauma ou hemorragias intra-abdominais).

  ▪ Subaguda: desenvolve-se em dias (por exemplo, secundária à ressuscitação hídrica agressiva).

  ▪ Crônica: desenvolve-se em meses ou anos (por exemplo, associada à gravidez, obesidade mórbida, ascite crônica ou cirrose).

• SCA é definida como o aumento mantido da PIA > 20 mmHg (com ou sem PPA < 60 mmHg) associada a nova disfunção ou falência orgânica.

– Em crianças, a SCA tem sido observada com valores menores de PIA. Alguns autores sugerem ser mais adequado definir SCA como o desenvolvimento de nova disfunção ou falência orgânica associada com a elevação mantida da PIA, independentemente de seu valor absoluto.

– Sugeriu-se recentemente que a SCA seja definida, em crianças, como a elevação mantida da PIA > 10 mmHg associada com nova disfunção orgânica ou deterioração de disfunção orgânica preexistente, que possa ser atribuída ao aumento da PIA.

– Classificação da SCA:

  ▪ SCA primária: condição associada com lesão ou doença na região abdominopélvica que frequentemente requer intervenção cirúrgica precoce ou de radiologia intervencionista (por exemplo, trauma abdominal).

  ▪ SCA secundária: refere-se a condições que não se originam na região abdominopélvica (por exemplo, ressuscitação hídrica maciça).

- SCA recorrente: refere-se ao reaparecimento da SCA após a resolução de um episódio anterior.

FATORES DE RISCO

Os fatores de risco associados à HIA e à SCA são mostrados na Tabela 36.1.

Tabela 36.1 Fatores de risco de hipertensão intra-abdominal e síndrome de compartimento abdominal.

Cirúrgicos
Pós-operatório
Hemorragia
Correção de hérnia diafragmática
Cirurgia abdominal com fechamento apertado da fáscia
Fechamento primário de defeitos da parede abdominal (onfalocele e gastrosquise)
Cirurgia laparoscópica com insuflação de ar intra-abdominal
Cirurgia de controle de danos
Íleo paralítico
Peritonite ou abscesso intra-abdominal
Pós-traumático
Politrauma, queimaduras
Sangramento intra ou retroperitoneal
Acidose (pH < 7,2), hipotermia (< 33 °C), coagulopatia
Transfusões múltiplas
Edema visceral pós-ressuscitação
Clínicos
Edema ou ascite decorrente de ressuscitação hídrica agressiva (por exemplo, choque séptico)
Peritonite
Massa intra-abdominal ou retroperitoneal (abscesso, tumor)
Pancreatite aguda
Pneumoperitônio, hemoperitônio, hemoretroperitônio
Íleo (paralítico, obstrução intestinal, volvo)
Gastroparesia, dilatação gástrica
Cirrose descompensada com ascite
Índice de massa corporal alto
Insuficiência respiratória aguda com pressão intratorácica elevada
Ventilação mecânica com pressão expiratória positiva final > 10 cmH$_2$O
Posição prona
Diálise peritoneal

DIAGNÓSTICO

O diagnóstico de SCA deve ser suspeitado em pacientes de risco que evoluem com distensão abdominal aguda e aumento da tensão da parede abdominal. Neles, a PIA deve ser medida de forma seriada, pois o exame físico isolado tem baixa sensibilidade para detectar sua elevação.

As alterações em exames de imagem incluem:

- Ultrassom com *Doppler*: diminuição da área de secção da veia cava inferior e aumento do índice de resistência das artérias renais.

- Tomografia computadorizada: estreitamento da veia cava inferior, compressão direta ou deslocamento renal, espessamento e realce das paredes do intestino, diminuição do calibre da aorta e aumento relativo do diâmetro anteroposterior do abdome em relação ao diâmetro transverso.

TÉCNICAS DE MEDIDA DA PRESSÃO INTRA-ABDOMINAL

A medida da PIA pela via intravesical, utilizando a sonda de Foley, é considerada padrão-ouro, por causa de sua simplicidade e baixo custo. A seguir, é descrita uma técnica simples e amplamente disponível (Figura 36.1):

- Conecta-se uma torneira de três vias a um manômetro de água ou transdutor de pressão ligado a um dispositivo de medida de pressão invasiva. Uma seringa com solução salina estéril e uma agulha de calibre 18 são conectadas à torneira. Após a lavagem do sistema com solução salina, insere-se a agulha na porta de coleta de cultura da tubulação de drenagem urinária conectada à sonda de Foley, utilizando técnica asséptica.

- A pressão é zerada no nível da linha axilar média na crista ilíaca, com o paciente em decúbito dorsal totalmente horizontal. Para medir a PIA, a tubulação de drenagem urinária é pinçada imediatamente distal à porta de coleta de cultura, a torneira é fechada para o transdutor de pressão e a solução salina estéril é injetada na bexiga por meio da sonda urinária. O volume de instilação atualmente recomendado para crianças é de 1 mL/kg (mín. 3 mL e máx. 25 mL).

- A torneira é fechada para a seringa e a pinça do tubo de drenagem urinária é liberada momentaneamente a fim de permitir a saída de ar do sistema. Após a saída do ar, a pinça é então reaplicada e a PIA é medida no final da expiração. Os valores de PIA devem ser expressos em mmHg (1 mmHg = 1,36 cmH$_2$O). Após a leitura, a pinça é removida do tubo de drenagem da urina e o volume injetado na bexiga é subtraído do débito urinário daquela hora.

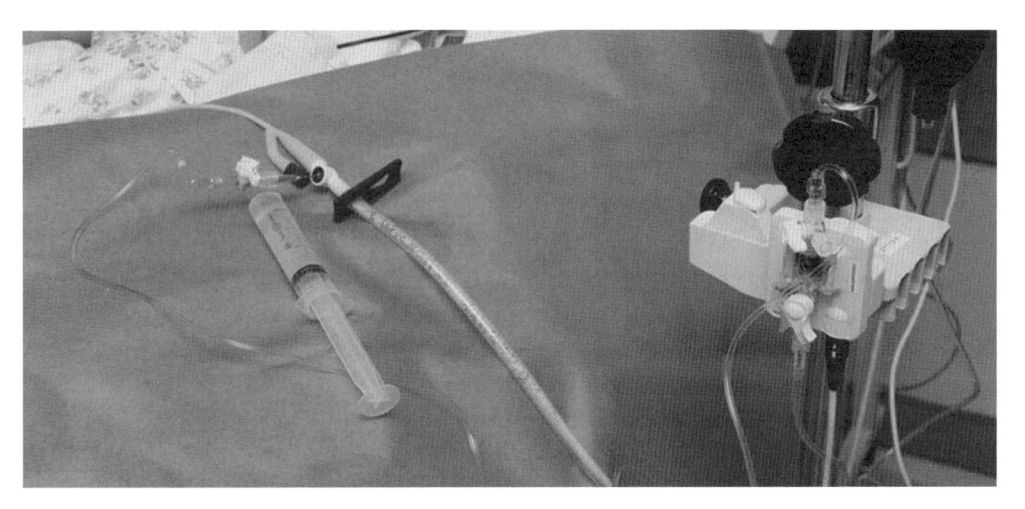

Figura 36.1 Sistema de medida da pressão intra-abdominal pela via intravesical.

MANEJO

O manejo da SCA deve ser individualizado. As estratégias clínicas desempenham papel importante no manejo da HIA e da SCA. Em pacientes com SCA refratária ao tratamento clínico é indicada a descompressão cirúrgica rápida do abdome.

MANEJO CLÍNICO

- Posicionamento corporal do paciente: evitar elevar a cabeceira do leito acima de 20° e a posição prona.

- Redução do tônus da musculatura abdominal: uso de sedativos, analgésicos e bloqueadores neuromusculares, remoção de curativos compressivos abdominais e realização de escarotomia abdominal em pacientes com queimaduras circunferenciais do abdome.

- Diminuição do conteúdo intraluminal ou do tamanho das vísceras: descompressão gástrica ou do cólon por meio de sondas, uso de enemas, descompressão endoscópica do trato gastrintestinal, uso de agentes pró-cinéticos.

- Evitar balanço hídrico cumulativo positivo após a ressuscitação hídrica inicial de pacientes gravemente doentes com risco de desenvolver HIA e SCA.

- Uso de diuréticos ou terapias de substituição renal, principalmente em pacientes com sobrecarga hídrica que evoluem com baixo débito urinário.

- Descompressão percutânea por cateter: indicada em pacientes com coleção intra-abdominal de fluido, ar, pus ou sangue. Pode ser feita por meio de paracentese seriada ou pela colocação de cateter venoso na cavidade abdominal ou cateter de diálise peritoneal.

DESCOMPRESSÃO CIRÚRGICA

- Indicada em casos de SCA refratária ao tratamento clínico. Deve ser realizada prontamente, para evitar danos orgânicos irreversíveis. Em situações em que o paciente está muito instável para ser transferido ao centro cirúrgico, deve-se considerar a realização da laparotomia à beira do leito na unidade de terapia intensiva.

- A descompressão preemptiva (ou "deixar o abdome aberto") deve ser considerada em pacientes submetidos a laparotomia com múltiplos fatores de risco para o desenvolvimento de HIA e SCA.

- Métodos utilizados para o fechamento abdominal temporário: "bolsa de Bogotá", _patch_ de Wittmann e fechamento assistido a vácuo.

- O fechamento definitivo do abdome é feito após a resolução da SCA.

REFERÊNCIAS

1. Carlotti APCP, Carvalho WB. Abdominal compartment syndrome: A review. Pediatr Crit Care Med 2009;10(1):115-20.

2. Cavaliere F et al. Sonographic assessment of abdominal vein dimensional and hemodynamic changes induced in human volunteers by a model of abdominal hypertension. Crit Care Med 2011;39(2): 344-8.

3. Cheatham ML et al. Results from the International Conference of Experts on Intra-abdominal Hypertension and Abdominal Compartment Syndrome. II Recommendations. Intensive Care Med 2007;33(6):951-62.

4. Cheatham ML, Safcsak K. Is the evolving management of intra-abdominal hypertension and abdominal compartment syndrome improving survival? Crit Care Med 2010;38(2):402-7.

5. Cheatham ML. Are children really just small adult? Crit Care Med 2008;36(7): 2215-6.

6. De Waele JJ, Hoste EAJ, Malbrain MLNG. Decompressive laparotomy for abdominal compartment syndrome – a critical analysis. Crit Care 2006;10:R51.

7. Ejike JC, Bahjri K, Mathur M. What is the normal intra-abdominal pressure in critically ill children and how should we measure it? Crit Care Med 2008;36(7):2157-62.

8. Kavaguti SK et al. Abdominal compartment syndrome caused by massive pyonephrosis in an infant with primary obstructive megaureter. Case Rep Med 2011;2011:article ID 174167.

9. Kirkpatrick AW et al. Intra-abdominal hypertension and the abdominal compartment syndrome: updated consensus definitions and clinical practice guidelines from the World Society of the Abdominal Compartment Syndrome. Intensive Care Med 2013;39(7):1190-6.

10. Malbrain ML et al. Results from the International Conference of Experts on Intra-abdominal Hypertension and Abdominal Compartment Syndrome. I Definitions. Intensive Care Med 2006;32(11):1722-32.

11. Malbrain ML. Different techniques to measure intra-abdominal pressure (IAP): time for a critical re-appraisal. Intensive Care Med 2004;30(3):357-71.

12. Rizoli S et al. Abdominal Compartment Syndrome in trauma resuscitation. Curr Opin Anaesthesiol 2010;23(2): 251-7.

CAPÍTULO 37
TRANSPLANTE RENAL PEDIÁTRICO

Carlos Augusto Fernandes Molina

Inalda Facincani

O transplante renal é o tratamento de escolha para crianças com doença renal crônica terminal por proporcionar melhor sobrevida, potencial de crescimento, desenvolvimento cognitivo, inserção social e qualidade de vida. O rim a ser transplantado pode ser proveniente de doador falecido ou de doador vivo relacionado.

MANEJO PRÉ-OPERATÓRIO

- Preparo do receptor pela equipe de nefrologia pediátrica: exame físico e coleta de exames (urina e sangue).

- Avaliação do estado de hidratação e/ou da sobrecarga hídrica. O paciente pode estar hipovolêmico, se recentemente dialisado ou hipervolêmico, necessitando de diálise. O peso é o melhor indicador da situação do paciente, desde que se conheça seu peso seco. Crianças que fazem hemodiálise crônica podem necessitar de uma sessão pré-transplante, a menos que tenham sido adequadamente dialisadas nas últimas 24 h. Não utilizar anticoagulação durante o procedimento e remover a mínima quantidade de líquidos, exceto em situação de sobrecarga hídrica. Nas crianças que fazem diálise peritoneal crônica, podem ser necessários ciclos extras de diálise na dependência dos resultados bioquímicos e do peso. O abdome deve ser completamente esvaziado e o cateter peritoneal fechado com heparina, antes da transferência para o centro cirúrgico.

- Prescrição da imunossupressão (ver adiante).

- Prescrição de outros medicamentos antes da cirurgia:

  – Antiparasitário: albendazol 400 mg VO, uma vez/dia, por 5 dias.

  – Anti-histamínico (bloqueador H_2): ranitina 1-2 mg/kg/dose 12/12h, EV ou VO.

    ▪ Ajuste de dose: *clearance* de creatinina 10-50 mL/min/1,73 m², 75% dose; *clearance* < 10 mL/min/1,73 m², 50% dose.

    ▪ Aumenta a toxicidade à ciclosporina.

  – Antibioticoprofilaxia:

    ▪ Cefazolina 100 mg/kg EV na indução anestésica, com repiques durante a cirurgia; 75 mg/kg/dia 8/8 h, no pós-operatório, por 72 h. Ajustar a dose de acordo com o *clearance* de creatinina.

- Jejum de 6 h.

- Soro de manutenção: perdas insensíveis + diurese. Perdas insensíveis: 400 mL/m²/dia ou 20 mL/kg/dia em soro glicosado 5% ou 10%. Diurese: avaliar volume e concentração urinária de sódio (Na⁺). Eletrólitos: não colocar potássio (K⁺), adicionar cálcio (Ca⁺⁺) e Na⁺ de acordo com as necessidades do paciente.

- Obtenção de acesso central, com cateter de duplo ou triplo lúmen, preferencialmente em veia jugular ou subclávia para monitoração da pressão venosa central (PVC), manejo hídrico e acesso vascular pós-operatório.

- Monitoração intra-arterial fica reservada para crianças pequenas que vão receber rim de adulto. Não é necessária em crianças maiores e deve ser evitada, com a finalidade de preservar locais para fístulas arteriovenosas futuras.

- Em paciente com disfunção cardíaca demonstrada pelo ecocardiograma ou cardiomiopatia hipertensiva sintomática, pode ser necessária a utilização de cateter de Swan-Ganz.

MANEJO INTRAOPERATÓRIO

- Soro de manutenção (prescrito pelo nefropediatra) + soro de reposição de perdas intraoperatórias (prescrito pelo anestesista).

ATO CIRÚRGICO

- *Passagem de sonda vesical de demora* iniciando irrigação vesical com solução fisiológica, podendo conter antibiótico, se a bexiga foi previamente ampliada com segmento intestinal, deixando-a parcialmente repleta até confecção da anastomose ureteral.

- *Confecção de cistostomia no intraoperatório*, para adequar o calibre da sonda ao volume urinário, principalmente no caso de doador vivo relacionado, em especial nas crianças menores, com consequente menor calibre uretral.

- Avaliação do enxerto renal previamente ao seu implante, com remoção de tecidos adjacentes a ele, individualização da artéria e da veia renal, com identificação de eventuais vasos supranumerários, assim como a qualidade dos mesmos e dissecção do ureter. Sendo necessário procedimento vascular, alongamento venoso ou anastomoses arteriais (na presença de duas ou mais artérias), estes devem ser realizados previamente (*cirurgia de banco*).

- Incisão paramediana pararretal externa direita, permitindo rebater medialmente o peritônio, expondo no retroperitônio as seguintes estruturas: aorta, veia cava, vasos ilíacos e parede lateral direita da bexiga.

- Clampeamento venoso no receptor (veia cava ou veia ilíaca comum) com pinça Satinsky, venotomia longitudinal e irrigação local utilizando solução fisiológica com heparina.

- *Anastomose venosa* com veia cava ou veia ilíaca comum, utilizando magnificação óptica (lupa cirúrgica). Finalizada a anastomose, realiza-se a oclusão da veia do enxerto com clampe vascular, impedindo o fluxo venoso para o mesmo, o que permite o desclampeamento venoso do receptor, com a retirada da pinça Satinsky, restabelecendo o fluxo venoso na veia cava ou veia ilíaca comum direita.

- Injeção de solução fisiológica com heparina na aorta, seguida de clampeamento da aorta e dos ramos distais ao local da anastomose, com interrupção temporária do fluxo arterial. Arteriotomia com *punch* vascular.

- *Anastomose arterial* com aorta, utilizando magnificação óptica (lupa cirúrgica). Se necessário, utiliza-se cola biológica após o término da anastomose, antes da remoção dos clampes.

- Monitoração da PVC e da pressão arterial média (PAM). Durante o ato cirúrgico, deve-se manter um grau de hipervolemia. Manter PVC 9-10 mmHg antes do desclampeamento vascular. Se o receptor for uma criança muito pequena, recebendo rim de adulto, manter PVC mais elevada, entre 12-15 mmHg. Manter PAM acima de 60-70 mmHg, para garantir perfusão adequada do rim de adulto. Se PVC adequada, mas PAM baixa, iniciar dopamina (5 mcg/kg/min, máximo de 10-12 mcg/kg/min). Dopamina é particularmente importante em receptor pequeno, com PA normal para idade, que está recebendo rim de adulto, sendo geralmente mantida por 24-36 h.

- Antes da liberação dos clampes vasculares, administra-se:

  – Metilprednisolona: 10 mg/kg, em 2 h, máximo de 1 g, geralmente no início da cirurgia.

  – Manitol 20%: 0,5-1 g/kg (2,5-5 mL/kg), máximo de 25 g, durante anastomose arterial.

  – Albumina 5%: 1-2 g/kg, se doador adulto e/ou receptor < 15 kg.

  – Bicarbonato de sódio 4,2%: 3-7 mL/kg.

  – Concentrado de hemácias irradiadas: geralmente, em crianças abaixo de 15 kg recebendo rim de adulto.

- Finalizada a anastomose arterial, libera-se a circulação venosa seguida da arterial, inicialmente pelos clampes distais e por último o da aorta.

- Liberação do fluxo arterial – fase crítica quando o receptor pediátrico recebe rim de adulto. Pode haver sequestro de sangue no rim transplantado (150 a 300 mL de sangue ou mais).

- Pós-liberação do fluxo arterial:

  – Furosemida: 2-5 mg/kg, no caso de rim de doador falecido. Se não houver resposta em 30 minutos, administrar mais uma dose.

- Após liberação das anastomoses dos vasos, manter PVC entre 8-12 mmHg.

- Restabelecido o fluxo sanguíneo e após revisão da hemostasia, realiza-se a anastomose ureterovesical, extravesical, com confecção de mecanismo antirrefluxo, com auxílio de magnificação óptica. Pode-se utilizar cateter ureteral, tipo duplo J, em situações de exceção.

MANEJO PÓS-OPERATÓRIO IMEDIATO

- Suporte ventilatório: crianças maiores costumam ser extubadas no final da cirurgia; crianças com menos de 5 anos ou menos de 20 kg podem necessitar de ventilação pós-operatória mais prolongada, usualmente, por 24 h. As razões para isso incluem o manejo mais agressivo de fluido intraoperatório que predispõe a hipervolemia e edema pulmonar, além da colocação de rim de adulto no abdome da criança, o que dificulta a movimentação do diafragma, podendo ocasionar insuficiência respiratória transitória.

- Monitoração dos sinais vitais, peso, PVC e PAM.
- Diurese horária ou mais frequente, se o volume urinário estiver muito aumentado, para evitar desidratação.
- Administração de líquidos de acordo com a PVC, a PAM e a diurese:

  – Manter a PVC entre 4-8 mmHg e PAM maior que 60-70 mmHg (doador adulto/receptor pediátrico). Se necessário, administrar *bolus* de solução salina – 10 mL/kg ou albumina 5% – 1 g/kg em 30 minutos e iniciar dopamina 5 mcg/kg/min. Monitorar o estado de hidratação e a condição hemodinâmica, fazendo ajustes, se necessário.

  – *Soro de manutenção*: perdas insensíveis + diurese.

  – *Reposição do volume da diurese*:

  - *Peso ≤ 30 kg*:

    Diurese < 10 mL/kg/hora – repor volume a volume.

    Diurese > 10 mL/kg/hora – repor 2/3 do volume.

  - *Peso > 30 kg*:

    Diurese ≤ 300 mL/hora – repor volume a volume.

    Diurese > 300 mL/hora – repor 2/3 do volume.

  – Composição do soro de reposição da diurese:

  - De acordo com as concentrações urinárias de Na^+ e K^+ (geralmente, Na^+ urinário em torno de 70 a 100 mEq/L).

  - A utilização de soro glicosado, na presença de débito urinário muito aumentado, pode provocar hiperglicemia e diurese osmótica. Nesse caso, a glicose deve ser substituída por água destilada.

  - Potássio só será administrado se o volume da diurese for muito grande ou nos casos de hipopotassemia.

  – Caso ocorra diminuição brusca da diurese:

  - Avaliar o estado de hidratação, as condições hemodinâmicas e a presença de bexigoma.

  - Fazer lavagem vesical com pequenos volumes de salina, se a urina estiver hematúrica.

  - Prova de volume:

    Soro fisiológico (10-20 mL/kg) + furosemida (0,5 mg/kg).

    Se não houver diurese, solicitar ultrassom renal com *Doppler* de urgência, para descartar trombose vascular.

- *Antibioticoprofilaxia*:

    – Cefalexina 50 mg/kg/dia, VO de 8/8h, a partir do terceiro dia pós-operatório, que deve ser mantida até a retirada da sonda vesical de demora.

    – Sulfametoxazol + trimetoprim 4 mg/kg/dia de trimetoprim VO, 12/12 h, por 6 meses – iniciar após a suspensão da cefalexina, para profilaxia de infecção urinária e pneumonia por *Pneumocystis jiroveci*.

- *Profilaxia de trombose vascular*:

    – Indicações:

    ▪ Doador menor que 5 anos.

    ▪ Receptor com menos de 15 kg.

    ▪ Rim do doador com mais de uma artéria renal

    ▪ Antecedente de tromboses repetidas na fístula arteriovenosa ou em outras localizações.

    ▪ Perda do primeiro enxerto por trombose ou rejeição precoce.

    ▪ Cirurgia de banco no rim transplantado.

    ▪ Lesão arterial ou venosa do enxerto na retirada do órgão ou no ato cirúrgico.

    ▪ Hemoglobina maior que 12 g/dL, em uso de eritropoetina.

    ▪ Reintervenção cirúrgica precoce (primeiro mês), devido a fístula, oclusão intestinal etc.

    – Enoxaparina 0,4 mg/kg SC, a cada 12 h, por 14 dias. Iniciar 12-24 h após a cirurgia, na ausência de sangramento persistente e com contagem de plaquetas ≥ 100.000/mm³.

    ▪ Ajuste de dose pela atividade plasmática anti-Xa (pico de 4h 0,4 mcg e atividade residual 0,2 mcg). Se contagem de plaquetas < 100.000, diminuir a dose pela metade; se plaquetas < 75.000, suspender a medicação. Neutralização: protamina (mg por mg).

    ▪ Após suspensão da enoxaparina, se doador < 5 anos, utilizar AAS na dose de 50-100 mg/dia, por 3 meses.

- *Controle da dor*: a maioria das crianças vem do centro cirúrgico com cateter peridural para analgesia regional. Se necessário, associar outros analgésicos:

    – Fentanil: 1-2 mcg/kg/h EV, infusão contínua.

    – Tramadol: 1,25 mg/kg/dose EV ou VO, três a quatro vezes/dia.

    – Dipirona: 10-15 mg/kg/dose EV ou VO, a cada 4-6 h.

- *Tratamento da hipertensão arterial*:

    – Não fazer reduções bruscas da PA nas primeiras 72 h do transplante renal, para não reduzir o fluxo de sangue para o enxerto. O ideal é manter a PA do receptor em níveis próximos à do doador.

– Medicamentos utilizados:

- Nifedipina de liberação prolongada: 1 a 2 mg/kg/dia VO, 12/12 h.
- Amlodipina: 0,05-0,3 mg/kg/dia VO, uma vez ao dia.
- Enalapril: 0,1-0,5 mg/kg/dia, em 1 a 2 tomadas. É necessário descartar estenose da artéria do rim transplantado antes de iniciar a medicação.

- *Proteção contra a nefrotoxicidade dos inibidores da calcineurina*:

– A vasoconstricção da arteríola aferente, provocada pelos inibidores da calcineurina, tem papel importante no desenvolvimento da nefrotoxicidade aguda e crônica. Agentes vasodilatadores costumam ser utilizados para neutralizar esse efeito:

- Nifedipina: 300 mcg/kg/dia, VO, em 1 a 2 doses.

- *Antifúngico*:

– Nistatina (100.000 UI/mL):

- Lactentes e pré-escolares: pingar 1 mL em cada lado da boca, quatro vezes/dia.
- Escolares e adolescentes: pingar 2 mL em cada lado da boca, quatro vezes/dia. Pedir para bochechar e depois engolir.
- Após o primeiro mês, passar para duas vezes ao dia. Duração do tratamento: 3 meses.

- *Antisséptico bucal*: fazer higiene oral, duas vezes/dia.

ESQUEMAS DE IMUNOSSUPRESSÃO

Uma combinação de medicamentos imunossupressores deve ser iniciada antes (transplante de doador vivo relacionado) ou no momento do transplante renal (doador falecido). Na fase de indução, deve-se incluir um agente biológico, como parte do regime imunossupressor.

INDUÇÃO

- *Agente biológico*: anticorpo monoclonal contra receptor de IL-2 (basiliximab) ou agente depletor de linfócitos (timoglobulina).
- *Inibidor de calcineurina*: ciclosporina A Neoral (CsA) ou Tacrolimo (Tac).
- *Adjuvante*: azatioprina (AZA) ou micofenolato mofetil (MMF) ou micofenolato sódico (MNa).
- *Corticosteroide*: prednisona (PRED) ou deflazacort (DEFL).

MANUTENÇÃO

Associações

- CsA + AZA ou MMF/ MNa + PRED ou DEFL.
- Tac + AZA ou MMF/MNa + PRED ou DEFL.

AGENTES BIOLÓGICOS

- *Anticorpo monoclonal – basiliximab*:

    – Anticorpo monoclonal quimérico humano/murino contra cadeia α dos receptores de IL-2 que se expressam predominantemente em linfócitos T ativados.

    – Indicado para pacientes com baixo risco imunológico: primeiro transplante e paciente não sensibilizado (reatividade contra painel de zero).

    – Dose: deve ser iniciada no período de 2 h antes do transplante e repetida no quarto dia:

    - Peso < 35 kg: 10 mg.
    - Peso > 35 kg: 20 mg.

    – Administração: EV, em 20-30 minutos ou em *bolus*.

    – Apresentação: ampolas com 20 mg/5 mL.

- *Anticorpo policlonal antitimocítico*:

    – O liofilizado de imunoglobulina de coelho antitimócitos humanos é um agente imunossupressor seletivo, atuando predominantemente sobre linfócitos T. É indicado para pacientes de risco imunológico alto (retransplante ou paciente sensibilizado).

    – Dose inicial: 2 mg/kg/dia; começar a infusão no centro cirúrgico, antes do início do procedimento.

    – Após dose inicial, 1 mg/kg/dia, por mais 4 dias.

    – Duração do tratamento: 5 dias.

    – Dose máxima acumulada: 6 mg/kg.

    – Apresentação: frasco 25 mg/5 mL de diluente. Diluir em soro fisiológico ou soro glicosado a 5%.

    – Administração: por bomba de infusão, em 8 h.

    – Pré-medicação – antes do início da timoglobulina:

    - Dipirona: 15 mg/kg/dose (máx. 500 mg), EV, 30 minutos antes da infusão
    - Difenidramina: 0,5 mg/kg (máx. 50 mg), EV, após a dipirona

■ Hidrocortisona: 5-10 mg/kg (máx. 200 mg) em 30 minutos, após a difenidramina.

– Ajuste da dose pela contagem de linfócitos do sangue periférico do dia:

■ Linfócitos < 100 = suspender medicação.

■ 100 < linfócitos < 150 = metade da dose planejada.

■ 150 < linfócitos < 300 = dose planejada.

■ Linfócitos > 300 = 1,5 a dose planejada.

INIBIDORES DA CALCINEURINA

• Ciclosporina A Neoral

– O paciente deve receber uma dose de ciclosporina no pré-operatório (500 mg/m²/dia, se menor que 5 anos de idade, e 12 mg/kg/dia, se maior de 5 anos). No pós-operatório, a ciclosporina deve ser iniciada somente após a diurese estar bem estabelecida e com creatinina sérica menor que 2,5-3 mg/dL ou menor que 50% do valor pré-transplante, de acordo com as doses descritas na Tabela 37.1.

Tabela 37.1 Doses de ciclosporina A no pós-operatório.

Período	< 5 anos (mg/m²/dia)	> 5 anos (mg/kg/dia)
Semana 1	500	12
Semana 2	450	10
Semana 3	400	8
Semana 4	350	6
≥ 5 semanas	300	4
Dose de manutenção	De acordo com o nível sérico	De acordo com o nível sérico

Observação: a dose diária deve ser dividida em 2 tomadas. Em crianças menores de 5 anos ou com glomeruloesclerose segmentar e focal como doença de base, a dose diária deve ser fracionada em 3 tomadas.

– Apresentação: cápsulas 25, 50 e 100 mg, solução oral 100 mg/mL.

– Monitorização terapêutica: nível sérico pré-dose (30 minutos antes):

■ Primeiros 2 meses: 200-250 ng/mL.

■ Dos 2 aos 6 meses: 150-200 ng/mL.

■ Após 6 meses: 75-150 ng/mL.

- *Tacrolimo*

  – Dose: 0,15 a 0,3 mg/kg/dia, VO, em 2 doses.

  – Apresentação: cápsulas de 1 e 5 mg.

  – Monitorização terapêutica: nível sérico pré-dose (30 minutos antes):

    ▪ Primeiro mês: 10-15 ng/mL.

    ▪ Dos 2 aos 6 meses: 7-10 ng/mL.

    ▪ Após 6 meses: 5-7 ng/mL.

ADJUVANTES

- *Azatioprina*

  – Dose: 2 mg/kg/dia, VO, dose única, pela manhã.

  – Apresentação: comprimidos revestidos de 50 mg.

  – Adequação da dose do medicamento de acordo com a tolerância hematológica:

    ▪ Se leucócitos entre 3000 e 4000/mm^3: reduzir a dose pela metade.

    ▪ Se leucócitos abaixo de 3000/mm^3: suspender a medicação.

- *Micofenolato Mofetil*

  – Dose: 1000-1200 mg/m^2/dia, VO, em 2 tomadas, quando associado à ciclosporina; 500-600 mg/m^2/dia, em 2 tomadas, quando associado ao tacrolimo.

  – Apresentação: cápsulas de 500 mg.

- *Micofenolato Sódico*

  – Dose: 720-860 mg/m^2/dia, VO, em 2 tomadas, quando associado à ciclosporina; 360-430 mg/m^2/dia, em 2 tomadas, quando associado ao tacrolimo.

  – Apresentação: cápsulas de 180 e 320 mg.

  – Equivalência: 500 mg MFM = 360 mg MNa.

CORTICOSTEROIDES

- *Prednisona ou prednisolona*

  – Dose: 1 mg/kg/dia (máx. 30 mg/dia), VO, nas primeiras 2 semanas, com diminuição de 10% da dose a cada 2 semanas, até atingir 0,1 mg/kg/dia, por volta do quarto mês. Manter 0,1 mg/kg/dia até o final do sexto mês pós-transplante. Considerar uso em dias alternados (0,2 mg/kg), em pacientes de baixo risco imunológico e sem episódio de rejeição aguda no período.

– Apresentação: prednisona – comprimidos de 5 e 20 mg; prednisolona – solução oral de 3 mg/mL.

- *Deflazacort*
  - Doses equivalentes às da prednisona (5 mg PRED = 6 mg DEFL).
  - Apresentação: comprimidos de 7,5 e 30 mg.

MANEJO DAS COMPLICAÇÕES IMEDIATAS DO TRANSPLANTE
COMPLICAÇÕES CLÍNICAS

- *Necrose tubular aguda (NTA)*: doador falecido e eventualmente doador vivo. Pode ser anúrica, oligoanúrica ou não oligúrica. Diagnóstico diferencial: rejeição humoral, obstrução urinária, trombose vascular e estenose da artéria renal.

- *Rejeição humoral*: (*cross-match* falsamente negativo, presença de anticorpo antiendotélio). Pode ser imediata ou após alguns dias de função renal normal. Leva à perda total da função renal. Quadro clínico-laboratorial: febre alta, aumento do volume do rim, desidrogenase láctica (DHL) muito aumentada (> 600 U/L), plaquetopenia e coagulopatia de consumo. Diagnóstico diferencial: NTA e trombose vascular.

- *Rejeição celular aguda*: complicação clínica mais frequente. Quadro clínico-laboratorial depende da imunossupressão utilizada e inclui febre (pode ou não estar presente), aumento da concentração de creatinina (elevação ≥ 20%), aumento do peso, queda da diurese (inconstante), hipertensão arterial, dor no local do enxerto, aumento do volume do enxerto, perda da diferenciação córtico-medular ao ultrassom, proteinúria, hematúria e leucocitúria. No caso de transplante de rim de doador vivo em criança pequena (rim grande para receptor pequeno), os sinais sistêmicos de rejeição, como febre, hipertensão arterial, dores abdominais e alteração do estado geral, predominam, sendo que a elevação da creatinina sérica pode ser mais tardia.

  – Diagnóstico diferencial: nefrotoxicidade pelos inibidores de calcineurina, NTA, trombose vascular, complicações urológicas, infecção urinária e estenose da artéria do enxerto.

  – Recomenda-se realizar biopsia renal antes ou logo após o início do tratamento, em todos os casos, para confirmação do diagnóstico.

  – Tratamento: metilprednisolona: 1 g /1,73 m^2, EV, por 3 dias.

  – Evolução pós-pulso de metilprednisolona:

- *Rejeição corticossensível*: queda da creatinina em 1 a 3 dias ou mais lenta, quando existe NTA associada à rejeição ou nível sérico elevado de inibidores de calcineurina.

- *Rejeição corticorresistente*: utilizar anticorpo policlonal antitimócito.

COMPLICAÇÕES CIRÚRGICAS

Vasculares

- *Trombose de artéria renal*: pouco frequente (< 1%).
  - Risco de trombose vascular arterial:
    - Doador menor que 5 anos.
    - Receptor com menos de 15 kg.
    - Artérias renais múltiplas, ocasionando "cirurgia de banco".
    - Trombofilia.
    - Reintervenção cirúrgica precoce.

  - Causas: fatores técnicos (torção, acotovelamento, estenose da anastomose, compressão por hematoma ou linfocele) e fatores imunológicos (rejeição hiperaguda ou aguda acelerada). Doses elevadas de ciclosporina também podem estar associadas com trombose arterial.

  - Quadro clínico-laboratorial: anúria súbita (podendo ser mascarada pela presença de diurese residual do rim nativo), hipertensão arterial e elevação da creatinina sérica. Há também grande aumento da DHL (>1500 UI/L). Confirmação: ultrassom renal com *Doppler* (ausência de fluxo arterial), cintilografia renal com DTPA, angiorressonância ou arteriografia renal. Diagnóstico diferencial: rejeição humoral.

  - Conduta: exploração cirúrgica imediata e utilização de agentes trombolíticos, porém a remoção do enxerto é comumente necessária.

- *Trombose de veia renal*: 0,3% a 0,6% dos casos, sendo mais comum nas crianças de 2 a 5 anos de idade (10%).
  - Risco de trombose vascular venosa:
    - Malformação ou trombose da veia cava.
    - Anatomia venosa desfavorável ocasionando "cirurgia de banco".
    - Desproporção entre tamanho do enxerto e do receptor.

  - Causas: fatores técnicos (torção, acotovelamento, estenose da anastomose, compressão por hematoma ou linfocele). Normalmente ocorre cerca de 3 a 9 dias após o implante do enxerto.

  - Quadro clínico-laboratorial: ausência de função primária do enxerto ou anúria súbita (podendo ser mascarada por diurese residual), aumento do volume do enxerto, dor local, hematúria, proteinúria e ruptura renal com hemorragia grave e instabilidade hemodinâmica. Exame ultrassonográfico com *Doppler* evidencia pico arterial sistólico agudo com ausência ou inversão da onda diastólica e ausência de fluxo venoso. Em caso de dúvida, deve ser realizada a angiorressonância nuclear magnética. Diagnóstico diferencial: NTA grave (principal causa de ruptura do enxerto) e rejeição.

– Conduta: exploração cirúrgica imediata, trombectomia venosa, utilização de agente trombolítico na artéria e envolvimento do enxerto com tela de prolene. Remoção do enxerto pode ser necessária, no insucesso e/ou presença de condição clínica desfavorável.

- *Estenose de artéria renal*: 2% a 10% dos casos, sendo considerada significativa quando compromete mais do que 50% do fluxo sanguíneo.

– Causas: fatores técnicos (torção da artéria, condição anatômica desfavorável da artéria do receptor, desproporção entre as artérias do doador e do receptor).

– Quadro clínico-laboratorial: hipertensão arterial grave e refratária ao tratamento no pós-transplante, associada com disfunção do enxerto e/ou insuficiência renal aguda secundária a NTA prolongada. Pode ocorrer nos primeiros dias de transplante ou mais tardiamente, com pico de incidência 6 meses após o transplante. Diagnóstico: exame ultrassonográfico com *Doppler* é útil para rastreamento da estenose, podendo mostrar aumento na velocidade do fluxo sanguíneo (> 6 kHz) e índice entre artéria do enxerto e do doador (reno/ilíaco ou reno/aórtico) > 2. Para confirmação diagnóstica deve-se realizar a arteriografia renal (considerada padrão ouro) ou angiorressonância (exame não invasivo, com eficácia comparável à da arteriografia renal convencional).

– Conduta: a exploração cirúrgica é tecnicamente difícil e com alto risco de insucesso. A opção de escolha é a abordagem endovascular com feitio de angioplastia, podendo ou não se utilizar *stent*. A conduta expectante pode ser adotada na dependência do controle da PA e das concentrações de creatinina sérica.

- *Ruptura renal:* pouco frequente.

– Quadro clínico: semelhante ao do hematoma renal, com abaulamento súbito na loja renal, dor local e queda do hematócrito, sendo que ocorre mais tardiamente, geralmente após a primeira semana de cirurgia. Costuma estar relacionada com rejeição grave, NTA, trombose venosa ou obstrução urinária. O ultrassom renal evidencia hematoma na loja renal, mas a confirmação diagnóstica é sempre cirúrgica.

– Conduta: cirurgia de urgência, na tentativa de preservação do rim, promovendo remoção dos coágulos e sutura da lesão no enxerto ou nefrectomia, nos casos extremos.

- *Ruptura de anastomose arterial*: complicação rara e extremamente grave.

  – Causas: fatores técnicos e infecciosos, locais ou sistêmicos.

  – Quadro clínico: semelhante ao da ruptura renal, mas com maior gravidade (choque hipovolêmico, abaulamento no local do enxerto ou sangramento pela incisão cirúrgica).

  – Conduta: exploração cirúrgica de emergência. Na presença de infecção, promover a retirada do enxerto. Em decorrência do quadro clínico geralmente grave (instabilidade hemodinâmica) a remoção do enxerto é frequente.

Relacionadas a coleções líquidas perienxerto

As coleções líquidas encontradas no período pós-transplante são, em sua maioria, achados incidentais de exames ultrassonográficos para avaliação do enxerto, não exigindo tratamento algum, exceto acompanhamento clínico e de imagem. As coleções podem ser acúmulo de secreção purulenta, linfática, serosa, sangue ou urina.

Na presença de febre de origem desconhecida, hidronefrose, queda na função renal ou edema do membro inferior ipsilateral ao enxerto, indica-se aspiração percutânea da coleção, guiada por ultrassom, como método diagnóstico e terapêutico. A presença de secreção purulenta indica drenagem percutânea ou cirúrgica; nas demais, é indicado acompanhamento clínico com imagem. Coleções sanguíneas são geralmente exploradas cirurgicamente. Na presença de recorrência, indica-se reparo de acordo com a etiologia desta.

- *Linfocele*: 0,6% a 18% dos casos (incidência média de 10%).

  – Quadro clínico: geralmente as coleções pequenas (< 3 cm) são assintomáticas e têm resolução espontânea. Coleções maiores podem ocorrer 2 semanas a 6 meses após o transplante, podendo comprimir ureter, bexiga e vasos ilíacos, e ocasionar disfunção do enxerto, massa palpável, hidronefrose e edema do membro inferior ipsilateral ao enxerto. Diagnóstico diferencial: o material obtido por agulha e com técnica estéril pode ser diferenciado entre linfa e urina, por exames laboratoriais (níveis de Na+, K+, creatinina e ureia na linfa são semelhantes aos do plasma).

  – Conduta: linfocele não infectada – drenagem cirúrgica (marsupialização) por via laparoscópica ou aberta ou esclerose química (linfoceles laterais ao enxerto). Linfocele infectada – drenagem externa e aplicação de substâncias esclerosantes, como iodopovidona.

- *Fístula urinária*: 5% dos casos, podendo ser no nível da bexiga e/ou do ureter. A urina pode ficar coletada em volta do enxerto ou se estender para o retroperitônio.

– Quadro clínico: aumento do débito do dreno na loja renal, coleção na loja do enxerto, exteriorização de urina pela incisão cirúrgica e redução da diurese com manutenção da função renal. Diagnóstico e caracterização da fístula: exames de imagem (ultrassom, uretrocistografia miccional convencional ou urorressonância) e de medicina nuclear (estudo renal dinâmico com DTPA ou etileno dicisteinato). Nos casos de fístula urinária, a análise bioquímica do líquido evidencia níveis elevados de ureia, creatinina e potássio, em relação ao plasma. Diagnóstico diferencial: linfocele.

– Conduta: depende da localização da fístula e do tempo de aparecimento.

- Fístula ureteral: exploração cirúrgica.

- Fístula vesical: sondagem vesical de demora por 2 semanas, realizando-se cistografia controle antes da remoção da sonda. Na ausência de resolução, está indicada a exploração cirúrgica.

- *Hematoma da loja renal*: complicação precoce, nas primeiras horas pós-operatórias.

– Quadro clínico: dor local intensa, aumento da loja renal, oligoanúria e queda do hematócrito. Diagnóstico: ultrassom renal. Diagnóstico diferencial: ruptura renal ou ruptura parcial da anastomose arterial.

– Conduta: hematomas pequenos podem ser apenas observados, mas hematomas maiores devem ser drenados imediatamente por punção ou exploração cirúrgica, dependendo do volume da coleção e das condições hemodinâmicas do receptor.

Relacionadas ao trato urinário do enxerto

- *Hidronefrose*: sinaliza obstrução do trato urinário do rim transplantado.

– Obstrução ureteral precoce: pode estar relacionada a fatores técnicos cirúrgicos, edema na anastomose, coágulos impactados, litíase presente no enxerto e coleções perienxerto.

– Obstrução tardia: pode ocorrer por fibrose perianastomose, litiase, neoplasia, estenose e coleções (linfocele).

- *Obstrução urinária*: prevalência de 8,5%.

– Quadro clínico: queda da função renal associada a anúria ou diminuição abrupta da diurese. Em virtude da desnervação do enxerto, não ocorre o quadro de cólica nefrética. Diagnóstico: hidronefrose, geralmente evidenciada ao ultrassom. A ressonância nuclear magnética esclarece o local da obstrução.

– Conduta: promover a desobstrução do trato urinário através de procedimento minimamente invasivo de endourologia. Em sua impossibilidade ou em caso de insucesso, indica-se a exploração cirúrgica aberta.

- *Refluxo vesicoureteral*:

   – Existem controvérsias relacionadas à necessidade de utilização de técnica antirrefluxo no implante ureteral. No entanto, na presença da infecção urinária recorrente ou de obstrução anatômica e/ou fisiológica ao esvaziamento vesical, o refluxo deve ser evitado e tratado.

   – Conduta: resolução da obstrução ao esvaziamento vesical e do refluxo por cirurgia endoscópica ou aberta (reimplante ureterovesical).

REFERÊNCIAS

1. Danovitch GM, ed. Handbook of kidney transplantation. 5. ed. Philadelphia: Lippincott Williams & Wilkins; 2010.

2. Gulati A, Sarwal MM. Pediatric renal transplantation: an overview and update. Curr Opin Pediatr 2010;22(2):189-96.

3. Kasiske BL et al. KDIGO clinical practice guideline for the care of kidney transplant recipients: a summary. Kidney Int 2010;77(4):299-311.

4. Offner G et al. Efficacy and safety of basiliximab in pediatric renal transplant patients receiving cyclosporine, mycophenolate mofetil, and steroids. Transplantation 2008; 86(9):1241-8.

5. Projeto Diretrizes. Associação Médica Brasileira e Conselho Federal de Medicina. Transplante Renal: complicações cirúrgicas. Sociedade Brasileira de Nefrologia e Sociedade Brasileira de Urologia; 2006. Disponível em: http://www.projetodiretrizes.org.br/4_volume/35-Transpren.pdf. Acesso em: 06 jul. 2014.

6. Tönshoff B, Melk A. Immunosuppression in pediatric kidney transplantation. In: Geary DF, Schaefer F, editor. Comprehensive pediatric nephrology. Philadelphia: Mosby Elsevier; 2008. p. 902-29.

CAPÍTULO 38
PROCEDIMENTOS EM MEDICINA INTENSIVA PEDIÁTRICA

Luciano Lemos Mega

INTRODUÇÃO

Os procedimentos invasivos constituem importantes elementos nos cuidados de pacientes gravemente enfermos. Deve-se seguir o seguinte protocolo para sua realização:

- Ser criterioso na indicação. Avaliar risco *vs.* benefício, já que podem levar a complicações mecânicas e/ou infecciosas.
- Técnicas universais de assepsia: gorro, máscara, óculos, lavagem adequada das mãos, avental de manga longa e luvas estéreis, solução antisséptica (clorexidina é mais adequada que soluções de iodo), campos estéreis. Para procedimentos invasivos a comissão de controle de infecção hospitalar recomenda o uso de solução degermante seguida da aplicação da solução alcoólica na antissepsia.
- Aliar conhecimento técnico do procedimento à habilidade manual. Utilizar material adequado para cada procedimento, pois aumenta a probabilidade de acerto e diminui o risco de complicações.

- Conhecer possíveis complicações, para prevenção, diagnóstico precoce e tratamento adequado.

- Monitorar o paciente durante o procedimento: monitor cardíaco, oximetria de pulso e pressão arterial não invasiva são a monitoração mínima recomendada.

- Analgesia e sedação: dar preferência aos opioides (fentanil 1-2 mcg/kg) ou à associação midazolam (0,1-0,2 mg/kg) + ketamina (1 mg/kg), nos procedimentos dolorosos. Caso não se disponha de acesso venoso, pode-se aplicar midazolam intranasal (0,2 mg/kg). Contenção da criança, se necessário.

- Utilizar anestésicos locais sem vasoconstritores (lidocaína).

ACESSOS VASCULARES

No suporte avançado de vida, o acesso vascular de escolha é a veia de maior calibre que possa ser obtida, o mais rápido possível, sem interferir nas manobras de ressuscitação cardiopulmonar (RCP): braços, mãos, pernas, pés. Escolher aquelas de localização anatômica relativamente constante, como veia femoral, veia cubital mediana, veia safena magna no tornozelo. Durante a RCP, o acesso intraósseo deve ser tentado, caso não se consiga obter acesso vascular prontamente.

VEIAS SUPERFICIAIS

É importante trabalhar com pessoal de enfermagem experiente. Também é importante o médico estar treinado para obtenção desse tipo de acesso. Devem-se usar, preferencialmente, dispositivos do tipo "cateter sobre agulha" (Íntima˙, Abocath˙, Jelco˙).

Importante:

- Pode-se utilizar veia periférica para passagem de cateter central (PICC – cateter central de inserção periférica). As mais utilizadas são as veias jugular externa, basílica e cefálica.

  – *Vantagens*: são visíveis, com poucas complicações mecânicas.

  – *Desvantagens*: dificuldade de progressão, demora no procedimento, diâmetro reduzido das veias causando flebite, dificuldade em posicionar cateter em posição central.

DISSECÇÃO VENOSA

A dissecção venosa pode ser seguida por flebotomia ou punção sob visualização do vaso. Deve ser realizada preferencialmente pelo cirurgião, mas pode ser feita por médico intensivista com experiência no procedimento.

Indicações:

- Impossibilidade de punção nos locais de referência (infecção, queimadura).
- Coagulopatia importante (pode-se realizar o procedimento aproximadamente 30 minutos após transfusão de plasma fresco congelado ou concentrado de plaquetas; avaliar a gravidade do quadro).
- Fracasso das tentativas de punção, ou pessoal sem experiência para punção.
- Flebite ou trombose dos vasos que seriam cateterizados.
- Malformações que alteram a anatomia da região.

VEIAS PROFUNDAS

Indica-se a cateterização de veias profundas para medidas de pressões (pressão venosa central – PVC), infusão de soluções hiperosmolares (concentração de glicose acima de 12,5%) e infusões mais seguras (drogas vasoativas). Os cateteres de silicone são superiores aos de polietileno. Os cateteres podem também ser utilizados para coletas de amostras. A opção por determinada veia ou via de acesso se dá de acordo com a experiência de quem realiza o procedimento e as características do paciente. Temos utilizado, em ordem de preferência, as veias jugulares internas, femorais e subclávias. Na RCP deve-se dar preferência para as veias femorais, pois sua obtenção não interfere com as manobras de ressuscitação. Antes da punção, deve-se preencher o cateter e a agulha com soro fisiológico para testar o funcionamento dos mesmos.

VEIA JUGULAR INTERNA

- *Técnica*: posicionar o paciente em decúbito dorsal horizontal em ângulo de 30º, em posição de Trendelenburg, e colocar um coxim abaixo das escápulas, deixando a cabeça levemente estendida. Rodá-la para o lado oposto ao da punção. Dá-se preferência ao lado direito: ápice do pulmão mais baixo à direita que à esquerda; ângulo mais aberto entre jugular interna, inominada e cava superior; ducto torácico à esquerda. Usa-se como referência o triângulo de Sedillot, formado em sua base pela clavícula e lateralmente, pelas porções esternal e clavicular do músculo esternocleidomastoideo.

- *Vias de acesso*:

  - *Anterior*: punção no ponto médio da borda anterior do músculo esternocleidomastóideo, direcionando-se para o mamilo do mesmo lado, com angulação de 30° em relação ao plano coronal.

  - *Central*: agulha introduzida no ápice do triângulo de Sedillot e dirigida para o mamilo ipsilateral com angulação de 30° a 45° (Figura 38.1).

  - *Posterior*: punção na borda posterior do músculo esternocleidomastóideo, ao nível da união de seu terço médio com o inferior, em direção à fúrcula esternal, com angulação de 30° em relação à pele.

- *Vantagens*: vias de acesso relativamente fáceis. Facilmente tamponadas por compressão.

- *Desvantagens*: interfere nas manobras de RCP. Impossibilidade de rotação da cabeça no trauma raquimedular. Risco de pneumotórax, hemotórax, quilotórax ou punção da a. carótida.

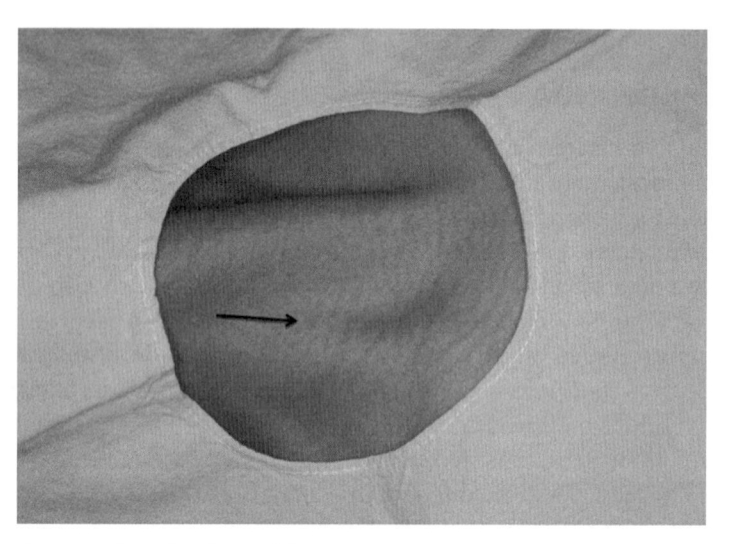

Figura 38.1   Triângulo de Sedillot. A seta aponta o local de referência para a punção da veia jugular interna pela via de acesso central.

VEIA FEMORAL

- *Técnica*: criança posicionada em decúbito dorsal horizontal, com coxa posicionada em ligeira rotação lateral. Pode-se colocar coxim sob a região lombossacral, para leve extensão. Identificar artéria femoral pela palpação e puncionar 5 mm medialmente ao pulso arterial e 2 a 3 cm abaixo do ligamento inguinal, seguindo a direção da artéria femoral (Figura 38.2). Inclinação de 30-45° em relação ao plano da pele.

- *Vantagens*: anatomia de fácil conhecimento. Palpação de pulso arterial facilita localização. Compressão fácil, se ocorrerem acidentes. Não atrapalha manobras de RCP.

- *Desvantagens*: maior risco de tromboembolismo. Maior risco de infecção (proximidade do períneo). Comprimento do cateter pode não ser suficiente para atingir posição central. Menor calibre dificulta a introdução do cateter.

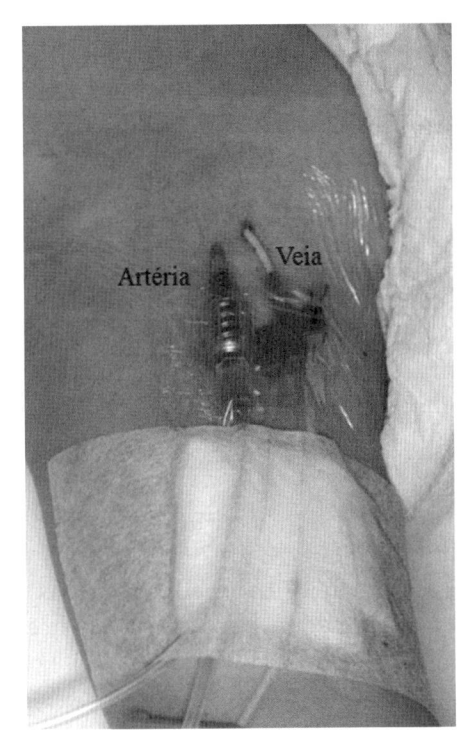

Figura 38.2 Cateteres em artéria e veia femoral direita.

VEIA SUBCLÁVIA

- *Técnica*: criança em decúbito dorsal horizontal, em Trendelenburg a 30°, com coxim subescapular em posição paralela à coluna para abertura dos ângulos costoclaviculares. A cabeça levemente estendida deve ficar em posição mediana.

- *Vias de acesso*:

    – *Infraclavicular*: punção na junção do terço médio com terço medial da clavícula. Inclinação de 30° a 40° em relação ao plano cutâneo até a passagem sob a clavícula: a agulha deve passar tangenciando a clavícula. A partir daí, mude a inclinação da agulha para 10° a 15° e direcione para a fúrcula.

▪ *Supraclavicular*: pouco utilizada em adultos. Não deve ser utilizada em crianças menores.

• *Vantagem*: pode-se manter posição neutra no trauma raquimedular.

• *Desvantagens*: maiores índices de complicações mecânicas (punção arterial e pleural) e dificuldade de tamponamento, se punção arterial.

ESCOLHA DO CATETER

O calibre do cateter depende do diâmetro do vaso, que guarda relação com a idade do paciente e sua antropometria, e da situação clínica. Cateteres mais finos oferecem menor resistência à passagem e se associam a menos complicações, enquanto que cateteres de maior calibre são utilizados em situações agudas para ressuscitação hídrica.

Os cateteres mais comumente utilizados são os de calibre 5 French para recém-nascidos e lactentes, 7 French para pré-escolares, e 8 a 11 French para crianças maiores e adultos. O comprimento do cateter deve ser determinado pela profundidade de inserção em relação aos pontos de referência anatômicos do paciente. Como o risco de infecção aumenta proporcionalmente ao número de lumens, o cateter deve conter o menor número de lumens necessário.

INSERÇÃO DO CATETER

Utiliza-se a técnica de Seldinger modificada para a obtenção do acesso venoso central. Em todas as punções de veias profundas, introduzir a agulha aplicando sucção leve. Ao atingir a veia, o que será percebido pela aspiração fácil e abundante de sangue, retirar a seringa e ocluir a extremidade proximal da agulha com o dedo, até introduzir o fio-guia por dentro dela, avançando--o bem além da ponta da agulha. Atenção ao aspecto do sangue: se for vermelho vivo ou se houver pulsação na seringa, suspeitar de punção arterial. Caso haja batimentos cardíacos ectópicos no monitor, traciona-se o fio-guia até que os batimentos ectópicos desapareçam. Remove-se, então, a agulha, mantendo o fio-guia inserido. Faz-se uma incisão de 1 a 2 mm no local da punção na pele e introduz-se o dilatador sobre o fio-guia. Após a dilatação do trajeto, remove-se o dilatador e introduz-se o cateter sobre o fio-guia na veia. Remove-se o fio-guia e, após visualizar o retorno de sangue, conecta-se o cateter a uma seringa ou ao equipo, com soro fisiológico. O retorno de sangue deve ser verificado pela aspiração de cada via do cateter. Alternativamente, coloca-se a bolsa de soro abaixo do nível do átrio direito para permitir que o sangue reflua até o equipo de soro, antes de iniciar a infusão pelo cateter. Se não houver retorno de sangue, a ponta do cateter pode estar posicionada contra a parede do vaso ou do átrio direito. Nessa situação, traciona-se o cateter levemente e repete-se a aspiração. Se ainda assim não houver retorno de sangue, deve-se presumir que o cateter não está na veia e, dessa forma, ele deve ser removido. O fio-guia deve ser utilizado para medir as distâncias: para posição central, a extremidade do cateter deve estar no átrio direito, o que corresponde externamente ao 2º ou 3º espaço intercostal à direita. O comprimento da porção do cateter que deve ser inserida no paciente para que a ponta esteja posicionada acima da junção da veia cava superior com o átrio direito (aproximadamente na altura do 2º ou 3º espaço intercostal) pode ser estimado pelo peso ou pela altura do paciente (Tabela 38.1). No caso da veia femoral, em que o cateter não for comprido o suficiente para atingir a posição central, fixá-lo de modo que a sua extremidade fique abaixo da L2: evita-se o fígado e as veias renais (L1). Fixa-se, subsequentemente, o cateter com fio de algodão e aplica-se curativo estéril.

Atenção!

Exame radiológico deve ser feito após o término do procedimento para confirmar a posição do cateter e descartar complicações da punção.

Tabela 38.1 Comprimento recomendado de inserção de cateter venoso central em pacientes pediátricos baseado no peso e no comprimento ou estatura.

Peso (kg)	Comprimento de inserção do cateter (cm)
2-3	4
3-5	5
5-7	6
7-10	7
10-13	8
13-20	9
20-30	10
30-40	11
40-50	12
50-60	13
60 70	14
70-80	15
≥ 80	16
Comprimento ou estatura (cm)	**Cálculo do comprimento de inserção do cateter (cm)**
< 100	(Estatura ÷ 10) − 1
≥ 100	(Estatura ÷ 10) − 2

Fonte: adaptada de Andropoulos, 2001.

PUNÇÃO VENOSA CENTRAL GUIADA POR ULTRASSONOGRAFIA

Recentemente, a ultrassonografia tem sido utilizada para guiar a inserção do cateter e diminuir o risco de complicações. A veia e a artéria aparecem com forma circular e cor escura na imagem do ultrassom, porém a veia é mais compressível quando se aplica pressão sobre a pele com o transdutor. A agulha é ecogênica e pode ser vista dentro da veia pelo ultrassom.

INSERÇÃO DE CATETER DE SWAN-GANZ

- *Descrição do cateter*: de acordo com seu diâmetro externo, pode ser de tamanho 4, 5 e 7 French (1Fr = 0,0335 mm). Possui quatro vias: a 1ª via com extremidade distal para medição da pressão da artéria pulmonar e coleta de amostras sanguíneas; a 2ª via de 20 a 30 cm, proximal, com abertura no átrio direito; a 3ª via para insuflar balão de látex localizado a 1 mm da extremidade distal; e a 4ª via, contendo um termistor próximo à extremidade do cateter, para medidas de termodiluição. Há marcas pretas no cateter, a cada 10 cm.

- *Técnica de inserção*: por punção percutânea, utiliza-se a técnica de Seldinger modificada. Entretanto, após a retirada do dilatador, deve-se inserir o introdutor sobre o fio-guia (utilizar um número acima da numeração do cateter). Retirar o fio-guia e passar o cateter através do introdutor, o qual ficará fixado na pele. Pode-se também obter acesso à veia por dissecção dela. Antes, devem ser testados os lumens do cateter, conectando-os ao sistema de medição de pressão, preenchidos com solução salina. Testar o balão de ar e a continuidade elétrica do termistor, conectando-o ao monitor, antes da inserção.

- *Progressão do cateter*:
  - Zerar e calibrar o transdutor/monitor de pressão.
  - Preencher as vias com solução salina heparinizada.
  - Conectar o transdutor de pressão com a via distal do cateter.
  - A progressão do cateter é acompanhada por monitorização contínua das ondas de pressão: no átrio direito, observam-se ondas de aproximadamente 10 mmHg; no ventrículo direito, ondas mais pontiagudas e de maior amplitude. A partir daí, insuflar balonete (com gás carbônico ou soro fisiológico 0,9%). O cateter progride para a artéria pulmonar e lá apresenta curva pressórica de menor amplitude em razão da elevação de sua linha de base (pressão diastólica) (Figura 38.3). O cateter avança mais e oclui o segmento distal da artéria pulmonar: a pressão rapidamente se equilibra, refletindo a pressão distal, ou seja, a pressão de encunhamento

ou a pressão do capilar pulmonar. Em pacientes sem patologias vasculares do pulmão e sem comunicação intracardíaca, a pressão do capilar pulmonar é estimativa fiel da pressão de átrio esquerdo. Desinflar o balão, tracionar e fixar o cateter, com a extremidade na artéria pulmonar.

- *Dificuldade na progressão*:

– Passagem através das valvas tricúspide e pulmonar: desinflar o balão e insuflá-lo novamente, após a passagem.

– Cateter enrolado: desinflar o balonete e retirá-lo delicadamente. Toda vez que seja necessária mobilização retrógrada do cateter, é obrigatória a desinsuflação do balonete.

- *Posição do cateter*: o cateter fica protegido por plástico estéril, por aproximadamente 10 cm de extensão, o que permite futura mobilização e reposicionamento, se necessário. Confirmar a posição do cateter por radiografia de tórax, para excluir algumas complicações. A ponta do cateter deve estar localizada na zona II de West (terço medial do pulmão) ou na zona III (terço inferior).

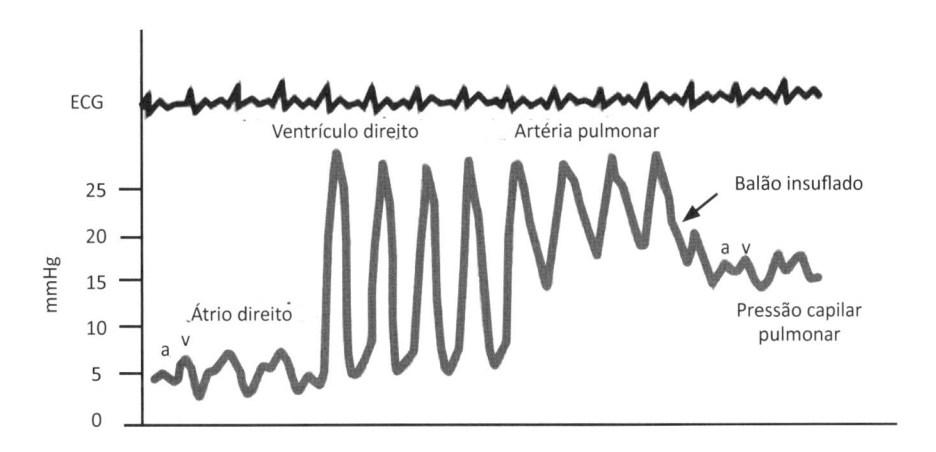

Figura 38.3 Curvas pressóricas durante a progressão do cateter de Swan-Ganz.

- *Complicações do cateter de Swan-Ganz*:

– Decorrentes do acesso venoso: as mesmas dos acessos vasculares.

– Decorrentes do cateter e do balonete: infarto pulmonar, ruptura da artéria pulmonar, arritmias cardíacas, embolia por ruptura do balonete.

– Infecciosas: locais, endocardite, sepse.

– Tromboses, flebite, sangramentos.

– Técnicas: desconexão do debitômetro, erro na calibração, ar no transdutor ou no cateter, obstrução ou mau posicionamento do cateter.

• *Utilização do cateter para avaliação do débito cardíaco por termodiluição*: o princípio do método baseia-se na variação da temperatura na artéria pulmonar após infusão de soro frio no átrio direito. Mede-se a alteração térmica em função do tempo, desenhando uma curva de termodiluição. O cálculo da integral da área dessa curva é o numerador da fórmula para o cálculo do débito cardíaco. Esse cálculo é feito por um equipamento chamado debitômetro, que é acoplado ao termistor do cateter de Swan-Ganz e ao monitor, onde aparecem a curva (variação de temperatura *vs.* tempo) e os valores já calculados. Para avaliação do DC pelo método de termodiluição deve-se proceder da seguinte forma:

– Colocar em uma mesma cuba de gelo o frasco de soro fisiológico a ser infundido e o termômetro do debitômetro: temperatura geralmente abaixo de 5 °C.

– Aspirar 5 a 10 mL de soro gelado e injetar rapidamente, durante 3 segundos no máximo, na via do átrio direito.

– Repetir o procedimento por três a seis vezes e calcular a média aritmética. Desprezar as medidas que diferirem em mais de 10% entre elas ou desprezar os extremos.

– Manter técnica asséptica durante o procedimento.

– Realizar as medidas com o paciente sempre na mesma posição e, se possível, na mesma fase do ciclo respiratório.

– Ter cuidado com sobrecarga hídrica.

– Variáveis que podem ser obtidas ou estimadas pelo cateter de Swan-Ganz:

■ Pressão de átrio direito, pressão de artéria pulmonar, pressão do capilar pulmonar, pressão de átrio esquerdo, resistência vascular pulmonar, débito/ índice cardíaco, volume/ índice sistólico, extração de O_2 (sangue venoso misto na artéria pulmonar).

CATETERIZAÇÃO DE BULBO DE VEIA JUGULAR INTERNA

• *Objetivos*: monitorar contínua ou intermitentemente a saturação de oxigênio ou a concentração de outras substâncias (glicose, lactato) no sangue drenado do encéfalo, sem "contaminação" com o sangue da periferia, para o estudo do metabolismo cerebral. Atualmente, tem sido utilizado no Hospital das Clínicas da Faculdade de Medicina de Ribeirão Preto da Universidade de São Paulo apenas para o cálculo da extração cerebral de oxigênio e a confirmação de morte encefálica.

- *Técnica*: paciente em decúbito dorsal horizontal. Se possível, na ausência de suspeita de lesão medular, rodar a cabeça para o lado contralateral ao da punção e colocar coxim sob as escápulas, para leve extensão da cabeça e do pescoço. Palpar pulso carotídeo. Puncionar 0,5 cm lateral à carótida, com inclinação de 30° a 45°, em sentido cranial, na altura do osso hioide, em direção ao processo mastoide, paralelamente à artéria carótida. Ao obter retorno fácil de sangue na seringa, quando se utiliza cateteres de um lúmen que passam dentro da agulha (por exemplo, cateteres do tipo Intracath˚), introduzir suavemente o cateter até encontrar resistência, que corresponde à extremidade do cateter tocando a parede do bulbo. Tracionar o cateter 0,5 cm e fixá-lo nessa posição – a medida pelo fio-guia, externamente, deve corresponder à altura do processo mastoide. Confirmar a posição através de radiografia.

- *Contraindicações*: infecção local, trauma cervical, alterações na anatomia local, alterações na hemostasia.

- *Complicações*: punção de carótida, trombose, lesão de nervos laríngeo recorrente e frênico, mau posicionamento do cateter.

COMPLICAÇÕES DA CATETERIZAÇÃO VENOSA CENTRAL

- *Relacionadas à instalação do cateter*:
  – Punção arterial, punção pleural (extravasamento de ar, sangue ou soro no espaço pleural), mau posicionamento do cateter, embolização, lesão de plexos nervosos, fístula arteriovenosa, artrite séptica, infecção.

- *Relacionadas à permanência do cateter*:
  – Trombose venosa profunda, infecção.

PREVENÇÃO DAS INFECÇÕES RELACIONADAS À CATETERIZAÇÃO VENOSA CENTRAL

- Indicar o uso de cateterização venosa central apenas se o acesso venoso periférico não for possível ou suficiente.

- Questionar diariamente a necessidade de manutenção do cateter e retirá-lo assim que possível.

- Evitar inserir o cateter próximo a lesões de pele e/ou traqueostomias.

- Em pacientes recebendo nutrição parenteral, deixar uma via exclusiva para ela, evitando ao máximo a abertura do sistema.

- Trocar os curativos com técnica asséptica, somente a cada 48-72 h, ou se houver sujidades.

- Antes de manipular as conexões do cateter ou adaptadores tipo 3 vias, esfregar as conexões com algodão embebido em álcool 70%.

- Cuidados na inserção:

    – Lavar as mãos e antebraços com clorexidina degermante e usar paramentação completa. Caso mais de um médico participe da inserção, este também deve estar completamente paramentado.

    – Degermar a pele do paciente com clorexidina e remover o excesso com soro fisiológico e gaze estéril.

    – A seguir, proceder a antissepsia com clorexidina alcoólica 0,5% aplicando-a duas vezes em sentido espiral centrífugo, aguardando secar entre cada aplicação.

    – Utilizar campos estéreis que cubram a maior área possível do corpo do paciente.

    – Realizar curativo oclusivo com gaze estéril seca, no final da inserção.

CATETERIZAÇÃO ARTERIAL POR PUNÇÃO

INDICAÇÕES

- Monitorização contínua da pressão arterial.
- Coleta seriada de amostras de sangue.

LOCAIS DE PUNÇÃO

- Artérias radial, pediosa, tibial posterior, ulnar, femoral.

    – *Manobra de Allen modificada*: deve ser feita, antes da cateterização da artéria radial, descrita a seguir:

      ■ Fechar a mão da criança por alguns segundos.

      ■ Comprimir as artérias ulnar e radial no punho do paciente, até abolição dos pulsos.

      ■ Elevar a mão cerrada firmemente, acima do nível do coração.

      ■ Abrir a mão, não hiperestendendo os dedos e relaxar a pressão sobre a artéria ulnar. Se a cor retornar dentro de 6 segundos com a artéria radial ocluída, o teste de Allen é negativo: artéria ulnar e arco palmar com circulação adequada.

      ■ A avaliação do fluxo arterial também pode ser realizada por *Doppler*.

TÉCNICA DE CATETERIZAÇÃO DA ARTÉRIA RADIAL

- Fazer dorsiflexão do punho a 45-60° e mantê-lo assim, com pequeno coxim colocado sob ele.

- Imobilizar a mão e o antebraço com uma tala. Deixar as pontas dos dedos livres, para avaliação da perfusão.

- Localizar a artéria radial proximal à cabeça do rádio. Puncionar a pele neste local, com angulação de 20° a 30° em relação ao plano horizontal. Usa-se cateter sobre agulha.

- Pode-se transfixar a artéria e tracionar a agulha lentamente ou puncionar somente a parede anterior da artéria: com o refluxo do sangue no canhão da agulha, avançar o cateter no lúmen da artéria. Conectar solução salina heparinizada com fluxo contínuo.

- Permanência: o mínimo necessário.

COMPLICAÇÕES DA CATETERIZAÇÃO ARTERIAL

- Obstrução arterial, embolização, infecção.

PROFILAXIA DE TROMBOSE VENOSA PROFUNDA E TROMBOSE ARTERIAL

PREPARO DA SOLUÇÃO COM HEPARINA

- Em 1 000 mL de solução fisiológica isotônica (0,9%), acrescentar 0,4 mL (2000 UI) de heparina (frasco-ampola contendo 5 000 UI/mL), para atingir concentração final de 2 UI/mL.

UTILIZAÇÃO NAS LINHAS VENOSAS CENTRAIS

- Exemplos de linhas venosas centrais: cateteres do tipo monolúmen, duplo lúmen, ou PICC para PVC, pressão de átrio direito e de átrio esquerdo.

- Velocidade de infusão:
  - Em bomba de infusão contínua: correr a 1 mL/h.
  - Em bolsa pressórica (com equipo aberto): infusão de 2-3 mL/h.

- Em cateteres de duplo lúmen, a infusão deverá ser feita em pelo menos um dos lumens.

- Em PICC, a infusão será sempre por bomba de infusão.

UTILIZAÇÃO NAS LINHAS ARTERIAIS

- Exemplos de linhas arteriais: pressão arterial invasiva, cateter em ventrículo esquerdo, cateter na aorta, pressão de artéria pulmonar.
- Velocidade de infusão:
  – Em bomba de infusão contínua: correr a 2 mL/h.
  – Em bolsa pressórica (com equipo aberto): infusão de 2-3 mL/h.
- Exceções: pacientes que estejam recebendo solução com heparina prescrita para terapia antitrombótica ou profilaxia de cirurgia cardíaca. Nesses casos, como o paciente já recebe dose maior de heparina, as soluções poderão ser sem heparina.

ACESSO INTRAÓSSEO

- Indicado quando não se consegue obter o acesso venoso periférico prontamente em pacientes em choque, insuficiência respiratória ou parada cardiorrespiratória.
- Pode ser estabelecido em qualquer faixa etária.
- Tecnicamente fácil e rápido, com alta taxa de sucesso e baixa frequência de complicações.
- Permite a administração de qualquer tipo de medicação (incluindo drogas vasoativas), cristaloides, coloides e hemoderivados.
- Possibilita a coleta de sangue venoso para análise laboratorial.
- *Técnica*: utilize técnica estéril e agulha própria para punção intraóssea. Outras opções: agulha de punção lombar, Abocath® ou Jelco® 16 G. Fixe bem o membro a ser puncionado, mas não permita que sua mão permaneça por trás do ponto de inserção, para evitar acidentes. Antes de iniciar as infusões, verifique se a agulha está na posição ideal: diminuição de resistência ao atravessar a tábua óssea; manutenção da agulha sem necessidade de sustentação; aspiração com obtenção de material medular (nem sempre); após a injeção de 10 mL de soro fisiológico 0,9% sem resistência, não ocorre tumefação. Fixe a agulha com fita adesiva e proteja-a com curativo volumoso. Fixe também a extensão ou o equipo na perna para evitar tração da agulha. Após cada administração de droga, fazer soro fisiológico em *bolus* (5 mL).
- *Vias de acesso*:
  – *Tíbia proximal*: 1-3 cm abaixo da tuberosidade da tíbia, na face anteromedial. Agulha entra em sentido perpendicular ou ligeiramente caudal. Pode-se colocar coxim abaixo do joelho, desde que seja firme.

– *Fêmur distal*: 1-2 cm acima da patela, na linha média.

– *Maléolo medial tibial*: 1 cm acima deste, na linha média, com perna em rotação lateral.

– *Crista ilíaca*: porção superior da espinha ilíaca.

- *Complicações do acesso intraósseo*:

    – Fratura, osteomielite, lesão da cartilagem de crescimento, embolia gordurosa, síndrome de compartimento.

- *Contraindicações do acesso intraósseo*:

    – Fratura ou penetração prévia do osso, interrupção vascular traumática ou cirúrgica, áreas com celulite, infecção ou queimadura, doenças ósseas (osteogênese imperfeita, osteopenia ou osteopetrose) e presença de dispositivo ortopédico ou prótese no membro.

ACESSO ENDOTRAQUEAL

- Indicado na impossibilidade de obtenção da via intravenosa ou intraóssea.

- Pode ser usado para infusão de atropina, naloxona, epinefrina e lidocaína (lipossolúveis): regra mnemônica "ANEL".

- Lembrete: dose de adrenalina = 0,1 mg/kg (dez vezes maior). Para os outros medicamentos: dose duas a três vezes maior.

- Instilar as drogas no tubo traqueal diluídas em 5 mL de solução fisiológica, aplicando 5 ventilações com pressão positiva após a instilação.

CRICOTIREOIDOTOMIA

Consiste na abertura da membrana cricotireóidea, com colocação de via aérea artificial neste nível. Indicada quando é necessário permeabilizar a via aérea e a intubação traqueal não é possível ou é contraindicada:

- Obstrução grave de vias aéreas superiores.

- Alguns tipos de traumas da face.

- Corpo estranho em vias aéreas inferiores.

- Hemorragia na orofaringe.

- Lesões de coluna cervical.

- Falta de material para intubação.

TÉCNICA

- Utilizar kit próprio para o procedimento ou Abocath°/Jelco° calibroso (14 G).

- Extensão da cabeça e do pescoço com coxim (se não houver suspeita de lesão cervical).

- Palpação da membrana cricotireóidea, que fica entre as cartilagens tireóidea e cricóidea.

- Estabilização da laringe e da traqueia com uma das mãos.

- Punção na linha média anterior, na membrana cricotireóidea, direcionando a agulha no sentido caudal.

- Ao aspirar ar, introduza o cateter no interior da traqueia e remova a agulha.

- Conecte um adaptador de tubo traqueal nº 3,0 diretamente ao cateter, ou conecte uma seringa de 3 mL ao cateter, remova o êmbolo e conecte um adaptador de tubo traqueal nº 8,0.

- Os sistemas de ventilação (bolsa-valva ou ventilador mecânico) podem ser conectados aos adaptadores de tubo traqueal.

COMPLICAÇÕES

- Sangramento, falso trajeto, enfisema subcutâneo, pneumomediastino, lesão de estruturas vasculares, nervosas e pulmonares, infecção, fístula, edema e estenose subglótica.

PUNÇÃO PLEURAL

INDICAÇÕES

- Derrame pleural volumoso ou de origem indeterminada.

- Pneumotórax hipertensivo.

- Em situações de emergência, o procedimento deve ser realizado mesmo antes da confirmação diagnóstica por radiografia, como no pneumotórax hipertensivo e hemotórax volumoso.

- A punção pleural pode ser *diagnóstica* (análise do líquido) e/ ou *terapêutica* (melhora da ventilação).

TÉCNICA

- Rever radiografia imediatamente antes do procedimento.

- Sedação, analgesia e contenção da criança.

- Paciente em posição semissentada com coxim no hemitórax contralateral ou em posição sentada, com antebraço no nível da nuca.

- Técnicas universais de assepsia.

- Puncionar na borda superior da costela inferior, para evitar feixe vasculonervoso:

    – Para esvaziamento de derrame, puncionar no 5º ou 6º espaço intercostal na linha axilar média.

    – Em caso de pneumotórax sem coleções líquidas, puncionar no 2º ou 3º espaço intercostal, anteriormente, na linha hemiclavicular.

- A agulha deverá estar conectada a um adaptador tipo 3 vias para que se possa realizar a troca da seringa, sem permitir a entrada de ar no espaço pleural.

- Em casos de derrame encistado ou de localização não usual, a punção pleural deve ser realizada com o auxílio de radioscopia ou ultrassonografia.

- Havendo necessidade de drenagem torácica, esta deverá ser realizada preferencialmente pelo cirurgião.

COMPLICAÇÕES

- Pneumotórax, hemotórax, lesão de feixe vasculonervoso, lesão do parênquima pulmonar, lesão do diafragma, lesão de vísceras abdominais.

INTUBAÇÃO TRAQUEAL

É a colocação de um tubo (ou cânula) dentro da traqueia, seja através da via oral ou da via nasal. É o método mais efetivo e confiável para ventilação assistida.

INDICAÇÕES

- Parada cardiorrespiratória, insuficiência respiratória, choque, escore de coma de Glasgow menor do que 9, cirurgias com necessidade de anestesia geral, politraumatismo grave, necessidade de proteção das vias aéreas, transporte do paciente instável, administração de surfactante.

MATERIAIS NECESSÁRIOS

- *Laringoscópio*: a lâmina do laringoscópio possibilita uma linha visual reta através da boca e da faringe até a laringe, permitindo que se passe o tubo traqueal. Existem lâminas de diversos tamanhos e a escolha certa para cada paciente deve ser baseada na medida entre a rima labial e o ângulo da mandíbula. Em pediatria, por questões anatômicas, a lâmina de laringoscópio mais utilizada é a reta. Em crianças maiores, adolescentes e adultos, utilizam-se lâminas curvas, mas a experiência do profissional deve prevalecer.

- *Cânula*: deve ser estéril, descartável, translúcida e radiopaca. Pode ser fabricada com diversos tipos de materiais plásticos, desde que inócuos, atóxicos, minimamente traumáticos e que não induzam reação de corpo estranho. Utiliza-se para referência o diâmetro interno (DI), mas é o diâmetro externo da cânula (DE) o fator limitante de sua colocação na laringe. Dependendo do fabricante, cânulas de mesmo DI podem ter diferentes DE, ou seja, calibres diferentes. Quanto menor seu diâmetro e mais longo o tubo, maior a resistência imposta. Cânula com balonete (*cuff*) pode ser utilizada em crianças que necessitem de altas pressões inspiratórias – sua pressão de insuflação deve ficar em torno de 20 a 30 mmHg, respeitando-se a pressão de perfusão da mucosa traqueal, geralmente em torno de 25-35 mmHg; o ideal é que se monitore essa pressão com aparelho adequado (cufômetro). Deve haver escape de gás mínimo, audível quando a ventilação é realizada com pressão de 20-30 cmH$_2$O. Ausência completa de escape pode indicar isquemia da traqueia; portanto, tão logo seja possível, deve-se substituir o tubo muito calibroso ou reduzir a pressão do balonete para minimizar o risco de trauma.

– O *tamanho da cânula traqueal (DI, em mm)*, de acordo com a faixa etária, deve ser:

- RN prematuros: 2 a 3
- RN termo: 3 ou 3,5
- Crianças com 1 ano: 4 ou 4,5
- Crianças maiores de 2 anos, seguir equações abaixo:

    DI (cânula s/ *cuff*) = (idade em anos/4) + 4

    DI (cânula c/ *cuff*) = (idade em anos/4) + 3,5

– A *profundidade de inserção da cânula traqueal* indicada é estimada, conforme descrito abaixo:

- RN prematuros: pode-se usar 6 + peso da criança, independentemente do número da cânula (por exemplo, criança de 1 kg, inserção de 7 cm).

- Crianças maiores: 3 vezes o DI da cânula (por exemplo, o tubo de 5,0 mm deve ser inserido 15 cm).

– Fixar o tubo endotraqueal, com fita adesiva ou cadarço, na altura do lábio superior.

PREPARAÇÃO PARA INTUBAÇÃO

- Verificar o equipamento de intubação.
- Monitorar a frequência respiratória e a saturação de O_2 antes de intubar.
- Permeabilizar as vias aéreas e fornecer O_2 por máscara, se o paciente estiver respirando espontaneamente; se não estiver respirando ou com respiração ineficaz, iniciar ventilação com bolsa-valva e máscara antes da intubação.
- Usar precauções universais para reduzir riscos de infecção.

EQUIPAMENTOS DE INTUBAÇÃO

- Monitor cardiorrespiratório e oxímetro de pulso.
- Dispositivos de grande calibre para aspiração.
- Ressuscitadores manuais e fonte de oxigênio.
- Fio-guia para aumentar a rigidez do tubo e ajudar a guiá-lo através das cordas vocais; cuidado para a ponta do fio não ultrapassar da extremidade distal do tubo.
- Três tamanhos de tubo: o estimado pela fórmula, um de menor e outro de maior calibre.
- Lâmina e cabo de laringoscópio com luzes funcionando.
- Fitas, cadarços ou esparadrapo para fixar o tubo, ou fixadores apropriados.
- Cateter de aspiração do tubo traqueal.
- Estetoscópio.
- Detector de CO_2 (capnógrafo).

TÉCNICA DE INTUBAÇÃO

- Utiliza-se a estabilização manual para manter a posição neutra. Em crianças sem suspeita de trauma cervical, posiciona-se a cabeça alinhando o meato auditivo à parte anterior do ombro. Isso pode ser obtido colocando-se um coxim embaixo dos ombros (lactentes) ou do occipício (crianças maiores) e promovendo leve extensão da cabeça. Após o posicionamento da criança, segura-se o cabo do laringoscópio com a mão esquerda e introduz-se a lâmina dentro da boca, na linha média, seguindo o contorno natural da faringe até a base da língua. Uma vez que a ponta da lâmina esteja na base da língua e com a epiglote visualizada, move-se a extremidade proximal da lâmina para o lado direito da boca e, depois, arrasta-se a língua em direção à linha média para obter seu controle. Pode-se usar a lâmina reta ou a curva; idealmente, a ponta da primeira serve para levantar a epiglote e visualizar a abertura glótica, já a lâmina curva é introduzida na valécula para deslocar a língua anteriormente. Após a introdução da lâmina no local apropriado, faz-se a tração do cabo na direção anterocaudal do paciente para deslocar a base da língua e a epiglote anteriormente, expondo a glote. Não deve ser feito movimento de báscula ou alavanca e a gengiva e os dentes não devem servir como ponto de apoio para a lâmina, pois esses movimentos podem danificar os dentes, traumatizar a gengiva e reduzir a capacidade de visualização da laringe.

- As tentativas de intubação devem ser breves; tentativas que duram mais de 30 segundos podem produzir hipoxemia profunda, especialmente nos lactentes, cujas reservas de oxigênio são menores. Se hipoxemia significativa, cianose, palidez ou bradicardia ocorrerem, a tentativa de intubação deve ser interrompida e o paciente deve ser ventilado imediatamente com oxigênio a 100%, utilizando bolsa-valva e máscara até a melhora da saturação e da frequência cardíaca. Em situações em que o paciente estiver instável e for difícil ventilar ou oxigenar com bolsa-valva e máscara, é preferível que se tente novamente a intubação, e essa tentativa deve ser feita pelo profissional mais habilitado. Nas situações de emergência, a intubação orotraqueal é preferível, pois pode ser feita com maior rapidez que a nasotraqueal.

- *Confirmação da intubação*: deve-se visualizar a passagem do tubo através das cordas vocais. Depois da introdução do tubo e do início da ventilação com pressão positiva, é feita avaliação clínica para confirmação da posição apropriada do tubo, que inclui: 1) observação da expansão torácica simétrica; 2) ausculta do murmúrio vesicular nos campos pulmonares, axilas e ápices bilaterais (os achados do exame pré-intubação devem servir de base para comparação depois da intubação); 3) ausculta da região epigástrica (se o tubo estiver na traqueia, não haverá ruídos no abdome); 4) detecção do CO_2 exalado. Em pacientes com ritmo cardíaco com perfusão e peso > 2 kg, detecta-se a presença de CO_2 após seis ventilações manuais. Depois de seis ventilações, o CO_2 detectado deve ser considerado proveniente da traqueia, pois há concentração insignificante de CO_2 no ar ou no estômago e no esôfago, que deve ter sido eliminado. Em pacientes com parada cardíaca, a ausência de CO_2 exalado não indica que o tubo esteja em posição esofágica, pois esses pacientes têm fluxo sanguíneo pulmonar limitado e, mesmo que o tubo esteja na traqueia, pode ser que o CO_2 não seja detectado. Outras condições podem causar fluxo muito baixo de CO_2 expirado e podem produzir resultados enganosos, como, por exemplo, em adultos com asma grave e edema pulmonar. Pode haver também contaminação do detector colorimétrico com ácidos ou fármacos ácidos, como a epinefrina administrada por via endotraqueal. Outras formas de confirmar a intubação são pela observação de vapor d'água no tubo durante a exalação (é sugestiva, mas não confirma a intubação); melhora da saturação de oxigênio ou sua permanência em níveis adequados após a intubação, exceto se houver comprometimento pulmonar importante; ausência de distensão epigástrica durante a ventilação – caso ocorra, deve-se suspeitar de intubação esofágica. Se persistir alguma dúvida sobre a posição do tubo, deve-se usar o laringoscópio para confirmar sua posição através da visualização direta.

- Após confirmação clínica da intubação, fixa-se a cânula. Assim que possível, *confirmar a posição correta do tubo na traqueia pela radiografia de tórax*. O local adequado é pelo menos 1 cm acima da carina ou na altura da 2ª ou 3ª vértebra torácica.

COMPLICAÇÕES DA INTUBAÇÃO OROTRAQUEAL

- Dentes quebrados e outras complicações na dentição, ulceração ou laceração de mucosa, hemorragias, edema ou estenose subglótica, isquemia traqueal, pneumotórax, pneumomediastino, enfisema intersticial pulmonar, intubação seletiva, hipoxemia, perfuração traqueal/hipofaringe/esofágica, lesão de cordas vocais, fibrose cricoide, formações granulomatosas, doenças da orelha média.

INSERÇÃO DE MÁSCARA LARÍNGEA

A máscara laríngea (ML) pode assegurar uma via aérea permeável quando não é possível ventilar o paciente com bolsa-valva-máscara e a intubação traqueal não é bem-sucedida. Além de todo o material necessário para a intubação traqueal, precisa-se ter uma ML de tamanho apropriado e uma seringa para insuflação do balonete. A Tabela 38.2 mostra os tamanhos de ML apropriados para cada faixa etária.

Tabela 38.2 Tamanho e volume de insuflação de máscaras laríngeas (ML) de acordo com o tamanho do paciente.

Tamanho da ML	Tamanho do paciente	Volume máximo do balonete (mL)	Tubo endotraqueal máximo (mm)
1	Recém-nascido ou lactente até 5 kg	4	3,5
1,5	5-10 kg	7	4,0
2	10-20 kg	10	4,5
2,5	20-30 kg	14	5,0
3	> 30 kg, adulto pequeno	20	6,0 com *cuff*
4	Adulto médio	30	6,0 com *cuff*
5	Adulto grande	40	7,0 com *cuff*

TÉCNICA DE INSERÇÃO

- Use equipamento de proteção individual.
- Obtenha acesso venoso e ventile o paciente com bolsa-valva-máscara e O_2 a 100%.
- Monitore o paciente.
- Verifique se o balonete está íntegro, insuflando-o e desinsuflando-o pelo menos uma vez.
- Passe um lubrificante (gel de lidocaína ou outro gel à base de água).
- Com o balonete totalmente vazio, posicione-se atrás da cabeça do paciente e posicione a cabeça do paciente em leve extensão, a menos que haja contraindicação (trauma cervical).
- Não faça pressão cricoide.
- A ML deve ser inserida com a concavidade voltada anteriormente. Segure a ML como um lápis, com o dedo indicador na junção da concavidade com o tubo, pressionando a ML contra o palato e a parede posterior da faringe.
- Deslize a ML até a hipofaringe de modo a encontrar resistência firme.
- Retire a mão e insufle o balonete com o volume indicado de ar para obter um selo firme ao redor da glote (máximo de 60 cmH$_2$O).
- Conecte a bolsa-valva e faça ventilações manuais. Estas devem resultar em elevação do tórax e presença de murmúrio vesicular bilateral.
- Confirme o posicionamento com detector de CO_2 exalado.

- Fixe o tubo com cadarço e esparadrapo.

Importante: se não houver elevação do tórax ou se houver grande escape de ar, o dispositivo deve ser retirado e nova tentativa pode ser feita.

REFERÊNCIAS

1. American Heart Association. PALS – Pediatric Advanced Life Support – Provider Manual. 2006.

2. Andropoulos DB et al. The optimal length of insertion of central venous catheters for pediatric patients. Anesth Analg 2001;93(4):883-6.

3. Braner DA et al. Central venous catheterization – subclavian vein. N Engl J Med 2007;357(24):e26.

4. Carlotti APCP. Acesso vascular. Medicina (Ribeirão Preto) 2012;45(2): 208-14.

5. Carvalho WB, Hirschheimer MR, Matsumoto T. Terapia intensiva pediátrica. 3. ed. São Paulo: Atheneu; 2006.

6. Carvalho WB, Matsumoto T. Intubação traqueal. J Pediatr (Rio J) 2007;83(Suppl 2):S83-90.

7. Graham AS et al. Central venous catheterization. N Engl J Med 2007; 356(21):e21.

8. Kleinman ME et al. Pediatric advanced life support: 2010 American Heart Association Guidelines for Cardiopulmonary Resuscitation and Emergency Cardiovascular Care. Pediatrics 2010;126(5):e1361-99.

9. Matsuno AK. Insuficiência respiratória aguda na criança. Medicina (Ribeirão Preto) 2012;45(2):168-84.

10. Nagler J, Krauss B. Intraosseous catheter placement in children. N Engl J Med 2011;364(8):e14.

11. O'Grady NP et al. Guidelines for the prevention of intravascular catheter-related infections. Clin Infect Dis 2011; 52(9):e162-93.

12. Society of Critical Care Medicine. Pediatric Fundamental Critical Care Support. 2. ed. Mount Prospect: Society of Critical Care Medicine; 2013.

13. Thompson AE. Pulmonary artery catheterization in children. New Horiz 1997;5(3):244-50.

14. Tsui JY et al. Placement of a femoral venous catheter. N Engl J Med 2007; 358(26):e30.

CAPÍTULO 39
TRANSPORTE INTRA E INTER-HOSPITALAR

Flávia Maria Silva Ferreira Costa

Tabata Luna Garavazzo Tavares

INTRODUÇÃO

O transporte intra e inter-hospitalar de pacientes pediátricos gravemente doentes tem se tornado cada vez mais necessário, em virtude dos avanços no diagnóstico e tratamento nas unidades de terapia intensiva (UTI). Define-se como paciente gravemente doente aquele que, por disfunção ou falência de um ou mais órgãos ou sistemas, depende, para sobreviver, de meios avançados de monitoração e terapêutica.

É imperioso avaliar cuidadosamente a indicação do transporte, pois este se associa ao aumento da morbimortalidade; portanto, os benefícios do transporte devem sempre superar seus riscos. A decisão de transportar o paciente gravemente doente é responsabilidade médica intransferível, cabendo a esse profissional de saúde atentar a todas as variáveis envolvidas.

O transporte intra-hospitalar se faz necessário para a realização de exames diagnósticos (por exemplo, tomografia computadorizada, ressonância nuclear magnética, angiografia), intervenções terapêuticas não passíveis de serem realizadas à beira do leito ou para a internação em UTI. O transporte inter-hospitalar é realizado sempre que se necessitem de recursos humanos, diagnósticos, terapêuticos e de suporte avançado de vida que não estejam disponíveis no hospital de origem.

CONSIDERAÇÕES GERAIS

O risco ao paciente pode ser minimizado pelo planejamento cuidadoso, qualificação da equipe responsável e seleção de equipamentos adequados. O meio de transporte e a composição da equipe devem ser baseados na complexidade de cuidados necessários para cada paciente e no tipo de remoção (Tabela 39.1). A equipe de transporte de crianças gravemente doentes deve ser constituída por:

- Pediatra com formação em atendimento de urgência, tratamento intensivo ou treinamento específico para transporte pediátrico de urgência.

- Enfermeiro com formação em atendimento de urgência ou treinamento específico para transporte pediátrico de urgência com conhecimento dos equipamentos e das medicações.

- Fisioterapeuta respiratório nos casos que exigem assistência respiratória, sobretudo em longos percursos.

- Condutores de veículos com rígido treinamento para as peculiaridades que o transporte de pacientes gravemente enfermos exige, evitando velocidade excessiva em respeito às leis de trânsito e manobras bruscas que podem gerar complicações, como extubações acidentais, por exemplo.

Tabela 39.1 Composição da equipe de transporte de acordo com a gravidade do paciente.

Categorias	Critérios	Equipe de transporte
I	Raramente necessita de monitoração; pode ser ambulatorial. Nenhuma necessidade de O_2. Glasgow = 15.	Pode ser transportado por enfermeira. Não internado em UTIP.
II	Taquipneia. Pouca necessidade de O_2. Não necessita de acesso venoso.	Pode ser transportado por enfermeira. Não internados em UTIP.
III	Monitoração a cada 30 ou 60 minutos. Insuficiência respiratória leve/moderada. Alteração de consciência. Necessita de acesso venoso. Glasgow > 9.	Enfermeira da UTIP. Às vezes requer médico. Unidade intermediária. Enfermaria/unidade semi-intensiva.
IV	Intubado. Requer monitoração invasiva (PVC, PAM, sonda de Foley). Dois acessos venosos. Glasgow = 6 a 9.	Enfermeira da UTI. Médico especializado. Internação de UTI.

(continua)

(continuação)

Categorias	Critérios	Equipe de transporte
V	Instável, requer terapia durante transporte. SO_2 baixa. Glasgow = 3.	Equipe da categoria IV. Talvez especialista suplementar.
VI	Morte cerebral clínica antes do transporte.	Equipe da categoria IV.

UTIP: unidade de terapia intensiva pediátrica; PVC: pressão venosa central; PAM: pressão arterial média; SO_2: saturação de oxigênio.

REGRAS BÁSICAS DO TRANSPORTE

- Avaliar a indicação do transporte.
- Planejar antecipadamente.
- Estabilizar o paciente.
- Antever os possíveis eventos adversos.
- Assegurar a integridade do paciente, evitando agravamento de seu quadro clínico.
- Contatar a unidade receptora para a execução imediata do procedimento e/ou exame.
- Conhecer as condições clínicas do paciente.
- Treinamento adequado da equipe.
- Checagem do material e do equipamento de transporte.

TRANSPORTE INTRA-HOSPITALAR

Define-se como transporte intra-hospitalar a transferência temporária ou definitiva de pacientes por profissionais de saúde dentro do próprio serviço de saúde. As finalidades do transporte intra-hospitalar de pacientes pediátricos graves são:

- Transferir os pacientes entre unidades (por exemplo, do pronto-socorro para a UTI; da UTI para a enfermaria).
- Transferir os pacientes entre leitos da mesma unidade.
- Transferir pacientes para realização de exames diagnósticos.
- Encaminhar os pacientes da unidade de origem para o centro cirúrgico e vice-versa.

Há sempre que se ponderar se a transferência será de fundamental importância no sucesso do tratamento. Deslocar o paciente de sua unidade ou local de origem pode acarretar transtornos, como:

- Deixar o paciente assistido por menor número de pessoas.
- Encaminhar o paciente para lugar com menor capacidade de atendimento das intercorrências.
- Expor a riscos decorrentes de mau funcionamento do equipamento.
- Riscos de mobilização do paciente, levando à desestabilização.

PREPARAÇÃO

O preparo adequado é o ponto decisivo para a segurança do paciente. Toda instabilidade deve ser revertida antes do transporte, à exceção daquelas que o motivaram. Avaliar a necessidade de monitoração e terapia no momento e prever as necessidades futuras:

- Garantir a permeabilidade das vias aéreas.
- Aspirar vias aéreas e cavidade oral.
- Assistir ventilação com bolsa-valva ou acoplar a ventilação mecânica, se houver ventilador de transporte à disposição.
- Verificar os parâmetros ventilatórios necessários.
- Minimizar o tempo de desconexão do paciente ao respirador.
- Checar nível de gases dos cilindros e os equipamentos, como bolsa-valva, conexões do ventilador, monitorização cardíaca, fixação de sondas e drenos.
- Avaliar as condições do sistema respiratório (frequência e padrão respiratório).
- Avaliar a gasometria após a definição dos parâmetros ventilatórios, se assim julgar necessário.
- Adequação dos acessos venosos, certificando-se da infusão contínua de soros e medicamentos necessários. Atenção às aminas vasoativas, que devem ser calculadas para durar durante todo o transporte. Verificar a carga da bateria das bombas de infusão.
- Passar sonda gástrica, caso haja distensão abdominal ou risco de vômito.
- Conhecer a estrutura do local de destino (monitoração disponível, tempo provável de espera, distância da porta ao local programado, disponibilidade de elevador exclusivo).
- Preparar caixa de transporte contendo, pelo menos:
  – Medicações usadas no atendimento da parada cardíaca.

– Sedativos e bloqueadores neuromusculares.

– Material para aspiração das vias aéreas.

– Material para ventilação manual com bolsa-valva e máscara.

– Material para obtenção de acesso venoso.

TRANSFERÊNCIA

Durante a transferência, a estabilidade do paciente deve ser mantida. O paciente transportado deve receber monitoração semelhante àquela usada na UTI. O nível mínimo de monitoração deve ser: eletrocardiografia, frequência cardíaca e respiratória, oximetria de pulso de modo contínuo e medida intermitente da pressão arterial não invasiva.

A transferência é a fase onde ocorre o maior número de intercorrências, sobretudo relacionadas aos equipamentos, como deslocação da cânula traqueal, falta de suprimento de oxigênio, parada de administração das drogas por bombas de infusão devido à falta de bateria e perda de cateter venoso. Essas intercorrências podem ser evitadas se houver preparação adequada e cuidados redobrados durante o transporte.

ESTABILIZAÇÃO

A recuperação do paciente gravemente doente é lenta após seu transporte, levando em média de 30 a 60 minutos para sua estabilização. É recomendada atenção aos parâmetros respiratórios e hemodinâmicos nessa fase.

REQUISITOS ESSENCIAIS À SEGURANÇA DO TRANSPORTE

- Atenção deve ser dada ao risco e aos problemas relacionados à mobilização do paciente e ao funcionamento inadequado dos aparelhos. Tais contratempos podem estar associados à piora clínica em até um terço dos casos. Deve-se primar pela objetividade, já que o número de complicações aumenta proporcionalmente à duração do transporte.

- A monitorização não deve ser interrompida em nenhum momento.

- Atenção aos locais de conexão do sistema de ventilação mecânica.

- Evitar tração da cânula traqueal ou da traqueostomia.

- Evitar tração dos acessos venosos e arteriais – manter linhas pérvias, avaliando o fluxo intermitente.

- Abrir drenos torácicos (fechá-los somente quando houver possibilidade de seu recipiente de drenagem ultrapassar a linha do tórax).

- Atenção ao cateter de mensuração de pressão intracraniana/derivação ventricular externa (mantê-lo fechado quando houver possibilidade de variação da altura do recipiente de drenagem em relação à cabeça do paciente).

- Manter a cabeceira elevada dos pacientes com lesão neurológica.

- Manter fraturas alinhadas e imobilização, conforme indicado.

- Proteger o paciente de variações de temperatura (pela utilização de cobertores ou mantas térmicas, se necessário).

- Sedar adequadamente o paciente; os que não forem sedados deverão obrigatoriamente estar contidos, em função da sua própria segurança.

- Evitar contato do paciente com estruturas metálicas, pela necessidade potencial de desfibrilação/cardioversão elétrica.

- Atenção às baterias dos aparelhos (bombas de infusão, monitores, respiradores) e aos cabos de extensão para ligá-los à rede elétrica durante o procedimento.

TRANSPORTE INTER-HOSPITALAR

A principal indicação do transporte inter-hospitalar é o transporte da criança em estado grave para um centro de maior complexidade, onde haja recursos que supram as necessidades diagnósticas e terapêuticas do paciente. Nesse caso, o centro que está encaminhando o paciente deverá, primeiramente, prestar atendimento a ele e estabilizá-lo, a fim de obter condições de transporte adequadas. Dificuldade em adquirir estabilização clínica pode constituir-se em contraindicação ao transporte. Em alguns casos, a estabilização do paciente só poderá ser conseguida em um centro terciário. Nessas situações, a decisão de proceder ao transporte deve ser tomada pelo médico que está encaminhando o paciente. Uma vez optado pelo transporte, devem ser selecionados o centro de referência, a equipe e o tipo de transporte. É importante que haja comunicação entre as equipes e que as informações sejam relatadas de forma minuciosa.

ESTABILIZAÇÃO

- Avaliar a permeabilidade das vias aéreas.

    – Se houver dúvida sobre a manutenção da via aérea, intubar o paciente. O uso de cânula orofaríngea (Guedel) também poderá ser considerado.

    – Assegurar ventilação e oferta de oxigênio adequadas.

    – Verificar a fixação da cânula e ajustar os parâmetros ventilatórios antes da transferência.

– Atentar à presença de pneumotórax ou grandes derrames pleurais, que devem ser drenados antes do transporte.

- Sedar e imobilizar o paciente, caso haja risco de agitação. Controlar quadros convulsivos antes do transporte e diluir as medicações de resgate para maior agilidade de aplicação.

- O paciente deverá estar hemodinamicamente estável e com pelo menos dois acessos venosos de grosso calibre; se necessário, proceder à ressuscitação hídrica e ao uso de drogas vasoativas. Avaliar a resposta do paciente, pelos sinais vitais e pela perfusão tecidual.

- Controlar a temperatura corporal antes da saída do paciente e durante o transporte, assim como a diurese.

- Manter jejum e promover esvaziamento gástrico antes do transporte (sonda gástrica em drenagem).

- Assegurar a infusão contínua de soros e medicamentos e antecipar a administração de medicações antes do transporte, como antibióticos, bloqueador H_2 e corticoides.

- Pode ser necessária a realização de exames laboratoriais antes do transporte, como gasometria, eletrólitos, e glicemia e de exames de imagem, conforme as necessidades individuais de cada paciente.

- Em vítimas de trauma, deve ser realizado movimento da criança em bloco, atentando-se à estabilidade da coluna cervical e eventuais fraturas, quando presentes.

- Avaliar a gravidade por meio de escores – *Pediatric Risk of Mortality* (PRISM), *Paediatric Index of Mortality* (PIM) 2, escala de coma de Glasgow etc. – antes da remoção do paciente para a escolha do tipo de transporte e da equipe.

PREPARAÇÃO

Durante o transporte inter-hospitalar, é muito importante a comunicação entre o centro que está encaminhando a criança e o hospital que irá recebê-la. Isso irá proporcionar que o paciente seja acolhido de forma eficiente na acomodação mais adequada. A comunicação inicial deve incluir uma conversa direta entre o médico que encaminha e o médico que receberá o paciente. As informações prestadas pelo hospital que solicita a transferência devem incluir a história do paciente, o estado clínico, incluindo os sinais vitais e a avaliação respiratória, cardiovascular e neurológica, e o tratamento realizado. Além disso, deve ser feito o relato do enfermeiro da unidade de origem para o centro que receberá o paciente, contendo informações sobre o horário de chegada prevista, os sinais vitais mais recentes e a situação do paciente naquele momento, além do aviso do momento da saída do transporte. Segue a lista básica que deverá ser enviada para o hospital de referência:

- Identificação do paciente.

- Nome do hospital e do médico, e telefone.

- Resumo das condições do paciente, diagnósticos, escores de gravidade.

- Sinais vitais e peso.

- Achados relevantes ao exame físico, exames laboratoriais e de imagem.

- Condutas já realizadas e resposta do paciente ao tratamento.

Durante o transporte, a criança deve ser acompanhada pela mãe, pai ou responsável legal, sendo necessário obter termo de consentimento, sempre que possível.

TIPO DE TRANSPORTE

O tipo de transporte a ser escolhido (ambulância simples, UTI móvel, barco, helicóptero ou avião) dependerá da distância a ser percorrida, do diagnóstico e da gravidade do paciente, além das características geográficas, climáticas e de tráfego da região. O custo do transporte e a disponibilidade do veículo podem ser fatores limitantes. As vantagens e desvantagens de cada meio de transporte são descritas a seguir:

- *Ambulância*: ampla disponibilidade, baixo custo e espaço interno amplo; meio de escolha para as distâncias menores de 200 km. Por outro lado, a mobilidade é limitada pelas condições do tráfego e o tempo de trânsito em distâncias maiores é longo. Por causar vibração interna muito grande, é necessária a parada do veículo para a realização de procedimentos.

- *Helicóptero*: capacidade de atingir áreas de difícil acesso em curto espaço de tempo e facilidade de pouso próximo ao local de destino. Em contrapartida, a disponibilidade desse tipo de transporte é menor no Brasil, o custo é mais alto, seu uso é limitado pelas condições climáticas, o espaço interno é pequeno e a vibração e o barulho atrapalham a avaliação clínica e as intervenções terapêuticas.

- *Avião*: é capaz de atingir longas distâncias em curto período de tempo, o espaço interno é amplo e é possível realizar procedimentos a bordo. No entanto, necessita de um segundo transporte para a saída/chegada ao hospital (geralmente ambulância), o custo é elevado e as alterações de altitude podem resultar em efeitos adversos no paciente (recomenda-se que haja conhecimento dos efeitos da altitude pelo profissional que acompanha o paciente). Indicado para distâncias maiores que 400 km.

PARTICULARIDADES DO TRANSPORTE AÉREO

Com o aumento da altitude e a diminuição da pressão barométrica (PB), a pressão parcial alveolar de oxigênio (PAO_2) resultante irá diminuir. A PAO_2 pode ser restaurada aos valores basais pelo aumento da fração inspirada de oxigênio (FiO_2). Se outros fatores permanecerem constantes, a FiO_2 necessária para manter a mesma PAO_2 em uma pressão barométrica menor pode ser calculada como se segue (Equação 1):

$$FiO_{2(1)} \times PB_{(1)} = FiO_{2(2)} \times PB_{(2)}$$

(Equação 1)

A manutenção de determinada pressão barométrica na cabine de uma aeronave (isto é, a pressurização da cabine) melhora esse efeito, de alguma forma, mas isso só é possível em aeronaves de asas fixas e não em helicópteros.

A diminuição da pressão barométrica no ambiente tem o potencial de afetar qualquer compartimento preenchido com gás no corpo. A lei de Boyle diz que existe uma relação inversa entre o volume e a pressão de um gás; portanto, uma diminuição na pressão resulta em um aumento no volume (Equação 2). A fórmula para a lei de Boyle é:

$$P_1 V_1 = P_2 V_2$$

(Equação 2)

em que P_1 = pressão na altitude 1; V_1 = volume na altitude 1; P_2 = pressão na altitude 2; V_2 = volume na altitude 2.

As consequências da diminuição da pressão barométrica dependem da altitude em que a aeronave não pressurizada opera. A maioria dos helicópteros médicos viaja entre 500 e 1.500 metros acima do nível do solo. Se o nível do solo representar o nível do mar, a pressão barométrica irá diminuir 20% a 1.500 metros, com consequente aumento de 20% no volume do gás. A maioria dos aviões comerciais manterá uma pressão de cabine que é equivalente a aproximadamente 2.500 metros acima do nível do mar, o que corresponde a diminuição de 30% na pressão barométrica e aumento de 30% no volume dos espaços preenchidos com ar. O gás em compartimentos anatômicos (por exemplo, intestino e orelha média) e em localizações anormais (por exemplo, pneumotórax) tem o potencial de expandir em altas altitudes, assim como aquele presente em dispositivos médicos (por exemplo, *cuff* do tubo endotraqueal). É essencial, portanto, antecipar e resolver o problema potencial de expansão do gás, antes do transporte, por meio de intervenções, como a drenagem gástrica, a descompressão pleural e a substituição do ar do *cuff* do tubo endotraqueal por soro fisiológico.

EQUIPE DE TRANSPORTE

O transporte inter-hospitalar realizado por equipe treinada em transporte pediátrico pode reduzir a taxa de eventos adversos de 20% para 2%. Na última década, a formação de equipes específicas para transporte pediátrico vem aumentando e torna-se necessário o treinamento de profissionais nessa área. É importante ressaltar que o desempenho do transporte pediátrico é melhor se este for realizado por equipe treinada, mesmo que isso implique atraso no transporte do paciente.

A composição da equipe (médicos, enfermeiros, fisioterapeutas) irá variar de acordo com as necessidades do paciente e a disponibilidade da instituição. Preconiza-se que haja um médico coordenador da equipe de transporte, preferencialmente com formação em terapia intensiva pediátrica, que estabeleça a integração rápida e eficiente com outros sistemas de saúde. É imprescindível uma central de comunicação/regulação que adquira informações precisas sobre as condições do paciente para que seja realizada a escolha do centro que recepcionará o paciente, do transporte e da equipe.

É necessário que pelo menos duas pessoas (mais o operador do veículo) acompanhem o paciente durante a transferência. Pelo menos uma pessoa deve ser capacitada em realização de intubação traqueal, punção venosa, interpretação e tratamento de arritmias e ter experiência em suporte avançado de vida e trauma pediátrico. Caso isso não seja possível, as pessoas que estão no veículo devem manter comunicação com equipe externa que possa fornecer informações médicas sobre como proceder nos casos de urgência e intercorrências durante o transporte.

MATERIAIS NECESSÁRIOS

O transporte exige equipamento mínimo para manutenção do paciente e situações de emergência. Esses materiais devem ser providenciados em tamanho pediátrico e testados antes de cada transferência. Incluem equipamentos respiratórios, equipamentos de transporte e medicações (Anexo).

MONITORIZAÇÃO DURANTE O TRANSPORTE

Todo paciente criticamente enfermo que será transportado deve ser monitorizado com eletrocardiograma e pulso-oxímetro, medidor de pressão arterial não invasiva ou intermitente e monitor de frequência respiratória. Alguns pacientes podem requerer monitorização com capnografia, pressão venosa central, pressão intracraniana e pressão arterial invasiva. Nessas situações, o monitor de transporte deve ter vários canais de pressão invasiva. Devem ser checados, com frequência, a posição e a fixação do tubo endotraqueal, a oxigenação e a ventilação, além dos pulsos e da perfusão. Caso haja intercorrências durante o transporte, a unidade receptora deverá ser avisada para que esteja preparada para receber o paciente.

APÓS A CHEGADA DO PACIENTE AO DESTINO

Depois que o paciente chega a seu destino, deve-se fornecer um relatório completo de sua situação pré-transporte e durante a transferência e assegurar sua estabilidade. A família deverá ser informada sobre as condições do paciente ao término do transporte.

REFERÊNCIAS

1. Delgado AF, Kimura HM, Troster EJ, editores. Terapia intensiva – Coleção pediatria do Instituto da Criança HC-FMUSP. Barueri: Manole; 2010.

2. Kanter RK, Tompkins JM. Adverse event during interhospital transport: physiologic deterioration associated with pretransport severity of illness. Pediatrics 1989;84(1): 43-8.

3. Kleinman ME et al. Transport. In: Nichols DG, editor. Roger's textbook of pediatric intensive care. 4. ed. Philadelphia: Lippincott Williams & Wilkins; 2008. p. 340-54.

4. Pereira Júnior GA, Nunes TL, Basile-Filho A. Transporte do paciente crítico. Medicina (Ribeirão Preto) 2001;34(2):143-53.

5. Society of Critical Care Medicine. Pediatric Fundamental Critical Care Support. Mount Prospect: Society of Critical Care Medicine; 2008.

6. Stape A et al., eds. Manual de normas: terapia intensiva pediátrica. 2. ed. São Paulo: Sarvier; 2009.

7. Stroud MH et al. Pediatric and neonatal interfacility transport: results from a national consensus conference. Pediatrics 2013;132(2):359-66.

ANEXO: MATERIAIS NECESSÁRIOS DURANTE O TRANSPORTE

EQUIPAMENTO RESPIRATÓRIO

- Cateter de O_2 nasal
- Máscara de O_2
- Bolsa-valva com reservatório – tamanho neonatal, pediátrico e adulto
- Máscara para ventilação manual – neonatal, lactente, pediátrico e adulto
- Aspirador
- Sonda de aspiração – duas de cada tamanho

- Cânulas endotraqueais – duas de cada tamanho
- Lâminas de laringoscópio curvas e retas
- Guia para intubação tamanho adulto e pediátrico
- Equipamento para fornecimento de oxigênio em concentrações variáveis
- Fita adesiva
- Estetoscópio
- Kit para cricotireoidotomia
- Material para CPAP
- Nebulizador com adaptador para tudo endotraqueal
- Pilhas para laringoscópio
- Respirador de transporte com extensões de tamanho adulto e pediátrico
- Seringas

EQUIPAMENTOS DE RESSUSCITAÇÃO

- Cateter sobre agulha (Abocath®) 14 a 24G
- Agulhas de diversos tamanhos
- Seringas de diversos tamanhos
- Extensões, equipos, torneiras de 3 vias
- Fixação para acesso venoso
- Garrote para punção venosa periférica
- Agulhas para punção intraóssea
- Bombas de infusão
- Cateteres para punção venosa central
- Desfibrilador com gel, pás pediátricas e de adultos
- Marca-passo transcutâneo
- Material para assepsia: gazes, algodão, álcool, clorexidina degermante e alcoólica

OUTROS

- Campos e aventais estéreis
- Colar cervical/prancha rígida/talas para imobilização de membros
- Equipamento de fornecimento de energia elétrica
- Kit para drenagem pleural

- Lanterna
- Luvas estéreis e não estéreis
- Medidor de glicemia capilar
- Monitores: pulso-oxímetro, eletrocardiograma, capnógrafo, manguitos para pressão
- Eletrodos
- Sondas gástricas e vesicais
- Termômetro
- Tesoura

MEDICAÇÕES

- Adenosina
- Água destilada
- Amiodarona
- Atropina
- Bicarbonato de sódio 8,4%
- Cloreto de potássio 19,1%
- Cloreto de sódio 20%
- Dexametasona
- Difenidramina
- Digoxina
- Dobutamina
- Dopamina
- Epinefrina
- Fenitoína
- Fenobarbital
- Flumazenil
- Furosemida
- Glicose 5% e 50%
- Gluconato de cálcio 10%
- Heparina
- Hidrocortisona
- Lidocaína

- Manitol
- Metilprednisolona
- Metoclopramida
- Metoprolol
- Milrinona
- Naloxona
- Nitroglicerina
- Nitroprussiato de sódio
- Norepinefrina
- Prostaglandina E1
- Ringer lactato
- Salbutamol
- Solução fisiológica
- Sulfato de magnésio
- Terbutalina
- Analgésicos opioides: fentanil, tramadol, morfina
- Bloqueadores neuromusculares: succinilcolina, atracúrio, vecurônio, rocurônio
- Sedativos/hipnóticos: midazolam, diazepam, ketamina, lorazepam, hidrato de cloral
- Antibióticos: ceftriaxona, ampicilina, aminoglicosídeos, clindamicina

ACOLHIMENTO DOS FAMILIARES NO CENTRO DE TERAPIA INTENSIVA PEDIÁTRICO: ABORDAGEM PSICOLÓGICA

Nátali Castro Antunes Caprini Oliveira

Maria Beatriz Martins Linhares

INTRODUÇÃO

A hospitalização de uma criança no Centro de Terapia Intensiva – Pediátrico (CTIP) tem um impacto significativo em sua família. Os pais de uma criança gravemente enferma experimentam um período de crise, permeado por sentimentos de ansiedade, sofrimento e insegurança, podendo apresentar rupturas em sua estrutura e dinâmica familiar. A hospitalização consiste em situação estressora, na medida em que há falta de controle da situação e imprevisibilidade quanto à evolução clínica. Dessa forma, essa condição de vulnerabilidade da família precisa ser manejada adequadamente, visando sua adaptação. A equipe interdisciplinar necessita oferecer aos pais da criança gravemente enferma condições para que possam compreender e enfrentar a situação que vivenciam. Assumir papel esclarecedor e atitude empática deve fazer parte do trabalho dos profissionais de saúde no processo de acolhimento da família no CTIP. A falta de reconhecimento e valorização do estado emocional dos familiares pode resultar em falhas de comunicação, desgaste da relação e conflitos com a equipe médica.

ACOLHIMENTO INICIAL DOS FAMILIARES

Na perspectiva de humanização da saúde, o acolhimento se apresenta como uma das diretrizes de maior relevância ética da Política Nacional de Saúde. O acolhimento expressa, em suas várias definições, uma ação de aproximação, um "estar com" e um "estar perto de", ou seja, uma atitude de inclusão dos familiares no contexto hospitalar. Como postura e prática nas ações de atenção e gestão nas unidades de saúde, o acolhimento favorece a construção de uma relação de confiança e compromisso dos usuários com as equipes de saúde (Ministério da Saúde, Brasil).

No CTIP, o papel de acolher dos profissionais mostra-se essencial, visto que, diante da situação estressante, os familiares podem sentir-se desorganizados, desamparados e com dificuldades para se ajustarem a uma nova e inesperada situação. O acolhimento dos familiares dos pacientes no ambiente hospitalar, em especial do CTIP, permite a ampliação e efetivação do cuidado humanizado ao paciente.

O acolhimento implica nas seguintes ações:

- Estabelecimento de comunicação efetiva entre os profissionais de saúde e familiares do paciente pediátrico.

- Escuta ativa e empática dos familiares (ouvir e perceber os sentimentos e pensamentos do outro, colocando-se no lugar dele para melhor compreensão e ajuda, preservando sua capacidade de ajuda profissional).

- Identificação das necessidades da família para assegurar o cuidado à criança.

Destaca-se que, embora na rotina do CTIP a criança seja cuidada pela equipe de profissionais de saúde, ela também necessita do suporte familiar para o seu pleno desenvolvimento. Os pais são os elementos de vinculação da criança com o ambiente externo ao hospital. Na medida em que os pais são cuidadores e colaboradores no espaço hospitalar, eles também necessitam de atenção e cuidados por parte dos profissionais. A boa adaptação da família colabora diretamente para a adaptação da criança, considerando que a presença dos pais no CTIP tem papel de tranquilizar e promover segurança afetiva à criança. Esta precisa ter assegurada a "confiança básica" no ambiente, a qual depende das pessoas que cuidam do seu desenvolvimento e de sua saúde. Os pais são os cuidadores primários e principais, assim como os profissionais de saúde passam a ser cuidadores com valência afetiva para as crianças hospitalizadas.

AVALIAÇÃO PSICOLÓGICA DO FAMILIAR

O tipo de reação dos familiares à situação de adoecimento e hospitalização da criança relaciona-se a múltiplos fatores, tais como: histórico do adoecimento da criança, traços de personalidade dos pais, experiências prévias com eventos de doenças e hospitalizações e a qualidade de suas relações afetivas com a criança.

Os pais podem desenvolver alguns sintomas psicológicos decorrentes da experiência de ter um filho em uma condição grave de saúde e internado em ambiente de tratamento de alta complexidade, permeado por eventos estressores e dolorosos. Tais sintomas precisam ser identificados e manejados para não comprometer também a saúde mental dos familiares, acarretando consequências negativas para eles e para as crianças.

Com o objetivo de reconhecer possíveis sintomas de desadaptação dos pais, pode ser necessária a avaliação psicológica, que envolve a utilização de entrevista e instrumentos padronizados. Os instrumentos de avaliação mais utilizados e recomendados estão descritos na Tabela 40.1.

Tabela 40.1 Instrumentos de avaliação psicológica.

Sintomas	Instrumentos de avaliação psicológica
Ansiedade	Inventário de Ansiedade de Beck (BAI)
Depressão	Inventário de Depressão de Beck (BDI)
Estresse	Inventário de Sintomas de Estresse de Lipp (ISS)

A ansiedade pode ser normal ou patológica e precisa ser adequadamente diferenciada nos pais. Enquanto a primeira é um estado de alerta importante para sobrevivência e proteção do organismo, a segunda traz prejuízos para os processos adaptativos, levando à condição de sobrecarga e estresse do indivíduo. O estresse gera consequências fisiológicas e psicológicas, podendo ser considerado tóxico para o organismo. Os sintomas de depressão, por sua vez, precisam ser identificados, pois levam aos sentimentos de desamparo e tristeza do indivíduo diante de situações de crise.

Deve-se destacar que, muitas vezes, os pais apresentam medos específicos acerca de algum evento como medo do resultado de cirurgias, medo de morte iminente, medo de sequelas e perdas de funções, entre outros. Os medos infundados levam a mais ansiedade nos pais. Portanto, os tipos de medo dos pais precisam ser identificados, a fim de corrigir concepções errôneas e prestar esclarecimentos objetivos às dúvidas sobre a condição clínica e a evolução da criança no contexto do CTIP.

ESTRATÉGIAS DE ENFRENTAMENTO DO ESTRESSE

A maneira particular como cada família experimenta e reage ao estresse do adoecimento e hospitalização da criança depende do modo de enfrentamento (*coping*) que adota diante de eventos vitais estressores. Os indivíduos precisam reunir recursos de enfrentamento para atingir a adaptação diante de experiências de adversidade.

Estratégias de enfrentamento expressam-se pela forma com que cada indivíduo regula e administra seu comportamento, emoções e orientação sob condições de estresse psicológico. Podem ser definidas como um conjunto de respostas, incluindo esforços cognitivos e comportamentais do indivíduo para lidar com o contexto de estresse.

Destacam-se duas estratégias principais de enfrentamento do estresse: *estratégias focalizadas na emoção* e *estratégias focalizadas no problema*. A primeira estratégia de enfrentamento corresponde à tentativa de controle da resposta emocional ao agente estressor, porém não ajuda no processo adaptativo do indivíduo. A segunda estratégia, por sua vez, caracteriza a postura do indivíduo que consegue lidar diretamente com a situação-problema, detectando os possíveis estressores e agindo de forma a diminuir seu impacto negativo.

As características frequentemente encontradas nas estratégias focalizadas na emoção dos pais são as seguintes:

- Afastamento físico e psicológico do problema (movimento de fuga-esquiva da situação), por exemplo: manter-se ocupado com outras tarefas para desviar a atenção do problema da criança.

- Negação de informações recebidas e da gravidade da condição da criança.

- Dramatização ou pensamento catastrófico, avaliando a situação pior do que de fato se apresenta.

- Crenças de que os recursos pessoais não são suficientes para atender as demandas do problema.

- Uso de álcool e drogas.

Por outro lado, as características frequentemente encontradas nas estratégias focalizadas no problema dos pais são as seguintes:

- Manifestação de comportamentos pró-ativos, em que os pais utilizam a capacidade do ser humano de resolução de problemas ativamente.

- Desenvolvimento de rede de suporte psicossocial (entre os pais e familiares e amigos; entre os pais e grupos da comunidade em que vivem).

- Fortalecimento do senso de percepções positivas: autoeficácia, autoconfiança e autoestima.

- Ações mais organizadas e construtivas para cuidar da criança hospitalizada e manter preservada a estrutura e a dinâmica da família.

O profissional da equipe deve estar atento às dificuldades no processo de enfrentamento por uma família para que possa compreender e auxiliar na busca de novos padrões de enfrentamento mais adaptados e centrados no problema. Como recurso para avaliação do enfrentamento dos pais, recomenda-se a utilização de um instrumento padronizado denominado *Escala de Modos de Enfrentamento de Problemas (EMEP)*. O reconhecimento de comportamentos desadaptados e a tomada de atitude com prontidão por parte do profissional são importantes no manejo das famílias no CTIP. A Tabela 40.2 apresenta ações indicadas em algumas situações.

Tabela 40.2 Ações do psicólogo em conjunto com a equipe de profissionais de saúde.

Comportamento da família	Ações da equipe	Condutas psicológicas
Inadequação às regras do hospital	Orientação sobre rotinas e identificação de dificuldades	Avaliação de prejuízos nas funções cognitivas e afetivas dos pais e auxílio na organização familiar para se adaptar ao contexto hospitalar
Inadequação à realidade da doença da criança	Exposição do quadro clínico da criança, fornecimento de dados de realidade	Auxílio no processo de compreensão e assimilação das informações recebidas (repetir-processar-elaborar)
Comportamento agressivo	Avaliar fontes de estresse para reduzir impactos no comportamento	Favorecimento da expressão de sentimentos de forma mais adequada e saudável (transformar agressividade em assertividade)
Ideações suicidas	Identificar riscos iminentes, realizar encaminhamento para psiquiatra	Atuação conjunta com psiquiatra e outros familiares, buscando fontes protetoras, assim como apoio psicológico externo ao hospital

COMUNICAÇÃO DE MÁS NOTÍCIAS

O processo de comunicação com os familiares e com a criança gravemente enferma é inerente ao trabalho dos profissionais de saúde em CTIP. A habilidade de comunicar-se é um comportamento aprendido. Com técnicas, essa habilidade pode ser aprimorada e tornar-se um dos elementos mais importantes do cuidado ao paciente e à família. A comunicação é um processo dinâmico que envolve o conteúdo a ser transmitido, linguagem apropriada, tom de voz, expressão corporal, percepção e *feedback*. Os diferentes estilos de comunicação comumente observados estão descritos na Tabela 40.3.

Tabela 40.3   Estilos de comunicação.

Agressivo	Assertivo	Submisso
• Discute com os outros • Tom de voz firme, frio ou irônico • Fala depressa e alto • Rude com as palavras • Faz perguntas e orientações de forma ameaçadora • Interrompe os outros	• Faz afirmações claras • Tom de voz firme, modulado e estável • Faz pausas para o outro se expressar • Procura soluções • Manifesta orientações claramente • Faz perguntas para entender fatos	• Posicionamento inseguro • Tom de voz instável, baixo • Desculpa-se muito • É hesitante • Faz perguntas para descobrir o que os outros querem

Os problemas de comunicação são os principais responsáveis pelos desacertos e conflitos nas relações interpessoais estabelecidas. O estilo assertivo de comunicação tem uma alta eficiência nos contextos de saúde, envolvem posturas essenciais do profissional como empatia, flexibilidade, habilidades de escuta e de tomada de decisões rápidas, assim como promovem maior segurança e confiança para o paciente e sua família. Apesar de alguns profissionais apresentarem naturalmente o estilo assertivo, isto não pode deixar de ser ensinado como parte do treinamento em serviço de médicos, enfermeiros, fisioterapeutas e outros profissionais que atuem no CTIP.

Um grande desafio para os profissionais de saúde que trabalham em CTIP é a comunicação de más notícias. A comunicação de más notícias é uma necessidade frequente nesse contexto, e pode ser definida como toda a informação que envolve uma mudança drástica e negativa na vida de uma pessoa e na perspectiva de futuro. Esse processo deve ser feito com planejamento prévio e envolve dois aspectos principais, a saber: como o profissional transmite a notícia e como o paciente ou a família recebe a notícia.

As reações negativas comumente observadas nos pais que recebem uma má notícia podem ser:

- *Negação/isolamento*: os pais tentam negar o ocorrido, não acreditando na informação que se está recebendo. Caracteriza-se por uma defesa temporária, sendo logo substituída por uma aceitação parcial.

- *Revolta/raiva*: podem surgir sentimentos intensos como raiva, revolta e culpa. Geralmente são projetados no ambiente externo, na linha de frente do cuidado da criança.

As competências desejadas em um profissional de saúde na transmissão de uma má notícia são:

- *Planejamento da comunicação*: preparação de um ambiente acolhedor que garanta privacidade. Organização da estrutura temporal da comunicação e necessidade de envolvimento dos principais profissionais que cuidaram da criança. Diagnóstico, evolução clínica e prognóstico dos pacientes são comunicados pelos médicos e cabe ao psicólogo auxiliar na compreensão dessas informações por parte do paciente.

- *Avaliação da percepção do paciente*: estabelecer um diálogo inicial, buscando entender como os pais se sentem, o que já compreendem e o que desejam saber. Considerar experiências pessoais de enfrentamento de situações difíceis, respeitando valores e crenças pessoais.

- *Transmissão da informação*: deve ser feita de forma gradual, em etapas para assimilação. Buscar a melhor maneira de adequar a notícia para a compreensão e a capacidade de absorção da família (evitar termos técnicos, utilizar linguagem acessível, ser sincero com as informações prestadas). Deve-se cuidar para não fazer afirmações sobre prognósticos ainda muito incertos, para não gerar alta expectativa ou, inversamente, desesperança nos familiares.

- *Validação dos sentimentos e oferecimento de respostas afetivas às emoções*: favorecer a expressão de sentimentos dos familiares sobre o impacto da notícia, acolher os sentimentos que emergirem e esperar o tempo de recuperação da família (tolerar momentos de silêncio e de expressividade emocional).

- *Traçando estratégias com os familiares*: resumir as principais questões abordadas, estimulando a formulação de dúvidas. Expor programação terapêutica para minimizar ansiedade e insegurança. Compartilhar responsabilidades e incentivar a participação dos familiares nos cuidados à criança. Respeitar a postura de esperança e crenças religiosas.

Deve-se ressaltar que esforços para estabelecer um bom padrão de comunicação e interação com as famílias se refletem em maior nível de satisfação dos familiares de crianças com necessidade de cuidados intensivos.

COMO LIDAR EM SITUAÇÕES DE PERDAS

Anunciar uma situação de óbito é uma tarefa complexa que implica em preparo e em cuidados da equipe no CTIP. Algumas orientações que auxiliam na melhor maneira para comunicar uma perda são apresentadas a seguir:

- Conhecer a estrutura emocional do familiar e como ele reage a uma situação adversa. Geralmente, o indivíduo reage da mesma maneira como reagiu em outras experiências difíceis de perdas.

- Buscar um espaço acolhedor com privacidade.

- Perguntar ao familiar o que ele já sabe sobre o quadro clínico atual da criança e fazer uma retrospectiva dos acontecimentos e tentativas de tratamentos.

- Transmitir as informações aos poucos, respeitando o momento do familiar e o tempo necessário para assimilação e organização dos pensamentos.

- Fornecer oportunidade para expressão de dúvidas e externalização de sentimentos. Repetir informações às vezes é necessário, pois a capacidade de assimilação pode estar prejudicada pelo impacto emocional do familiar.

Após o recebimento de uma notícia de perda, os familiares necessitam de apoio, respeito aos sentimentos e promoção de escuta ativa. Muitas vezes, é necessário orientá-los a procurar outro familiar que esteja emocionalmente mais preparado para resolver assuntos burocráticos. O ritual de despedida entre a família e a criança, com possibilidade de contato e expressão de afetos com o filho, também é uma intervenção que deve ser considerada pela equipe. Tais ações auxiliam no desenvolvimento do processo de luto normal e evitam o surgimento de lutos patológicos.

Lutos patológicos compreendem quadros com intensas dificuldades de elaboração da perda, surgimento de depressões, somatizações e ideações suicidas. Nesse contexto, mostra-se importante que, após a morte da criança, um profissional da equipe entre em contato com os familiares a fim de oferecer a possibilidade de retorno ao hospital para esclarecimentos de dúvidas e observação de possíveis lutos patológicos que necessitem de encaminhamento para psicólogo ou psiquiatra.

No decorrer deste capítulo foram expostos os principais aspectos relacionados à abordagem familiar no CTIP, tais como: acolhimento inicial, avaliação psicológica, estilos de enfrentamento, comunicação de más notícias e formas de lidar com perdas. Na maioria das vezes, a trajetória da família no contexto do CTIP envolve aspectos relativos a essas temáticas. Ações de humanização por parte da equipe interdisciplinar do CTIP favorecem o desenvolvimento da confiança familiar e o fortalecimento dos laços afetivos com a criança. Dessa forma, pode-se contribuir para a recuperação física dos pacientes e trazer benefícios para o seu bem-estar psicológico e desenvolvimento integral.

REFERÊNCIAS

1. Ames KE, Rennick JE, Baillargeon S. A qualitative interpretive study exploring parents' perception of the parental role in the paediatric intensive care unit. Intensive Crit Care Nurs 2011;27(3):143-50.

2. Botega NJ, ed. Prática psiquiátrica no hospital geral: Interconsulta e emergência. 3. ed. Porto Alegre: Artmed; 2012.

3. Côa TF, Pettengill MAM. A experiência de vulnerabilidade da família da criança hospitalizada em Unidade de Cuidados Intensivos Pediátricos. Rev Esc Enferm USP 2011;45(4):825-32.

4. Crepaldi MA, Linhares MBM, Perosa GB, editores. Temas em psicologia pediátrica. São Paulo: Casa do Psicólogo; 2006.

5. Cunha JA, editor. Manual da versão em português das Escalas Beck. São Paulo: Casa do Psicólogo; 2001.

6. Heyland DK et al. Family satisfaction with care in the intensive care unit: Results of a multiple center study. Crit Care Med 2002;30(7):1413-8.

7. Lipp MN, editor. Manual do Inventário de sintomas de estresse para adultos de Lipp. 3. ed. São Paulo: Casa do Psicólogo; 2005.

8. Perosa GB, Ranzani PM. Capacitação do médico para comunicar más notícias à criança. Rev Bras Educ Med 2008;32(4):468-73.

9. Seidl EMF, Tróccoli BT, Zannon CMLC. Análise fatorial de uma medida de estratégias de enfrentamento. Psicologia: Teoria e Pesquisa. 2001;17(3):225-34.

10. Soares EGB, Mautoni MAAG, eds. Conversando sobre o luto. São Paulo: Ágora; 2013.

11. Zavaschi MLS, Lima D, Palma RB. Interconsulta psiquiátrica na Pediatria. Rev Bras Psiquiatr 2000;22(2): 48-51.

GRÁFICA PAYM
Tel. [11] 4392-3344
paym@graficapaym.com.br